SÉRIE MANUAL DO MÉDICO-RESIDENTE

ACUPUNTURA E MEDICINA TRADICIONAL CHINESA

SÉRIE MANUAL DO MÉDICO-RESIDENTE

Coordenadores da Série
José Otávio Costa Auler Junior
Luis Yu

- » *Acupuntura e Medicina Tradicional Chinesa*
- » *Anestesiologia*
- » *Cardiologia*
- » *Cirurgia da Mão*
- » *Cirurgia de Cabeça e Pescoço*
- » *Cirurgia Plástica*
- » *Cirurgia Geral*
- » *Cirurgia Torácica*
- » *Cuidados Paliativos – Falências Orgânicas*
- » *Dermatologia*
- » *Endocrinologia e Metabolismo*
- » *Endoscopia*
- » *Genética Médica*
- » *Geriatria*
- » *Imunologia Clínica e Alergia*
- » *Infectologia*
- » *Mastologia*
- » *Medicina de Família e Comunidade*
- » *Medicina do Trabalho*
- » *Medicina Esportiva*
- » *Medicina Física e Reabilitação*
- » *Nefrologia*
- » *Neurologia*
- » *Neurologia Infantil*
- » *Nutrologia*
- » *Oftalmologia*
- » *Ortopedia e Traumatologia*
- » *Otorrinolaringologia*
- » *Pediatria*
- » *Pneumologia*
- » *Radiologia e Diagnóstico por Imagem*
- » *Reumatologia*
- » *Urologia*

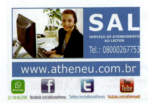

www.atheneu.com.br

Série Manual do Médico-Residente do Hospital das Clínicas da Faculdade de Medicina da Universidade de São Paulo

Coordenadores da Série
JOSÉ OTÁVIO COSTA AULER JUNIOR
LUIS YU

VOLUME
ACUPUNTURA E MEDICINA TRADICIONAL CHINESA

Editores do Volume
WU TU HSING
ANDRÉ WAN WEN TSAI
CIRO BLUJUS DOS SANTOS ROHDE

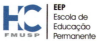
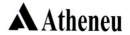

EDITORA ATHENEU

São Paulo	—	Rua Avanhandava, 126 - 8º andar
		Tel.: (11) 2858-8750
		E-mail: atheneu@atheneu.com.br
Rio de Janeiro	—	Rua Bambina, 74
		Tel.: (21) 3094-1295
		E-mail: atheneu@atheneu.com.br

CAPA: Equipe Atheneu
PRODUÇÃO EDITORIAL: Sandra Regina Santana

CIP-BRASIL. CATALOGAÇÃO NA PUBLICAÇÃO
SINDICATO NACIONAL DOS EDITORES DE LIVROS, RJ

A171

Acupuntura e medicina tradicional chinesa / editores do volume Wu Tu Hsing, André Wan Wen Tsai, Ciro Blujus dos Santos Rohde ; coordenadores da série José Otávio Costa Auler Junior, Luis Yu. - 1. ed. - Rio de Janeiro : Atheneu, 2019.
    672 p. ; 18 cm. (Manual do médico-residente do Hospital das Clínicas da Faculdade de Medicina da Universidade de São Paulo)

    Inclui bibliografia e índice
    ISBN 978-85-388-1060-5

    1. Medicina chinesa. 2. Acupuntura. I. Hsing, Wu Tu. II. Tsai, André Wan Wen. III. Rohde, Ciro Blujus dos Santos. IV. Auler Junior, José Otávio Costa. V. Yu, Luis. VI. Série.

19-59952   CDD: 615.892
                        CDU: 615.814.1

Vanessa Mafra Xavier Salgado - Bibliotecária - CRB-7/6644

17/09/2019   17/09/2019

HSING W.T.; TSAI A. W. W.; ROHDE, C. B. S.
Série Manual do Médico-Residente do Hospital das Clínicas da Faculdade de Medicina da Universidade de São Paulo – Volume Acupuntura e Medicina Tradicional Chinesa.

© *Direitos reservados à EDITORA ATHENEU – Rio de Janeiro, São Paulo, 2020.*

Coordenadores da Série

José Otávio Costa Auler Junior
Professor Titular da Disciplina de Anestesiologia da Faculdade de Medicina da Universidade de São Paulo (FMUSP). Diretor da FMUSP (2014-2018).

Luis Yu
Professor-Associado de Nefrologia da Faculdade de Medicina da Universidade de São Paulo (FMUSP). Ex-Coordenador-Geral da Comissão de Residência Médica (COREME) da FMUSP.

Editores do Volume

Wu Tu Hsing

Graduação em Medicina pela Faculdade de Medicina da Universidade de São Paulo (FMUSP). Residência Médica em Fisiatria pelo Hospital das Clínicas da FMUSP. Membro da Sociedade Brasileira de Medicina Física e Reabilitação (ABMFR). Diretor da Divisão de Medicina Física do Instituto de Ortopedia e Traumatologia (IOT)/Hospital das Clínicas da FMUSP. Pós-Graduação em Acupuntura pelo *Veterans General Hospital*, em Taipei, Taiwan. Professor do Centro de Estudo Integrado da Medicina Chinesa. Coordenador do "Curso de Especialização em Acupuntura" do IOT/Hospital das Clínicas da FMUSP. Chefe do Ambulatório de Acupuntura da Divisão de Medicina Física do IOT/Hospital das Clínicas da FMUSP. Diretor do Centro de Acupuntura do IOT/Hospital das Clínicas da FMUSP.

André Wan Wen Tsai

Vice-Supervisor do Programa de Residência Médica em Acupuntura do Hospital das Clínicas da Faculdade de Medicina da Universidade de São Paulo (HCFMUSP). Médico Assistente do Centro de Acupuntura do Instituto de Ortopedia e Traumatologia do HCFMUSP. Presidente da Comissão da Área de Atuação em Dor da Sociedade Brasileira de Ortopedia e Traumatologia (2015-2018). Presidente do Colégio Médico de Acupuntura do Estado de São Paulo (2015-2018). Diretor de Relações Institucionais do Colégio Médico Brasileiro de Acupuntura (2014-2017). Diretor-Tesoureiro da Federação Ibero-Latino-Americana das Sociedades Médicas de Acupuntura (2017-2019).

Ciro Blujus dos Santos Rohde

Graduação em Medicina pela Faculdade de Medicina da Universidade de São Paulo (FMUSP). Residência Médica em Acupuntura pelo Hospital das Clínicas da FMUSP (HCFMUSP). Especialista em Dor pelo Centro de Acupuntura do Instituto de Ortopedia e Traumatologia (IOT) do HCFMUSP. Preceptor da Residência Médica em Acupuntura do HCFMUSP. Médico Assistente do Centro de Acupuntura do IOT/HCFMUSP.

Colaboradores

Antonio Sergio Barata Cavalcante
Médico Neurocirurgião na Área de Atuação em Dor pela Associação Médica Brasileira (AMB).

Chen Mei Zoo
Graduação em Medicina pela Faculdade de Medicina da Universidade de São Paulo (FMUSP). Residência Médica em Dermatologia pelo Departamento de Dermatologia do Hospital das Clínicas da FMUSP. Título de Especialista em Dermatologia. Membro da Sociedade Brasileira de Dermatologia. Pós-Graduação *lato sensu* em Acupuntura pelo Centro de Acupuntura do Instituto de Ortopedia e Traumatologia (IOT) do Hospital das Clínicas da FMUSP. Título de Especialista em Acupuntura. Membro do Colégio Médico Brasileiro de Acupuntura. Médica Assistente do Centro de Acupuntura do IOT do Hospital das Clínicas da FMUSP.

Chien Hsin Fen
Médica Neurologista e Fisiatra. Médica Assistente do Centro de Acupuntura do Instituto de Ortopedia e Traumatologia do Hospital das Clínicas da Faculdade de Medicina da Universidade de São Paulo (IOT/HCFMUSP). Mestre e Doutora em Ciências pelo Departamento de Neurologia da FMUSP. Professora Colaboradora do IOT/HCFMUSP.

Chin An Lin
Graduação em Medicina pela Faculdade de Medicina da Universidade de São Paulo (FMUSP). Médico Especialista em Clínica Médica pela Associação Médica Brasileira (AMB). Médico Especialista em Pneumologia pela FMUSP. Médico Especialista em Acupuntura pelo Colégio Médico Brasileiro de Acupuntura/AMB. Doutor em Medicina pela FMUSP. Professor Colaborador do Departamento de Clínica Médica. *Fellow* do American College of Physicians.

Dai Ling
Médica Fisiatra Assistente do Instituto de Medicina Física e Reabilitação da Rede Lucy Montoro do Hospital das Clínicas da Faculdade de Medicina da Universidade de São Paulo (HCFMUSP). Médica Fisiatra Assistente do Instituto de Ortopedia e Traumatologia do HCFMUSP. Médica Acupunturista Assistente do Centro de Acupuntura do HCFMUSP.

Daniela Terumi Yoshida Tsai
Médica pela Faculdade de Medicina da Universidade de São Paulo (FMUSP). Título de Especialista em Pediatria pela Sociedade Brasileira de Pediatria (SBP). Título de Especialista em Acupuntura pelo Colégio Médico Brasileiro de Acupuntura (CMBA). Médica Assistente do Serviço de Acupuntura do Grupo da Dor do Instituto da Criança do Hospital das Clínicas da FMUSP.

Eduardo Guilherme D'Alessandro
Médico Especialista em Clínica Médica e Acupuntura – Área de Atuação em Dor, Assistente da Equipe de Clínica Médica e do Ambulatório de Acupuntura do Instituto do Câncer do Estado de São Paulo (Icesp).

Flora Hanako Kirino Vicentini
Médica Assistente do Centro de Acupuntura do Instituto de Ortopedia e Traumatologia do Hospital das Clínicas da Faculdade de Medicina da Universidade de São Paulo (HCFMUSP). Membro Titular do Colégio Médico Brasileiro de Acupuntura (CMBA).

Gilvano Amorim Oliveira
Especialista em Oftalmologia pelo Conselho Brasileiro de Oftalmologia. Especialista em Acupuntura pelo Colégio Médico Brasileiro de Acupuntura. Curso de Atuação em Dor na Universidade de São Paulo (USP). Especialização em Acupuntura no Instituto de Ortopedia e Traumatologia do Hospital das Clínicas da Faculdade de Medicina da Universidade de São Paulo (HCFMUSP). Residência em Oftalmologia no Instituto de Oftalmologia Tadeu Cvintal. Graduação em Medicina pela Faculdade de Medicina da Universidade Federal de Goiás (UFG). Professor do Departamento de Oftalmologia da Faculdade de Medicina da Pontifícia Universidade Católica de Campinas (PUC-Campinas).

Hong Jin Pai

Médico pela Universidade de São Paulo (USP). Doutorado em Ciências pela USP. Médico Colaborador do Centro de Dor do Hospital das Clínicas da Faculdade de Medicina da USP (HCFMUSP). Professor Colaborador do Instituto de Ortopedia e Traumatologia do HCFMUSP. Pós-Graduação em Acupuntura na Faculdade de Medicina Chinesa-Acupuntura de Beijing e Cantão.

Li Shih Min

Graduação em Medicina pela Universidade Federal do Paraná (UFPR). Residência em Clínica Médica pela UFPR. Mestrado em Ciências Médicas pela Universidade Federal de Santa Catarina (UFSC) e Doutorado em Engenharia de Produção pela UFSC. Professor Adjunto da UFSC. Supervisor do Programa de Residência Médica em Acupuntura do Hospital Universitário da UFSC. Coordenador do Núcleo de Acupuntura e Medicina Tradicional Chinesa. Docente do Centro de Acupuntura do Instituto de Ortopedia e Traumatologia do Hospital das Clínicas da Faculdade de Medicina da Universidade de São Paulo (HCFMUSP).

Liaw Wen Chao

Médico-Cirurgião pela Faculdade de Medicina da Universidade de São Paulo (FMUSP). Residência em Cirurgia Geral e Cirurgia do Trauma no Hospital das Clínicas da FMUSP. Especialização em Acupuntura, Eletroacupuntura e Fisiologia do Exercício. Docente da Liga de Acupuntura e do Centro de Acupuntura do Instituto de Ortopedia e Traumatologia do Hospital das Clínicas da FMUSP. Diretor da Clínica Inner Fit de Medicina Complementar e Alternativa. Diretor do Núcleo de Bem-Estar e Terapias Integrativas do Hospital BP Mirante – Beneficência Portuguesa de São Paulo.

Lidiane Midori Kumagai

Graduação em Medicina pela Faculdade de Ciências Médicas de Santos – Centro Universitário Lusíada (Unilus). Residência Médica em Acupuntura no Centro de Acupuntura do Departamento de Ortopedia e Traumatologia do Hospital das Clínicas da Faculdade de Medicina da Universidade de São Paulo (HCFMUSP). Título de Área de Atuação em Dor pela Associação Médica Brasileira. Especialização em Fitoterapia Chinesa no Centro de Acupuntura do Departamento de Ortopedia e Traumatologia do HCFMUSP. Pós-Graduação *lato sensu* em Bases da Medicina Integrativa no Hospital Israelita Albert Einstein (HIAE).

Liliana Jorge
Médica Acupunturista e Monitora do Centro de Acupuntura do Instituto de Ortopedia do Hospital das Clínicas da Faculdade de Medicina da Universidade de São Paulo (HCFMUSP). Médica Fisiatra do Hospital Israelita Albert Einstein (HIAE) e do Instituto de Reabilitação Lucy Montoro. Doutoranda pelo Laboratório de Ressonância Magnética em Neurorradiologia da FMUSP.

Lin Chen Hau
Graduação em Medicina pela Faculdade de Medicina da Universidade de São Paulo (FMUSP). Residência Médica em Ginecologia e Obstetrícia no Hospital das Clínicas da FMUSP. Pós-Graduação em Acupuntura no Veterans General Hospital, Taipei, Taiwan, e no Seamen's Hospital, Shangai, República Popular da China. Mestrado na Área de Bioengenharia em Engenharia Mecânica na Universidade Estadual Paulista (Unesp). Professor do Curso de Acupuntura do Centro de Estudo Integrado de Medicina Chinesa. Representante Regional do CMASP, Taubaté.

Ling Tung Yang
Graduação em Medicina pela Faculdade de Medicina da Universidade de São Paulo (FMUSP). Ex-Monitor de Neuroanatomia. Residência em Cirurgia Geral. Pós-Graduação em Medicina Tradicional Chinesa, Tuiná e Acupuntura em Beijing. Ex-Estagiário em Fisiatria (orientado pela Professora Doutora Satiko Tomikawa Imamura). Professor do Curso de Acupuntura do Centro de Estudo Integrado de Medicina Chinesa. Ex-Presidente e Diretor da Sociedade Médica Brasileira de Acupuntura (SMBA), São Paulo. Palestrante Convidado do Professor Doutor Wu Tu Hsing no Curso de Acupuntura do Hospital das Clínicas.

Márcia Maria Ozaki Reguera
Graduação em Medicina pela Faculdade de Medicina da Universidade de São Paulo (FMUSP). Residência Médica em Dermatologia pelo Departamento de Dermatologia do Hospital das Clínicas da FMUSP. Título de Especialista em Dermatologia. Membro da Sociedade Brasileira de Dermatologia. Membro da Sociedade Brasileira de Cirurgia Dermatológica (SBCD). Pós-Graduação *lato sensu* em Acupuntura pelo Centro de

Acupuntura do Instituto de Ortopedia e Traumatologia (IOT) do Hospital das Clínicas da FMUSP. Título de Especialista em Acupuntura. Membro do Colégio Médico Brasileiro de Acupuntura (CMBA). Curso de Fitoterapia Chinesa pelo Centro de Acupuntura do IOT do Hospital das Clínicas da FMUSP. Médica Assistente do Centro de Acupuntura do IOT do Hospital das Clínicas da FMUSP.

Marcos Takeo Obara

Graduação em Medicina pela Faculdade de Medicina da Universidade de São Paulo (FMUSP). Residência Médica em Patologia pelo Hospital das Clínicas da FMUSP. Especialização em Acupuntura e Medicina Tradicional Chinesa pelo Instituto de Ortopedia e Traumatologia (IOT) do Hospital das Clínicas da FMUSP. Título de Especialista em Acupuntura pela Associação Médica Brasileira (AMB). Título de Especialista em Patologia conferido pela AMB. Médico Assistente Acupunturista do IOT do Hospital das Clínicas da FMUSP.

Marcus Yu Bin Pai

Médico Especialista em Fisiatria e Acupuntura. Doutorado em Ciências pela Faculdade de Medicina da Universidade de São Paulo (FMUSP). Médico Colaborador do Grupo de Dor do Instituto de Ortopedia e Traumatologia do Hospital das Clínicas da FMUSP. Médico Pesquisador em Acupuntura do Grupo de Dor da Neurologia do Hospital das Clínicas da FMUSP.

Marise Sano Suga Matumoto

Cirurgiã-Dentista. Doutorado em Ciências Odontológicas pela Universidade de São Paulo (USP). Mestrado em Implantodontia pela Universidade de Santo Amaro (Unisa). Especialização em Acupuntura em Dor Orofacial pela Faculdade de Medicina da USP. Especialização em Odontopediatria pela Unisa. Especialização em Saúde Pública pela Universidade de Ribeirão Preto.

Marlene Yoko Hirano Ueda

Graduação em Medicina pela Faculdade de Medicina de Ribeirão Preto da Universidade de São Paulo (FMRPUSP). Residência Médica em Anestesiologia na Escola Paulista de Medicina da Universidade Federal de São Paulo (EPM-Unifesp). Especialização em Acupuntura no Instituto de Ortopedia e Traumatologia do Hospital das Clínicas da Faculdade de Medicina da USP (IOT/HCFMUSP). Médica Voluntária de Acupuntura no Ambulatório de Geriatria do HCFMUSP. Curso de Nutrologia pelo GANEP – Beneficência Portuguesa. Estágio no China Medical University Hospital, Taichung, República Popular da China, como Observadora. Curso de Base em Fitoterapia Chinesa pelo IOT/HCFMUSP. Médica Colaboradora do Centro de Acupuntura do IOT/HCFMUSP. Palestrante do Congresso Brasileiro do Colégio Médico Brasileiro de Acupuntura (CMBA) com o Tema "Dietoterapia nas Artrites".

Mauricio Hoshino
Médico Assistente da Divisão de Clínica Neurológica do Hospital das Clínicas da Faculdade de Medicina da Universidade de São Paulo (HCFMUSP).

Paola Maria Ricci
Médica graduada pela Faculdade de Medicina da Universidade de São Paulo (FMUSP). Residência em Reumatologia pelo Hospital das Clínicas da FMUSP. Título de Especialista em Reumatologia pela Sociedade Brasileira de Reumatologia/Associação Médica Brasileira (AMB). Título de Acupuntura pelo Colégio Médico de Acupuntura/AMB. Médica Docente do Curso de Especialização em Acupuntura do Instituto de Ortopedia e Traumatologia do Hospital das Clínicas da FMUSP.

Patrick Raymond Nicolas Andre Ghislain Stump
Fisiatra do Grupo de Dor do Departamento de Neurologia do Hospital das Clínicas da Faculdade de Medicina da Universidade de São Paulo (HCFMUSP). Reabilitação pelo Instituto Lauro de Souza Lima. Instituto de Ortopedia e Traumatologia do HCFMUSP.

Péricles Tey Otani
Médico Assistente do Hospital das Clínicas da Faculdade de Medicina da Universidade de São Paulo (HCFMUSP), atuando como membro da equipe do Ambulatório de Acupuntura do doutor Wu Tu Hsing. Doutorando pela USP, com término previsto para 2021. Título de Especialista em Acupuntura. Residência Médica em Medicina Física e Reabilitação. Residência Médica em Clínica Médica. Graduação em Medicina pela USP.

Rosângela Suetugo Chao
Cirurgiã-Dentista pela Faculdade de Odontologia da Universidade de Santo Amaro (Unisa). Especialização em Acupuntura pela Instituto de Ortopedia e Traumatologia da Faculdade de Medicina da Universidade de São Paulo (IOT/FMUSP). Mestrado em Ciências da Saúde pela FMUSP.

Suzi Tsiomi Miyazato Bulgarelli
Graduação em Medicina pela Faculdade de Medicina da Universidade de São Paulo (FMUSP). Residência Médica em Ginecologia e Obstetrícia pelo Hospital das Clínicas da FMUSP. Especialização em Medicina do Trabalho pela FMUSP. Título de Especialista em Ginecologia e Obstetrícia pela Federação Brasileira das Associações de Ginecologia e Obstetrícia (Febrasgo). Médica Assistente da Divisão de Clínica Obstétrica do Hospital Universitário da USP. Médica Ginecologista do Tribunal de Justiça do Estado de São Paulo.

Tazue Hara Branquinho
Pós-Graduação em Medicina Herbal Chinesa no Center for Kampo Medicine at the Keio University School of Medicine, Tóquio, Japão. Docente do Curso Avançado em Medicina Tradicional Chinesa – Fitoterapia I. Coordenadora e Docente do Curso Avançado em Medicina Tradicional Chinesa – Fitoterapia II – e do Ensino a Distância do Centro de Acupuntura do Instituto de Ortopedia e Traumatologia do Hospital das Clínicas da Faculdade de Medicina da Universidade de São Paulo (FMUSP). Responsável pelo Curso Optativo de Medicina Herbal Chinesa da FMUSP. Responsável pela Implantação do Programa de Práticas Corporais da Medicina Tradicional Chinesa na Rede Pública da Cidade de São Paulo em 1997.

Vicente Faggion de Alencar
Graduação em Medicina pela Universidade Federal de São Carlos (UFSCar). Residência Médica em Acupuntura no Instituto de Ortopedia e Traumatologia do Hospital das Clínicas da Faculdade de Medicina da Universidade de São Paulo (HCFMUSP). Médico Voluntário do Centro Multidisciplinar de Dor da Divisão Clínica Neurológica do Instituto Central do HCFMUSP.

Wagner de Oliveira
Professor Doutor responsável pelo Centro de Oclusão e Articulação Temporomandibular da Faculdade de Odontologia São José dos Campos – Universidade Estadual Paulista (Unesp).

Willy Akira Takata Nishizawa
Médico Colaborador da Liga de Acupuntura do Instituto de Ortopedia do Hospital das Clínicas da Faculdade de Medicina da Universidade de São Paulo (HCFMUSP). Médico Assistente do Pronto-Socorro de Clínica Médica do HCFMUSP. Médico Judiciário do Tribunal de Justiça do Estado de São Paulo. Diretor e Instrutor de Cursos e Suporte Básico de Vida (BLS) e Suporte Avançado de Vida em Cardiologia (ACLS) pela American Heart Association. Título de Especialista em Clínica Médica pela Associação Médica Brasileira (AMB) e pela Sociedade Brasileira de Clínica Médica (SBCM).

Yolanda Maria Garcia
Professora-Assistente Doutora da Disciplina de Geriatria do Departamento de Clínica Médica da Faculdade de Medicina da Universidade de São Paulo (FMUSP). Docente do Centro de Acupuntura do Instituto de Ortopedia e Traumatologia do Hospital das Clínicas da FMUSP. Doutora em Saúde Pública pela Faculdade de Saúde Pública da USP. Mestre em Medicina – Área de Concentração: Gastroenterologia Clínica (FMUSP).

• • • • • • • • • • • • • • • • • • • •

A Deus, a fonte da vida.

Aos meus professores e mestres, que me ensinaram as técnicas de acupuntura: professora Satiko Tomikawa Imamura (Hospital das Clínicas da Faculdade de Medicina da Universidade de São Paulo – HCFMUSP), professor Chung Chieh 鍾傑 (Taiwan), professor Tom Sintan Wen 溫星潭 (EUA) e professor doutor Hong Jin Pai (um amigo nas horas mais difíceis).

Ao meu orientador e amigo, professor doutor Raymundo Soares de Azevedo Neto, que me orientou na tese de doutorado e na vida na academia.

Ao professor Tarcísio Eloy Pessoa de Barros Filho, mentor do Centro de Acupuntura do Instituto de Ortopedia e Traumatologia (IOT), que aceitou o desafio de incluir a Acupuntura dentro do tradicional e rígido IOT/HCFMUSP.

A todos os meus amigos e colaboradores do Centro de Acupuntura do IOT/HCFMUSP, que fizeram este sonho se concretizar.

Dedico este livro a todos os médicos que dedicam a sua vida a aliviar o sofrimento dos seus pacientes, lembrando que, acima das técnicas e do tratamento, está o diagnóstico correto da doença.

Wu Tu Hsing
Editor

• • • • • • • • • • • • • • • • • • • •

Aos meus pais, Tsai e Wang, que não mediram esforços para me oferecer a melhor educação e formação.

À minha esposa, Daniela, minha melhor amiga e companheira, que deu todo suporte necessário para minhas realizações.

Aos meus sogros, Takanori e Joana, que me acolheram como filho.

Aos meus irmãos e cunhados, Luis, Carmen, Marcos, Liliana, Paulo, Paula, André, Jener, Priscila, Andrei, Maely, Érico e Anna Carolina, que compõem a base de minha família e com os quais sempre pude contar.

Ao meu mestre professor doutor Wu Tu Hsing, que sempre deu oportunidade para crescimento pessoal e profissional.

Aos meus colegas do Centro de Acupuntura do Instituto de Ortopedia e Traumatologia do Hospital das Clínicas da Universidade de São Paulo, que tornaram possível esta obra.

Aos meus irmãos de fé da Igreja Evangélica Nova Aliança, com os quais caminho há muitos anos e me mostram como ainda posso melhorar.

A Deus triuno, que, por meio de Cristo, trouxe esperança sobre a morte.

André Wan Wen Tsai
Editor

Dedico este livro a todos os profissionais e estudantes que desejam aprofundar-se no conhecimento e na técnica da Acupuntura de forma séria e responsável, caminhando através da luz da ciência e da ética.

Agradeço ao professor doutor Wu Tu Hsing, pela oportunidade e por sua paciência e ensinamentos. Agradeço a todos os professores e colegas, do Brasil e de Taiwan, que me ensinaram a fina arte da Acupuntura e da Medicina Tradicional Chinesa. Agradeço a minha família pela vida, amor e apoio em todos os momentos.

Ciro Blujus dos Santos Rohde
Editor

Apresentação da Série

A Série Manual do Médico-Residente do Hospital das Clínicas da Faculdade de Medicina da Universidade de São Paulo (HCFMUSP), em parceria com a conceituada editora médica Atheneu, foi criada como uma das celebrações ao centenário da Faculdade de Medicina. Trata-se de uma justa homenagem à instituição e ao hospital onde a residência médica foi criada, em 1944. Desde então, a residência médica do HCFMUSP vem se ampliando e aprimorando, tornando-se um dos maiores e melhores programas de residência médica do país. Atualmente, os programas de residência médica dessa instituição, abrangem quase todas as especialidades e áreas de atuação, totalizando cerca de 1.600 médicos-residentes em treinamento.

A despeito da grandeza dos programas de residência médica, há uma preocupação permanente da instituição com a qualidade do ensino, da pesquisa e da assistência prestada por nossos residentes. O HCFMUSP, maior complexo hospitalar da América Latina, oferece um centro médico-hospitalar amplo, bem estruturado e moderno, com todos os recursos diagnósticos e terapêuticos para o treinamento adequado dos residentes. Além disso, os residentes contam permanentemente com médicos preceptores exclusivos, médicos-assistentes e docentes altamente capacitados para o ensino da prática médica.

Esta série visa à difusão dos conhecimentos gerados na prática médica cotidiana e na assistência médica qualificada praticada pelos professores e assistentes nas diversas áreas do HCFMUSP.

Este Manual de Acupuntura e Medicina Tradicional Chinesa, editado por Wu Tu Hsing, André Wan Wen Tsai e Ciro Blujus dos Santos Rohde, especialistas do Centro de Acupuntura do Instituto de Ortopedia do HCFMUSP, e coordenadores e supervisores de cursos de especialização e da residência médica em Acupuntura da FMUSP, traz de maneira inédita conhecimentos milenares da Medicina Tradicional Chinesa, principalmente a Acupuntura, interligando-os aos conhecimentos e descobertas da medicina ocidental moderna, com a finalidade precípua do atendimento integral e completo dos nossos pacientes. A Acupuntura foi reconhecida como especialidade médica no país, em 1995. Desde então, diversos cursos e residências médicas têm sido estabelecidos no país, visando à difusão e formação de especialistas nesta área. O HCFMUSP foi uma das instituições pioneiras no estabelecimento e aplicação desta especialidade em nosso meio médico. Os profissionais envolvidos neste manual possuem larga experiência clínica e elaboraram um manual muito didático, discorrendo sobre os princípios e técnicas da MTC e sua utilização em patologias clínicas usuais da prática cotidiana.

Este Manual é inédito no mercado editorial brasileiro, e vem juntar-se aos demais manuais de residência médica desta Série, já lançados, com enorme aceitação e sucesso editorial.

José Otávio Costa Auler Jr.
Luis Yu
Coordenadores da Série

Prefácio

Este livro faz parte do esforço de divulgar de forma organizada as condutas de diagnósticos e tratamentos de várias residências do Hospital das Clínicas da Faculdade de Medicina da Universidade de São Paulo (HCFMUSP).

O volume denominado *Acupuntura e Medicina Tradicional Chinesa*, coeditado pelos médicos acupunturistas do Centro de Acupuntura do Instituto de Ortopedia do HCFMUSP, doutores Wu Tu Hsing, André Wan Wen Tsai e Ciro Blujus dos Santos Rohde, é particularmente importante. Esse grupo é pioneiro no uso desse importante recurso terapêutico, tendo acumulado imensa prática clínica e realizado importantes trabalhos de pesquisa nessa área.

Em 58 capítulos, concisos e claros, os editores, o corpo clínico do Centro de Acupuntura e alguns convidados cuidadosamente escolhidos compõem um panorama rico dos usos, mecanismos de ação e técnicas de acupuntura nas afecções clínicas e cirúrgicas.

Este livro incorpora grande quantidade de conhecimento e, de maneira muito feliz, faz a ponte entre a cultura milenar da Medicina Tradicional Chinesa e a nossa medicina moderna, mostrando que elas podem coexistir de forma harmônica e melhorando o atendimento aos pacientes.

Os editores e autores devem ser parabenizados pelo exitoso esforço e tenho certeza de que os leitores apreciarão intensamente o livro.

Emmanuel de Almeida Burdmann
Professor-Associado da Faculdade de Medicina da Universidade de São Paulo

Introdução à Acupuntura Médica

A Medicina Tradicional Chinesa (MTC) tem sua origem datada de cerca de 5.000 anos atrás. Como sistema médico, a MTC reúne dados colhidos da anamnese e do exame físico do paciente a fim de estabelecer um diagnóstico e propor uma forma de tratamento a ele. Quando falamos em saúde pela MTC, encontramos dois polos de abordagem: promoção e manutenção da saúde em primeiro lugar e, quando necessário, tratamento de doenças. A promoção e a manutenção da saúde têm como base uma boa dieta, a meditação e a prática de atividades físicas moderadas, como o Tai Chi Chuan e o Qi Gong. Quando o indivíduo contrai alguma doença, além de dispor dessas três abordagens para a promoção de saúde, ele deve buscar o diagnóstico médico e o tratamento. Entre as formas de tratamento desenvolvidas pela MTC, encontramos: a fitoterapia chinesa, que consiste na administração de medicamentos feitos principalmente à base de plantas; a ortopedia chinesa ou tuiná, que é uma forma de quiropraxia, ou seja, a manipulação de ossos e partes moles; e a acupuntura e moxibustão.

A acupuntura consiste basicamente na inserção de agulhas em pontos determinados do corpo, com base no diagnóstico do paciente. Nos termos da MTC, seu efeito baseia-se em promover "o livre fluxo do Qi", conceito que será explanado em mais detalhes nos capítulos iniciais deste livro. Com o avanço da ciência, hoje podemos compreender esse "fluxo do Qi" com base nos mecanismos de ação da acupuntura. São conhecidos desde os mecanismos de ação local do agulhamento até os efeitos medulares, hipotalâmicos e corticais. Alguns pontos têm efeitos específicos, como o ponto Intestino Grosso 2 (Li-2), que aumenta o fluxo salivar, enquanto outros têm efeitos gerais de sedação ou, em alguns casos, apenas efeitos locais de relaxamento muscular. Essa grande variedade de efeitos entre os pontos encontra coerência no método diagnóstico da MTC, que é essencialmente holístico ou integrativo. Assim, o acupunturista pode tratar ao mesmo tempo, com o mesmo conjunto de pontos, um quadro doloroso e um transtorno emocional, já que, pela visão da MTC, ambas as situações podem estar conectadas e, curiosamente, os pontos utilizados para ambas as queixas podem ser os mesmos.

Evidentemente, hoje não podemos tratar nossos pacientes com base unicamente nos diagnósticos e tratamentos oferecidos pela MTC; isso seria o mesmo que viver à luz de velas quando temos lâmpadas para iluminar a noite. Muito pelo contrário, o conhecimento científico não só tem comprovado o que os antigos médicos da China observaram e transmitiram por gerações e gerações, como tem explicado as relações entre os sistemas e órgãos do corpo, bem como os mecanismos de ação dos tratamentos oferecidos pela MTC. O conhecimento aprofundado desses mecanismos e das causas das doenças permite melhor acurácia e efetividade dos tratamentos por acupuntura e demais formas terapêuticas da MTC. Assim, vemos que a ciência moderna joga luz sobre a antiga ciência médica chinesa, afastando interpretações equivocadas e permitindo um avanço na qualidade do emprego das técnicas milenares.

Recentemente, o conceito de Medicina Integrativa está cada vez mais em evidência. Olhar o paciente como Ser Humano, e não apenas como um órgão doente, se faz uma necessidade à boa prática médica atual, o que, aliado às pesquisas científicas, tem aumentado progressivamente a credibilidade da acupuntura na comunidade médica. Como especialidade médica, a acupuntura tem como objetivo tratar o paciente com uma abordagem não encontrada em outras especialidades. O tratamento por acupuntura pode ser resolutivo em uma série de condições, porém em muitos casos é necessário o seguimento conjunto do paciente com outras especialidades. O bom acupunturista sabe diferenciar o paciente que pode ser tratado apenas com acupuntura ou outra forma de tratamento da MTC daquele que deve ser acompanhado também por um colega de outra especialidade. Afinal, de acordo com o conceito de Medicina Integrativa, quanto mais pudermos abraçar o paciente oferecendo diferentes formas de tratamento, melhor.

Este livro tem como objetivo ilustrar os métodos diagnósticos da MTC e suas síndromes, porém com foco no diagnóstico nosológico ocidental, sistema médico em que estamos inseridos. Os primeiros capítulos versam sobre as teorias e os métodos diagnósticos da MTC, e a eles se seguem explanações sobre os mecanismos de ação da acupuntura; e então o leitor vai se deparar com uma série de capítulos sobre as doenças mais frequentemente encontradas nos ambulatórios de acupuntura. Nesses capítulos, as patologias são explicadas tanto do ponto de vista ocidental quanto da MTC, e a forma de tratamento por meio da acupuntura é abordada. Como manual, pode ser utilizado tanto para um primeiro estudo quanto para a revisão de conceitos e opções de tratamento. Por fim, desenvolvemos alguns capítulos sobre técnicas auxiliares e outras formas de tratamento da MTC, como a eletroacupuntura, a fitoterapia chinesa e o Qi Gong.

Vantagens do tratamento por acupuntura

- Aplicação em diversas condições clínicas: a acupuntura pode ser utilizada como tratamento para uma ampla variedade de patologias. Quadros dolorosos de toda natureza e transtornos de humor, hormonais, ginecológicos e gastrointestinais são apenas alguns dos exemplos possíveis de abordagem por meio da acupuntura.
- Complementação do tratamento convencional: independentemente do tratamento que o paciente esteja recebendo pela medicina ocidental moderna, o tratamento por acupuntura pode ser realizado conjuntamente para buscar uma resolutividade mais rápida da doença, assim como maior conforto para o paciente. Isso é particularmente interessante, já que os mecanismos de ação da acupuntura são diferentes dos mecanismos dos demais métodos de tratamento encontrados na medicina moderna, o que torna a acupuntura uma nova frente de tratamento para o paciente.
- Diminuição do uso de medicações: como a acupuntura pode ser utilizada ao mesmo tempo que outros tratamentos, muitas vezes o efeito dela é suficientemente positivo para que o paciente possa diminuir a dosagem de suas medicações, podendo eventualmente até não necessitar mais dos remédios (a depender da doença e do quadro clínico).
- Instrumental simples: os materiais utilizados para a realização da acupuntura são baratos e fáceis de manipular; isso permite uma boa relação custo-benefício para os serviços médicos que têm a acupuntura entre os tratamentos oferecidos.
- Segurança do tratamento: desde que realizado por profissional médico especializado, o tratamento por acupuntura é extremamente seguro para o paciente.
- Efeitos colaterais mínimos: os efeitos colaterais possíveis secundários ao tratamento por acupuntura são de baixa gravidade, não pondo em risco a integridade do paciente; podem ocorrer situações, como dor local passageira, sangramento leve após a retirada da agulha e pequenos hematomas. Essas condições não apresen-

tam qualquer risco à saúde e ao bem-estar do paciente; porém o médico deve avisar o paciente que elas podem ocorrer durante o tratamento.

Desvantagens da acupuntura

- Medo de agulhas: algumas pessoas têm medo importante de agulhas, impedindo a realização do tratamento. Não é recomendado insistir no tratamento desses indivíduos; podem ser utilizadas outras formas de tratamento, como auriculoterapia, tuiná, moxibustão ou acupuntura a *laser*, porém é importante estar ciente de que esses tratamentos não têm efeito tão pronunciado quanto a acupuntura.

Acupuntura médica no Brasil

A acupuntura chegou ao Brasil em meados do século XIX, com a vinda de imigrantes chineses e japoneses. Apesar de nesses países a acupuntura ser também uma prática médica, comumente alguns grupos familiares tinham conhecimento sobre a sua prática para a utilização em membros da família e amigos. Por muito tempo ela permaneceu restrita a esses grupos e poucos eram aqueles que prestavam atendimento ao público, permanecendo como prática alternativa por muito tempo em nosso país.

Conforme a acupuntura e a MTC ganharam notoriedade no Ocidente, em especial com a famosa visita do então presidente dos Estados Unidos, Richard Nixon, à China, a atenção de diversos grupos médicos recaiu sobre a prática, e assim diversos estudos científicos começaram a ser realizados. Com a descrição dos mecanismos de ação básicos da acupuntura, de cunho neurológico, sua aceitação cresceu progressivamente.

No Brasil, em 1995, o Conselho Federal de Medicina reconheceu a acupuntura como Especialidade Médica. Desde então, diversos cursos de pós-graduação foram montados para a formação profissional de médicos que desejam se especializar na área; hoje, os principais centros acadêmicos do país contam também com a Residência Médica em Acupuntura, que permite a formação de um profissional mais completo.

Atualmente, existe um grande número de médicos acupunturistas no Brasil e a especialidade é presente em consultórios particulares e de atendimento a convênios e no Sistema Único de Saúde (SUS). O reconhecimento da acupuntura como especialidade médica foi de grande importância para que fossem formados profissionais competentes e, portanto, com boa capacidade de resolutividade dos casos. Tudo isso contribuiu para que hoje a especialidade seja acessível a todos os grupos sociais, trazendo grande benefício à saúde de nosso país.

Wu Tu Hsing
Ciro Blujus dos Santos Rohde

Sumário

1. **História da Medicina Tradicional Chinesa e acupuntura, 1**
   Chin An Lin
   Wu Tu Hsing

2. **Yin Yang e os cinco elementos, 11**
   André Wan Wen Tsai

3. **A teoria dos meridianos, 21**
   Ciro Blujus dos Santos Rohde

4. **A teoria do Qi, Xue (sangue) e Jin Ye (fluidos corpóreos), 51**
   Márcia Maria Ozaki Reguera
   Chen Mei Zoo

5. **A teoria dos Zang Fu, 63**
   Tazue Hara Branquinho

6. **Os fatores patogênicos segundo a Medicina Tradicional Chinesa (Bing Yin), 83**
   Li Shih Min

7. **Métodos diagnósticos da Medicina Tradicional Chinesa, 97**
   André Wan Wen Tsai
   Daniela Terumi Yoshida Tsai

8. **O exame da língua, 111**
   Ciro Blujus dos Santos Rohde

9. **Pulsologia, 121**
   Ciro Blujus dos Santos Rohde

10. Mecanismos de ação da acupuntura, 133
Ciro Blujus dos Santos Rohde

11. Pontos-gatilho e síndrome dolorosa miofascial, 143
Liliana Jorge

12. Situações de emergência e cuidados no ambulatório de acupuntura, 159
Liliana Jorge

13. Cefaleias, 167
Mauricio Hoshino

14. Dor orofacial, 173
Wagner de Oliveira
Rosângela Suetugo Chao
Marise Sano Suga Matumoto

15. Cervicalgia, 187
Dai Ling

16. Dor torácica não cardíaca, 201
Willy Akira Takata Nishizawa

17. Síndromes dolorosas da região lombar, 211
André Wan Wen Tsai

18. Patologias dolorosas do ombro, 219
Péricles Tey Otani

19. Patologias dolorosas do cotovelo, 223
Vicente Faggion de Alencar
Ciro Blujus dos Santos Rohde

20. Síndromes dolorosas do joelho, 237
André Wan Wen Tsai

21. Patologias dolorosas do pé e tornozelo, 249
Péricles Tey Otani

22. Síndrome do túnel do carpo, 253
Flora Hanako Kirino Vicentini

23. Fibromialgia, 259
Marcos Takeo Obara

24. Doenças reumatológicas, 267
Paola Maria Ricci
Ciro Blujus dos Santos Rohde

25. Dor crônica no pós-operatório tardio, 275
Antonio Sergio Barata Cavalcante

26. Herpes-zóster e neuralgia pós-herpética, 285
Chen Mei Zoo
Márcia Maria Ozaki Reguera

27. Dor neuropática, 291
Patrick Raymond Nicolas Andre Ghislain Stump
Dai Ling

28. Sequelas de acidente vascular encefálico, 307
Wu Tu Hsing
Ciro Blujus dos Santos Rohde

29. Doença de Parkinson, 315
Chien Hsin Fen

30. Paralisia facial, 323
Willy Akira Takata Nishizawa

31. Acupuntura no paciente oncológico, 329
Eduardo Guilherme D'Alessandro

32. Dismenorreia e síndrome disfórica pré-menstrual, 363
Marcos Takeo Obara
Suzi Tsiomi Miyazato Bulgarelli

33. Dor pélvica crônica, 375
Hong Jin Pai
Marcus Yu Bin Pai

34. Infertilidade, 391
Lin Chen Hau

35. Acupuntura na gestação, 403
Suzi Tsiomi Miyazato Bulgarelli
Ciro Blujus dos Santos Rohde

36. Climatério, 423
Suzi Tsiomi Miyazato Bulgarelli
Eduardo Guilherme D'Alessandro

37. Insônia, 435
Lidiane Midori Kumagai
Ciro Blujus dos Santos Rohde

38. Estresse e ansiedade, 455
Hong Jin Pai
Marcus Yu Bin Pai

39. Depressão, 465
Ciro Blujus dos Santos Rohde

40. Doenças gastrointestinais, 477
Hong Jin Pai
Marcus Yu Bin Pai

41. Rinite, 493
Flora Hanako Kirino Vicentini

42. Asma e tosse crônica, 503
Hong Jin Pai
Marcus Yu Bin Pai

43. Incontinência urinária de esforço, 513
Marcos Takeo Obara

44. Acupuntura na medicina interna, 517
Eduardo Guilherme D'Alessandro

45. Doenças dermatológicas, 527
Chen Mei Zoo
Márcia Maria Ozaki Reguera

46. Acupuntura estética, 535
Vicente Faggion de Alencar
Ciro Blujus dos Santos Rohde

47. Acupuntura nas doenças oftalmológicas, 547
Gilvano Amorim Oliveira
Ciro Blujus dos Santos Rohde

48. Acupuntura no processo de envelhecimento, 555
Yolanda Maria Garcia

49. Acupuntura no esporte, 565
Liaw Wen Chao

50. Eletroacupuntura, 579
Liaw Wen Chao

51. Moxabustão, 601
Yolanda Maria Garcia

52. Ventosa, 611
Márcia Maria Ozaki Reguera
Chen Mei Zoo

53. Gua Sha, 619
Márcia Maria Ozaki Reguera
Chen Mei Zoo

54. Tuiná, 625
Ling Tung Yang

55. Medicina herbal chinesa, 637
Tazue Hara Branquinho

56. Dietoterapia chinesa, 651
Marlene Yoko Hirano Ueda

57. Qi Gong e outras práticas corporais da Medicina Tradicional Chinesa, 665
Márcia Maria Ozaki Reguera
Chen Mei Zoo
Chin An Lin

58. Acupuntura e medicina baseada em evidências, 679
Chin An Lin

Capítulo 1

História da Medicina Tradicional Chinesa e acupuntura

Chin An Lin
Wu Tu Hsing

Nota de agradecimento:
Agradecemos ao Dr. Tom Sin tan Wen, o mestre que ensinou vários de nós, pelas valiosas sugestões e correções que tornaram este capítulo possível.

Huang Di indagou a seu ministro: Tenho conhecimento de que na antiguidade, os seres humanos viviam mais de cem anos, com perfeitas condições de saúde, sem prejuízos de movimento e de locomoção; atualmente, no entanto, nossos semelhantes chegam à sexta década de vida e já começam a apresentar problemas sérios de saúde, com dificuldade de movimentos e locomoção. Dessa forma, não corremos riscos de extinção?

Tzi Po respondeu ao seu imperador: Os antepassados, os quais temos conhecimento, respeitavam o equilíbrio de Yin e Yang, mantinham temperança, comiam e bebiam com moderação, mantinham harmonia entre descanso e trabalho, não se excediam em trabalho, razão pela qual se assemelhavam aos deuses e viviam a longevidade, chegando à idade centenária. Os nossos contemporâneos bebem em excesso, praticam atos sexuais embebedados, não se preservam, não cuidam da mente, procuram apenas prazeres, não se preocupam em preservar o equilíbrio entre o descanso e o trabalho, por isso, a fraqueza e o desgaste os apanham quando chegam à sexta década de vida.

Huang Di Nei Jing – Su Wen (Tratado de Medicina Interna do Imperador Amarelo), século I a.C.

Civilização chinesa e os primórdios da Medicina Tradicional Chinesa: aspectos culturais, filosóficos, religiosos e sociopolíticos

Todas as práticas médicas das culturas antigas como a grega, egípcia e fenícia estão fortemente ligadas e fundamentadas na sua cultura de origem. A Medicina Tradicional Chinesa não é exceção. As práticas propostas pela Medicina Tradicional Chinesa fundamentam-se na filosofia, no pensamento e nas práticas religiosas e ritualísticas do povo chinês.

Nos primórdios da civilização chinesa, a figura do médico era confundida com a do "feiticeiro" e "curandeiro", o **wu** 巫, o equivalente ao xamã. Essa figura antiga denotava a condição de alguém que dominava alguma técnica e ritual e ficava entre a camada social dos nobres e a dos servos. Era um homem livre, como o comerciante, mas inferior ao estrato dos oficiais do governo. A lenta passagem para **fang shi** 方士, uma espécie de técnico que manipula fórmulas "mágicas" (farmacêuticas ou não) e com *status* de intelectual, na concepção do confucionismo, ocorreu previamente ao período de Primavera e Outono (800 a 300 a.C.), uma vez que, nos relatos de **tsuo chuan** 左傳 (comentários do mestre Tsuo sobre Chun-Chiu 春秋 – Primavera e Outono), há referências sobre um personagem **I Ho** 醫和 (médico Ho). O próprio Confúcio não distinguia de maneira categórica as formas, chegando a designar os médicos daquela época de **Wu i** 巫醫 (médico curandeiro). Aliás, o ideograma **i** 醫 designa a forma moderna de se referir a médico em época contemporânea, mas certamente a ideia de ser do médico é fortemente fundamentada no taoismo. Em épocas remotas, como na dinastia Shang 商 (1600 a 1066 a.C.), o médico não se distinguia da figura do sacerdote, curandeiro, mágico e farmacêutico. O taoismo é uma corrente filosófica que lentamente, ao fundir-se com o budismo, adquiriu ares de religião. Os fundamentos do taoismo considera a contemplação dos fenômenos naturais como fonte inspiradora importante no comportamento de seus seguidores. Muito mais tarde, o taoismo sofre influências do naturalismo (yin-yang 陰陽 e cinco elementos ou movimentos) e influencia fortemente o próprio confucionismo. O taoismo, influenciado pelo naturalismo, pregava a transformação do ser humano em estágios cada vez melhores de evolução até chegar a **hsien** 仙, quando, com forma física totalmente transformada, poderia alcançar a imortalidade e passar para a eternidade apreciando e contemplando as belezas da natureza.

Esse modo de pensar influencia fortemente o *modus operandi* da Medicina Tradicional Chinesa: equilibrar holisticamente o organismo, por meio de dieta balanceada, exercícios físicos (ginástica – Tai Chi Chuan) e elixires. A ideia de elixir de longevidade **Hsien dan** 仙丹 vem desse tipo de pensar, fortemente amparado no taoismo.

A transformação da figura do médico em uma espécie de acadêmico intelectual se deu de forma lenta (dinastia Zhou 周 1066-206 a.C. até Seis Dinastias 六朝 304-420 d.C.). Antes da dinastia Tang 唐 (618-907 d.C.), o médico era considerado uma espécie de artesão, e raramente tinha origem aristocrática, embora alguns intelectuais se aventurassem a aprender medicina. A partir da dinastia Tang, os médicos foram admitidos no serviço civil, e a exigência de exames oficiais foi estabelecida para que se pudesse ter um controle de qualidade maior entre os profissionais. Dessa forma, o médico passou a ter um critério para atingir a excelência profissional, separando-se definitivamente da figura do curandeiro. Os que passavam em exames oficiais obtinham o título de **Zhu** 儒醫, diferenciando-se de **yong i** 庸醫, literalmente charlatão.

A estrutura político-social da China antiga diferia em alguns pontos da organização dos países europeus. Durante a Idade Média, a sociedade tinha castas estáticas na Europa, permitindo pouca mobilidade social. A estrutura organizacional da sociedade chinesa não permitia de forma rígida o sistema hereditário na aristocracia, assim, os imperadores não governavam com a ajuda de barões, duques e marqueses. Estes faziam parte da aristocracia sim, mas os plebeus que passavam nos exames de admissão para o chamado "mandarinato" é que eram as peças principais que faziam a máquina burocrática do imenso império chinês funcionar. Uma vez fazendo parte da burocracia governamental, por meio de exames oficiais, os médicos foram sendo absorvidos pela máquina do governo, exercendo funções administrativas oficiais. A aquisição e a renovação de conhecimento médico se tornaram fundamentais, a ponto de durante a dinastia Song 宋 (960-1279 d.C.), por meio de decreto imperial, ter sido criada a disciplina de Medicina na academia **Han Lin** 翰林, equivalente à estrutura universitária de hoje.

A Medicina Tradicional Chinesa sempre recebeu atenção especial do povo chinês. Espanta-nos, hoje, saber dos esforços oficiais e de intelectuais para a sua constante renovação, tanto no atendimento aos pacientes quanto na aquisição de conhecimentos e no controle de qualidade dos profissionais que se professavam médicos.

A descoberta das substâncias medicinais e a farmacologia chinesa

A farmacologia da Medicina Tradicional Chinesa teve a origem lendária na figura de **Shen Nong** 神農 (agricultor divino), que testou, de acordo com a lenda, mais de cem tipos diferentes de ervas, chegando a ter mais de 70 episódios de intoxicações por dia para descobrir propriedades medicinais de cada uma das ervas.

Figura predileta dos taoistas, de existência duvidosa, **Huang Ti** 黃帝, o Imperador Amarelo, foi o fundador da teoria em que se baseia a Medicina Tradicional Chinesa, a quem é atribuída a autoria de **Nei Jin** 內經, que se divide em duas partes: **Lin Shu** 靈樞 (**Axis Vital**) e **Su Wen** 素問 (**perguntas gerais ou questões básicas**).

Nesse tratado, a filosofia da visão do universo é detalhadamente explicada, e nessa visão se fundamenta a Medicina Tradicional Chinesa.

A origem do tratamento com acupuntura e moxibustão

Hoje é muito difícil dar uma descrição detalhada de como as pessoas primitivas usavam as pedras (uma espécie de antecessor primitivo de agulhas de acupuntura) para tratar as doenças. Entretanto, com o conhecimento das lendas antigas chinesas e dos contos incluídos nas obras antigas, é possível teorizar como as pessoas primitivas usavam as pedras *bian* para tratar as doenças. *Um Dicionário dos Caracteres* afirma que "*bian* significa a cura das doenças pelo agulhamento com uma pedra." O *Tratado de Medicina Interna do Imperador Amarelo* deu descrições mais detalhados da origem e da aplicação da pedra *bian*. Em *Questões Básicas* (uma parte do *Tratado de Medicina Interna do Imperador Amarelo*), é dito que: "as doenças das terras do leste são carbúnculos e deve ser tratado com a pedra *bian*, que portanto originou no leste. As doenças das terras do sul são espasmos com formigamento que devem ser tratados com agulhas fins. Portanto, as nove formas de agulhas foram desenvolvidas no sul". O uso da pedra *bian* foi de fato o começo da acupuntura na China.

Quanto à origem da medicina, os acadêmicos têm dois conceitos totalmente distintos. Se a medicina teria se originado da tentativa do homem de lutar contra as doenças num processo ativo de procura pelos meios de tratamento ou recorrer a práticas xamanísticas, em verdade, são duas visões que se complementam, embora seja uma manifestação de duas filosofias diametralmente opostas – práticas materialistas *vs.* práticas espirituais, ou dialética *vs.* metafísica. Na sociedade escravista e mesmo nos estágios iniciais da sociedade feudal, dois conceitos médicos mutualmente exclusivistas e conflitantes coexistiam – se as pessoas deveriam usar os medicamentos para tratar as doenças ou acreditar no destino e recorrer à prática espiritual. Esse era o fenômeno histórico universal. Deve ser ressaltado, entretanto, que a medicina chinesa era firmemente baseada no materialismo inocente e gradualmente foi formando o seu próprio sistema teórico completo.

As primeiras atividades no cuidado médico e na proteção à saúde

A China entrou na sociedade escravista no século XXV a.C. e se moveu para uma sociedade feudal no século V a.C.; o último durou mais de 1.600 anos.

A sociedade escravista, que dependia do trabalho dos escravos, viu o desenvolvimento da sociedade produtiva e dos conhecimentos científicos para um nível mais avançado do que o existente na sociedade primitiva.

Durante esse período, o conhecimento sobre as doenças foi paulatinamente sendo adquirido. Os nomes de mais de dois tipos de doenças da cabeça, ouvido, nariz, dentes, abdome e pés, assim como de distúrbios pediátricos, ginecológicos e obstétricos, foram registrados nas obras mais antigas descobertas na China – inscrições sobre os ossos e as carapaças de tartaruga (bem como oráculos). Enquanto essas doenças eram diferenciadas de acordo com as várias partes do corpo, algumas eram nomeadas de acordo com suas características, tais como malária, escabiose, timpanites (devido a infeções parasitárias) e cáries. Por exemplo, o ideograma para timpanite se assemelha a um verme em um recipiente, o que indica que há a presença de parasitas no abdome e o caractere para cárie indica que as cavidades nos dentes são causadas por vermes. Os registros de cárie dental nos ideogramas chineses inscritos nos ossos e nas carapaças de tartarugas são os mais antigos dessa natureza na história da medicina, 700 a 1.000 anos mais antigos que os registros similares em outras sociedades antigas encontradas no Egito, Índia e Grécia. Outras obras relacionadas a doenças inscritas nos ossos e nas carapaças de tartaruga estão relacionadas com os distúrbios fisiológicos. Os caracteres chineses não apenas localizavam os órgãos ou partes do corpo afetados, como muitas vezes indicavam a sua etiologia. Por exemplo, os caracteres chineses com o significado de "distúrbios orais afetando a voz" indicavam doenças laríngeas e faríngeas com a perda da habilidade para falar e aqueles significando "perda de visão" indicavam cegueira, tinido, insônia, entre outros. Em particular, os registros mostravam que as pessoas já entendiam que algumas doenças eram recorrentes, com uma frequência persistente (endemia) e em alguns períodos ocorriam episódios de aumento de incidência: era provavelmente o registro mais precoce de epidemia. A partir século VIII a VII a.C., os médicos antigos chineses começaram a compreender mais a respeito das doenças. Mais de vinte doenças foram registradas em obras antigas com nomes baseados nas características das doenças, por exemplo, bócio, disenteria, pestilência, hemorroida, carbúnculo, edema, malária, úlcera, escabiose, surdez, massas abdominais, vento maligno, doenças epidêmicas, demência, tinha, verruga e fístulas. Eles representavam um desenvolvimento mais avançado que a classificação das doenças de acordo com as partes do corpo nas inscrições em ossos e carapaças de tartaruga.

A compreensão da doença também incluía o entendimento preliminar da etiologia das doenças, e a crença na influência dos maus e bons espíritos, bruxaria e superstição como causadora das doenças foi se esvaecendo gradativamente. Nos trabalhos mais antigos, como *Os Ritos da Dinastia Zhou*, *O Livro dos Ritos*, *Os Anais da Interpretação Zhou sobre Primavera e Outono* e *Anais da Primavera e Outono de Lu*, pode-se ver que desde aquela época já se sabia que as causas das doenças eram intimamente relacionadas com a alimentação, o clima, o meio ambiente, os fatores mentais, as alterações climáticas das estações e as condições específicas de certas regiões. Foi também notado que as variações climáticas anormais poderiam trazer epidemias e que as doenças epidêmicas eram infecciosas.

Vale mencionar o distinto médico Yi He, que formulou um conceito materialista inocente da patogênese: que as doenças eram resultantes de seis fatores – quando ele estava tratando o marquês de Jin, ele ressaltou que a fadiga, as variações climáticas das quatro estações, os cinco períodos do ano e os seis fatores constituíam as maiores causas das doenças. Suas teorias não somente foram de grande influências para o entendimento das etiologias posteriormente mas também mostravam que as pessoas estavam começando a descartar a crença de que as enfermidades eram decorrentes dos maus espíritos.

Uma visão da medicina chinesa

As teorias básicas da medicina chinesa vêm de *Huang-ti-nei-ching* (Os Clássicos ou Tratado da Medicina Interna do Imperador Amarelo), *Shang han lun* (Tratado sobre Doenças Febris) e *Chin kuei yao lueh* (Sumários da Família dos Remédios); os dois últimos foram escritos por Chang Chung-Ching durante o final da dinastia Hang. Desde então, as teorias têm se desenvolvido gradualmente até a disciplina atual. As regras básicas do tratamento derivam da tese de que a doença resulta do desequilíbrio entre o microssistema do indivíduo em resposta ao desequilíbrio do macrossistema do universo. Infelizmente, suas explanações repletas de pensamentos metafísicos e filosóficos não são aceitas de pronto pela medicina moderna.

Enquanto a medicina moderna é bem avançada na terapêutica e na cirurgia, ela ainda não desenvolveu uma maneira efetiva para lidar com as doenças crônicas. De fato, a incidência de doenças crônicas tem aumentado no mundo ocidental industrializado provavelmente devido à contaminação do meio ambiente pelos poluentes, à alteração dos hábitos alimentares e aos padrões da vida moderna. Além disso, as tremendas contribuições das drogas ocidentais para a erradicação da doença estão sendo sobrepujadas pelos sérios efeitos colaterais que elas geram. A medicina moderna se iniciou em 1858, quando Rudolph Virchow formulou a ciência da patologia celular. Seus achados marcaram a divisão formal entre a medicina chinesa e a ocidental. Desde então, avanços notáveis em todas as disciplinas científicas têm sido frequentemente incorporados diretamente na medicina moderna, mas a variação das doenças crônicas e degenerativas não tem cessado. O tempo selecionou os melhores elementos de ambos os sistemas de medicina, a fim de que possamos dominar os indeterminados problemas que encaramos hoje.

O legado da medicina chinesa remonta a mais de 5 mil anos e até a cem anos atrás, quando era utilizada quase exclusivamente no Oriente. Com a Guerra do Ópio (1834-1842), veio a subsequente introdução da medicina ocidental na China, que, gradualmente, passou a suplantar a medicina tradicional. Entretanto, seria errôneo assumir que a medicina ocidental tenha encoberto a medicina chinesa.

No Japão, a medicina chinesa foi introduzida pela primeira vez durante a dinastia Ch'in (221-207 a.C.), mas foi apenas no século VII d.C. que ela começou a ser praticada. Quando os chineses foram unidos na dinastia Sui, em 601, o governo estabeleceu o budismo como religião oficial. Isso proveu o ímpeto para a propagação do budismo e, com ele, de outros aspectos da cultura chinesa. Assim sendo, em 754, um famoso monge budista chinês estabeleceu uma clínica no Japão que oferecia serviços médicos gratuitos, marcando o início da medicina chinesa nesse país. Ela manteve a sua supremacia por cerca de quatrocentos anos. Em 1869, o governo decidiu adotar oficialmente o sistema germânico de educação médica. Em 1883, regulamentos rigorosos restringiram a prática da medicina chinesa, mas, mesmo assim, o sistema nunca foi totalmente abandonado, porém a sua prática foi altamente inibida.

A história chinesa cobre um período de cerca de 400 mil anos (o homem de Pequim descoberto em 1927 é considerado o predecessor dos habitantes primitivos do norte da China), mas não existiam registros escritos até o período Shang (1766 a.C.). Ossos de animais, ou o que são denominados de "oráculos ósseos", contêm os registros mais precoces. A história chinesa antiga supostamente começou com a era dos Cinco Imperadores, e é natural que alguns desses personagens legendários sejam considerados como os fundadores da medicina chinesa. Três deles – Fu Hsi (2835-2737 a.C.), Sheng Nung (2838-2698 a.C.) e Huang Ti (O Imperador Amarelo, 2698-2598 a.C.) – são sempre colocados juntos. A conexão de Fu Hsi com a história médica recai principalmente sobre a criação de *Pa Kua*, ou os Oito Diagramas nos quais o *Livro das Mudanças* (*I Ching*) e os princípios da filosofia médica estão baseados. O fundador aceito da medicina chinesa, entretanto, foi Sheng Nung, o deus da agricultura.

É dito que o Imperador Amarelo escreveu o *Huang Di Nei Jing* ou *O Clássico da Medicina Interna*. O livro consistia de duas partes maiores: *Su wen* (Questões Básicas ou Gerais) e *Ling shu* (O Portão da Alma). O primeiro lida com fisiologia, patologia, etiologia e manutenção da saúde; o último discute anatomia, terapia física e sistema nervoso. Este clássico apareceu primariamente durante a dinastia Hang, em 206 d.C. Em 1835, uma cópia da edição da dinastia Tang de *Nei Ching* foi descoberta no templo de Jen Ho em Kyoto, Japão. Essa edição tem sido de extremo valor aos escolásticos.

Questões Básicas menciona cinco métodos de tratamento: (1) a prática primitiva da realização de cirurgia com facas de pedra, que se originou na área costeira da província de Shang Tung; (2) decocção e sopas medicinais, que eram usadas na província de Shansi (oeste da China); (3) moxibustão, que foi inventada na província de Hopei, localizada nas terras altas do norte da China; (4) acupuntura, que veio das planícies do sul da China, na atual província de Hupei; (5) massagem, que era popular nas planícies da China Central, na atual província de Hunan, onde uma enfermidade comum era a fraqueza das extremidades devida à falta de exercícios.

Atualmente, com a criação de conceitos de medicina integrativa, além dos estudos sobre os efeitos de acupuntura, há uma aproximação cada vez maior entre a medicina chinesa e a chamada medicina moderna ou medicina convencional/ocidental. Mais estudos devem ser realizados para elucidar a Medicina Tradicional Chinesa.

Referências bibliográficas

Hong FF. History of medicine in China: when medicine took an alternative path. McGill J Med. 2004;8(1):74-84.

Needham J. Science and Civilisation in China, vol. 6: Biology and Biological Technology, part VI: Medicine. Cambridge: Cambridge University Press; 2004.

The National Academies, Committee on Health and Behavior: Research, Practice and Policy. Health and Behavior: The Interplay of Biological, Behavioral and Societal Influences. Washington (DC): National Academy Press; 2001.

Capítulo 2
Yin Yang e os cinco elementos

André Wan Wen Tsai

Teoria do Yin e Yang
Introdução

A Medicina Tradicional Chinesa (MTC), na qual a acupuntura está inserida, é fundamentada em diversas teorias que são fruto da observação. A primeira e principal teoria da MTC veio originalmente da antiga filosofia chinesa: teoria de Yin e Yang. Ela diz que no universo há duas "forças" ou "princípios fundamentais", denominadas de Yin e Yang, que regem seu funcionamento. No contexto médico, Yin e Yang representam no organismo humano o microcosmo, duas "forças" opostas, porém complementares, que devem estar em exatas proporções, interagindo entre si de forma dinâmica.

Yin e Yang possuem quatro propriedades importantes que mantêm em equilíbrio sua interação, representada na Figura 2.1 conhecida como Tai Ji (太極):

- Oposição do Yin e do Yang;
- Interdependência do Yin e do Yang;

- Relação inversa de crescimento e consumo do Yin e Yang;
- Transformação mútua Yin e Yang.

Relacionamento entre Yin e Yang

Yin e Yang são a reunião de duas partes de uma mesma substância vital denominada Qi (氣), que existem em todos os fenômenos e objetos em relação recíproca no meio natural (Figura 2.1), regido pelas seguintes propriedades:

1. **Oposição do Yin e do Yang:**
   Coexistem pacificamente os doia aspectos do Qi ("energia") com naturezas opostas. Por exemplo: dia/noite, direita/esquerda, interior/exterior, frio/calor, treva/luz;

2. **Interdependência do Yin e do Yang:**
   Um não pode existir sem o outro. Nenhum dos dois pode existir separadamente: se não houver o alto, não existirá o baixo, e da mesma forma direita/esquerda, interior/exterior e atividade/descanso;

3. **Relação inversa de crescimento e consumo mútuo do Yin e Yang:**
   Yin e Yang não são estáticos. Estão sempre em movimento de crescimento e diminuição coordenados. Quando Yang cresce, consome Yin e dá espaço para atingir o seu pico (meio-dia). A partir daí, Yin inicia seu crescimento fisiológico, enquanto Yang decresce (Figura 2.2).
   Pacientes que apresentam insuficiência no Yang, normalmente apresentam sintomas pela manhã, como é o caso da diarreia

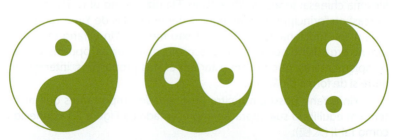

FIGURA 2.1. Tai Ji ("grande polo" ou "culminação extrema") – traduz com fidelidade a ideia de oposição, complementação, proporcionalidade e dinamicidade.

matutina na deficiência do Yang do Pi ("Baço"), enquanto pacientes com insuficiência do Yin, apresentam piora de seus sintomas no período vespertino ou noturno, como vemos na deficiência do Yin do Fei (tosse vespertina do tuberculoso) e na sudorese noturna do climatério (deficiência do Yin do Gan e Shen).

4. **Intertransformação de Yin e Yang?**
    Embora opostos, Yin e Yang podem transformar-se um no outro. No entanto, tal fenômeno depende de predisposições internas e condições especiais para que ocorra. Por exemplo, euforia se transformando em ressaca, quadro de mania seguida da depressão ou febre alta seguida de calafrios. De acordo com o *"Tratado de Medicina Interna do Imperador Amarelo"* (Huang Di Hei Jing), um Yang excessivo se tornará um Yin.

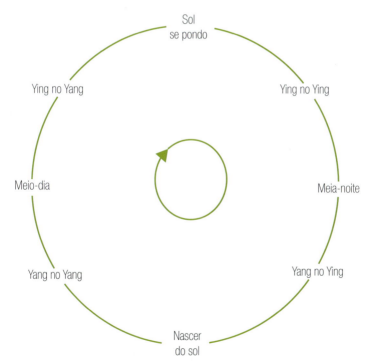

FIGURA 2.2. Movimento coordenado entre Yin e Yang ao longo das 24 horas de um dia.

Diferentemente do item 3, nessa situação a mudança é abrupta, enquanto na propriedade anterior as mudanças entre Yin e Yang são gradativas.

Aplicação da teoria Yin e Yang na MTC

Originalmente, o termo Yang simboliza partes do corpo que recebem a exposição solar, ou sinais e sintomas relacionados às características do sol. Portanto, a face dorsal do corpo que é mais escura pertence ao aspecto Yang, da mesma forma que a parte superior do corpo. Sintomas como febre e inflamação também são consideradas manifestações Yang. Veja mais exemplos na Tabela 2.1.

Indivíduos Yang apresentam olhar brilhante, pele mais seca e quente, voz forte, com bom tônus muscular, extremidades quentes e são extrovertidos e dinâmicos. Têm língua mais avermelhada, e algumas vezes com saburra amarelada; seu pulso normalmente é mais forte, cheio e superficial.

Indivíduos Yin apresentam olhar apagado, pele úmida e fria, voz fraca, extremidades frias, flacidez muscular e são tímidos e adinâmicos. Têm a língua mais pálida, com menos saburra de cor branca; seu pulso é profundo, fino e fraco.

TABELA 2.1. Classificação Yin e Yang

Yin	Yang
Repouso	Movimento
Ventral	Dorsal
Membros inferiores (MMII)	Membros superiores (MMSS)
Órgãos (Zang)	Vísceras (Fu)
Estrutura ou substância	Função
Congestão	Inflamação
Doença crônica	Doença aguda
Calafrio	Febre

Na prática clínica, os pacientes que são crônicos, na sua maioria, apresentam uma mistura de características Yin e Yang. Cabe ao médico realizar uma anamnese e um exame físico cuidadoso, sempre lembrando que o organismo está em constante mudança.

O tratamento pela MTC depende do diagnóstico sindrômico realizado (Figura 2.3). Basicamente, há os seguintes princípios de tratamento:

- Situação 1: Excesso do Yin – sedar o Yin, aquecer ou amornar;
- Situação 2: Excesso do Yang – sedar o Yang, purificar o calor, purgar, resfriar, dispersar;
- Situação 3: Deficiência do Yang – tonificar o Yang, aquecer, amornar;
- Situação 4: Deficiência do Yin – tonificar o Yin, algumas vezes remover calor por deficiência, e fornecer líquidos;
- Situação 5: Deficiência do Yin e Yang – tonificar ambos.

Nota 1: Embora o diagnóstico sindrômico da MTC seja importante, ao lidar com pacientes, a elaboração do diagnóstico nosológico conforme a medicina moderna é essencial.

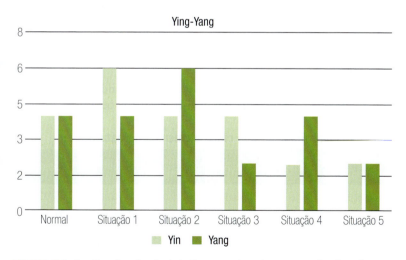

FIGURA 2.3. As situações 1 e 2 simbolizam quadros de excesso. As situações 3 e 4 são quadros de deficiência. A situação 5 mostra casos crônicos, na qual Yin e Yang estão exauridos.

Nota 2: A Figura 2.4 "Tai Ji" é produto do registro do movimento do sol por meio do relógio de Sol, ao longo do ano, levando em consideração os solstícios (verão e inverno) e equinócios (primavera e outono).

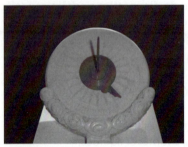
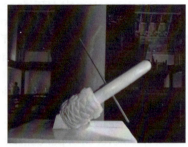

FIGURA 2.4. Relógio de sol localizado dentro da Cidade Proibida, China.

Teoria dos Cinco Elementos

Introdução

A Teoria dos Cinco Elementos ou, também conhecida, de Cinco Movimentos, foi desenvolvida posteriormente à teoria do Yin e Yang. Essa teoria considera que o universo é formado pelo movimento e a transformação dos cinco princípios, representados por: Madeira, Fogo, Terra, Metal e Água.

No corpo humano, essa teoria nos ajuda a entender melhor o funcionamento de cada órgão (Zang) e víscera (Fu), na qual cada Zang Fu

TABELA 2.2. Classificação dos cinco elementos na natureza

Cinco elementos	Direção	Estação	Fator clima	Cor	Gosto
Madeira	Leste	Primavera	Vento	Verde	Azedo
Fogo	Sul	Verão	Calor	Vermelho	Amargo
Terra	Centro	Início e fim de verão	Úmido	Amarelo	Doce
Metal	Oeste	Outono	Seco	Branco	Apimentado
Água	Norte	Inverno	Frio	Preto	Salgado

é correlacionado a um elemento da natureza conforme suas características fisiológicas. Observem as frases seguintes que foram retiradas do *Tratado de Medicina Interna do Imperador Amarelo* (*Huang Di Nei Jing*).

- "O fígado (Gan) tem a função de drenar e de ser regulador; a natureza da madeira é de produzir e fazer crescer, por isso o fígado pertence à madeira."
- "O Yang do coração (Xin) tem a função de aquecer; a natureza do fogo é de ser o calor do Yang, logo, o foração pertence ao fogo."
- "O baço (Pi) é a "origem dos nascimentos e transformações"; a natureza da terra é de produzir e transformar todas as coisas, por isso o baço pertence à terra."
- "O Qi do pulmão (Fei) tem por função de "purificar e fazer descer", a natureza do metal é a pureza, eis porque o pulmão pertence ao metal."
- "Os rins (Shen) têm a função de "comandar" a água e de conter a essência (Jing), a natureza da água é de "umedecer a parte baixa", portanto os rins pertencem à água."

Basicamente, há dois ciclos fisiológicos e dois ciclos patológicos que regem os Zang Fu.

Ciclos fisiológicos: geração e dominação:

- Ciclo de produção ou geração (相生 – xian sheng): envolve o processo de produzir, crescer e promover. Também conhecida

TABELA 2.3. Classificação dos cinco elementos no corpo humano

Cinco elementos	Órgãos	Vísceras	Abertura somática	Tecido	Emoção
Madeira	Fígado	Vesícula biliar	Olhos	Tendão	Raiva
Fogo	Coração	Intestino delgado	Língua	Vascular	Alegria
Terra	Baço-pâncreas	Estômago	Boca	Músculo	Pensamento
Metal	Pulmão	Intestino grosso	Nariz	Pele e pelos	Preocupação
Água	Rins	Bexiga	Ouvidos	Osso	Medo

como relação mãe-filho, na qual a mãe é o elemento que gera e o filho é o elemento que é gerado;
- Ciclo de dominação recíproca ou inibição (相剋 – xian ke): todo elemento encontra-se em uma dupla relação, ou seja, o que ele domina e o que o domina.

Se houvesse geração sucessiva, sem parar, teríamos o crescimento ilimitado dos elementos e isso desequilibraria as leis do universo. Para frear essa geração contínua dos elementos, existe a lei da dominância.

Produção e dominação recíprocas são dois aspectos inseparáveis. Sem produção, não há aparecimento dos elementos e sem dominação, não se podem manter as transformações e o desenvolvimento numa relação equilibrada.

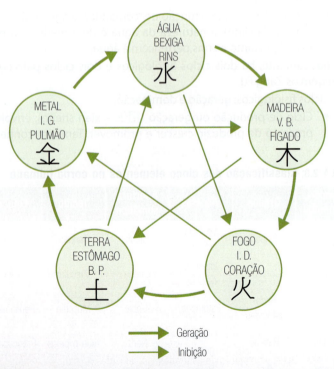

FIGURA 2.5. Ciclos fisiológicos de geração e inibição.

Ciclos patológicos: hiperdominação e contradominação:
- Ciclo de agressão ou hiperdominação (相乘 – Xian Cheng): ocorre quando a dominação se faz de modo exacerbado;
- Ciclo de contradominação ou sequência de lesão (相侮 – Xian Wu): quando há uma inversão do sentido da dominação, ou seja, o dominador passa a ser dominado.

A Teoria dos Cinco Elementos é muito útil no processo de elaboração do diagnóstico sindrômico pela MTC, pois nos ajuda a entender a etiofisiopatologia da doença em questão.

No âmbito terapêutico, a aplicação maior fica para o campo da dietoterapia e da fitoterapia chinesa. Por exemplo, o sabor dos alimentos e das ervas chinesas influenciam nossa saúde da seguinte forma:

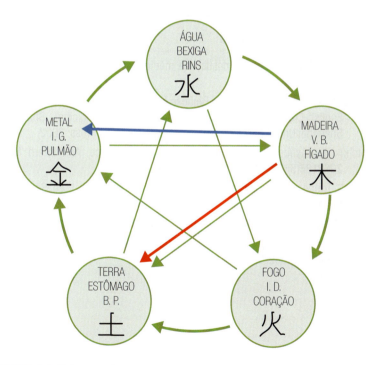

FIGURA 2.6. Ciclos patológicos de contradominação (seta em azul) e hiperdominação (seta em vermelho).

- Acre, ou picante (Metal): tende a dissipar e movimentar o Qi, portanto é indicado nos quadros de estagnação de Qi e/ou Xue, presente nos quadros dolorosos;
- Azedo (Madeira): ajuda a contração e a concentração do Qi, sendo indicado nos quadros de sudorese excessiva, como ocorre no climatério;
- Doce (Terra): ajuda a relaxar e tonificar, bom para quadros de astenia e fraqueza nas síndromes de deficiências;
- Amargo (Fogo): ajuda a drenar e secar, bom para casos de febre ou excesso de toxinas que precisam sem eliminados;
- Salgado (Água): ajuda a resolver a umidade (Shi) presente nas leucorreias e também nos nódulos de tireoide.

Referências bibliográficas

Auteroche B, Navailh P. O diagnóstico na medicina chinesa. 1ª ed. São Paulo: Andrei; 1992.

Guo WC. Basic Theory of Traditional Chinese Medicine (Newly Compiled Practical English-Chinese Library of Traditional Chinese Medicine). Shanghai: Shanghai University of Traditional Chinese Medicine Press; 2002.

Kaptchuk TJ. Acupuncture: Theory, Efficacy, and Practice. Ann Intern Med. 2002136(5):374-83.

Wang LG. Tratado contemporâneo de acupuntura e moxabustão. 1ª ed. São Paulo: Ceimec; 2005.

Wen TS. Manual terapêutico de acupuntura. 1ª ed. Barueri, SP: Manole; 2008.

White A, Ernst E. A brief history of acupuncture. Rheumatology (Oxford). 2004;43(5):662-3.

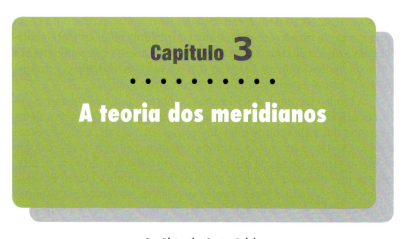

Capítulo 3
A teoria dos meridianos

Ciro Blujus dos Santos Rohde

Introdução

"Na Acupuntura, o canal é o mais importante, e deve-se estimar a condição de começo e fim de sua operação, conhecer sua extensão, suas relações com os cinco órgãos sólidos no interior e as diversas relações com os seis órgãos ocos no exterior". Essa frase, presente no livro Huang Di Nei Jing (*Tratado de Medicina Interna do Imperador Amarelo*, capítulo 10, livro Ling Shu "Eixo Espiritual"), fala da importância do conhecimento da teoria dos meridianos para a boa prática da acupuntura; afinal, é por meio dos pontos presentes nos meridianos que o médico acupunturista trata seu paciente.

"Canal", "trajeto" ou "vaso" são as palavras que podem ser também usadas quando se faz referência aos meridianos. A origem dessa teoria é controversa; seu desenvolvimento pode ter origem em observações oriundas das práticas corporais antigas da China, como o "Qi Gong" ou o "Lian Gong", da experimentação do agulhamento das diversas áreas do corpo ou, ainda, de estudos de anatomia por meio da dissecção de cadáveres ou vivissecção. Seja como for, a teoria dos meridianos representa uma forma de estudo sobre anatomia e fisiologia relativamente acurada para a época em que se desenvolveu, em que se observam relações entre diferentes órgãos e sistemas como a pele, os músculos, o sistema nervoso central e periférico e os órgãos internos.

A teoria clássica dos meridianos compreende 12 meridianos principais e 8 meridianos extraordinários. Esses meridianos são trajetos por onde flui o Qi, sangue e fluidos corpóreos, fazem a conexão entre o meio exterior e os órgãos internos, regulam o Yin e o Yang e podem revelar o estado de saúde ou de doença do indivíduo. É também através dos meridianos que se propagam os "fatores patogênicos". Por essa definição, nota-se que esses trajetos se referem, na verdade, a sistemas de informação e comunicação do corpo, como nervos, vasos, fáscia e tecido conjuntivo, sistema endócrino e todas as demais formas de relação entre os órgãos. Essa compreensão de que os meridianos tratam de relações anatômicas verdadeiras é de extrema importância para o médico acupunturista moderno.

Os 12 meridianos principais têm trajetos externos (pele, fáscia e músculos), onde se localizam os pontos de acupuntura, e trajetos internos que se relacionam com os órgãos. Os trajetos internos podem se ramificar, criando conexões entre os meridianos e os órgãos. Algumas dessas conexões são chamadas Luo Mai (conexões transversais) e são em número de 12, pois conectam justamente os 12 meridianos, cada um com seu acoplado. Há também oito meridianos extraordinários, dos quais apenas dois têm pontos próprios (Vaso Governador e Vaso Concepção); os demais se manifestam no exterior por meio de pontos dos outros meridianos, mas têm trajetos internos próprios. Além disso, a teoria compreende 12 meridianos divergentes, 12 meridianos tendíneos-musculares e 12 meridianos cutâneos, todos esses relacionados aos 12 principais. Existe uma série de conexões entre os meridianos e trajetos internos, chamados de colaterais.

Os 12 meridianos principais

Os 12 meridianos principais podem ser agrupados conforme sua localização na face interna do corpo (Yin) ou externa (Yang), conforme o membro em que se encontra (superior ou inferior) e conforme o Zang Fu a que se relaciona. Os 12 meridianos se repetem do lado direito e esquerdo do corpo, de forma espelhada.

Meridiano correspondente: cada meridiano do corpo tem um meridiano correspondente, formando um sistema único ligando a parte superior à parte inferior do corpo. Dessa forma, cada meridiano da parte superior do corpo é correspondente a um meridiano da parte inferior do corpo. Apesar de a nomenclatura em português se basear no Zang Fu a que o meridiano se relaciona, em chinês os meridianos correspondentes têm o mesmo nome, sendo diferenciados apenas como sendo aquele que é "da mão" ou "do pé". Isso indica que o meridiano tem sua importância muito mais como trajeto, ou "sistema de comunicação", do que com relação especificamente ao órgão a ele relacionado. Clinicamente, esse conceito é muito importante, uma vez que podemos usar pontos do meridiano correspondente para tratar o meridiano afetado por doença.

Meridiano acoplado: cada um dos 12 meridianos tem como natureza principal ser Yin ou Yang; cada meridiano Yin é acoplado a um meridiano Yang do mesmo membro e lado do corpo. Os meridianos acoplados sempre são relacionados ao mesmo elemento. Os canais que fazem as ligações entre esses meridianos são os chamados Luo Mai. A utilização dos acoplados oferece boas alternativas de tratamento; por exemplo, ao se diagnosticar um excesso de Qi em determinado meridiano, pode-se utilizar o Luo Mai para drenar esse excesso para o meridiano acoplado e, assim, tratar o meridiano acometido.

Este livro não descreverá cada ponto dos meridianos. Para tanto, recomenda-se consultar um atlas de acupuntura ou o *Manual Terapêutico de Acupuntura* (Tom Sintam Wen, Manole, 2008). Os meridianos estão a seguir apresentados na sequência em que teoricamente ocorre o fluxo do Qi, porém leve em conta que a numeração dos meridianos é feita apenas para fins didáticos, já que o fluxo é contínuo e não há, portanto, um meridiano inicial.

1 – Meridiano do Pulmão (Tai Yin da mão) (Figura 3.1)

Natureza: Yin
Zang Fu: Pulmão
Elemento: Metal
Meridiano acoplado: Intestino Grosso (Yang Ming da mão)
Meridiano correspondente: Baço-Pâncreas (Tai Yin do pé)

Trajeto: inicia-se no centro do abdome, atravessa o diafragma em direção aos pulmões e se externaliza na região anterior do ombro formando o primeiro ponto do meridiano (LU1). Segue então pela face ventral do braço, face radial do antebraço e termina no primeiro dedo da mão.

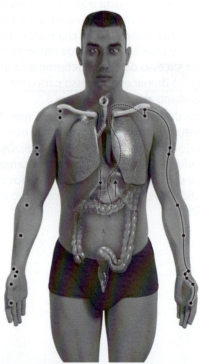

FIGURA 3.1. Meridiano do Pulmão.

2 – Meridiano do Intestino Grosso (Yang Ming da mão) (Figura 3.2)

Natureza: Yang
Zang Fu: Intestino Grosso
Elemento: Metal
Meridiano acoplado: Pulmão (Tai Yin da mão)
Meridiano correspondente: Estômago (Yang Ming do pé)

Trajeto: inicia-se no segundo dedo da mão e ascende pela face dorsolateral da mão, antebraço e braço; após atingir o ombro, conecta-se ao Vaso Governador pelo ponto GV14 e retorna à região supraescapular, a partir de onde ascende para a face, contorna os lábios e termina cruzando a face para o lado contrário ao seu início, terminando na base da asa do nariz. Seus colaterais surgem a partir da região supraescapular por meio do ponto ST12, conectando-se com o pulmão e o intestino grosso.

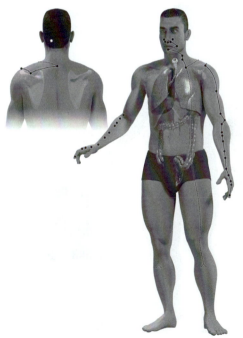

FIGURA 3.2. Meridiano do Intestino Grosso.

3 – Meridiano do Estômago (Yang Ming da mão) (Figura 3.3)

Natureza: Yang
Zang Fu: Estômago
Elemento: Terra
Meridiano acoplado: Baço-Pâncreas (Tai Yin do pé)
Meridiano correspondente: Intestino Grosso (Yang Ming da mão)
Trajeto: inicia-se ao lado do nariz e progride ao longo da mandíbula subindo quase até a linha do cabelo; outro ramo desce a partir da mandíbula, passando pelo pescoço, face ventral do tórax e abdome, passa medialmente à artéria femoral e desce na coxa sobre o músculo reto femoral até a patela; na perna caminha pela região anterolateral até o dorso do pé, terminando no segundo dedo do pé. O ramo interno do meridiano se inicia no ponto ST12, atingindo o estômago, baço e pâncreas. Note que é o único meridiano Yang que caminha pela face anterior do corpo.

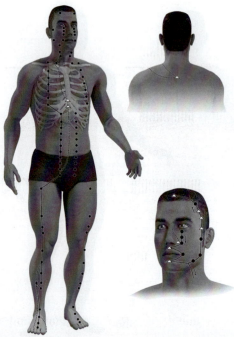

FIGURA 3.3. Meridiano do Estômago.

4 – Meridiano do Baço-Pâncreas (Tai Yin do pé) (Figura 3.4)

Natureza: Yin
Zang Fu: Baço-Pâncreas
Elemento: Terra
Meridiano acoplado: Estômago (Yang Ming do pé)
Meridiano correspondente: Pulmão (Tai Yin da mão)

Trajeto: inicia-se na face medial do primeiro dedo do pé, segue pelo primeiro metatarso até o maléolo medial, sobe pela borda medial da tíbia, face medial do joelho e coxa atingindo a região inguinal, a partir de onde sobe pela face anterolateral do abdome, atingindo os arcos costais e tórax. Seu ramo interno inicia-se na região inguinal, passa pelo baço, pâncreas e estômago e atinge a boca e a raiz da língua; a partir do diafragma, tem outro ramo que se conecta com o coração.

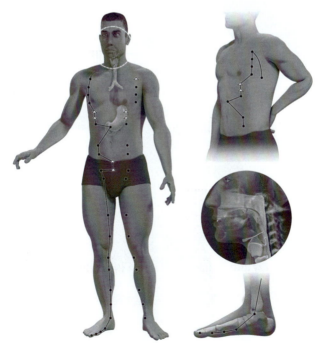

FIGURA 3.4. Meridiano do Baço-Pâncreas.

5 – Meridiano do Coração (Shao Yin da mão) (Figura 3.5)

Natureza: Yin
Zang Fu: Coração
Elemento: Fogo
Meridiano acoplado: Intestino Delgado (Tai Yang da mão)
Meridiano correspondente: Rim (Shao Yin do pé)

Trajeto: inicia-se no coração; um ramo atravessa o diafragma e chega ao intestino delgado. O ramo principal passa pelos pulmões e emerge na região axilar no ponto HT1, descende pela face medial do braço e face ulnar do antebraço e mão até chegar ao ponto HT9, que fica na face radial do quinto dedo da mão.

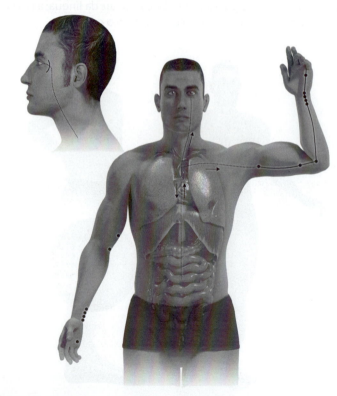

FIGURA 3.5. Meridiano do Coração.

6 – Meridiano do Intestino Delgado (Tai Yang da mão) (Figura 3.6)

Natureza: Yang
Zang Fu: Intestino Delgado
Elemento: Fogo
Meridiano acoplado: Coração (Shao Yin da mão)
Meridiano correspondente: Bexiga (Tai Yang do pé)

Trajeto: inicia-se na face ulnar quinto dedo da mão, ascende pela face ulnar do antebraço e depois através do músculo tríceps braquial até chegar à região posterolateral do ombro, onde passa pela escápula e atinge a fossa supraespinhal. Nesse ponto penetra no tórax, atingindo o coração, o diafragma e o intestino delgado; outro ramo continua superficialmente pela região lateral do pescoço, passando pelo músculo esternocleidomastóideo, indo para a face e região auricular anterior; outro ramo atinge a região inferior do olho.

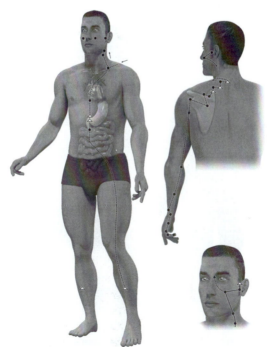

FIGURA 3.6. Meridiano do Intestino Delgado.

7 – Meridiano da Bexiga (Tai Yang do pé) (Figura 3.7)

Natureza: Yang
Zang Fu: Bexiga
Elemento: Água
Meridiano acoplado: Rim (Shao Yin do pé)
Meridiano correspondente: Intestino Delgado (Tai Yang da mão)

Trajeto: inicia-se no canto interno do olho e ascende pelo crânio, passando pelas regiões frontal, parietal e occipital; a partir de então, desce pelo dorso ao longo da musculatura paravertebral, passando pela articulação sacroilíaca, glúteos e coxa até chegar à fossa poplítea; desce pela musculatura da panturrilha, face lateral do calcâneo e pé até terminar no quinto dedo do pé. Um segundo ramo sai a partir do pescoço e desce pelo dorso através de uma linha longitudinal medial à borda da escápula até chegar aos glúteos, onde se conecta ao ponto GB30 e desce até a fossa poplítea.

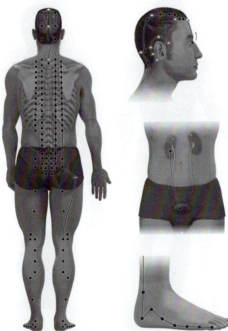

FIGURA 3.7. Meridiano da Bexiga.

8 – Meridiano do Rim (Shao Yin do pé) (Figura 3.8)

Natureza: Yin
Zang Fu: Rim
Elemento: Água
Meridiano acoplado: Bexiga (Tai Yang do pé)
Meridiano correspondente: Coração (Shao Yin da mão)

Trajeto: inicia-se na planta do pé no ponto KI1, sobe pela face medial do pé, passando pelo maléolo medial e ascende pela borda medial do músculo gastrocnêmio, adutores e grácil, e então penetra na pelve, ascende ventralmente às vertebras lombares até atingir os rins. A partir dos rins, desce em direção à pelve novamente, passando pelo músculo iliopsoas até a bexiga e volta a se superficializar, subindo no abdome pelo músculo reto abdominal e tórax até atingir o pescoço. Outro ramo interno sai do rim e ascende passando pelos pulmões até chegar a traqueia, garganta e raiz da língua; na altura do pulmão, outro ramo sai em direção ao coração, chegando ao pericárdio.

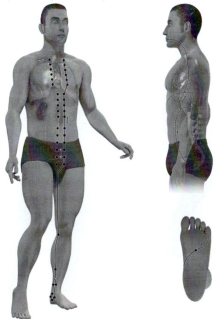

FIGURA 3.8. Meridiano do Rim.

9 – Meridiano do Pericárdio (Jue Yin da mão) (Figura 3.9)

Natureza: Yin
Zang Fu: Pericárdio
Elemento: Fogo
Meridiano acoplado: Triplo Aquecedor (Shao Yang da mão)
Meridiano correspondente: Fígado (Jue Yin do pé)

Trajeto: inicia-se no tórax, desce através do diafragma e se conecta às três regiões do Triplo Aquecedor. Um ramo ascende até a axila e se superficializa, descendendo pelo músculo bíceps braquial, atravessa a face ventral do cotovelo, caminha no antebraço entre os tendões do músculo palmar longo e flexor radial do carpo; segue na mão entre o terceiro e o quarto metacarpo e termina no ponto PC1 na falange distal do terceiro dedo.

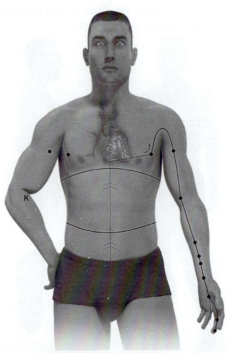

FIGURA 3.9. Meridiano do Pericárdio.

10 – Meridiano do Triplo Aquecedor – San Jiao (Shao Yang da mão) (Figura 3.10)

Natureza: Yang
Zang Fu: Triplo Aquecedor
Elemento: Fogo
Meridiano acoplado: Pericárdio (Jue Yin da mão)
Meridiano correspondente: Vesícula Biliar (Shao Yang do pé)

Trajeto: inicia-se na falange distal do quarto dedo da mão, ascende na face dorsal da mão entre o quarto e o quinto metacarpo, no antebraço entre o rádio e a ulna, passa pela face radial do olécrano e do músculo tríceps braquial até atingir o ombro, chegando à região supraescapular, onde se conecta com o Shao Yang do pé; nesse ponto um ramo mergulha no tórax e atinge o pericárdio e a pleura; outro ramo continua descendo pelo diafragma, peritônio e demais vísceras abdominais e pélvicas. A partir do ramo da pleura, surge um novo ramo que se superficializa no pescoço e contorna a orelha, passando pela região maxilar e infraorbitária.

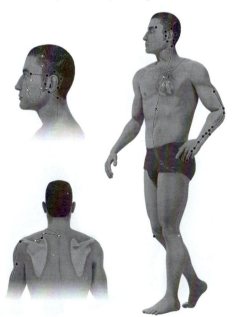

FIGURA 3.10. Meridiano do Triplo Aquecedor.

11 – Meridiano da Vesícula Biliar (Shao Yang do pé) (Figura 3.11)

Natureza: Yang
Zang Fu: Vesícula Biliar
Elemento: Madeira
Meridiano acoplado: Fígado (Jue Yin do pé)
Meridiano correspondente: Triplo Aquecedor (Shao Yang da mão)

Trajeto: inicia-se no canto externo do olho e caminha em direção à região anterior da orelha, ascende até o ponto TE22, contorna a orelha e ascende novamente contornando a linha do cabelo até o ponto ST8, a partir do qual descende novamente pela região parietal até o pescoço; tem ramos internos na cabeça para a região ocular e da mandíbula. A partir do pescoço, desce lateralmente até o ombro, faz conexão com os pontos SI17 e GV14, passa pela região supraclavicular e desce posteriormente até a axila, a partir de onde desce lateralmente pelo tórax e abdome até o glúteo. A partir de então desce pela face lateral da coxa, perna e atinge o maléolo lateral, passa entre o quarto e o quinto metatarso até terminar no quarto dedo. Esse meridiano tem uma série de conexões com outros meridianos Yang e ramos internos que se conectam à vesícula biliar e ao fígado.

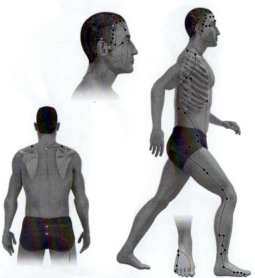

FIGURA 3.11. Meridiano da Vesícula Biliar.

12 – Meridiano do Fígado (Jue Yin do pé) (Figura 3.12)

Natureza: Yin
Zang Fu: Fígado
Elemento: Madeira
Meridiano acoplado: Vesícula Biliar (Shao Yang do pé)
Meridiano correspondente: Pericárdio (Jue Yin da mão)

Trajeto: inicia-se no primeiro dedo do pé, segue entre o primeiro e o segundo metatarso, passa pelo maléolo medial e cruza com o ponto SP6, a partir do qual sobe pela borda medial da tíbia, face medial do joelho, coxa e genitália, chegando à região suprapúbica, a partir de onde sobe lateralmente pelo abdome até atingir o rebordo costal. Na região suprapúbica se conecta com os pontos CV2, CV3 e CV4; tem ramos internos que atingem os órgãos fígado e vesícula biliar e sobem atingindo esôfago, laringe, nasofaringe, olhos e cérebro. É o único meridiano Yin que chega ao topo da cabeça, no ponto GV20.

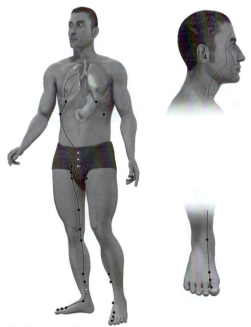

FIGURA 3.12. Meridiano do Fígado.

Os meridianos extraordinários

Além dos 12 meridianos principais (ordinários), existem outros oito meridianos extraordinários, que não têm relação direta com Zang Fu específicos. Entre esses, apenas dois têm pontos próprios: o Vaso Governador (Du Mai) e o Vaso Concepção (Ren Mai). Os demais se manifestam externamente através de pontos de outros meridianos. O trajeto interno, porém, é único para cada um dos meridianos. A principal função desses meridianos é conectar e regular o fluxo do Qi entre os meridianos. Segue breve descrição dos oito meridianos extraordinários.

1 – Vaso Governador (Du Mai) (Figura 3.13)

Tem como função governar e regular os meridianos Yang do corpo. Encontra-se com todos os meridianos Yang da mão e do pé e também com o Yang Wei Mai. Tem relação importante com as funções neurológicas, a coluna vertebral e o rim.

Trajeto: inicia-se no períneo, passa pelo cóccix e, então, divide-se em ramo profundo e superficial. O ramo profundo ascende anteriormente à coluna vertebral desde a região sacral até atingir a região occipital. O ramo superficial se inicia no cóccix e ascende pela vertical mediana

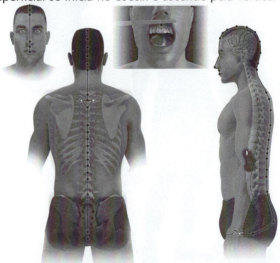

FIGURA 3.13. Vaso Governador.

dorsal, passa pelo crânio e termina na região interna do lábio superior. Seu ponto de abertura é o SI3. Tem como ponto acoplado o BL62, que é o ponto de abertura do meridiano Yang Qiao Mai.

2 – Vaso Concepção (Ren Mai) (Figura 3.14)

Sua função é regular os meridianos Yin; relaciona-se também com a nutrição e a concepção. Conecta-se com todos os meridianos Yin da mão e do pé e o Yin Qiao Mai.

Trajeto: inicia-se no útero (ou na pelve, no caso do homem) e distribui-se pela pelve e órgãos genitais, superficializa-se na região do períneo e sobre pela linha vertical mediana anterior até região interna do lábio inferior. Outro ramo interno surge na lateral da boca e se liga aos olhos. Seu ponto de abertura é o ponto LU7 e seu ponto acoplado é o KI6, que é o ponto de abertura do Yin Qiao Mai.

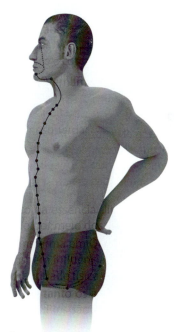

FIGURA 3.14. Vaso Concepção.

3 – Chong Mai (Figura 3.15)

Também se inicia no útero e controla Qi e sangue de todos os meridianos. Tem ligação importante com a função menstrual e a concepção.

Trajeto: inicia-se na pelve; no períneo divide-se projetando um ramo profundo que sobe posteriormente no corpo ao lado das vértebras até atingir o tórax. O outro ramo sobe do períneo anteriormente e se superficializa acompanhando o meridiano do Rim até a garganta e lábios. Seu ponto de abertura é o SP4 e o seu ponto acoplado é o PC6, que é o ponto de abertura do Yin Wei Mai.

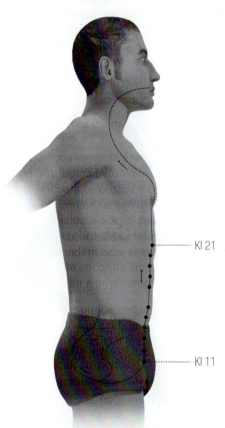

FIGURA 3.15. Chong Mai.

4 – Dai Mai (Figura 3.16)

Esse meridiano é o único que circunda o corpo, ligando todos os meridianos.

Trajeto: inicia-se no hipocôndrio e envolve a cintura, passando acima da cintura pélvica. Seu ponto de abertura é o GB41 e seu ponto acoplado é o TE5, que é o ponto de abertura do meridiano Yang Wei Mai.

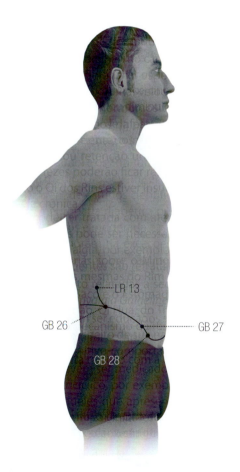

FIGURA 3.16. Dai Mai.

5 – Yin Qiao Mai (Figura 3.17)

Sua principal função é controlar o movimento dos membros inferiores conjuntamente com o Yang Qiao Mai, ambos também controlam a abertura e o fechamento dos olhos. Ademais, também pode influenciar as genitálias e funções neurológicas motoras.

Trajeto: inicia-se abaixo do maléolo medial e ascende pela face interna da perna, coxa, atinge a pelve próximo à genitália e sobe pela região anterolateral do abdome e tórax, passa lateralmente à tireoide e termina no canto interno do olho. Seu ponto de abertura é o KI6 e seu ponto acoplado é LU7, ponto de abertura do Ren Mai.

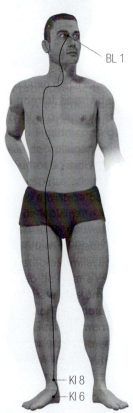

FIGURA 3.17. Yin Qiao Mai.

6 – Yang Qiao Mai (Figura 3.18)

Além das funções em comum com o Yin Qiao Mai, esse meridiano também pode afetar o sistema neurológico e o sono; seu acometimento pode causar dor e parestesia em todo o seu trajeto.

Trajeto: inicia-se abaixo do maléolo lateral e sobe pela face lateral da perna, coxa, abdome e tórax até o ombro, atinge a face no canto da boca e sobe até o canto interno do olho, onde se encontra com o Yin Qiao Mai no ponto BL1. Seu ponto de abertura é o BL62 e seu ponto acoplado é o SI3, ponto de abertura do Du Mai.

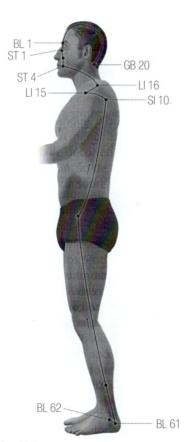

FIGURA 3.18. Yang Qiao Mai.

7 – Yin Wei Mai (Figura 3.19)

Esse meridiano conecta e interliga os meridianos Yin de todo o corpo.

Trajeto: inicia-se na face medial da perna, ascende pela coxa, abdome e tórax, e termina no pescoço, onde se conecta com o Ren Mai. Seu ponto de abertura é o PC6 e seu ponto acoplado é o SP4, ponto de abertura do Chong Mai.

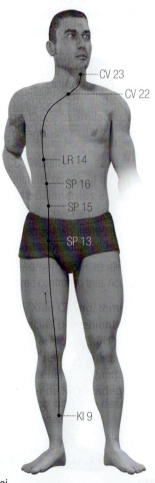

FIGURA 3.19. Yin Wei Mai.

8 – Yang Wei Mai (Figura 3.20)

Esse meridiano conecta e interliga os meridianos Yang de todo o corpo.

Trajeto: inicia-se no calcanhar e ascende lateralmente acompanhando o meridiano da vesícula biliar; ao chegar ao quadril, sobe pela região lateral do tronco, passa pela axila e chega à região posterior do ombro, onde se encontra novamente com o meridiano da vesícula biliar e ascende até a região da nuca, onde se comunica com o meridiano Du Mai. Seu ponto de abertura é o TE5 e seu ponto acoplado é o GB41, ponto de abertura do Dai Mai.

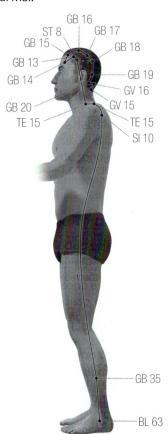

FIGURA 3.20. Yang Wei Mai.

Meridianos tendinomusculares

Esses meridianos fazem parte do sistema dos 12 meridianos principais, havendo um meridiano tendinomuscular para cada meridiano principal. Estão localizados na superfície dos tendões, músculos e ligamentos. Sua função é integrar os membros, ossos, musculatura e órgãos internos de forma que o corpo possa funcionar de forma harmônica. Não se conectam diretamente aos órgãos internos, mas os sustentam e conectam.

Podemos compreender esses meridianos como o sistema osteomuscular do corpo. Não têm pontos próprios como nos 12 meridianos principais, porém é neles que se encontram os pontos-gatilho ou *ashi points*.

O acometimento desses meridianos usualmente se reflete em doenças osteomusculares, como síndrome dolorosa miofascial, tendinites e doenças articulares. Seu tratamento requer o uso de pontos locais e apresenta muito boa resposta à eletroacupuntura.

Meridianos cutâneos

Correspondem à parte mais superficial do corpo, fazendo conexão do corpo com o meio ambiente e têm como principal função a defesa dos tecidos e órgãos. São em número de 12 e se relacionam com os 12 meridianos principais, recebendo também o nome do meridiano a que se relacionam. Distribuem-se regularmente pela pele e subcutâneo do corpo. Podem ser utilizados no tratamento de doenças da pele, parestesias e dores. As técnicas de agulhamento superficial, como a técnica punho-tornozelo, utilizam-se desses meridianos.

Pontos de acupuntura

Os pontos de acupuntura são tradicionalmente descritos como "buracos de acupuntura" nos antigos livros chineses. Isso implica que, ao contrário do que o nome "ponto" sugere, quando falamos em ponto de acupuntura, estamos na verdade falando de uma **área** do corpo cujo agulhamento pode causar o efeito desejado. Portanto, em vez de imaginarmos o corpo como um todo inerte com pontos específicos de agulhamento, temos na verdade que o agulhamento de qualquer área do corpo pode gerar resultado terapêutico; porém, seu efeito é melhor se estiver nas proximidades da região relacionada aos pontos de acupuntura.

Podemos classificar os pontos de acupuntura em três categorias: Pontos Tradicionais, pertencentes aos 12 Meridianos Regulares e aos Vasos Governador e Concepção; Pontos Extras, que foram descritos posteriormente à teoria dos meridianos e não necessariamente estão dentro do trajeto dos meridianos; e os *ashi points*.

Ashi points são pontos que não pertencem aos meridianos nem ao conjunto de pontos extras, porém, quando pressionados, reproduzem a dor do paciente. Essa reprodução da dor pode ser tanto local como a distância. É interessante notar que essa descrição é muito semelhante à dos pontos-gatilho, teoria que será discutida em capítulo próprio. Entretanto, o médico acupunturista deve estar atento, pois os pontos-gatilho podem ser classificados nessas três categorias de ponto. Muitos pontos tradicionais são úteis apenas quando se tornam pontos-gatilho, o mesmo ocorrendo com alguns pontos extras.

Pontos especiais

Alguns pontos tradicionais têm propriedades especiais úteis à prática clínica.

Pontos Fonte (Yuan) e de Conexão (Luo): os pontos Fonte são o local por onde passa ou termina o Qi fonte (Yuan Qi). Cada meridiano principal possui seu ponto Fonte, que tem a propriedade de tratar o Zang Fu a ele relacionado. Já o ponto de Conexão (Luo) é onde se inicia o meridiano colateral que vai ligar o meridiano de origem ao seu acoplado; portanto, encontramos um ponto de Conexão em cada meridiano principal. Ao usar essa teoria, o médico acupunturista deve associar o ponto Fonte do meridiano afetado com o ponto Conexão do meridiano acoplado.

Além dos pontos de conexão dos meridianos principais, encontramos também pontos de conexão nos Vasos Governador, Concepção e Grande Colateral do Baço-Pâncreas. Há também uma série de pontos de conexão que conectam dois ou mais meridianos principais, por exemplo, o SP6, que conecta os três meridianos Yin do pé.

Pontos de Alarme (Xi): são utilizados para o tratamento de doenças agudas do meridiano ou Zang Fu relacionado. Geralmente são dolorosos à digitopressão nessas ocasiões.

Pontos Mu frontais: localizados no tronco e abdome, podem ser utilizados para tratamento do Zang Fu relacionado.

Pontos Shu dorsais: localizados no meridiano da Bexiga (Tai Yang do pé), cada ponto se relaciona a um órgão ou víscera específico; podem ser úteis para o tratamento tanto de condições agudas quanto crônicas.

Pontos Mar (He) inferiores: são pontos situados nos meridianos Yang do pé que tratam as vísceras relacionadas ao próprio meridiano ou as vísceras dos meridianos Yang da mão, conforme descrito na Tabela 3.1.

TABELA 3.1. Relação dos pontos Fonte (Yuan), Conexão (Luo), Alarme (Xi), Mu frontal, Shu dorsal e Mar (He) inferior.

Meridiano	Fonte (Yuan)	Conexão (Luo)	Alarme (Xi)	Mu frontal	Shu dorsal	Mar (He) inferior
Tai Yin da mão (Pulmão)	LU9	LU7	LU6	LU1	BL13	---
Yang Ming da mão (Intestino Grosso)	LI4	LI6	LI7	ST25	BL25	ST37
Shao Yin da mão (Coração)	HT7	HT5	HT6	CV14	BL15	---
Tai Yang da mão (Intestino Delgado)	SI4	SI7	SI6	CV4	BL27	ST39
Jue Yin da mão (Pericárdio)	PC7	PC6	Pc4	CV17	BL14	---
Shao Yang da mão (Triplo Aquecedor)	TE4	TE5	TE7	CV5	BL22	BL39
Tai Yin do pé (Baço-Pâncreas)	SP3	SP4/SP21	SP8	LR13	BL20	---
Yang Ming do pé (Estômago)	ST42	ST40	ST34	CV12	BL21	ST36
Shao Yin do pé (Rim)	KI3	KI4	KI5	GB25	BL23	---

Continua

Continuação

Meridiano	Fonte (Yuan)	Conexão (Luo)	Alarme (Xi)	Mu frontal	Shu dorsal	Mar (He) inferior
Tai Yang do pé (Bexiga)	BL64	BL58	BL63	CV3	BL28	BL40
Jue Yin do pé (Fígado)	LR3	LR5	LR6	LR14	BL18	---
Shao Yang do pé (Vesícula Biliar)	GB40	GB37	GB36	GB24	BL19	GB34

Cinco Shu antigos: são pontos específicos dos meridianos principais localizados distalmente aos cotovelos e joelhos. São localizados em uma sequência específica nos meridianos e são comparados, em linguagem metafórica, a volume crescente de água na natureza, sendo eles: Jin (Nascente), Ying (córrego), Shu (Riacho), Jing (Rio) e He (Mar). Nos meridianos Yin, os pontos Shu são coincidentes com os pontos Fonte; o mesmo não ocorre nos meridianos Yang. Cada um dos cinco Shu antigos pode ser relacionado a um dos cinco elementos, e essa relação difere entre os meridianos Yin e Yang. Os cinco Shu antigos podem ser utilizados dentro de sua própria teoria, assim como podem ser utilizados na teoria dos cinco elementos.

TABELA 3.2. Cinco Shu antigos dos meridianos Yin

Elemento	Madeira	Fogo	Terra	Metal	Água
Meridiano Yin/ Cinco Shu	Jin	Ying	Shu	Jing	He
Tai Yin da mão (Pulmão)	LU11	LU10	LU9	LU8	LU5
Shao Yin da mão (Coração)	HT9	HT8	HT7	HT4	HT3
Jue Yin da mão (Pericárdio)	PC9	PC8	PC7	PC5	PC3
Tai Yin do pé (Baço-Pâncreas)	SP1	SP2	SP3	SP5	SP9
Shao Yin do pé (Rim)	KI1	KI2	KI3	KI7	KI10
Jue Yin do pé (Fígado)	LR1	LR2	LR3	LR4	LR8

TABELA 3.3. Cinco Shu antigos dos meridianos Yang

Elemento	Metal	Água	Madeira	Fogo	Terra
Meridiano Yang/ Cinco Shu	Jin	Ying	Shu	Jing	He
Yang Ming da mão (Intestino Grosso)	LI1	LI2	LI3	LI5	LI11
Tai Yang da mão (Intestino Delgado)	SI1	SI2	SI3	SI5	SI8
Shao Yang da mão (Triplo Aquecedor)	TE1	TE2	TE3	TE6	TE10
Yang Ming do pé (Estômago)	ST45	ST44	ST43	ST41	ST36
Tai Yang do pé (Bexiga)	BL67	BL66	BL65	BL60	BL40
Shao Yang do pé (Vesícula Biliar)	GB44	GB43	GB41	GB38	GB34

Considerações finais

Ao analisar atentamente a teoria dos meridianos, podemos observar que o conjunto de 12 meridianos principais, oito meridianos extraordinários, meridianos tendinomusculares e meridianos cutâneos representa as formas de conexão e comunicação do corpo, referindo-se, em última análise, à anatomia humana. Os meridianos cutâneos claramente representam a pele e sua função de proteção e conexão. Os meridianos tendinomusculares, de forma similar, constituem-se no sistema osteomuscular do corpo. Com relação a esses, é interessante observar a teoria das fáscias e da tensegridade, que evidencia trajetos muito semelhantes aos descritos pela teoria dos meridianos.

Já os meridianos principais e extraordinários representam sistemas de comunicação neurológicos central e periférico; dermátomos, miótomos e viscerótomos estão claramente implicados nas relações observadas na teoria dos meridianos. Estudos recentes com ressonância magnética funcional indicam atividade cortical relacionando alguns pontos a funções orgânicas específicas, demonstrando conexões neurológicas centrais relacionadas aos meridianos.

O médico acupunturista moderno deve, portanto, compreender que a teoria dos meridianos representa todas as formas de conexão e sistemas de informação do corpo humano. A descrição dessas relações é um presente deixado pelos antigos médicos chineses e sua compreensão à luz da ciência moderna não só honra os antigos mestres como nos permite avançar nos métodos diagnósticos e de tratamento de nossos pacientes.

Referências bibliográficas

Myers TW. Anatomy trains. Edinburgh: Churchill Livingstone Elsevier; 2014.

Wang B. Princípios de Medicina Interna do Imperador Amarelo. São Paulo: Ícone Editora; 2013.

Wang LG. Tratado contemporâneo de acupuntura e moxibustão – I. Fundamentos da Medicina Tradicional Chinesa, II. Diagnóstico e Tratamento. São Paulo: CEIMEC; 2005.

Wang LG. Tratado contemporâneo de acupuntura e moxibustão – Pontos e Meridianos. São Paulo: CEIMEC; 2005.

Wen TS. Manual Terapêutico de Acupuntura. Barueri, SP: Manole; 2008.

White A, Cummings M, Filshie J. Introdução à Acupuntura Médica Ocidental. São Paulo: Roca; 2013.

Capítulo 4

A teoria do Qi, Xue (sangue) e Jin Ye (fluidos corpóreos)

Márcia Maria Ozaki Reguera
Chen Mei Zoo

Qi, Xue e Jin Ye são substâncias essenciais para a existência da vida e fluem constantemente dentro do corpo. Das três, o Qi é a substância mais ativa, porém é invisível. Já o sangue e os fluidos corpóreos são visíveis, mas dependem da ação da propulsão do Qi para circular no corpo.

Apesar de serem distintos uns dos outros, trabalham de maneira coordenada e constituem a base material da atividade fisiológica dos Zang Fu (órgãos e vísceras) e dos meridianos e colaterais. Além disso, também são produzidos por meio das atividades dos Zang Fu.

Teoria do Qi

Na filosofia chinesa clássica, acredita-se que o estado primário do universo é o Qi. Seu constante movimento produz todas as coisas existentes, incluindo a vida, portanto o acúmulo de Qi poderia produzir a vida e a sua dispersão poderia provocar o seu fim.

Extremamente fino e invisível, o Qi é uma substância essencial e muito ativa, que, em constante movimento e mudança, transforma o corpo e mantém as atividades vitais. Todas as substâncias vitais do corpo são modificadas por essa constante alteração do Qi.

As vísceras, os meridianos, os cinco órgãos sensoriais e os nove orifícios do corpo são formados por movimento, transformação e acúmulo de Qi.

Produção do Qi

O Qi que surge logo após a formação da vida é herdado do Qi do rim dos pais durante a gestação e é chamado de Qi congênito. Ele é a base do desenvolvimento de uma nova vida.

Após o nascimento, o corpo humano necessita absorver nutrientes do mundo externo para nutrir o Qi congênito. Chamamos de Qi adquirido aquele que se origina dos nutrientes dos alimentos e do ar fresco inalado pelo corpo.

O Qi congênito e o Qi adquirido são as duas fontes materiais de Qi. A relação entre o Jing (essência), o Qi, o sangue e os fluidos corpóreos pode influenciar na produção do próprio Qi.

Classificação do Qi

Yuan Qi (Qi primordial): também chamado de Qi primário ou Qi genuíno, é o Qi mais essencial do corpo, o fundamento da vida.

A produção do Yuan Qi se origina do Qi do rim dos pais, que recebemos durante a concepção, também conhecido por Qi congênito. Ele precisa ser nutrido e enriquecido pelo Qi adquirido, que vem do ar puro e dos alimentos, para estar pronto para ser distribuído para todo o corpo.

O Yuan Qi fica estocado nos rins, sendo distribuído para todas as partes do corpo por meio do triplo aquecedor e tendo diferentes funções, dependendo do local onde se encontra.

No rim, o Yuan Qi promove o crescimento, o desenvolvimento do corpo e a manutenção da função reprodutiva, bem como a transformação do Qi para a regulação do metabolismo da água e a excreção da urina, e fixa o esperma e inala o ar fresco para garantir a função do rim de estocar a essência e de receber o Qi.

Ele é distribuído para todas as partes do corpo, aquecendo-as, promovendo-as e ativando-as para que todos os Zang Fu e tecidos possam trabalhar e exercer a sua função fisiológica.

O estado do Qi primordial ou Yuan Qi decide todo o estado da vida, a qual termina com o fim dele.

Zong Qi (Qi torácico ou Qi peitoral): é um tipo essencial de Qi adquirido, produzido após o nascimento e acumulado no tórax. Quando distribuído pelo corpo, é dividido em Yin Qi (Qi nutritivo) e em Wei Qi (Qi de defesa).

A produção do Qi torácico ocorre no pulmão por meio da combinação do ar fresco e dos nutrientes dos alimentos absorvidos e transportados pelo baço.

O peito também é chamado de mar de Qi, porque é onde o Qi torácico se acumula. Ele se espalha no coração e nos pulmões, e segue pelos vasos e pelo trato respiratório. Portanto, o estado do Qi torácico influencia as funções do coração e dos vasos, assim como as funções do pulmão e do trato respiratório.

O Qi torácico tem a função de aquecer e nutrir o coração e os vasos sanguíneos para manter as funções de transporte de Qi e sangue, além de também aquecer e nutrir o pulmão e o trato respiratório para que eles mantenham a sua função de governar a respiração e a vocalização.

O Zong Qi flui através do corpo sob a forma de Ying Qi e Wei Qi, enquanto o primeiro se origina da parte mais essencial dos nutrientes alimentares, o segundo vem da parte mais ativa e forte desses nutrientes.

O Ying Qi (Qi nutritivo) origina-se do Zong Qi e é de natureza Yin, então podemos chamá-lo de Ying-Yin (Yin nutritivo). Ele flui dentro dos vasos e é distribuído nos órgãos internos.

As funções fisiológicas do Ying Qi são marcadas pela transformação em sangue para nutrir todo o corpo, em especial os órgãos internos, para que eles mantenham a sua função fisiológica.

O Wei Qi (Qi de defesa) origina-se do Zong Qi e é de natureza Yang, também chamado de Wei-Yang (Yang defensivo). Ele flui fora dos vasos e se distribui na superfície do corpo, principalmente na pele e nos músculos. As funções fisiológicas do Wei Qi se manifestam por aquecimento e hidratação do corpo, principalmente dos músculos e das superfícies, regulando a sudorese para manter a temperatura constante e protegendo contra fatores patogênicos externos.

Funções fisiológicas do Qi

O Qi é a substância fundamental que faz a transformação do corpo e a manutenção das atividades vitais em diferentes órgãos e vísceras.

As cinco funções do Qi são impulsionar, aquecer, proteger, segurar ou fixar e transformar.

A função de impulsionar estimula e mantém as funções fisiológicas dos órgãos e das vísceras, por isso ele é chamado de raiz da vida. Quando ocorre uma hipofunção, os órgãos e as vísceras se tornam deficientes. O Qi de cada órgão ou víscera tem função específica: o do rim promove o desenvolvimento do corpo e a reprodução, transforma a água e recebe o Qi do pulmão; o do coração promove a circulação do sangue; o do pulmão governa a respiração e regula a passagem das águas; o do baço promove a digestão e a absorção de comida, e comanda o sangue; e o do fígado regula várias funções, suavizando o fluxo de Qi.

A função de aquecer é importante para manter a temperatura normal do corpo e garantir as funções fisiológicas de todos os órgãos e vísceras. O tipo de Qi que aquece o corpo é chamado de Yang-Qi. A falha no aquecimento do corpo pode levar à estagnação de frio interno, dificultando a circulação de Qi e de sangue e enfraquecendo as funções viscerais.

Cada órgão tem o seu Yang-Qi: o do coração aquece e drena os vasos sanguíneos para promover a circulação de sangue; o do pulmão aquece e nutre a pele e o interstício muscular, prevenindo a invasão de fatores patogênicos exógenos; o do baço aquece e transforma o alimento e a água, promovendo a digestão e a absorção de nutrientes; o do fígado vaporiza e esfumaça o Qi, promovendo a transformação do Qi nos cinco órgãos e nas seis vísceras; e o do rim tem a função de aquecer o portão da vida, estimular a reprodução e transformar a água.

A função de proteção ajuda o corpo a resistir ao ataque de vários fatores patogênicos externos. O Qi que protege o corpo é chamado de Wei Qi, sendo responsável por proteger contra a invasão dos fatores patogênicos e, havendo a invasão destes, por lutar contra eles para alcançar a cura.

A função de fixação do Qi segura e controla as substâncias líquidas como o sangue, fluidos corpóreos e esperma, prevenindo perdas. É responsável pela manutenção dos órgãos nos seus lugares e previne a incontinência urinária e fecal.

A função de transformação está relacionada ao ciclo da vida: concepção, desenvolvimento, crescimento e declínio da vida. Essa função pode ser dividida em três categorias:

- Absorver nutrientes do mundo externo por meio da comida e da água e transformá-los em essência, em Qi, em sangue e em fluidos corpóreos;
- Promover a relação entre as substâncias refinadas (essência, Qi, sangue e fluidos corpóreos) num processo automático que melhora e equilibra a vida;
- Excretar para fora do corpo os restos de substâncias e o Qi turvo.

Movimentos do Qi

O Qi é a mais ativa e refinada substância e está em constante movimento. O estilo de movimento do Qi muda em cada órgão e pode ser classificado em quatro tipos: ascensão, descida, saída e entrada. O movimento de ascender do Qi é de natureza Yang, enquanto o movimento de descender é de natureza Yin. O movimento para fora dos órgãos e vísceras é de natureza Yang, já o movimento para dentro é de natureza Yin. Então o movimento de subida é coordenado com o movimento de saída, enquanto o movimento de descida é coordenado com o movimento de entrada.

Teoria do Xue (sangue)

O sangue é composto pelo Qi nutritivo e pelos fluidos corpóreos, circula dentro dos vasos e tem cor vermelha e textura pegajosa. Tem função de nutrir e hidratar o corpo, sendo vital para a manutenção da vida.

Produção de sangue

A substância básica para a produção do sangue é a essência, incluindo a essência congênita (essência do rim) e a essência adquirida (nutrientes da comida absorvidos pelo estômago e baço e o ar puro do pulmão). Apenas quando a essência congênita se combina com a essência adquirida, se transforma em Zong Qi no pulmão. Quando este vai para o coração, ganha a cor vermelha e se transforma em sangue.

O fígado pode influenciar na transformação do Qi em todo o corpo com a sua função de drenagem e dispersão, e assim também influenciar a produção do sangue.

Funções fisiológicas do sangue: nutrir e hidratar o corpo

O sangue pode nutrir todas as partes do corpo: os cinco órgãos, as seis vísceras, os cinco elementos, os cinco órgãos sensoriais e os nove orifícios.

O sangue é a base material para as atividades mentais. Se o sangue for suficiente, a vitalidade será suficiente, mas, se o sangue for deficiente, poderá haver perda o interesse na vida. Se houver distúrbio no sangue, poderá ocorrer distúrbio mental.

Como o sangue contém os fluidos corpóreos, ele pode hidratar todo o corpo, e quando os líquidos fluem para fora dos vasos, eles hidratam os orifícios e lubrificam as articulações.

Além disso, o sangue também pode carregar o Qi turvo até o pulmão para ser excretado na respiração, até o rim para ser despejado na urina e também até a pele para ser excretado pelo suor.

Circulação do sangue

O sistema circulatório pela Medicina Tradicional Chinesa inclui o conceito de meridianos e vasos. O sangue é impulsionado pelo Qi do coração para os grandes vasos, grandes colaterais até chegar aos pequenos capilares, penetra no corpo, nutre e hidrata, depois volta a acumular-se nos pequenos capilares, grandes colaterais e vasos até chegar ao coração.

Outros órgãos internos que estão envolvidos na circulação são o pulmão, o fígado e o baço. O pulmão está estruturalmente conectado com todos os vasos do corpo e assiste o coração a impulsionar o sangue. O baço direciona o sangue para circular dentro dos vasos sanguíneos, prevenindo o fluxo fora dos vasos. E o fígado estoca o sangue e regula o seu volume dentro dos vasos e também governa a drenagem e a dispersão, suavizando a atividade do Qi, promovendo a circulação sanguínea.

Se o Qi do coração é deficiente, a circulação enfraquece. Quando o Qi do pulmão é fraco, ele não dá oportunidade para o sangue se dispersar. Caso o Qi do baço enfraqueça, pode haver dificuldade de comandar o sangue. Havendo deficiência no Qi do fígado, pode haver falha na drenagem, levando à estagnação do Qi e do sangue.

Outros fatores que afetam a circulação sanguínea são o estado dos vasos e as mudanças de temperatura, frio e calor. Fleuma, estase de sangue, umidade, edema e nódulos podem comprimir e bloquear os vasos e obstruir a circulação sanguínea. Deficiência do Yang leva a frio e deficiência do Qi, dificuldade na circulação do sangue e estase sanguínea. Já o calor acelera a circulação de sangue e pode provocar sangramentos em casos mais graves.

Teoria dos fluidos corpóreos (Jin Ye)

Fluidos corpóreos são as substâncias básicas que compõem o corpo e mantêm as atividades vitais. São compostos por água e substância nutritiva. Fazem parte do sangue quando fluem dentro dos vasos, mas também podem fluir fora dos vasos.

Quando os fluidos corpóreos são excretados, eles se transformam em: urina, suor, lágrimas, secreção nasal, saliva e outros.

Os fluidos corpóreos podem ser divididos em fino (Jin) e mais grosso (Ye), que são diferentes nas suas propriedades, localização e função.

O fluido mais fino é rápido, se distribui na pele, músculos e orifícios e tem função de umidificar. O mais espesso flui lentamente, é distribuído nas vísceras, na medula e nas articulações e tem função de nutrir.

Ambos originam do alimento e da água absorvida pelo baço, podem fluir dentro e fora dos vasos e podem permear e suplementar a um e ao outro. Fisiologicamente, não são separados um do outro, embora o prejuízo de fluido fino costume ser mais leve e a perda do fluido mais espesso é relativamente séria.

Produção dos fluidos corpóreos

A chave da produção dos líquidos corpóreos está na função de absorção e digestão do estômago, baço, intestino grosso e intestino delgado.

A produção dos líquidos corpóreos ocorre por meio de uma série de atividades fisiológicas, incluindo a função do estômago de receber e digerir, a função do baço de transportar, transformar e transmitir, a função do intestino delgado de receber e digerir e a função do intestino grosso de transmitir e trocar. As diferentes vísceras podem exercer diferentes efeitos na água absorvida pelo corpo.

Funções fisiológicas dos fluidos corpóreos

Nutrição e hidratação: fluidos corpóreos contêm grande quantidade de água e substâncias nutritivas. Enquanto o fluido mais fino flui rápido, se distribui na pele, músculos e orifícios e tem função de umidificar, o fluido mais espesso flui lentamente, é distribuído nas vísceras, na medula e nas articulações e tem a função de nutrir o corpo.

Transformação do sangue: os fluidos corpóreos não apenas fluem dentro dos vasos, mas participam da formação de sangue, que é composto por líquidos corpóreos e pelo Qi nutritivo, logo, se os fluidos corpóreos forem deficientes, haverá deficiência de sangue.

Transporte do Qi turvo, sujo: os líquidos corpóreos podem conter o Qi turvo e restos de material produzido pela transformação do Qi e os transportam para os órgãos para serem excretados para fora do corpo como urina, sudorese e respiração. Quando ocorre deficiência de líquidos corpóreos, o Qi turvo não pode ser rapidamente excretado para fora do corpo, causando problemas de saúde.

Transporte e metabolismo dos fluidos corpóreos: é uma função complicada que envolve vários órgãos, incluindo o baço, o pulmão, o rim, assim como o coração, o fígado, a bexiga, o intestino grosso e o triplo aquecedor. O baço, o pulmão e os rins têm papel fundamental no transporte e na distribuição dos fluidos corpóreos, e a falha em um deles pode levar à formação de fleuma, retenção de fluidos e edema. O coração promove o fluxo dos fluidos corpóreos. A eliminação dos produtos do metabolismo por meio dos líquidos corpóreos segue várias rotas, sendo as principais por meio da urina e da sudorese; a outra parte desses líquidos é eliminada pela respiração e pelas fezes. Como o Qi do fígado governa a drenagem e a dispersão, ele promove o fluxo e o metabolismo dos fluidos corpóreos, regulando a atividade do Qi. Já o triplo aquecedor serve como a passagem das águas; a parte superior participa da distribuição dos líquidos corpóreos, a parte média participa da absorção dos líquidos corpóreos e a parte inferior participa da excreção deles.

Apêndice

Os cinco órgãos transformando os cinco tipos de líquidos

Sudorese é o líquido do coração, que sai pelos poros após ser aquecido pelo Yang Qi do coração, podendo ser afetado pelo excesso ou deficiência do Yang do coração.

Secreção nasal é o líquido do pulmão e umedece o nariz, podendo ser afetado pelo calor, secura e distúrbio no Qi do pulmão.

Lágrimas saem dos olhos e têm função de umedecer; são o líquido do fígado e podem ser afetadas pela deficiência do Yin do fígado, do sangue do fígado e por invasão de vento-calor.

Saliva serosa é produzida pela boca, é o líquido do baço, facilita a deglutição e é influenciada pelas condições do baço.

Saliva mucosa é produzida pela língua, é o líquido dos rins, hidrata a boca e a língua e é influenciada pela essência do rim.

Relação entre Qi, sangue e fluidos corpóreos

Essas três substâncias básicas que mantêm as atividades vitais podem se transformar em um ou outro por meio da atividade do Qi transformador. A relação de interdependência ocorre tanto nas funções fisiológicas como nas funções patológicas.

Relação entre Qi e sangue

O Qi é ativo e pertence ao Yang; o sangue é estático e pertence ao Yin; então essa relação pode ser entendida de acordo com a relação Yin e Yang.

O Qi é o marechal do sangue e tem como função governar. Já o sangue é a mãe do Qi e significa que é a fonte e a base do Qi.

Efeito do Qi no sangue: os três aspectos

Produção de sangue: o Qi produz sangue por várias vias. O Yin Qi é o principal componente do sangue. A produção do sangue depende do Qi transformador. As águas e os nutrientes dos alimentos são absorvidos e transformados pelo estômago e baço, e precisam se combinar com o Qi do rim para serem processados e transformados pela atividade do Qi do pulmão e do Qi do coração. A deficiência do Qi pode afetar a produção do sangue e levar à sua deficiência.

Promoção da circulação de sangue: o sangue depende da propulsão do Qi para circular, e a estagnação do Qi leva à estase de sangue. O Qi do pulmão assiste o Qi do coração na propulsão do sangue, e o Qi do fígado promove a circulação do sangue.

Qi controlando o sangue: o Qi responsável por direcionar o sangue para circular dentro dos vasos e prevenir o fluxo fora dele é o Qi do baço; se ele falha, ocorre sangramento.

Os efeitos do sangue no Qi podem ser observados em duas formas. Sangue carregando Qi: o sangue pertence ao Yin e é estático, então isso o mantém fluindo dentro, enquanto o Qi é Yang e ativo, então tende a movê-lo para fora, mas quando o Qi e o sangue se combinam, o sangue adquire um estímulo para mover-se e o Qi obtém um transportador, por isso se diz que o sangue carrega o Qi.

Sangue produzindo Qi: o sangue e o Qi são Yin e Yang, portanto um pode se transformar no outro. A produção do Qi pelo sangue é realizada por meio da provisão de nutrientes para as vísceras e para os meridianos.

Relação entre Qi e fluidos corpóreos

A relação entre Qi e fluidos corpóreos é semelhante à relação entre Qi e sangue, pois os fluidos corpóreos são parte do sangue. Entretanto, os fluidos corpóreos se encontram também fora dos vasos sanguíneos, em todos os tecidos e órgãos do corpo; nesse sentido, alguns caminhos dessa relação podem ser diferentes.

O efeito do Qi sobre os fluidos corpóreos pode ser demonstrado em três aspectos:

- Qi produzindo fluidos corpóreos por meio do Qi do baço e do estômago;
- Qi promovendo o fluxo dos fluidos corpóreos, incluindo a sua distribuição e excreção. O livre fluxo de Qi conduz ao fluxo normal da via das águas, e a estagnação de Qi conduz à estagnação da via das águas;
- Qi controlando os fluidos corpóreos é demonstrado em duas vias: a abertura que excreta água do corpo, principalmente pela sudorese e pela urina, e o fechamento que segura certa quantidade necessária de água dentro do corpo.

O efeito dos fluidos corpóreos no Qi é demonstrado em duas vias. Os fluidos corpóreos carregando o Qi: o sangue produzido pelos líquidos corpóreos pode carregar o Qi nutritivo e os fluidos seguindo por outros tecidos e órgãos podem carregar o Qi defensivo. Se há grande perda de líquidos corpóreos, segue a exaustão do Qi. Fluidos corpóreos, assim como o sangue, podem produzir o Qi. Uma das vias ocorre quando os fluidos corpóreos dentro dos vasos se transformam em sangue para nutrir os órgãos, fortalecendo o Qi desses órgãos. Por outro lado, os fluidos fora dos vasos nutrem os músculos e os orifícios para manter sua função normal. Quando há deficiência de fluidos, a função de nutrição e hidratação se enfraquece, levando ao declínio do Qi dos órgãos.

Relação entre sangue e fluidos corpóreos

O sangue e os fluidos corpóreos são de natureza líquida, têm como função nutrir e umedecer o corpo. Se comparados com o Qi, ambos são Yin. Também são interdependentes, ou seja, um pode se transformar no outro, portanto as patologias que afetam o sangue podem afetar os fluidos corpóreos, e vice-versa.

Em condições normais, há um equilíbrio dinâmico entre eles, mas nos quadros patológicos em que grande quantidade de fluidos do corpo é consumida ou sai dos vasos sanguíneos haverá insuficiência sanguínea dentro dos vasos. Sem ao contrário, uma grande quantidade de fluidos corpóreos que está fora dos vasos entrar devido a um sangramento severo, haverá um estado de escassez de fluidos e secura do sangue, levando à insuficiência de fluidos corpóreos e de sangue.

Quando há deficiência de sangue (sangramentos), o paciente não pode ser tratado com diaforéticos (remédios que aumentam a sudorese), porque a sudorese gasta fluidos corpóreos e piora a deficiência de sangue.

Por outro lado, quando há sudorese profusa e deficiência de fluidos, não se pode tratar com sangria, porque isso vai aumentar a escassez de fluidos corpóreos.

Além da interdependência e de se transformar um no outro, ambos têm a mesma origem nos nutrientes dos alimentos.

Referências bibliográficas

Wang LG. Tratado contemporâneo de acupuntura e moxibustão. São Paulo: CEIMEC; 1996

Changguo W. Basic Theory of Traditional Chinese Medicine. Shanghai: Shanghai University of Traditional Chinese Medicine Press; 2000.

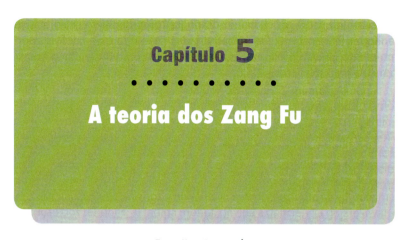

Capítulo 5

A teoria dos Zang Fu

Tazue Hara Branquinho

Introdução

Na Medicina Tradicional Chinesa (MTC), o ser humano é uma unidade orgânica, funcional, constituída por órgãos e demais tecidos.

O conjunto de órgãos e vísceras do corpo humano com as suas funções fisiológicas é chamado de Zang Fu. Os Zang Fu se relacionam entre si e têm também conexão com as demais estruturas do corpo através dos meridianos e colaterais.

A teoria dos Zang Fu compreende as funções dos Zang Fu e as suas inter-relações fisiológicas em estados normais de saúde, assim como em estados de doença do indivíduo, e as suas repercussões em todas as partes do corpo. Compreende também a relação entre os órgãos Zang e as vísceras Fu na regulação fisiológica do meio interno do organismo e no equilíbrio deste com o meio externo.

Cada órgão e víscera Zang Fu tem conceitos diferentes daqueles dos órgãos e vísceras da anatomia humana da medicina ocidental, apesar de terem os mesmos nomes.

Antigamente, os chamados Zang Fu compreendiam cinco órgãos Zang e seis vísceras Fu, além das vísceras Fu extraordinárias. Posteriormente, o pericárdio (Xin Bao) foi reconhecido como órgão Zang, totalizando então seis órgãos Zang.

Os seis órgãos Zang:

- Xin – Coração;
- Xin Bao – Pericárdio;
- Fei – Pulmão;
- Pi – Baço;
- Gan – Fígado;
- Shen – Rim.

Os seis órgãos Zang são cheios.

Funções: produzir, transformar e armazenar o Qi, o sangue (Xue), líquidos orgânicos (Jin Ye) e a essência adquirida. Armazenar e transformar a essência inata (Jing) e o espírito vital.

As seis vísceras Fu:

- Dan – Vesícula Biliar;
- Wei – Estômago;
- Xiao Chang – Intestino Delgado;
- Da Chang – Intestino Grosso;
- Pang Guang – Bexiga;
- San Jiao – Triplo Aquecedor.

As seis vísceras Fu são ocas, exceto o Dan – Vesícula Biliar.

Funções: receber e digerir os alimentos e transformá-los, e excretar os resíduos.

Vísceras Fu extraordinárias ou vísceras curiosas: Cérebro, Medula, Ossos, Vasos, Útero, Vesícula Biliar.

A Vesícula Biliar tem lugar tanto na classificação de seis Vísceras Fu como na de Vísceras Fu extraordinários.

Órgãos Zang

1) O Coração, Xin

I. Funções: governar o sangue e os vasos; abrigar o Shen (espírito vital, mente).

II. Abertura: língua.
III. Sabor: amargo.
IV. Elemento: fogo.

O Coração governa o sangue e os vasos

O Coração impulsiona e faz circular o sangue nos vasos, e essa função depende do Qi do coração. Quando o Qi do Coração é abundante, o sangue circula sem parar e consegue corresponder às necessidades de todo o organismo.

A força ou a fraqueza do Coração se reflete no pulso e na cor do rosto do indivíduo, de tal forma que, quando o Qi do Coração é abundante, o pulso é tranquilo e firme e a tez do rosto é rósea e brilhante. Por outro lado, quando o Qi do Coração é insuficiente, o sangue é falho no próprio coração, o pulso é vazio ou tênue e fraco e a tez do rosto é branca e sem brilho.

O Coração abriga o Shen (espírito vital, mente)

Segundo a teoria dos Zang Fu, o espírito do indivíduo está relacionado com os órgãos, principalmente com o Coração.

O sangue é o suporte material da consciência, de tal forma que, quando o sangue e o Qi do Coração são abundantes, o pensamento é vivo e o espírito é claro. No entanto, quando o sangue do Coração está diminuído, o indivíduo pode ter insônia, sonhos abundantes, agitação mental e esquecimentos. Quando houver calor no sangue, o indivíduo pode apresentar delírios e síncopes.

A abertura do Coração é na língua

O meridiano do Coração tem uma ramificação para a língua, por onde o Qi e o sangue desse órgão alcançam essa estrutura. Graças a essa relação, o estado do Zang Coração pode ser reconhecido observando-se a língua. Quando "o sangue do Coração é insuficiente", a língua é clara e branca. Quando "o fogo do Coração está em expansão", a língua apresenta ulcerações ou a sua ponta se torna mais vermelha. Quando ocorre a estagnação do sangue do Coração, a língua fica purpúrea, podendo inclusive apresentar manchas escuras. Quando "o calor penetra o invólucro do Coração" (o Xin Bao), ou se os "humores viscosos obstruírem os orifícios do Coração", a língua se torna rígida e a fala, mais difícil.

2) O Invólucro do Coração, Xin Bao

Xin Bao, também chamado de Mestre do Coração, representa o invólucro externo do Coração, tendo correspondência com o Pericárdio da anatomia humana do ocidente.

Função: proteger o Coração.

Xin Bao protege o Coração

O agente patogênico (Xie), antes de agredir o Coração, tem de atacar primeiro o seu invólucro, Xin Bao. Na prática, os sintomas decorrentes da presença de agente patogênico no Xin Bao são comuns àqueles de quando o Coração, Xin, é agredido.

3) O Baço, Pi

I. Funções: assegurar o processo de transporte e transformação do Jing Qi dos alimentos, fazer "subir o que é puro", conter o sangue nos vasos e comandar a carne e os membros.
II. Abertura: boca, e a sua manifestação externa são os lábios.
III. Sabor: doce.
IV. Elemento: terra.

O Baço, Pi, assegura o processo de transporte e transformação do Jing Qi dos alimentos

Processo de transformação e transporte do Baço é a função de assimilação e de distribuição das substâncias nutritivas dos alimentos. Pela teoria da MTC, a digestão é feita pelo Estômago e pelo Baço. A essência dos alimentos é extraída e distribuída para o corpo pelo Baço. Essa essência é a fonte de produção e de transformação do Qi e do sangue.

O processo de renovação e distribuição dos líquidos orgânicos também faz parte da função de transformação e transporte do Baço, de tal forma que, quando a função de transformação e transporte do Baço está insuficiente, o indivíduo pode apresentar sinais de má digestão dos alimentos e de distúrbios relacionados ao metabolismo dos líquidos: diarreia, distensão abdominal, anorexia, fadiga, emagrecimento, anemia, humores viscosos (mucosidade) e edemas.

O Baço faz "subir o que é puro"

Fazer "subir o que é puro" designa a ação de elevação e transporte da essência dos alimentos até o Pulmão, a fim de que, sob a ação do Coração e do Pulmão, essa essência seja transformada em Qi e sangue.

Quando o Qi do Baço está insuficiente, essa elevação da essência está diminuída e o indivíduo poderá apresentar tontura, visão ofuscada, diarreia crônica e prolapso de estruturas e órgãos.

O Baço contém o sangue nos vasos

O Qi do Baço permite ao sangue fluir normalmente dentro dos vasos e impede que ela saia deles. Quando o Qi do Baço está insuficiente, o sangue pode sair dos vasos, causando hematomas, hematúria, metrorragia etc.

O Baço comanda a carne e os membros

O Baço tem atuação no tônus muscular e na força dos membros.

A abertura do Baço é na boca e a sua manifestação externa é nos lábios

O Baço em estado de boa função de transformação e transporte preserva o apetite e o paladar, e os lábios são úmidos e vermelhos. Quando o Baço está em estado de vazio, o Qi e o sangue ficam fracos e os lábios ficam pálidos, secos e murchos.

4) O Pulmão, Fei

I. Funções: dirige o Qi, governa a difusão, controla a descida e a eliminação; regula a circulação na "via das águas".
II. Abertura: nariz, e sua manifestação externa é na pele.
III. Sabor: picante.
IV. Elemento: metal.

O Pulmão dirige o Qi

Essa função é exercida sobre o Qi da respiração e também sobre o Qi do organismo.

O Pulmão dirige o Qi da respiração: inspira o Qi puro celeste e expira o Qi viciado.

O Pulmão dirige o Qi do organismo: o Qi puro celeste inspirado pelo Pulmão junta-se ao Jing Qi dos alimentos enviado pelo Baço e forma o Zong Qi. O Zong Qi se acumula no tórax e de um lado sai pela garganta para dirigir a respiração e do outro lado passa pelo Coração e os vasos e difunde-se no organismo todo com a finalidade de conservar as atividades normais nos tecidos e órgãos.

Quando o Qi do Pulmão for insuficiente, a atividade respiratória ficará enfraquecida. A atividade respiratória enfraquecida, por sua vez, empobrecerá a formação e o crescimento do Zong Qi, levando ao aparecimento de sinais e sintomas de deficiência do Qi: voz baixa, respiração fraca e fraqueza geral.

O Pulmão governa a difusão

O Pulmão dá tônus à distribuição do Qi, sangue e fluidos orgânicos, Jin Ye, no corpo todo, fazendo-os chegar até a sua superfície, garantindo, assim, a nutrição e o aquecimento da epiderme. Esse Qi que alcança a superfície é chamado de Wei Qi, que, alimentado pelo Jin Ye, protege o organismo dos agressores externos.

Quando os agentes patogênicos externos agredirem a epiderme, o mecanismo de difusão do Qi do Pulmão pode ser prejudicado e podem aparecer sintomas como temor ao frio, febre, obstrução nasal, tosse etc.

Quando o Qi do Pulmão estiver enfraquecido, o Wei Qi e o Jin Ye estarão insuficientes e, consequentemente, a superfície estará desprotegida quanto aos agentes patogênicos externos.

O Pulmão controla a descida e a eliminação

O Pulmão controla, por meio do seu Qi, a descida do ar inspirado até os Rins, os quais devem recebê-lo. Por meio dessa atividade de descida do Qi do Pulmão, a água desce do Aquecedor superior para o Aquecedor inferior seguindo a "via das águas". Quando esse mecanismo de descida é prejudicado, o Qi do Pulmão torna a subir e pode causar tosse, asma, taquipneia e sensação de opressão torácica. O distúrbio no mecanismo de descida do Qi do Pulmão leva também à não circulação da água do Aquecedor superior para o Aquecedor inferior, podendo haver dificuldade de micção, oligúria, edemas etc.

A abertura do Pulmão é no nariz e a sua manifestação externa é na pele

A respiração passa pelo nariz, portanto o nariz é a abertura somática do Pulmão. Muitos agentes patogênicos externos penetram pelo nariz e agridem o Pulmão, podendo causar sintomas como obstrução e ou secreção nasal. Quando o Pulmão estiver em estado de plenitude calor pode apresentar taquipneia e batimentos das asas do nariz. Quando o Pulmão estiver acometido por uma patologia, o indivíduo pode apresentar perturbações no olfato e na fonação.

5) Os Rins, Shen

I. Funções: armazenar a essência, Jing; governar a água; receber o Qi.
II. Abertura: orelhas; governam os orifícios da parte inferior do corpo.
III. Sabor: salgado.
IV. Elemento: água.

Os Rins armazenam a essência, Jing, e regem o crescimento e a reprodução

Os Rins são o depósito da essência, Jing. Esse Jing compreende o Jing inato e o Jing adquirido por meio dos alimentos.

O Jing dos Rins se transforma em Qi dos Rins, chamado de Jing Qi dos Rins. O Jing Qi dos Rins tem influência direta sobre o nascimento, o poder da procriação e a integridade física e mental do indivíduo.

O Jing dos Rins abrange tanto os aspectos Yin e Yang dos Rins. O Yin e o Yang armazenados nos Rins são o "Yin primordial" e o "Yang primordial", respectivamente. É importante que o Yin e o Yang dos Rins estejam equilibrados para a boa saúde do organismo.

O Yin dos Rins ou o Yin primordial, ou ainda o Yin verdadeiro, é a base dos líquidos do corpo e tem a função de alimentar e umedecer os órgãos e os tecidos.

O Yang dos Rins ou o Yang primordial, ou ainda o Yang verdadeiro, é a base do Qi do organismo e tem como função aquecer e proporcionar o metabolismo dos órgãos e dos tecidos.

Quando o Yin dos Rins estiver deficiente, não conseguirá contrabalançar o Yang e o indivíduo poderá apresentar calor na palma das mãos, na sola dos pés e na região cardíaca (é o chamado calor nos cinco centros), polução noturna, febre vespertina e sudorese noturna.

Quando o Yang dos Rins estiver em declínio, o indivíduo poderá apresentar frio nos membros ou no corpo todo, acompanhado de dores na região lombar e joelhos, esterilidade nas mulheres devida ao útero frio e impotência nos homens.

Os Rins governam a água

A atividade do Qi dos Rins é a maior responsável na regulação dos líquidos do corpo.

No ciclo normal, a água ingerida é recebida pelo Estômago, é transformada pelo Baço, é distribuída pelo Pulmão, atravessa os Três Aquecedores, e o que é puro vai para os órgãos e o que é impuro é expulso do organismo como suor ou urina. Quando a atividade do Qi dos Rins está normal, o mecanismo de guardar a água necessária para o corpo e o de expulsar a água em excesso ocorre de forma correta, porém, quando houver alguma anormalidade, podem ocorrer edemas e distúrbios urinários.

Os Rins asseguram a recepção do Qi

O Pulmão comanda a respiração e o ar inspirado deve descer até os Rins e por estes ser recepcionado e retido. Quando a função renal estiver alterada, os Rins não podem receber a inalação e haverá dificuldade respiratória mesmo aos pequenos esforços, podendo também haver asma.

Os Rins produzem a medula, governam os ossos e se manifestam nos cabelos

A medula aqui mencionada compreende a medula dos ossos, a medula da coluna vertebral e o "mar das medulas", que é o cérebro.

Quando o Jing dos Rins se tornar deficiente, o indivíduo terá sintomas como astenia e cansaço na região lombar e joelhos; com a perpetuação dessa condição deficiente, os dentes podem ficar abalados e cair. Na velhice, quando declina o Jing dos Rins, os cabelos embranquecem e caem. Quando houver insuficiência do Jing inato, a criança pode apresentar atraso no fechamento da fontanela, distúrbios do crescimento e anormalidades ósseas.

A abertura dos Rins é nas orelhas – Os Rins governam os orifícios da parte inferior do corpo

A abertura dos Rins é nas orelhas: no capítulo 17 do Huangdi Neijing Ling Shu, está escrito "o Qi dos Rins vai às orelhas, e quando os Rins estão em harmonia, os ouvidos podem ouvir os cinco sons". A insuficiência do Jing Qi poderá acarretar alterações e ou diminuição da capacidade auditiva.

Os Rins governam os orifícios da parte inferior do corpo: quando o Yang dos Rins estiver insuficiente, o indivíduo poderá apresentar polaciúria, enurese, oligúria ou retenção urinária. Quando o Yin dos Rins estiver insuficiente, as fezes poderão ficar ressecadas, duras e em pouca quantidade. Quando o Qi dos Rins estiver insuficiente, o indivíduo poderá apresentar diarreia crônica.

Ming Men

Existem diferentes teorias sobre o Ming Men, mas fundamentalmente as suas funções são as mesmas do Rim Yang.

O Ming Men aquece o Baço e o Estômago, ajuda na digestão e assiste a função de transformação, Qi Hua, do Triplo Aquecedor. Tem também estreita relação com o mecanismo da respiração e com a recepção do ar inalado pelo Pulmão.

O Ming Men tem estreita relação com a fecundação.

6) O Fígado, Gan

I.   Funções: regular o fluxo de Qi e de sangue e aplainar as emoções; armazenar e regular o sangue; comandar os tendões.
II. Abertura: olhos.
III. Sabor: azedo.
IV. Elemento: madeira.

O Fígado aplaina e assegura a regulação

As atividades dos órgãos e vísceras Zang Fu, meridianos e colaterais dependem do livre movimento do Qi nas quatro direções: subida, descida, entrada e saída. Esse movimento livre do Qi depende da ação reguladora do Fígado. Quando o Fígado funciona normalmente, são assegurados o livre movimento do Qi e a sua transformação. A circulação do sangue e o transporte, a distribuição e o metabolismo dos líquidos orgânicos, Jin Ye, dependem do fluxo harmonioso do Qi. Assim, o Fígado atua na regulação da atividade funcional dos órgãos e vísceras. Essas atuações se manifestam na área dos sentimentos (espírito, emoções) e da função digestiva dos alimentos e na assimilação das suas essências e da "via das águas".

i. Regulação dos sentimentos (espírito, emoções)

As atividades mental e afetiva são manifestações do Shen (mente) e têm estreita relação com a função do Fígado de drenar e regularizar o fluxo de Qi e de sangue.

Se o Fígado está normal, as atividades funcionais do Qi estão harmoniosas e o Qi e o sangue estão em equilíbrio estável. Nessas condições o Fígado consegue executar de forma eficiente a sua função de "aplainar e regular" as manifestações do Shen e, assim, o humor do indivíduo está tranquilo.

Uma excitação do espírito advinda por causa de um estímulo do exterior como a tristeza ou a raiva pode causar perturbações na função de "aplainar e regular" e levar a desarranjos como a estagnação do Qi do Fígado. Pode-se dizer que "arrebatamento e raiva ferem o Fígado".

ii. Regulação da digestão/assimilação

O Baço tem a função de levar a essência extraída dos alimentos e a água para cima e o Estômago, de enviar os conteúdos alimentares para baixo. Quando o Fígado drena e regulariza o fluxo de Qi e sangue corretamente, essas funções de subida e de descida ocorrem normalmente. Essa atuação equilibrada do Fígado também favorece o Zang Fu Baço e Estômago e a secreção e a excreção da bile para a digestão. Quando o Fígado não atua de forma adequada, os movimentos de subida e descida são prejudicados, e a secreção e a excreção da bile também podem ser afetados, levando ao aparecimento de sintomas como a sensação de peito e flancos inchados e doloridos, irritabilidade, assim como eructações, náuseas e vômitos devidos ao Qi do Estômago que não desce e a quadro de distensão abdominal e diarreia devido ao Qi do Baço que não sobe. Essas são as síndromes: "Qi do Fígado lesa o Estômago" ou "desarmonia entre Fígado e Baço".

iii. Movimentação do Triplo Aquecedor, liberação da via das águas
O Fígado, conseguindo executar corretamente a sua função de "aplainar e regular", permite a movimentação do Triplo Aquecedor e o fluxo livre do Qi na via das águas.

Caso haja uma disfunção no mecanismo de "aplainar e regular" do Fígado, o Qi não circula livremente e poderão ocorrer obstruções na via das águas, levando ao aparecimento de ascite e edemas.

O Fígado armazena e conserva o sangue

O Fígado armazena o sangue, o que acontece em maior volume à noite, quando o corpo está em menor atividade, e regula a sua liberação de acordo com a necessidade decorrente dos diferentes estados fisiológicos do organismo. Nessa função de armazenagem e de liberação do sangue, o Fígado tem influência sobre todos os tecidos e órgãos.

O Fígado comanda os tendões e se manifesta nas unhas

O Fígado comanda os tendões e as aponeuroses musculares. As unhas são o prolongamento dos tendões e é onde se manifesta o Fígado. Se o sangue do Fígado for abundante, os tendões serão sólidos e fortes e as unhas, resistentes, flexíveis e brilhantes. Se o sangue do Fígado for insuficiente, os tendões serão fracos e as unhas, secas, quebradiças e sem brilho e/ou finas, moles e com deformidades.

O Fígado tem abertura nos olhos

Os cinco órgãos Zang e as seis vísceras Fu estão ligados aos olhos, mas o Fígado tem uma relação mais privilegiada que os demais, de tal forma que as suas condições de suficiência ou não do sangue, do yin ou mesmo o excesso de yang, de calor e de presença de vento no órgão ou no seu meridiano se manifestarão nos olhos. Exemplificando, se houver deficiência de sangue e Yin do Fígado, os olhos podem ficar secos, embaçados ou com dificuldades para a visão noturna.

Vísceras Fu

1) O Triplo Aquecedor, San Jiao

O Triplo Aquecedor, San Jiao, tem a função de dirigir a atividade orgânica do corpo como a digestão, assimilação, distribuição e eliminação da água e dos alimentos, sendo citado nos antigos livros como "a via das águas" e "a rota dos alimentos".

O Yuan Qi, a Energia Original, circula no Triplo Aquecedor nos seus três níveis – superior, médio e inferior –, passando por todas as vísceras e órgãos Zang Fu, provocando a atividade funcional de cada um deles, permitindo, assim, a digestão, a assimilação, a distribuição e a excreção das águas e alimentos ingeridos.

2) O Estômago, Wei

O Estômago recebe os alimentos e inicia a digestão, segue o processo em associação com o Baço e recolhe a essência dos alimentos para alimentar o corpo. "Quando o Qi do Estômago é vigoroso, os cinco Zang e as seis Fu são vigorosos", assim escreve Hua Tuo no *Zhong Zang Jing*.

3) O Intestino Delgado, Xiao Chang

O Intestino Delgado, Xiao Chang, tem como função executar uma nova digestão das substâncias provenientes do Estômago, retirando a essência dos resíduos, separando o "Claro" do "Turvo". O "Claro" será distribuído no corpo e o "Turvo" será eliminado pelo Intestino Grosso, assim como a água inutilizada pela Bexiga. Quando essa função de separar o "Claro" do "Turvo" não ocorrer de forma adequada, aparecerão distúrbios na diurese e/ou na evacuação.

4) O Intestino Grosso, Da Chang

A função do Intestino Grosso é a de receber os resíduos alimentares provenientes do Intestino Delgado e expulsá-los após assimilar a água excedente. Quando essa função estiver anormal, pode causar obstipação ou diarreia.

5) A Bexiga, Pang Guang

O metabolismo da água ocorre pela ação dos Zang Fu Pulmão, Baço, Rins e do Triplo Aquecedor e, após sua utilização, ela é recebida pela Bexiga, a qual a armazena e a expulsa. Se a ação do Qi da Bexiga não ocorrer de forma adequada, pode haver micções difíceis ou mesmo retenção urinária.

6) Vesícula Biliar, Dan

A Vesícula Biliar pode também ser classificada como uma Víscera Extraordinária ou ainda chamada Víscera Curiosa, pois, diferentemente de outras Vísceras Fu, não recebe alimentos e nem os resíduos e armazena a bile, que ajuda na digestão. Su Wen, no capítulo 18, diz: "A Vesícula Biliar tem atuação na tomada de decisão", tendo relação com o espírito de decisão e de coragem. A Vesícula Biliar é frequentemente envolvida no tratamento de pavor, perda de sono e sonhos abundantes.

As Vísceras de comportamento particular

1) O cérebro

O cérebro, também conhecido como o "mar das medulas", é a morada do Shen original (morada do espírito) e é também onde se encontra a inteligência, a faculdade da memória e as percepções advindas dos órgãos dos sentidos.

2) Os vasos

O termo vasos compreende dois conceitos:
I. O de vasos sanguíneos propriamente ditos, que são a morada do sangue;
II. O de pulso, pelo qual se avalia a atividade funcional dos vasos. Esse pulso é tomado no meridiano do Pulmão. Conforme a localização, a força ou a velocidade percebida no pulso, podem-se obter informações acerca do estado de vigor ou de

fraqueza, de excesso ou de insuficiência do sangue e da energia dos órgãos. Por meio dessa avaliação, podem-se também obter informações da localização da doença.

3) Os ossos, Gu

As cavidades dos ossos são preenchidas pela medula óssea, que é formada pelo Jing Qi inato e adquirido e pelos líquidos do corpo. "Os Rins governam os ossos": para fortalecer os ossos, são necessários tratamentos que fortifiquem os Rins.

4) O útero, Nu Zi Bao

O útero tem a função de governar as regras e de guardar e alimentar o feto. Essa víscera tem estreita relação com os Rins, porque a capacidade de reprodução é regulada por esses órgãos Zang. Tem igualmente estreita relação com o Coração, o Fígado e o Baço, órgãos que governam, armazenam, produzem e contêm o sangue, respectivamente, porque as menstruações e as gestações dependem do sangue. Os meridianos Chong Mai e Ren Mai partem do útero.

As relações entre os órgãos e vísceras

Relações entre os órgãos Zang entre si

Coração e Pulmão

O Coração governa o sangue e o Pulmão rege o Qi, e ambos os órgãos se localizam no Aquecedor superior.

"O Qi é o general do sangue e o sangue é a mãe do Qi": o sangue do Coração e o Qi do Pulmão dependem mutuamente um do outro.

Quando o Qi do Pulmão é insuficiente, o Zong Qi (Qi inalado pelo Pulmão + Jing Qi dos alimentos) é insuficiente e haverá uma circulação do sangue lenta e até mesmo poderá ser obstruída devido à formação de coágulos, podendo haver sintomas como respiração curta, opressão no peito, palpitações, lábios arroxeados e língua púrpura. Quando o Qi do Coração é insuficiente ou o seu Yang é diminuído, o fluxo do sangue é fraco e pode afetar a função de difusão do Pulmão, podendo haver sintomas como tosse, asma, respiração difícil e opressão no peito.

Coração e Baço

O Baço produz o sangue e o Coração governa o sangue.
O Qi do coração permite o fluxo do sangue nos vasos.
O Qi do Baço mantém o sangue dentro dos vasos.

Quando o Coração e o Baço estão vazios, haverá deficiência na produção e na circulação do sangue e, consequentemente, enfraquecimento e perda do sangue do coração. Exemplos: anemia, púrpuras com sintomas como palpitações, amnésia, insônia, anorexia e astenia física.

Coração e Fígado

O Coração governa o sangue e o Fígado o armazena.
O Coração controla o espírito, e o espírito precisa do sangue para existir e o Fígado aplaina e regula os sentimentos.

Quando há vazio do sangue, pode haver sinais/sintomas de deficiência de sangue do coração como palpitações e insônia e de deficiência de sangue do Fígado como vertigens e oligomenorreia. Em ambas as situações, podem haver alterações do espírito como ansiedade, irritação, nervosismo e insônia.

Coração e Rim

O Coração está localizado na parte superior do corpo, seu elemento é o fogo e depende do Yang, e os Rins estão localizados na parte inferior do corpo, seu elemento é a água e depende do Yin. O Coração e os Rins necessitam um do outro para que suas qualidades se equilibrem. Quando o Yang do Coração estiver fraco, ele não consegue descer e aquecer os Rins e então "o Qi da água gela o Coração", podendo advir sintomas como inquietações e edemas. Quando o Yin dos Rins estiver fraco, o Yin do Coração também estará fraco e não conseguirá contrabalancear o seu Yang, levando ao aparecimento de sintomas como palpitação, agitação e insônia. Se o Yin estiver vazio, o Yang sem freio se tornará um "fogo", gerando sinais e sintomas como boca seca, aftas e ulcerações na boca e língua, opressão torácica e calor nos cinco centros (palma das mãos, planta dos pés e região precordial).

O Coração governa o sangue e os Rins armazenam a essência, Jing. A essência serve para produzir o sangue e o sangue serve para produzir o Jing.

O Coração abriga o Shen, o Jing dos Rins produz a medula dos ossos, da coluna vertebral e o cérebro ("mar das medulas"), que é a morada do Shen original (Yuan Shen). Quando houver insuficiência do sangue do Coração ou a perda do Jing dos Rins, haverá influências no Shen, havendo sintomas como amnésia, abundância de sonhos e perturbações mentais.

Baço e Pulmão

O Baço produz os líquidos e o Pulmão governa o Qi.

O Pulmão necessita ser umedecido pela essência dos alimentos elaborada pelo Baço para o pleno funcionamento do seu Qi.

O Baço necessita da "difusão e descida" do Qi executada pelo Pulmão para a produção e a circulação dos líquidos orgânicos.

Baço e Rim

O Rins são a base da energia inata, Jing Qi inato, e o Baço é a base da energia adquirida, Jing Qi adquirido. O Baço precisa do Yang Qi dos Rins para extrair a essência dos alimentos e colocá-la em circulação, e os Rins necessitam da essência retirada dos alimentos pelo Baço para a sua reconstituição. A deficiência de um órgão repercute sobre o outro, provocando diarreia com restos alimentares, diarreia matutina, dores na barriga e edemas.

Baço e Fígado

O Baço é a fonte de produção de Qi e sangue e tem a função de mantê-lo no leito dos vasos e promove o metabolismo da água. O Fígado controla a drenagem e o fluxo de Qi e de sangue e armazena este último. Se o Fígado estiver funcionando normalmente, o Baço e o Estômago também estarão funcionando normalmente. Se o Fígado não estiver funcionando bem, isso afetará o funcionamento do Baço e do Estômago, o que ocorre frequentemente quando o indivíduo passa por situações de estresse. Por outro lado, se o Baço estiver deficiente na produção de sangue, o Fígado terá deficiência do sangue. E se houver uma disfunção do Baço na sua função de transporte da água de forma crônica, isso pode gerar calor-mucosidade, que dificultará a função do Fígado e da Vesícula biliar em drenar e regularizar o fluxo de Qi e sangue e de secreção e excreção da bile.

Fígado e Rins

Os Rins armazenam a essência, Jing, e este, por sua vez, alimenta o sangue do Fígado.

O Fígado armazena o sangue, e este, por sua vez, completa o Jing dos Rins.

"O Fígado e os Rins têm a mesma origem; o Jing e o sangue têm a mesma origem"

Uma perda do Jing dos Rins levará à insuficiência do sangue do Fígado e uma deficiência do sangue do Fígado poderá diminuir o Jing dos Rins.

Fígado e Pulmão

O Fígado é um órgão yang e se situa no Aquecedor inferior, região Yin do corpo, seu meridiano tem fluxo de baixo para cima e seu Qi tem como meta "subir".

O Pulmão é um órgão Yin e se situa no Aquecedor superior e seu Qi tem como meta "purificar e fazer descer". Dessa forma, Yang e Yin descem e sobem e mantêm o equilíbrio entre ascendência e descendência de Qi do corpo e das funções fisiológicas do corpo.

Quando houver estagnação do Qi do Fígado, isso pode gerar fogo e o calor migrar pelo seu meridiano para o Pulmão e consumir os fluidos deste último, causando tosse com dispneia e eventualmente hemoptise, além de dor nos hipocôndrios e irritabilidade. E quando houver falha na descida do Qi do Pulmão, isso pode causar distúrbios na função de drenar e regular o fluxo de Qi e sangue do Fígado, havendo sintomas como dores migratórias, distensão e sensação de plenitude nos hipocôndrios, tontura, cefaleia e congestão dos olhos e face, além de tosse.

Pulmão e Rins

O Rim é o órgão que rege a água, e o Pulmão é a fonte superior da água. Se houver deficiência de Qi ou do Yang do Pulmão ou dos Rins, haverá distúrbios no metabolismo da água, havendo sintomas como tosse asmática, insônia e edemas.

O fluido Yin de cada um desses órgãos nutre um ao outro. Uma deficiência do Yin do Rim pode levar à falha na sua ascensão e, consequentemente, na nutrição do Yin do Pulmão, e uma deficiência do Yin do

Pulmão pode lesar o Yin dos Rins. Em ambas as situações, poderá haver sintomas e sinais como rubor malar, febre intermitente, sudorese noturna, dores e fraqueza na região lombar e membros inferiores, tosse seca e rouquidão.

O Pulmão é o órgão que executa a respiração e o Rim é a base da respiração. Uma deficiência crônica do Pulmão ou de Jing e Qi dos Rins que não consegue receber o ar inspirado pode levar à dispneia, que é agravada com o exercício.

Relações entre os órgãos Zang e vísceras Fu

Cada órgão é ligado a uma víscera Fu por meio de seus meridianos Jing Luo, por uma relação do tipo Interior-Exterior (Biao Li). Os órgãos Zang são Yin e as vísceras Fu são Yang. Yang corresponde ao exterior e Yin, ao interior.

Relação Interior-Exterior entre Coração e Intestino Delgado

Quando o Coração está pleno de Fogo, pode deslocar o seu calor para o seu Fu acoplado Intestino Delgado, vindo a apresentar sinais e sintomas como oligúria, urina escura/avermelhada e "urina quente".

Quando o Intestino Delgado está com calor, este pode subir pelo meridiano e alcançar o Coração, causando ansiedade, vermelhidão e ulcerações na língua.

Relação Interior-Exterior entre Pulmão e Intestino Grosso

Normalmente o Qi do Pulmão purifica e desce e facilita o mecanismo de evacuação do Intestino Grosso.

Quando o Pulmão não consegue executar essa função de forma apropriada, os líquidos, Jin Ye, não alcançam a parte inferior do corpo e causam obstipação intestinal.

Quando o Intestino Grosso está com calor pleno, o seu Qi estagna e consequentemente o Qi do Pulmão não pode circular e leva aos sintomas de tosse, asma e sensação de plenitude no peito.

Relação Interior-Exterior entre Baço e Estômago

O Qi do estômago rege a descida e faz descer os detritos para baixo, o Qi do Baço rege a subida e faz subir o Jing Qi.

O Estômago é uma víscera Yang e gosta de estar úmido; o Baço é um órgão Yin e gosta de estar seco.

Quando o Baço e o Estômago funcionam em harmonia, a subida e a descida, a secura e a umidade estão equilibradas e a digestão e a assimilação ocorrem de forma correta.

Estando o Estômago e o Baço acoplados entre si, as alterações patológicas de um influenciarão o outro.

Quando o Baço estiver com excesso de umidade, este não conseguirá exercer adequadamente as suas funções de transporte e assimilação e o Qi puro não poderá subir. Isso perturba a função de descida do Estômago, levando a sintomas de náuseas, vômitos, distensão no epigástrio e anorexia.

Quando houver estagnação de comida no Estômago, o Qi impuro não descerá e interferirá na subida do Qi puro e na função de transporte e transformação do Baço, causando diarreia e distensão abdominal.

Relação Interior-Exterior entre Fígado e Vesícula Biliar

A bile é secretada pelo Fígado e vai para a Vesícula Biliar para ser armazenada. A Vesícula biliar e o Fígado estão conectados pelos meridianos e também fisicamente. Dessa forma, as doenças do Fígado geralmente envolvem a Vesícula Biliar: calor ou calor e umidade podem afetar o Fígado e a Vesícula Biliar ao mesmo tempo.

Relação Interior-Exterior entre Rins e Bexiga

A Bexiga armazena e excreta a urina. O Qi dos Rins auxilia nessa função da Bexiga, controlando a abertura e o fechamento do esfíncter vesical de tal forma que, quando esse Zang está com o seu Qi suficiente, o indivíduo consegue controlar a micção e manter o metabolismo da água dentro da normalidade. Quando o Qi dos Rins estiver deficiente, a função do Qi de regularizar o metabolismo da água será anormal e perderá também a capacidade de controlar a micção, podendo apresentar sintomas como enurese, incontinência urinária e polaciúria.

Relações das vísceras Fu entre si

"As seis vísceras são aquilo que, transformando os alimentos, os fazem circular na forma de líquidos, Jin Ye. O processo de recepção-digestão-expulsão, no qual se alternam o Vazio e o Pleno, necessita de uma estreita coordenação entre as vísceras" – capítulo 47 do Huangdi Neijing Ling Shu.

Os alimentos chegam ao Estômago, onde são decompostos, e a seguir são encaminhados ao Intestino Delgado, onde é separado o puro do turvo. O puro representa a essência que alimenta todo o corpo, e o turvo representa os detritos que são encaminhados ao Intestino Grosso, onde é absorvida a água utilizável, e a seguir são eliminados como fezes. O produto final do metabolismo de líquidos desce para a Bexiga e é eliminado na forma de urina.

A Vesícula Biliar injeta a bile, e o Triplo Aquecedor faz circular a energia do Qi original e transporta o líquido para o adequado processo digestivo.

As seis vísceras Fu têm estreita relação entre si, de tal forma que o estado patológico de uma delas pode interferir no funcionamento da outra. Por exemplo, a presença de excesso de calor no Estômago pode consumir os líquidos que causam a constipação intestinal, que, por sua vez, dificultará a descida do Qi do Estômago, levando a sintomas como náuseas e vômitos. Outro exemplo, o Estômago pode sofrer injúrias nas suas funções provocadas pelo fogo gerado pela estagnação na Vesícula Biliar, provocando náuseas, vômitos e sabor amargo na boca.

Referências bibliográficas

AEMFTC. Farmacologia e Medicina Tradicionais Chinesas – Administração Estatal de Medicina e Farmácia Tradicionais Chinesas. São Paulo, SP: Roca; 2004. v. I e II.

Auteroche B, Navaith P. O Diagnóstico na Medicina Chinesa. São Paulo, SP: Andrei; 1992.

Vallée ER, Larre C. Os Movimentos do Coração. São Paulo, SP: Cultrix; 2007.

Van Nghi N, Dzung TV, Nguyen CR. Huangdi Neijing Ling Shu. São Paulo, SP: CenterAO; 2007.

Wang B. Princípios de Medicina Interna do Imperador Amarelo. São Paulo, SP: Ícone; 2001.

Wang LG, Pai HP. Tratado Contemporâneo de Acupuntura e Moxibustão. São Paulo, SP: CEIMEC; 2005.

Wen TS. Manual Terapêutico de Acupuntura. Barueri, SP: Manole; 2008.

Capítulo 6

Os fatores patogênicos segundo a Medicina Tradicional Chinesa (Bing Yin)

Li Shih Min

Para a Medicina Tradicional Chinesa (MTC), a saúde é:
- A manifestação do resultado da harmonia entre Yin e Yang;
- Dependente do estado de Qi Antipatogênico e Reparador, mais conhecido como Qi Correto (Zheng Qi), e da exposição ao Fator Patogênico (Xie Qi). O estado de Zheng Qi depende de uma série de fatores como: constituição individual, estado mental, meio ambiente e estilo de vida (alimentação e atividades física, mental e sexual).

O desencadeamento e a evolução das doenças dependem da disputa entre o Qi Correto e o Fator Patogênico:
- O Qi Correto forte dificultará a invasão do Fator Patogênico;
- Se o Qi Correto está deficiente, o organismo fica sujeito à invasão do Fator Patogênico de qualquer intensidade;
- O Fator Patogênico muito intenso e prolongado causará doença mesmo que o Qi Correto seja forte.

Para determinar a causa da doença, é preciso identificar a Síndrome ou o Padrão de Desarmonia. Os sinais e sintomas de doença refletem as reações patológicas do corpo. Por isso, o estudo das causas de doenças está baseado em desenvolver um entendimento das características das manifestações clínicas produzidas por cada fator determinante. Assim, partindo da sintomatologia, a causa da doença é deduzida. Essa forma de raciocínio clínico é diferente do modelo biomédico atual, que geralmente tenta estabelecer uma relação de causa-efeito linear.

Histórico

Por ocasião da separação da MTC do xamanismo, as causas da doença já eram conhecidas e separadas do "castigo divino". O livro *Nei Jing* (*Tratado de Medicina Interna do Imperador Amarelo*) já apresentava a classificação das causas de doenças em fatores Yin e Yang. No *Su Wen* (capítulo 62), "Doenças de Yang são causadas pelo Vento, Frio, Calor e a chuva (Umidade). Doenças de Yin são de origens alimentar, de moradia, sexual e afetiva".

Ao longo da história, foram registradas várias classificações das causas de doença. Uma das mais usadas atualmente é a de Chen Wu Ze, que, em 1174, classificou as causas de doenças em:

- Causas **externas** (Wai Yin): os seis fatores climáticos;
- Causas **internas** (Nei Yin): os sete sentimentos;
- Causas **não internas nem externas ou mistas** (Bu Nei Wai Yin): a alimentação, a fadiga, os traumatismos, as feridas por arma branca, as fraturas, as picadas de inseto e mordidas de animais peçonhentos.

Causas externas

Também conhecidas como Seis Fatores Exógenos ou Seis Excessos (Liu Yin).

Características gerais:

- Como mencionado anteriormente, são seis: Vento (Feng), Umidade (Shi), Calor de Verão (Shu), Frio (Han), Secura (Zao) e Fogo (Huo);
- São fatores climáticos ou ambientais próprios de cada estação e geralmente não causam doenças;

Podem causar doenças quando ocorrem:
- Variações anormais, excessivas ou repentinas do clima;
- Exposição prolongada aos Fatores Patogênicos Externos;
- Quebra do equilíbrio entre o corpo e o meio ambiente (Qi Correto debilitado em relação ao Fator Patogênico externo);
- Meio ambiente artificial ou local de moradia também cria condições de desenvolvimento de Fator Patogênico Externo (fornalhas, siderurgia, ar-condicionado, sauna, fogão etc.);
- O indivíduo com Qi Correto (Zheng Qi) em harmonia é capaz de se adaptar às mudanças climáticas;
- A resistência a esses fatores é individual;
- A constituição básica individual determina o tipo do Padrão Exterior de Desarmonia que se manifestará;
- São fatores que penetram no organismo pelo nariz, boca, pele e músculos;
- A doença se manifesta no Exterior, na Superfície do corpo (pele, músculos, boca e garganta);
- Os Fatores Patogênicos de origem externa podem agir isoladamente ou em conjunto;
- Os seis Fatores Externos podem se transformar um em outro;
- Os sinais e sintomas representam um Padrão de Desarmonia;
- Doença de Padrão Superficial pode se "transformar" ou se aprofundar e desenvolver um Padrão Interior, por desarmonia dos Órgãos Internos (Zang Fu) ou por tratamento incorreto;
- Causam Desarmonia, essencialmente, de Padrões de Excesso – doenças agudas e recentes.

Cada Fator Patogênico causa um Padrão de Desarmonia com sinais e sintomas característicos que permitem sua identificação. Os médicos avaliam a sintomatologia e determinam a possível causa e sua mudança ao longo do curso da doença.

Exemplo clínico mais comum na prática da acupuntura é o quadro de dor musculoesquelética. Esse quadro é frequentemente interpretado como Síndrome Bi na MTC; os sintomas de dor, alteração de sensibilidade ou disfunção são consequências de uma obstrução e interrupção do fluxo normal do meridiano. Os Fatores Patogênicos mais comuns são Vento (Feng), Frio (Han) e Umidade (Shi), que agem isoladamente ou em conjunto. Os quadros clínicos são variados e, dependendo dos sintomas, podem ser atribuídos a determinado Fator Patogênico Externo. A dor articular móvel atribui-se a Vento, a dor intensa, a Frio e a dor com sensação de peso, a Umidade. Os princípios terapêuticos variam de acordo com os Fatores Patogênicos. Por isso, o entendimento e o reconhecimento das características dos Fatores Patogênicos são essenciais no estabelecimento de um plano de tratamento.

Vento (Feng)

É o principal Qi da primavera, mas pode estar presente em todas as estações.

Geralmente, penetra pela pele e músculos.

Características individuais:

- É de natureza Yang por ser móvel e leve, com características de dissipar, elevar, superficializar e exteriorizar;
- As doenças causadas por Vento (Feng) situam-se, geralmente, na cabeça, na face, na pele, nos músculos e nos meridianos Yang, com abertura dos poros e dos espaços intersticiais da pele. Apresentam-se com cefaleia, sudorese e aversão ao vento;
- Móvel e mutável: as doenças apresentam-se com início súbito, cursam com mudanças frequentes, propagam-se rapidamente e têm localização inconstante;
- Vento (Feng) é o início de numerosas doenças e carreia outros Fatores Externos.

Frio (Han)

Frio (Han) é o principal Qi do inverno, mas também pode ser visto na queda de temperatura em outra estação.

Frio (Han) pode lesar a Superfície – pele e músculos – e também causar lesão profunda, atingindo diretamente os Órgãos e Vísceras (Zang Fu).

Características individuais:

- É de natureza Yin e danifica Yang: diminui a função de aquecimento e de transformação de Qi (Qi Hua), reduzindo a atividade e a função de Qi, apresentando-se com aspecto de frio localizado ou generalizado;

- Na Superfície, impede a função normal de Qi Defensivo (Wei Qi) e a transformação dos Líquidos Orgânicos (Jin Ye). Manifesta-se com aversão a frio, ausência de sudorese, obstrução nasal e coriza clara;
- Atingindo diretamente Baço (Pi) e Estômago (Wei), lesa Yang do Baço, apresenta-se com vômitos e diarreia de conteúdo aquoso, dor e sensação de frio epigástricas e abdominais;
- Frio pode "coagular" e estagnar: levando à estagnação do fluxo de Qi e Sangue (Xue). Essa estagnação causa dor;
- Frio (Han) pode contrair e causar espasmos: quando o Frio atinge os meridianos e as articulações, causa espasmos e contração dos músculos e tendões, resultando em dificuldade de mobilidade articular ou sensação de frio e parestesia.

Umidade (Shi)

É o principal Qi no período de transição entre o verão e o outono. Pode estar presente nas seguintes situações: no período de chuva prolongado, nos locais baixos, em áreas de rios ou lagos; trabalhar ou andar na água, tomar chuva ou molhar a roupa de suor.

Características individuais:

- De natureza Yin, lesa facilmente Yang: afeta principalmente a função de Yang do Baço (Pi Yang), fazendo acumular mais água e Umidade. Manifesta-se clinicamente com diarreia, edema e anorexia;
- Frio e Umidade podem lesar Yang, mas o Frio causa lesão de Yang de forma mais grave e rápida; e a disfunção do Baço é mais frequente nas doenças por Umidade;
- Possui característica pesada e turva: indica sensação de peso e condição fixa que não se modifica; a característica turva indica o aspecto turvo e sujo das secreções e excreções;
- Com característica pegajosa, interrompe facilmente o movimento de Qi: a doença causada pela Umidade tem início insidioso, de difícil resolução, com curso de doença mais longo, e evolui de forma intermitente;
- Com tendência a descer, atinge facilmente a porção Yin do corpo: como edema de membros inferiores, corrimento vaginal, urina turva, diarreia ou eczema úmido na região genital.

Secura (Zao)

É o principal Qi de outono. É um fator Yang, e tende a danificar Yin: Sangue (Xue) e Líquidos Orgânicos (Jin Ye).

Pode ser:
- Secura Quente que ocorre no início do outono, quando ainda persiste o calor do final do verão;
- Secura Fria que ocorre no final do outono, quando o frio do inverno está próximo.

Penetra pela boca e nariz, lesa o Pulmão (Fei) e o Qi Defensivo (Wei Qi).

Características individuais:
- Com características seca e adstringente, danifica os Líquidos Orgânicos (Jin Ye): os sintomas são boca, nariz, garganta e olhos secos, sede, pele ressequida, podendo apresentar rugas e fissuras, cabelos e pelos sem brilho, fezes endurecidas e oligúria;
- Agride o Pulmão: a Secura lesa os Líquidos Orgânicos do Pulmão, evidenciando tosse seca com pouca expectoração, expectoração pegajosa de difícil eliminação ou com escarro hemoptoico, dispneia e dor torácica.

Calor de Verão (Shu)

É o principal Qi do verão. Há autores que o traduzem como Canícula. Possui característica sazonal nítida. É um fator genuinamente externo.

Características individuais:
- É de natureza Yang, com característica de calor intenso: quadro clínico com calor intenso, face avermelhada, pele quente e queimante. Pode se elevar e lesar Mente (Shen), então, apresenta irritabilidade e até alteração de consciência;
- O Calor de Verão dispersa, evapora e pode lesar os Líquidos Orgânicos: pode abrir os poros e espaços intersticiais, aumentando a sudorese. Uma diaforese importante leva a um quadro de sede intensa, vontade de beber, lábios e língua secos, diminuição de diurese com urina concentrada e obstipação. A perda exagerada dos Líquidos Orgânicos pode acarretar perda conjunta de Qi, então apresenta os sintomas da Deficiência de Qi (Qi Xu) como dispneia, aspecto de cansaço e fraqueza;

- Associa-se frequentemente a Umidade (Shi): na clínica, além dos sintomas de calor e sede, pode-se manifestar com sensação de cansaço nos membros, angústia torácica, náuseas, anorexia, diarreia e desconforto que não alivia com a defecação.

Fogo (Huo)

O Fogo se manifesta na época quando Yang está em excesso. Apesar de aparecer no verão, não possui uma característica sazonal nítida. Em outras estações do ano, com o excesso de Yang, vai se manifestar o Fogo.

Há diversos fatores gerados pelo excesso de Yang, como Morno ou Calor Moderado (Wen), Calor (Re), Fogo (Huo) e Calor de Verão (Shu), com as características básicas similares, porém possuem uma distinção de intensidade.

As doenças por Fogo e Calor (Huo Re) Externos podem ser causadas diretamente por Fator Patogênico – Morno (Wen) ou Calor (Re) –, nas estações de primavera, verão e outono quente e seco, em ambiente de alta temperatura, ou pela Transformação em Fogo (Hua Huo), em determinadas circunstâncias, de outros Fatores Externos – Vento (Feng), Frio (Han), Umidade (Shi) e Secura (Zao).

Características individuais:

- De natureza Yang, com característica de elevar e inflamar: apresenta os sintomas de Calor (Re), como sensação de calor intenso, aversão ao calor e oligúria com urina concentrada. As manifestações são localizadas na cabeça e face, como ulcerações bucais, gengivite, dor e edema ocular e de garganta e face avermelhada. Pode comprometer Mente (Shen), causando irritabilidade, alteração de consciência e delírio;
- Consome facilmente os Líquidos Orgânicos: clinicamente, o Fogo causa um quadro clínico com o aspecto de Calor, acompanhando-se dos sintomas de consumo dos Líquidos Orgânicos, com boca seca, vontade de beber, garganta e língua secas, oligúria e obstipação. Com a perda excessiva dos Líquidos Orgânicos, também se perde Qi. Apresentam-se os sintomas de dispneia, preguiça para falar, fraqueza e astenia;
- Causa doenças com evolução aguda e rápida, facilmente gera Vento e movimenta o Sangue (Xue):

As doenças causadas por Fogo possuem três particularidades:

- Geralmente são agudas e de evolução rápida;
- O Fogo perturba frequentemente o Coração (Xin) e o Fígado (Gan). O Fígado perde sua função e, associado ao consumo dos Líquidos Orgânicos, Yang se eleva, gerando Vento (Feng). Clinicamente, apresenta calor intenso, alteração de consciência, delírio, espasmos musculares, contratura de musculatura cervical ou opistótono;
- O Fogo pode aumentar a circulação de Sangue, ou até queimar os Vasos, fazendo o Sangue circular de forma errática, causando sangramento;
- Acúmulo do Fogo pode causar ulcerações: o Fogo penetrando no Sangue (Xue) pode-se acumular em determinados locais, estagnando Qi e Sangue, causando ulceração. Clinicamente, pode apresentar dor, calor, rubor e edema localizado ou mesmo coleção purulenta e ulceração.

Fator Epidêmico (Li Qi)

Geralmente é classificado como Fator Externo.

É um Fator Patogênico diferente dos Seis Excessos (Liu Yin), por ser altamente contagioso e virulento. Relaciona-se com as alterações climáticas anormais, poluição ambiental e ingestão de alimentos. São exemplos clássicos de Fator Epidêmico descritos nos textos médicos chineses antigos: Huo Luan (Cólera), Shu Yi (Peste) e Tian Hua (Varíola).

Características individuais:
- Início agudo, com evolução rápida: quadro clínico assemelha-se ao quadro de Fogo e Calor, porém é mais grave, mais agudo, acompanha-se frequentemente de Umidade (Shi) e Toxina (Du);
- Altamente contagioso, causa sintomas semelhantes independentemente de idade ou sexo do paciente: penetra no corpo pela boca e nariz e propaga-se pela mesma via;
- Causa doença específica: um determinado Fator Epidêmico (Li Qi) causa uma doença específica que é distinta de outra doença.

Causas internas

São as alterações psíquicas, conhecidos como Sete Sentimentos (Qi Qing).

- Os Sentimentos são: Alegria, Raiva, Preocupação, Melancolia, Pesar, Medo e Susto.
- Há uma relação entre os Sentimentos e os Órgãos Internos: Alegria (Coração), Raiva (Fígado), Preocupação (Baço), Melancolia e Pesar (Pulmão), Medo e Susto (Rim).
- São respostas emocionais do corpo aos estímulos externos e normalmente não causam doenças;
- Podem causar doenças quando os estímulos forem muito súbitos, intensos, prolongados ou repetidos;
- Provocam as desarmonias de Qi e Sangue (Xue) nos Órgãos Internos (Zang Fu) e nos meridianos (Jing Luo);
- As Substâncias Fundamentais, principalmente Qi, sofrem influência das alterações sentimentais:
- Raiva: faz subir Qi;
- Pesar: consome Qi;
- Medo e Pavor: fazem Qi descer;
- Susto: desarranja Qi;
- Preocupação: estagna Qi;
- Alegria: alentece Qi;
- Os Sete Sentimentos podem sofrer transformação em Fogo;
- Afetam mais frequentemente Baço (Pi), Fígado (Gan) e Coração (Xin), embora qualquer um dos cinco Órgãos possa ser afetado.

Alegria:
- Harmoniza, relaxa, distende, suaviza e retarda o fluxo de Qi;
- Alegria afeta o Coração (Xin) e faz o Qi fluir lentamente;
- Dispersa a Mente (Shen);
- Pode provocar o Fogo do Coração (Xin Huo) e Calor por Deficiência (Vazio) no Coração.

Raiva:
- Faz o Qi e o Sangue subirem;
- Produz estagnação do Qi do Fígado, que pode produzir a subida de Yang ou Fogo do Fígado, ou invadir o Baço e o Estômago.

Preocupação e pensamento excessivo:
- Estagnam o Qi;
- Lesam o Baço, afetando a função de Transporte e Transformação;

- Lesam o Pulmão e produzem estagnação de Qi no tórax;
- Produzem Mucosidade (Tan);
- Podem lesar o Coração (Xin).

Tristeza e melancolia:
- Consomem o Qi;
- Afetam o Pulmão;
- Obstruem a circulação de Qi no Jiao Superior, impedindo a dispersão de Qi Defensivo e Qi Nutritivo;
- Alteram o Qi Torácico (Zong Qi).

Medo e pavor:
- Fazem o Qi descer;
- Afetam o Rim (Shen);
- Depauperam a Essência (Jing);
- Bloqueiam o Aquecedor Médio.

Susto:
- Suspende Qi;
- Afeta o Coração (Xin) e o Rim (Shen);
- Depaupera subitamente o Qi do Coração;
- Afeta o Rim, porque o organismo utiliza a Essência para suprir a repentina deficiência de Qi.

Convém relembrar que as emoções não causam alterações no corpo de forma linear como se faz pensar com a teoria de Cinco Movimentos (Wu Xing). As emoções, quando causam desarmonia, podem alterar as funções dos Órgãos Internos (Zang Fu). Como Órgão Interno tipo Zang relaciona-se diretamente com as Substâncias Fundamentais, a alteração de Zang Fu acarreta distúrbios de Substâncias Fundamentais. Por outro lado, as alterações emocionais podem afetar o fluxo de Qi e Sangue (Xue), que, por sua vez, pode levar a uma disfunção de Órgãos Internos (Zang Fu). Essas modificações de Substâncias Fundamentais e de Órgãos Internos causadas pelos fatores emocionais geralmente levam a desarmonias mais complexas.

Causas não internas nem externas

Este grupo agrega todas outras causas que não foram descritas nos dois grupos anteriores.

Alimentação, nutrição, dieta

Pode ser causa de doença sob os aspectos qualitativo e quantitativo.

Qualitativo:
- Excesso de comidas frias e cruas pode gerar Frio e Umidade e lesar Yang do Baço;
- Excesso de gorduras, álcool, condimentos e doce pode levar à formação de Calor, Umidade e Mucosidade e Estagnação de Qi e Sangue;
- Ingestão de alimentos impuros ou insalubres pode lesar Baço ou causar parasitoses.

Sabores:
- Baseado em Cinco Movimentos, pode-se pensar em excesso de determinado sabor de alimentos influenciando a função de Órgão Interno.

Horário das refeições:
- Alimentar-se com pressa, ter discussões durante as refeições, voltar a trabalhar logo após a refeição, alimentar-se tarde da noite ou sob pressão emocional pode lesar Yin do Estômago.

Quantitativo:
- Alimentação insuficiente debilita o Baço;
- Alimentos em excesso debilitam o Aquecedor Médio.

Atividade física

Excesso:
- Pode consumir Qi e Yang.

Falta:
- Retarda a circulação de Qi e Sangue;
- Debilita o Baço e diminui a resistência.

Atividade mental

Excesso:
- Debilita Qi e Sangue. Mente (Shen) do Coração não é mais nutrida;
- Debilita o Baço, e a deficiência de Yin do Estômago pode levar à deficiência de Yin do Rim.

Atividade sexual

Excesso:
- Prejudica o Qi do Rim ou esgota a Essência (Jing) do Rim;

- Mulheres com partos numerosos em pequeno intervalo de tempo podem ter doenças que são consideradas como excesso da atividade sexual.

Outros aspectos peculiares da MTC: praticar atividade sexual embriagado podem lesar a Essência e ficar exposto ao frio após a atividade sexual pode lesar o Yang do Rim.

Constituição individual

Depende das condições de saúde dos pais na concepção e da gestação.

Trauma externo ou lesão traumática:
- Causa estagnação de Qi e Sangue no local;
- Traumas antigos podem ser causas de doenças atuais, como cefaleias.

Mordidas de animais e insetos:
- Mordidas de animais peçonhentos ou domésticos.

Fatores gerados internamente

São produtos patológicos gerados no curso da doença, porém são considerados como fatores causais, porque sua presença pode gerar novas alterações patológicas. Os principais fatores são Mucosidade ou Fleuma (Tan Yin) e Sangue em Estase ou Sangue Estagnado (Yu Xue).

Mucosidade ou Fleuma (Tan Yin)

Tan Yin é um produto patológico formado pela alteração do metabolismo da água e do líquido. Tan é mais turvo e viscoso, e pode possuir forma visível ou audível, como expectoração, cornagem ou ronco; também existe Tan sem forma que indica os sintomas como tontura, vertigem e alterações psíquicas. Yin é mais claro e líquido, tem grande mobilidade, acumula-se nos espaços entre tecidos e órgãos, e apresenta diferente denominação segundo o local de acúmulo.

Tan Yin, uma vez formado, acompanha-se de Qi e alcança qualquer segmento do corpo, causando alterações patológicas diversas. Mas algumas características são comuns:

- Estagna o fluxo de distribuição de Qi e Sangue (Xue): A sintomatologia depende de onde o Tan Yin se acumule;

- Altera o metabolismo da água e dos líquidos;
- Perturba as funções de Mente (Shen);
- Distribui-se amplamente e assume formas diferentes.

Sangue em Estase (Yu Xue)

Yu Xue indica Sangue (Xue) não dissolvido e sem função fisiológica, acumulado internamente.

As características de Yu Xue:

- Favorece a estagnação de Qi;
- Altera o fluxo de Xue;
- Impede a formação de Xue novo;
- Tem local da alteração fixo com síndromes diversas.

Referências bibliográficas

Cheng X. Acupuntura e moxibustão chinesa. São Paulo: Roca; 1999. cap. 11: Etiologia e patogênese, p.185-92.

Dai YX. Zhong Yi Bing Yin Bing Ji Xue. [Estudos de Causas e Mecanismos de Doenças da Medicina Chinesa]. Taipei: Qi Ye Shu Ju; 1988. p. 82-136.

Li SM, Darella ML. Bing Yin: causas de doenças. Florianópolis: Instituto de Pesquisas e Ensino de Medicina Tradicional Chinesa – IPE/MTC; 2002.

Liu GW, Pai HJ. Tratado Contemporâneo de Acupuntura e Moxibustão. São Paulo: CEIMEC; 2005. cap. IV: Etiologia e Patogenia da MTC, p. 153-68.

Capítulo 7

Métodos diagnósticos da Medicina Tradicional Chinesa

André Wan Wen Tsai
Daniela Terumi Yoshida Tsai

Introdução

Os antigos médicos chineses desenvolveram uma metodologia com o objetivo de elaborar o diagnóstico sindrômico de acordo com os conceitos da Medicina Tradicional Chinesa (MTC). Tal ferramenta é chamada de "4 Procedimentos de Diagnóstico" (四診):

1) Inspeção;
2) Ausculta e olfação;
3) Interrogatório ou anamnese;
4) Palpação.

"4 Procedimentos de Diagnóstico" (四診)

Inspeção ou observação (Wang Zhen)

Observação da Vitalidade (Shen)

Manifestação geral das atividades vitais do corpo humano e do estado mental. Verifica-se o nível de consciência e a atividade do pensamento. Refere-se à expressão da essência do Rim (Jing) e ao estado funcional dos Zang Fu. Podemos avaliar também a vitalidade por meio do olhar, da fala e da respiração do paciente.

Observação da compleição

Verifica-se a cor e o aspecto da pele da face. Indivíduos saudáveis apresentam pele com brilho e coloração natural. É claro que há variação conforme etnia, constituição individual, exposição ao sol, condições climáticas, entre outras variáveis. A compleição reflete o estado do Qi e Xue (Sangue) pelos meridianos.

Coloração:

- Cor Azul: pode ser observada na face, lábios, língua, pele e unhas. Ocorre nas seguintes condições: convulsão, Frio, quadros de dor e estase de sangue. Em todas essas situações, Qi e Xue encontram dificuldade para a livre circulação pelos meridianos;
- Cor Vermelha: pode ser observada na face, lábios, língua, pele e olhos. Indica a presença de Calor (Re). Este pode ser dividido em tipo excesso (*flush* facial, rubor ocular, vermelho vivo) ou tipo deficiência (Yin): *flush* malar, vermelho mais opaco;
- Cor Amarela: pode ser observada na face, pele e olhos. Indica a presença de Umidade (Shi). É necessário investigar o sistema Baço-Pâncreas (Pi) e a dieta do paciente. Algumas vezes é combinada com o Calor (Calor-Umidade), como vemos nas icterícias por hepatites ou colecistites;
- Cor Pálida ou Branca: pode ser observada na face, lábios, língua, pele e olhos. Indica a presença de Frio (Han) ou síndromes de deficiências de Qi, Xue ou Yang;
- Cor Preta: pode ser observada na face, lábios e ao redor dos olhos. Indica deficiência do Shen (Rim). Há um distúrbio no metabolismo da água que se acumula abaixo dos olhos.

Observação da constituição corporal

A constituição corporal nos dá indícios do funcionamento dos Zang Fu. Por exemplo, podemos inferir como anda o funcionamento dos Rins (Shen) pela qualidade do esqueleto e cabelos, enquanto a qualidade das unhas e tendões nos dão informações sobre o Gan (Fígado).

Um corpo mais obeso sugere acúmulo de fleuma ou mucosidade (Tan), acompanhado de deficiências de substâncias vitais (no caso, Qi ou Yang).

Um corpo mais magro sugere deficiência de Xue (Sangue) ou Yin, acompanhada ou não de hiperatividade do Fogo. Normalmente corpos magros tendem a gerar Calor interior.

Neste item, também se observa o movimento corporal. Indivíduos mais Yang são mais agitados, enquanto os Yin são mais quietos e encurvados.

Observação dos órgãos dos sentidos

Face:

- Cor azulada – Vento (Feng), Frio (Han), dor por estagnação de Qi e de Xue (Sangue) nos meridianos;
- Cor amarelada – Umidade (Shi) ou deficiência do Baço (Pi);
- Cor avermelhada – Calor (Re);
- Cor branca – Excesso de Frio (Han), ou deficiência de Qi, Xue (Sangue) ou Yang;
- Cor enegrecida – Frio (Han), ou deficiência do Rim (Shen).

Cabeça e cabelos – local de reunião de todos os meridianos Yang do corpo, aonde chega a Essência (Jing) dos órgãos:

- Macro ou microcefalia, com atraso cognitivo: deficiência da Essência (Jing) do Rim (Shen);
- Atraso no fechamento da fontanela: deficiência do Qi do Rim (Shen);
- Cabelos secos e sem brilho com tendência à queda: deficiência da Essência (Jing) e/ou Xue (Sangue);
- Alopecia areata súbita: deficiência de Xue (Sangue) ou ataque pelo Vento (Feng);
- Queda de cabelo no jovem: deficiência de Qi do Rim ou Calor no Xue (Sangue).

Olhos: refletem o Shen (Mente) e a Essência (Jing). Verificar brilho e vivacidade. Manifestações dos sistemas Zang Fu e dos Jing Luo (Meridianos). Muitas vezes olhos vermelhos aparecem quando há Vento-Calor (Feng-Re) no meridiano do Gan (Fígado) ou Fogo no Gan (Fígado). Nos casos de icterícia, pesquisar Umidade (Shi) associada.

Orelhas: é a abertura somática do Rim (Shen), por onde passam os meridianos Shao Yang (GB e TE):

- Orelha edemaciada: padrão de excesso;
- Orelha fina: deficiência de Qi e Xue (Sangue).

Nariz: é a abertura somática do Pulmão (Fei) para o exterior. Observar secreções e respiração:

- Coriza clara e líquida: Vento-Frio (Feng-Han);
- Coriza turva, amarelada ou esverdeada: Vento-Calor (Feng-Re);
- Narinas secas: Calor do Estômago e Intestino Grosso.

Boca e lábios: é a abertura somática do Baço (Pi):

- Lábios pálidos: deficiência de Qi e Xue (Sangue);
- Lábios violáceos: ataque de Frio (Han) com estagnação de Qi e Xue (Sangue);
- Lábios vermelhos escuros: Calor no Xue (Sangue);
- Lábios secos e fissurados: secura externa ou excesso de Calor que fere Jin Ye (Líquidos Corpóreos);
- Ulcerações nos lábios ou boca: Calor no Baço (Pi) e/ou Estômago (Wei).

Pele: verificar se há manchas e/ou erupções. Investigar as seguintes possibilidades:

- Pulmão (Fei): estão relacionados de acordo com a Teoria dos 5 Elementos;
- Sangue (Xue): substância vital que leva nutrição, mas também pode levar toxinas;
- Fígado (Gan): deficiência do Xue do Gan leva à secura na pele, mas Fogo no Gan gera erupções;
- Estômago (Wei): Calor no Wei leva a Calor no Sangue (Xue);
- Vento (Feng) superficial: leva a prurido e vitiligo.

Língua: é considerada a parte mais importante da inspeção (Wang). Por isso, foi destinado um capítulo à parte para esse tema (capítulo 8).

Ausculta e olfação (Wen Zhen)

Nessa parte, o médico coleta informações ouvindo sons emitidos pelo paciente, seja por meio da voz, fala ou respiração, funções todas relacionadas ao Pulmão (Fei). O surgimento de tosse ou espirros sugere, por exemplo, uma possível inversão do Fei por algum fator patogênico. A presença de soluço ou eructação sugere inversão do Qi Wei (Estômago).

Além da ausculta, o médico também deve atentar aos odores provenientes do hálito, das excreções (urina e fezes) e das secreções (coriza, vômitos, leucorreia). A presença de odor forte, pútrido e/ou desagradável normalmente está associada às síndromes de Calor.

Interrogatório ou anamnese (Wen Zhen)

Sensação de Frio e/ou Calor

Neste item, precisamos identificar se há invasão do Frio ou Calor patogênico ou se a sensação de Frio/Calor é fruto de quadro de deficiência de Yin/Yang.

Há uma diferença entre "intolerância ao frio" e "aversão ao frio":
- Aversão = fator patogênico bloqueia o fluxo de Wei Qi (Qi de Defesa);
- Intolerância = deficiência de Yang (Frio Interno), melhora com agasalhamento;

Há também diferença conceitual entre calor e febre (manifestação Yang):
- Febre = sintoma resultante entre a luta Xie Qi (Qi Perverso) e Zheng Qi (Qi Correto);
- Zheng Qi forte e Xie Qi forte = febre alta;
- Zheng Qi fraco e/ou Xie Qi fraco = febre mais baixa;
- Aversão ao Frio e Febre = invasão de fator patogênico exterior;
- Calafrio sem febre = deficiência de Yang;
- Febre sem calafrio:
- Febre alta = fator externo interiorizou rapidamente;
- Febre intermitente = estágio intermediário (Shao Yang), deficiência de Yin;
- Febre baixa crônica = deficiência de Qi e/ou Yin.

Transpiração ou sudorese

O suor resulta da "evaporação" do Jin Ye, por ação de Yang Qi. A invasão dos fatores patogênicos exteriores e/ou a deficiência das substâncias vitais influenciam diretamente no padrão de transpiração do indivíduo (Tabelas 7.1 a 7.3). O tipo de fator externo também influencia de forma diferente a transpiração.

- Fator patogênico exterior:
- Frio (fecha, contrai os poros) = anidrose;
- Vento (paralisa) = sudorese espontânea;
- Calor (dilata) = profuso, abundante;
- Fator exterior transmitido para o interior = sudorese + febre alta + sede;
- Espontânea = deficiência de Qi/Yang;
- Noturna = deficiência de Yin;
- Profusa = deficiência de Yang ou síndrome de calor;

TABELA 7.1. Característica da sudorese e seu diagnóstico mais provável

Com sudorese	Vento, Vento-Calor, ou Vento-Frio com padrão de deficiência
Sem sudorese	Frio ou Vento-Frio com padrão de excesso
Sudorese espontânea ou aos pequenos esforços	Deficiência de Qi ou Yang
Sudorese noturna	Deficiência de Yin
Sudorese abundante, com calor e sede	Excesso de calor
Sudorese fria e profusa com doença grave	Colapso de Yang

TABELA 7.2. Localização da transpiração e seu diagnóstico mais provável

Corpo inteiro	Deficiência de pulmão
Somente na cabeça	Calor no Jiao Sup ou Umidade – calor no estômago
Nos membros	Deficiência do ST e SP
Somente nas mãos	Deficiência de Qi do LU
Nas palmas das mãos e plantas dos pés	Deficiência de Yin

TABELA 7.3. Período do dia quando ocorre a transpiração e seu diagnóstico mais provável

Durante o dia	Deficiência de Yang
Durante o sono	Deficiência de Yin

Cabeça e corpo

Nesse item, perguntamos se há presença de dores na região cefálica e/ou no resto do corpo e se o indivíduo sofre algum tipo de tontura. Deve-se lembrar de que dor e tontura são duas queixas muito comuns que levam o paciente ao médico (Tabelas 7.4 e 7.5).

Cefaleia:
- Padrão de excesso: fatores patogênicos externos, mucosidade e estase de Sangue (Xue);
- Padrão de deficiência: de Qi, de Xue (Sangue) e da Essência (Jing).

Horário:
- Dia: deficiência de Qi ou Yang;
- Noite: deficiência de Yin ou Sangue.

TABELA 7.4. Localização topográfica da dor correlacionada com o meridiano ou Zang Fu acometido e o tipo de fator patogênico envolvido

Dor irradiada para a nuca	Tai Yang	Invasão de Vento-Frio ou deficiência do KI
Dor frontal e na região da glabela	Yang Ming	Calor do ST ou deficiência do Sangue
Dor temporal	Shao Yang	Vento-Frio ou Vento-Calor ou Fogo interno do LR ou GB
Dor irradiada para os dentes	Shao Yin	
Dor na região da calota (ápice)	Jue Yin	Deficiência de Sangue ou LR

TABELA 7.5. Tipo de dor correlacionado ao fator patogênico ou Zang Fu acometido

Cabeça inteira	Vento-Frio
Sensação de peso	Umidade (Shi) ou Fleuma (Tan)
Sensação de dor no cérebro	Deficiência do Rim (Shen)
Distensão e pulsante	Hiperatividade do Yang do LR
Agulhada ou pontada	Estase de Xue (Sangue)

Outras considerações em relação à dor:
- Em distensão ou móvel (tórax e abdome): estagnação de Qi;
- Fixa: estase de Sangue (Xue);
- Em peso (membros, cabeça e lombar): Umidade (Shi) que bloqueia Qi e sangue;
- Crônica, melhora com pressão: deficiência;
- Aguda, piora com pressão: excesso;
- Articular migratória: Vento (Feng);

Com edema e parestesia: Umidade (Shi).

Dor em outras partes do corpo:
- Torácica: morada do Xin e Fei – Deficiência de Qi ou Yang (insuficiência cardíaca congestiva – ICC), estase de Xue ([infarto agudo do miocárdio (IAM)/tromboembolismo pulmonar (TEP)] e Fogo (hemoptise);
- Hipocôndrios: Gan e Dan – estagnação do Qi do LR, Calor-Umidade (colecistite crônica ou aguda);
- Epigástrica: Wei – Ataque do Wei pelo frio, estase de alimento, Gan atacando Wei (Madeira hiperdominando Terra);

Abdominal: excesso e deficiência, parasitas:
- Supraumbilical: SP e Wei;
- Infraumbilical: Shen, Pang Guang (BL), Da Chang (LI), Xiao Chang (SI) e Zi Gong (útero);
- Fossa inguinal: meridiano LR;

Lombar: morada do Shen (Rim):
- Excesso: obstrução do meridiano pelo Vento, Frio, Umidade ou estase de Xue;
- Deficiência: Essência ou Yang do Shen;

- Membros: obstrução do Qi e Xue pelo Vento, Frio ou Umidade, ou deficiência de Qi do Pi ou Wei, ou traumatismos.

Tontura: podemos dividir em dois padrões, que se seguem:
- Deficiência: tontura crônica, de início gradual, podendo ser deficiência de Qi e Sangue ou deficiência do Qi do KI;
- Excesso: tontura aguda e forte de início súbito, podendo ser causada pela subida do fogo do LR ou mucosidade que não desce.

Podemos classificar a tontura de acordo com sua causa:
- Vento interno: tontura intensa, rotatória, com perda de equilíbrio;
- Fogo: agitação, irritabilidade, olhos congestionados e vermelhos, boca amarga, insônia, rigidez cervical, tremores;
- Fleuma: tontura suave com sensação de peso;
- Deficiência de Qi: tontura discreta agravada pela fadiga.

Tórax e abdome

As perguntas sobre tórax e abdome geralmente são feitas juntamente com o inquérito sobre cabeça e pescoço, especialmente com relação aos sintomas de dor e desconforto.

As queixas de palpitação estão relacionadas às desarmonias do Zang (Órgão) Xin (Coração) e devem ser examinadas pela medicina moderna.

As queixas abdominais precisam ser correlacionadas com o padrão de dieta que o indivíduo possui.

Olhos e ouvidos

Avaliamos a presença ou não de perda da acuidade auditiva, zumbido e manifestações nos olhos.

Surdez:
- Aguda: excesso de Frio exógeno;
- Crônica: deficiência de KI e/ou Xue (Sangue) do HT.

Zumbido:
- Súbito: excesso, ou Fogo ou Vento do LR;
- Evolução gradual: deficiência de KI.

Olhos:
- Dor aguda com hiperemia de conjuntiva e cefaleia: fogo no Meridiano do HT;
- Dor, edema e hiperemia de conjuntiva: Vento-Calor externo ou Fogo do LR;
- Secura nos olhos: deficiência de Yin do LR e do KI.

Ingesta e paladar

Questão diretamente associado ao sistema Pi (Baço-Pâncreas). Avaliamos quanto ao apetite, à sede, à preferência por alimentos ingeridos e a outras situações.

Alimentos:
- Como fator de alívio: deficiência;
- Como fator agravante: excesso;
- Prefere alimentos frios: Calor;
- Prefere alimentos quentes: Frio;
- Anorexia: deficiência de Qi do SP e ST;
- Sensação de plenitude e distensão após alimentação: estase de alimento no ST;
- Tem fome, mas come pouco: deficiência de Yin do ST.

Gosto na boca:
- Amargo: Fogo da GB e LR, ou HT (muitas vezes também tem insônia);
- Azedo: estagnação de alimento ou desarmonia entre LR e ST;
- Adocicado e viscoso: Calor e Umidade no SP e ST, deficiência do SP e ST;
- Ácido: Calor no LR e ST;
- Salgado: deficiência de Yin do KI;
- Picante: Calor no LU.

Sede:
- Sede de grande quantidade de água fria: excesso de Calor;
- Pede água, mas não bebe: Calor-Umidade;
- Ausência de sede: Frio;
- Sede de pequena quantidade ou de líquidos mornos: deficiência de Yin do ST ou KI;

- Prefere bebida quente: Frio;
- Tem sede, mas vomita após ingerir água: excesso de água no Estômago (Wei).

Sono

O sono é um momento que a Mente (Shen) tem para repousar. A principal queixa é a insônia. De modo simplificado, temos dois Zang e duas Substâncias Vitais envolvidos de forma mais frequente: Xue e Yin, Gan (Fígado) e Xin (Coração).

Insônia:
- Com irritabilidade: deficiência de Yin do HT;
- Com agitação mental e pesadelos: hiperatividade do Fogo do HT;
- Insônia inicial: deficiência de Xue (Sangue) do HT;
- Com sonhos tumultuados: Fogo no LR ou HT;
- Preocupação e trabalho excessivos: lesão de Pi e Xin;
- Hiperatividade do Fogo devida à deficiência do Yin: incoordenação entre Xin e Shen (Rim);
- Desordens do Qi do Wei: acúmulo de alimento, produção de mucosidade-calor no Jiao Médio;
- Hiperatividade do Yang do Gan perturbando Xin.

Hipersonia:
- Sonolência excessiva: Calor no PC, mucosidade obstruindo a abertura do HT ou deficiência de Yang generalizada;
- Sonolência incontrolável com tontura: acúmulo de Umidade.

Excreções

Fezes:
- Melhora com evacuação: excesso;
- Agrava com evacuação: deficiência;
- Constipação: deficiência ou excesso; Frio ou Calor;
- Fezes normais com dificuldade para evacuar: estagnação ou deficiência de Qi;
- Com dor abdominal: Frio interno por deficiência de Yang;
- Com fezes secas e sem sede: deficiência de Yin.

Diarreia:
- Com odor pútrido: Calor;
- Sem odor: Frio;
- Crônica: deficiência de Yang do SP e KI;
- Matinal: deficiência de Yang do KI;
- Com muco: Umidade no Intestino (retocolite/doença de Crohn);
- Enterorragia: Umidade-Calor no intestino;
- Com alimentos não digeridos: deficiência do Qi do SP;
- Com queimor anal: Calor do meridiano do LR.

Urina:
- Enurese ou incontinência: deficiência do KI;
- Retenção de urina: Calor-Umidade na Bexiga (BL);
- Poliúria: deficiência do KI; pode ter Frio;
- Polaciúria: deficiência de Qi;
- Urina escura ou amarela: Calor por excesso ou deficiência do Yin;
- Urina clara e profusa: ausência de Calor na doença, excesso de Frio ou deficiência de KI ou BL;
- Urina turva: Umidade e Calor na BL (infeção do trato urinário).

Ginecologia

Menstruação:
- Dor pré-menstrual: estagnação de Qi ou estase de Xue (Sangue);
- Dor no período menstrual: estagnação pelo Frio ou Calor no Xue (Sangue);
- Dor pós-menstrual: deficiência de Xue (Sangue);
- Ciclo irregular: desarmonia de Chong e Ren Mai por obstrução de Qi do LR;
- Ciclo antecipado: Calor no Xue (Sangue) ou deficiência de Qi;
- Ciclo prolongado: deficiência ou estase de Xue (Sangue);
- Oligomenorreia: deficiência de Xue (Sangue), estase de Xue (Sangue) ou Frio;
- Com coágulos: estase de Xue (Sangue) ou Frio.

Leucorreia:
- Esbranquiçada: Frio por deficiência de Yang do SP ou KI, Frio-Umidade exterior ou estagnação de Qi do LR;
- Amarelo-esverdeada: Calor-Umidade.

Reprodução

Infertilidade:
- Deficiência: essência de KI ou de Xue (Sangue);
- Excesso: Umidade-Calor no Jiao Inferior ou Estase de Xue (Sangue) no útero (Zi Gong).

Abortamento:
- Antes de três meses: deficiência de essência ou de Xue (Sangue) com deficiência de KI;
- Após três meses: estase de sangue no LR ou afundamento de Qi do SP.

Pediatria

Esta parte é reservada para as crianças, sobre as quais devemos observar as seguintes informações:
- Período pré-natal;
- Antecedentes familiares;
- Doenças anteriores;
- Amamentação;
- DNPM (desenvolvimento neuropsicomotor).

Palpação (Qie Zhen)

Nesse momento realizamos o exame clínico por meio da palpação. Erroneamente, muitos sintetizam essa parte somente na palpação do pulso radial, que tem sua importância e será discutida em capítulo separado.

Originalmente, incluímos aqui a palpação de:
- Membros: averiguar a temperatura (Frio ou Calor), tônus muscular, presença ou não de edema ou secura de pele. Também há a palpação de outros pulsos, como da artéria braquial, ulnar, femoral, poplítea, tibial posterior e pediosa;

- Abdome: localização da área mais dolorosa ou desconfortável, presença ou não de distensão ou excesso de flatos;
- Cabeça e pescoço: procura de nódulos e palpação da artéria carotídea e temporal;
- Corpo: exame do local da queixa principal, principalmente quando essa for uma queixa de dor.

Nota 1: "Shen", em chinês, possui dois significados na MTC: Mente ou Espírito (神) ou o órgão Rim (腎).

Nota 2: "Wen", em chinês, possui dois significados: cheirar (聞) ou perguntar (問).

Referências bibliográficas

Auteroche B, Navailh P. O Diagnóstico na Medicina Chinesa. 1ª ed. São Paulo: Andrei; 1992.

Lufen W. Diagnostics of Traditional Chinese Medicine. A Newly Compiled Practical English-Chinese Library of Traditional Chinese Medicine. Shanghai: Shanghai University of TCM Press; 2002.

Wang LG. Tratado Contemporâneo de Acupuntura e Moxibustão. 1ª ed. São Paulo: CEIMEC; 2005.

Wen TS. Manual terapêutico da acupuntura. 1ª ed. Barueri, SP: Manole; 2008.

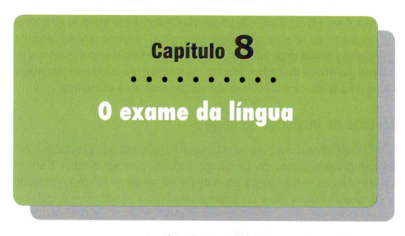

Ciro Blujus dos Santos Rohde

Introdução

O exame da língua é um dos primeiros passos dos "4 Métodos Diagnósticos", estando incluso na inspeção. Quando o paciente entra em sua sala, o médico observa a aparência, a forma de andar e a postura dele; isso já faz parte da inspeção. Antes de iniciar a anamnese, o médico acupunturista pode solicitar ao paciente que mostre sua língua, dando início ao exame. Esse é um passo importante da inspeção e pode auxiliar na condução da anamnese e na compreensão do diagnóstico do paciente.

O exame da língua consiste na observação das características do corpo da língua e da saburra e de suas alterações no decorrer do tratamento. Segundo as teorias da Medicina Tradicional Chinesa (MTC), podem-se observar características do Qi, Sangue, Zang Fu, Yin e Yang no exame da língua, sendo ele uma importante ferramenta diagnóstica.

Conforme a MTC, a língua é a manifestação externa do Coração (Xin), mas também se vincula aos meridianos do Baço-Pâncreas (Pi),

Fígado (Gan) e Rim (Shen) e se conecta ao Pulmão por meio da garganta, tendo, portanto, relação com todos os Órgãos. Para que tenha sua forma e textura, a língua depende do Qi e do Sangue, também podendo dar sinais da qualidade de ambos. Por fim, a saburra é produzida no Estômago (Wei) pelo Qi desta víscera, o estômago ao digerir os alimentos.

Método de inspeção da língua

O paciente deve estar sentado ou deitado em posição supina, em ambiente bem iluminado, preferencialmente com luz natural. É solicitado ao paciente que abra a boca de forma ampla e realize a protrusão da língua. A língua deve ser protrusa de forma pendente e o mais relaxada possível.

A sequência de inspeção se inicia pelo corpo da língua e depois pela saburra. Deve-se observar primeiro a ponta da língua, depois o meio, as laterais, a raiz e, por fim, a parte inferior da língua, quando se pede que o paciente toque o céu da boca com a ponta da língua.

É possível dividir as áreas da língua conforme os Órgãos e sistemas da MTC, sendo a ponta relacionada ao Coração e ao Pulmão, o centro, ao Baço-Pâncreas e Estômago, as laterais, ao Fígado e a raiz, ao Rim.

O exame da língua deve durar até 4 segundos. Após esse tempo, a cor do corpo da língua pode começar a se tornar mais azulado e confundir o médico em seu diagnóstico. Caso seja necessário observar a língua do paciente por mais tempo, deve-se pedir que, após os 4 segundos, ele volte a fechar a boca e, depois de 1 ou 2 minutos, mostre a língua novamente.

O exame da língua deve ocorrer na seguinte ordem:

1. Corpo:
- Cor;
- Formato;
- Movimento;
2. Saburra:
- Natureza da saburra;
- Cor da saburra;
3. Parte inferior da língua:
- Veias da base da língua.

Língua normal

O paciente saudável apresentará, a princípio, exame da língua também normal, com as seguintes características: corpo vermelho claro (rosado), tamanho mediano, macia, sem marcas de dentes, úmida e brilhante, sem movimentos anormais; saburra branca clara ou transparente distribuída principalmente no centro e na raiz da língua.

É necessário lembrar que algumas pessoas têm alterações na língua desde sua infância, como gretas ou outras alterações do formato. Diante desse tipo de alteração, o médico deve questionar o paciente se sua língua sempre teve essas características ou se é algo mais recente.

Inspeção do corpo da língua

Cor: a cor do corpo da língua pode dar indícios importantes para auxiliar no diagnóstico. Reflete estado do Qi, Sangue, líquidos corpóreos, Yin e Yang:

- *Vermelho claro (rosada):* é a cor normal da língua; reflete estado de normalidade ou pode estar presente em doenças agudas ou leves, que ainda não conseguiram causar maiores alterações no corpo do indivíduo;
- *Pálida (rosa claro):* cor mais clara do que o normal; pode indicar deficiência de Qi, Sangue e/ou Yang;
- *Vermelho ou vermelho escuro:* tem a cor vermelha mais intensa do que o normal; ambos significam presença de fator patogênico Calor (interno ou externo) tanto por excesso ou deficiência; quanto mais intensa a cor, mais grave é a doença. Essa alteração pode ocorrer em toda a língua ou em algumas áreas apenas;
- *Cianótica ou arroxeada (púrpura):* pode ocorrer em uma série de condições clínicas, mas usualmente pode ser observada no paciente estagnação de Qi ou Sangue. Pode representar tanto excesso de Frio interno ou superabundância de Calor gerando estagnação; pode ocorrer em casos de deficiência de Yang. Eventualmente o paciente pode apresentar pequenas máculas púrpuras, semelhantes a petéquias, distribuídas ao longo da língua, que representam estagnação de Qi e Sangue.

Formato: pode-se observar uma série de alterações no formato da língua, e cada alteração deve ser levada em conta para auxiliar no diagnóstico final:

- *Língua áspera:* tem textura áspera, geralmente com a superfície seca e acidentada. Pode representar síndromes de excesso ou síndromes de calor (por excesso ou deficiência) com hiperatividade de Yang e consumo de líquidos corpóreos;
- *Língua macia ou tenra:* a língua normal tem aspecto macio, com a superfície lustrosa de cor clara, porém pode ocorrer também em casos de deficiência de Qi ou Yang, acúmulo de Umidade ou Frio patogênico. A língua macia patológica geralmente tem aspecto mais edemaciado do que a normal;
- *Língua volumosa:* o corpo da língua é maior do que o normal, geralmente indica retenção de umidade/mucosidade;
- *Língua inchada:* a língua tem aspecto inchado, mais comumente visto em casos de excesso, como Calor superabundante atacando Coração e Baço-Pâncreas ou casos de intoxicação (fator não interno não externo);
- *Língua fina (emagrecida):* mais fina do que o normal; ocorre em casos de deficiência de Qi, Sangue ou consumo de fluidos corpóreos (Yin);
- *Fissuras:* presença de uma ou várias fissuras no corpo da língua; ocorre por deficiência de líquidos corpóreos, Sangue ou Essência, em geral por consumo devido a Calor patogênico. Pode ser um achado normal em algumas pessoas (Figura 8.1);
- *Língua espinhosa:* a língua é coberta de pequenos "espinhos" vermelhos, sugerindo superabundância de Calor patogênico;
- *Marcas de dentes:* as laterais da língua ficam marcadas com marcas de dentes, que é um sinal comum de deficiência de Qi ou de Yang e de retenção de Umidade. Eventualmente pode ocorrer em indivíduos saudáveis (Figura 8.2).

Movimentos da língua: a língua deve ser macia ou flexível, porém em algumas patologias pode apresentar as seguintes alterações:

- *Língua rígida:* quase inflexível e imóvel; é normalmente vista em casos de fator patogênico externo, ou por fatores internos como vento e/ou calor invadindo pericárdio e coração; é sempre um sinal de gravidade;
- *Língua trêmula:* a língua apresenta tremor contínuo; é um sinal de vento interno;

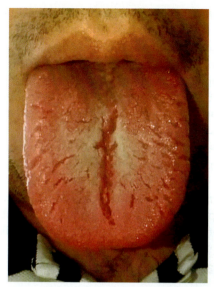

FIGURA 8.1. Língua com corpo vermelho-claro, volumosa, com grande fissura central; saburra branca ao redor da fissura central e amarela na raiz da língua.

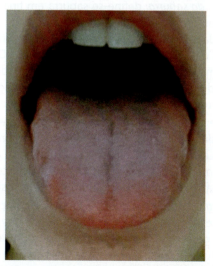

FIGURA 8.2. Língua com corpo rosado, marcas de dentes nas laterais e saburra branca fina.

- *Língua flácida:* a língua é muita fraca para realizar o movimento de protrusão e retorno para a boca; indica deficiência grave de Qi, Sangue e/ou líquidos corpóreos;
- *Língua encolhida:* o paciente não consegue protruir a língua; indica condição gravíssima em geral com fator patogênico frio ou calor. Esse tipo de língua não é vista em pacientes ambulatoriais, a não ser que a pessoa tenha alguma alteração anatômica (Figura 8.3);
- *Língua desviada:* a língua é desviada para um ou outro lado do rosto do paciente; é um sinal de acidente vascular encefálico ou de vento do Fígado (Gan);
- *Língua em abano:* o paciente protrai normalmente a língua, mas demora para recolhê-la, ou frequentemente lambe os lábios; indica calor no Coração (Xin) ou Baço-Pâncreas (Pi).

Inspeção da saburra

Natureza da saburra: refere-se à análise das qualidades da saburra, conforme discutidas a seguir:

- *Espessura da saburra:* define-se saburra em fina ou grossa (espessa) conforme a possibilidade de enxergar o corpo da língua através da saburra; uma saburra que permite visualizar de forma clara o corpo da língua é considerada fina. De forma geral, quanto mais espessa a saburra, maior a gravidade ou tempo de doença do paciente. Uma exceção a isso é a língua espelhada, que não tem saburra nenhuma e indica deficiência grave de Yin;
- *Umidade:* a saburra deve ser úmida e brilhante. Saburra seca pode indicar deficiência de Yin, líquidos corpóreos ou síndromes de calor. Por outro lado, a saburra pode se apresentar demasiadamente pegajosa, sendo chamada de escorregadia; esse é um sinal de acúmulo de frio e umidade/mucosidade;
- *Saburra gordurosa ou pútrida:* a saburra é compacta, difícil de esfoliar, espessa no centro da língua e fina nas margens, com aspecto gorduroso; essa é a saburra gordurosa. Pode evoluir para saburra pútrida, que se torna mais esparsa e fácil de esfoliar, porém de aspecto ainda gorduroso e mais seco. É um sinal de declínio do Yang Qi e de acúmulo de mucosidade, frequente

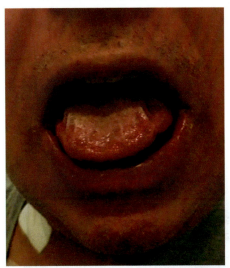

FIGURA 8.3. Língua com corpo vermelho e marcas de dentes, incapaz de protruir, saburra amarela gordurosa.

em casos de retenção de comida no estômago. A evolução para língua pútrida indica presença de fator patogênico Calor, seja externo ou interno;
- *Língua esfoliada:* trata-se da ausência de saburra em parte da língua ou nela toda. Indica deficiência do Qi do Estômago (Wei) em produzir a saburra, com exaustão do Yin do Estômago. O acometimento de áreas específicas da língua pode indicar doença nos órgãos relacionados à área acometida. A evolução do quadro resulta na língua em espelho descrita anteriormente (Figura 8.4);
- *Saburra na raiz da língua:* a presença de saburra na raiz da língua indica que, apesar de haver fator patogênico no corpo, o Wei Qi ainda é presente e está combatendo o fator patogênico. A ausência de saburra na raiz da língua indica um declínio do Wei Qi, sendo um sinal de falência das defesas do corpo.

Cor da saburra: a análise da cor da saburra é o último passo do exame da língua e pode revelar informações importantes a respeito do estágio da patologia do paciente:

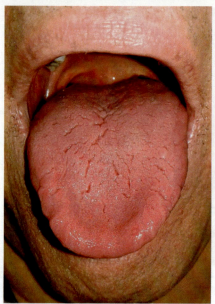

FIGURA 8.4. Língua com corpo pálido, diversas fissuras pequenas e algumas marcas de dentes, sem saburra.

- *Saburra branca:* a saburra branca, fina e úmida, que permite ver o corpo da língua, pode ser encontrada no paciente saudável ou no início de síndromes exteriores agudas. Já a saburra branca espessa indica evolução da doença; é encontrada em casos com fator patogênico Frio (e eventualmente umidade) ou doenças internas em que não ocorre transformação dos fatores patogênicos em Calor;
- *Saburra amarela:* é um sinal de doença interna, uma vez que usualmente os fatores patogênicos internos sofrem transformação em Calor com o tempo; assim, podemos entender que quanto mais intensa a cor da saburra, maior a gravidade da doença. Quanto a doenças externas, é sempre um sinal de presença de fator patogênico Calor. O médico deve saber diferenciar quando se trata de doença interna ou externa por meio do conjunto de sinais e sintomas.

Conclusão

O exame da língua é parte importantíssima do exame do paciente. Seus sinais geralmente são claros, com raras diferenças de interpretação entre os profissionais. Sua avaliação no início da consulta facilita a anamnese e a direciona, poupando tempo e tornando o método diagnóstico em MTC muito mais eficaz.

O médico deve ser habilidoso para perceber todos os sinais presentes no corpo da língua e na saburra, a fim de utilizá-los em conjunto para realizar o diagnóstico. Alguns sinais podem ser indicativos de um ou mais processos patogênicos, porém sua combinação dificilmente deixa dúvidas. Sinais claros como deficiência de Yin e presença de Umidade ou Calor são facilmente detectados no exame da língua. O médico acupunturista jamais deve ignorar essa importante ferramenta diagnóstica, devendo recorrer ao exame da língua sempre que tiver qualquer dúvida sobre o diagnóstico do paciente.

Referências bibliográficas

Lufen W. Diagnostics of Traditional Chinese Medicine. A Newly Compiled Practical English-Chinese Library of Traditional Chinese Medicine. Shanghai: Shanghai University of TCM Press; 2002.

Wang B. Princípios de medicina interna do Imperador Amarelo. São Paulo: Ícone; 2013.

Wang LG. Tratado Contemporâneo de Acupuntura e Moxibustão. São Paulo: CEMEIC; 1996.

Wen TS. Manual terapêutico da acupuntura. 1ª ed. Barueri, SP: Manole; 2008.

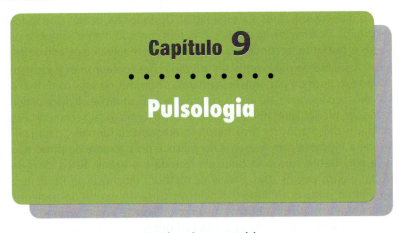

Ciro Blujus dos Santos Rohde

Introdução

A pulsologia é a principal parte de um dos "4 Métodos Diagnósticos" da Medicina Tradicional Chinesa (MTC): a palpação. No início da prática clínica da MTC, os médicos aferiam a pulsação de diversas artérias do paciente; a artéria temporal, o pulso pedioso e até mesmo o ictus cardíaco eram examinados. Porém, como isso era trabalhoso e, muitas vezes, excessivamente invasivo para a cultura da época, desenvolveu-se o método de palpação da artéria radial como forma de aferir o estado do Qi, do Sangue de todo o corpo e dos Zang Fu. Segundo as teorias da MTC, o Coração participa da produção do Sangue e é conectado com os vasos; o Qi do Coração carreia o Sangue e o Qi para todos os órgãos, vísceras, articulações e membros do corpo. O Baço-Pâncreas e o Estômago são a fonte do Qi e Sangue adquiridos; o Fígado regula a circulação do Qi e Sangue e armazena o Sangue durante o sono; o Rim contém a Essência e portanto é fonte de Qi e Sangue para os demais órgãos. Por fim, o Pulmão governa o Qi e se conecta com todos os vasos, e é em seu meridiano que encontramos a artéria radial. Dessa forma, vemos que todos os órgãos, de uma forma ou de outra, têm conexão com o Sangue e os vasos e, portanto, as condições dos vasos podem refletir o estado deles.

A análise do pulso pode ser utilizada para conferir se os dados até então extraídos do paciente fecham uma síndrome, ou seja, confirmar o diagnóstico formado até então, ou em algumas situações o diagnóstico pode ser inferido diretamente pelo pulso. De forma geral, recomenda-se palpar o pulso após ter uma hipótese diagnóstica formada, para confirmar a hipótese com o exame do pulso. Caso o exame do pulso não seja condizente com o restante da história e o exame físico, deve-se voltar alguns passos atrás e rever os métodos diagnósticos. Por isso, o exame do pulso é a última e conclusiva parte do exame do paciente. Outra forma muito interessante de utilizar o pulso é avaliar se, logo após o agulhamento, o pulso do paciente está diferente em comparação com o momento antes do agulhamento. A alteração do pulso após o agulhamento, no sentido de tornar-se mais próximo do normal, indica que o ponto e o método de agulhamento foram escolhidos de forma acertada.

Estudos recentes indicam que o pulso pode evidenciar uma série de condições clínicas, muitas conhecidas pela medicina moderna, mas também pode mostrar alterações que são mais valorizadas nas síndromes da MTC, por exemplo, a relação entre sistema simpático e parassimpático. Infelizmente, a literatura científica não mostra boa correlação entre o exame do pulso e o diagnóstico nosológico do paciente. Aparelhos modernos para aferição do pulso e seu diagnóstico foram desenvolvidos e podem auxiliar tanto na prática clínica quanto no ambiente acadêmico.

Métodos para avaliação do pulso

Primeiramente, o paciente deve estar em repouso por no mínimo 5 minutos, sentado ou em decúbito dorsal horizontal, e assim permanecer, confortavelmente, durante o exame. Idealmente o paciente não deve ingerir qualquer substância estimulante ou se exercitar nas últimas horas antes do exame.

O paciente deve apresentar o pulso para o médico com o braço em posição supina (face medial voltada para cima), e a palpação deve ocorrer com o punho do paciente na altura de seu coração. Observe que, até este momento, essa preparação do paciente se parece muito com a metodologia para aferição da pressão arterial.

O médico deve se posicionar de frente para o paciente, de forma a palpar o pulso esquerdo dele com a mão direita, e vice-versa (Figura 9.1), ou seja, a mão do médico fica externa ao paciente. O médico deve utilizar o segundo, o terceiro e o quarto dedo para realizar o exame. Os dedos devem se posicionar de forma arqueada, colocando a polpa digital em contato com o pulso do paciente. Especificamente, a melhor região do dedo para analisar o pulso é a polpa digital, a meio caminho entre a articulação interfalangeana distal e a unha; essa região é chamada o "olho do dedo", por ser particularmente sensível e permitir melhor acurácia no exame (Figura 9.2).

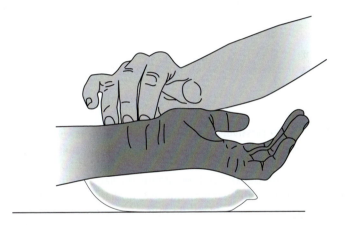

FIGURA 9.1. Palpação do pulso.

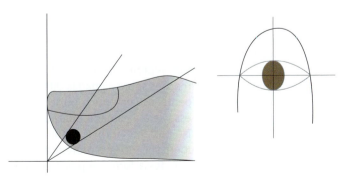

FIGURA 9.2. O "olho do dedo".

Cada um dos dedos do médico examinará uma posição diferente do pulso. Existem, portanto, três posições básicas: distal, medial e proximal (cun, guan e chi, respectivamente). A porção medial é localizada medialmente ao processo estiloide do rádio, sendo a distal a posição seguinte em direção ao punho e a proximal a posição seguinte em direção ao braço. Cada uma das três posições pode ser relacionada a um órgão da teoria da MTC, sendo o pulso esquerdo diferente do direito. Essas relações ocorrem como demonstrado na tabela 9.1.

TABELA 9.1. As três posições de análise do pulso e os órgãos relacionados

Exame do pulso	Mão direita (Yang)	Mão esquerda (Yin)
Distal (cun)	Pulmão (Fei) e Intestino Grosso (Da Chang)	Coração (Xin) e Pericárdio (Xin Bao)
Medial (guan)	Baço-Pâncreas (Pi) e Estômago (Wei)	Fígado (Gan) e Vesícula Biliar (Dan)
Proximal (chi)	Rim (Shen) Yang	Rim (Shen) Yin

Apesar de ser possível inferir informações sobre as vísceras, em geral se compreendem as informações apreendidas do pulso como relativas aos órgãos. Observe que os órgãos pertencentes ao Jiao superior estão presentes no pulso distal; os órgãos do Jiao médio estão representados no pulso médio e o Rim, que está no Jiao inferior, encontra-se representado na porção proximal do pulso. É interessante notar que os órgãos em evidência no lado esquerdo são sempre Yin em comparação aos órgãos do lado direito; o Coração é Yin em relação ao Pulmão, o Fígado é Yin em comparação ao Baço-Pâncreas. O Rim é representado em ambos os lados, porém sua porção Yin é representada do lado esquerdo e a porção Yang, do lado direito.

Após a identificação das três posições, o médico deve ser capaz de identificar também as três profundidades: superficial, média e profunda. Cada uma dessas posições trará informações sobre camadas diferentes do corpo do paciente. No paciente doente, usualmente o pulso é mais perceptível em uma das camadas, e essa será a camada utilizada para aferir a qualidade principal do pulso. No paciente normal, o pulso deve ser sentido nas três profundidades (superficial, média e profunda) e nas três posições (distal, medial e proximal); dessa forma, é possível aferir nove posições distintas em cada braço do paciente. Em condições muito graves, é possível que o pulso de alguma das nove posições esteja ausente; porém, vale ressaltar que isso não é uma condição frequente e que, em pacientes ambulatoriais, se o médico não consegue definir o pulso em uma determinada posição, é mais provável que estejamos diante de um erro de técnica do médico do que de uma real ausência de pulso naquela posição.

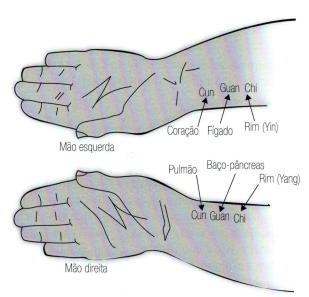

FIGURA 9.3. As posições de palpação do pulso e seus órgãos relacionados.

Parâmetros de avaliação do pulso
Parâmetros objetivos
Frequência

Tradicionalmente, considera-se que a frequência normal do pulso deve ser de quatro batimentos cardíacos para cada ciclo de respiração do médico; é considerado um pulso rápido aquele que tiver mais batimentos do que quatro por ciclo respiratório e como pulso lento aquele com menos do que quatro. Essa determinação era realizada em virtude do treinamento dos médicos antigos para manter uma frequência respiratória adequada conforme as teorias da época, como o taoísmo. Hoje, a maioria dos médicos acupunturistas não utiliza essa prática e, para fins práticos, considera-se como pulso normal aquele entre 60 e 90 batimentos por minuto. Um pulso abaixo de 60 batimentos por minuto é um pulso lento e acima de 90, é rápido.

Ritmo

Após determinar a frequência, deve-se checar se o pulso é rítmico ou arrítmico. Um pulso arrítmico evidencia geralmente alterações do Qi ou do Yang do Coração (Xin).

Parâmetros subjetivos

Profundidade

A profundidade do pulso pode ser superficial, média ou profunda. Deve-se lembrar que o pulso deve ser percebido nas três profundidades; assim, a profundidade do pulso será aquela em que ele é melhor percebido. A profundidade do pulso é aquela em que é mais fácil determinar as bordas da artéria. Isso é importante para a análise da qualidade geral do pulso. Porém, em algumas condições, pode-se tirar informações importantes do pulso do paciente ao se comparar a qualidade do pulso em suas diferentes profundidades.

Qualidade

Neste passo, o médico deve perceber a forma como ocorre o fluxo de sangue na artéria e como isso é perceptível em seus dedos. Condições como força, plenitude e fluxo do sangue são avaliadas neste passo, e é nesse momento que se determinam classificações especiais do pulso como "pulso em corda" ou "pulso escorregadio". Essa é a parte mais difícil da análise do pulso e também a mais controversa; é importante ter em mente que a determinação adequada dos três passos anteriores já pode dar informações relevantes ao médico; para uma boa avaliação da qualidade do pulso, deve-se praticar o exame do pulso por longo tempo, com dedicação e cuidado.

O pulso normal

Pulso normal é aquele encontrado no paciente saudável. Entre os parâmetros objetivos, o pulso deve ter frequência entre 60 e 90 batimentos por minuto e ser rítmico. Sua profundidade geralmente é média, mas pode se tornar um pouco mais superficial em dias quentes e, inversamente, um pouco mais profunda em dias frios. As bordas da artéria são nítidas e o fluxo do sangue é suave, com força suficiente para ser facilmente perceptível, porém sem gerar tensão excessiva nas paredes do vaso.

Tradicionalmente, o pulso normal deve ter três propriedades: ser "pleno de vigor", o que significa ter força moderada, porém ser suave; ser rítmico e regular, o que significa "ter bom Qi de Wei"; e, por fim, ter "raiz", o que significa ser perceptível na posição proximal (chi) profunda bilateralmente.

É importante estar atento para o fato de que qualquer alteração no dia a dia normal do indivíduo, como uma noite mal dormida, um pródromo gripal ou mesmo uma ansiedade momentânea durante a consulta, pode alterar o pulso do paciente.

Interpretação do pulso
Conforme os oito princípios:

- Interno x Externo: síndromes de exterior costumam apresentar pulso superficial, enquanto síndromes internas têm mais frequentemente pulso médio ou profundo;
- Frio x Calor: pulso rápido pode ser indicativo de Calor, seja de origem interna ou externa; já o pulso lento é mais encontrado em síndromes de frio;
- Excesso x Deficiência: pulso de excesso pode estar em qualquer profundidade, sendo em geral um pulso com muita força, com tensão sobre a parede do vaso, que se torna duro ou vasto; dificilmente desaparece à compressão profunda da artéria. O pulso deficiente é débil, fraco, facilmente some à compressão profunda do vaso e pode ter força irregular entre os batimentos;
- Yin x Yang: a diferenciação entre Yin e Yang é a resultante dos princípios anteriores. Dessa forma, podemos dizer que um pulso que esteja totalmente no polo Yang terá como características

ser mais superficial, rápido e forte. Já o pulso no polo Yin será mais profundo, lento e fraco.

É importante notar que, para o bom diagnóstico, essas características devem ser avaliadas conjuntamente com as demais características da anamnese e do exame físico do paciente. Por exemplo, um pulso rápido e superficial, que são características Yang, pode, na verdade, representar deficiência de Yin, sendo, portanto, um quadro de excesso, e não deficiência. Cada sinal encontrado no exame do pulso deve ser levado em conta para que se possa formar um conjunto de sinais e sintomas a fim de alcançar o diagnóstico final correto do paciente.

Pulsos anormais clássicos: existem 28 descrições de pulsos anormais clássicos, brevemente apresentados a seguir:

- Pulso superficial: sentido à palpação superficial, pouco vigoroso e presente na palpação profunda, encontrado em síndromes do exterior ou de deficiência;
- Pulso profundo: melhor definido na palpação profunda, representa síndrome do interior;
- Pulso lento: frequência cardíaca menor do que 50 batimentos por minuto. Revela síndrome de Frio, tanto por excesso quanto por deficiência;
- Pulso rápido: frequência cardíaca maior do que 90 batimentos por minuto. Representa síndrome de Calor, por excesso ou deficiência;
- Pulso vasto: grande no volume e na forma, começa vigoroso e termina suave. Representa hiperatividade do Fogo afetando Qi. Pode evoluir para pulso grande, que já não tem aspecto de onda e significa avanço dos fatores patogênicos e declínio do Qi vital, e ocorre em casos de deficiência;
- Pulso débil: mole e filiforme, desaparece facilmente à palpação. Ocorre em deficiências de Yin, Yang, Qi e Xue;
- Pulso filiforme: fino como uma linha, porém distinguível pela palpação. Ocorre principalmente em deficiências de Qi e Xue e pode estar presente em outras síndromes de deficiência ou umidade;
- Pulso disperso: tem forma e ritmo irregular, como se estivesse espalhado; a raiz não é perceptível e pode não ser sentido já à pressão moderada do pulso. Representa dispersão do Yuan Qi;

- Pulso deficiente: mais perceptível à palpação superficial, parece vazio na profundidade; ocorre em síndromes de deficiência;
- Pulso forte: é forte em todas as nove posições e representa síndromes de excesso;
- Pulso escorregadio: o fluxo é livre à palpação, porém é percebido como uma onda progressiva da posição proximal para a distal, como "pérolas rolando sobre uma chapa lisa". Representa retenção de umidade/mucosidade ou excesso de alimentos, síndromes de excesso (especialmente calor);
- Pulso áspero: os batimentos parecem "raspar" sob a superfície dos dedos, como se tivessem dificuldade para progredir. É presente em casos de consumo da Essência com deficiência de Xue ou estagnação de Qi levando à estase de Xue. Pode ocorrer também em casos de mucosidade ou excesso de alimentos não digeridos;
- Pulso longo: o comprimento do pulso é anormalmente longo, sendo perceptível além das três posições tradicionais; é constante em toda a sua extensão. Pode ser um pulso normal, porém, se estiver associado a qualquer outra anomalia, então será um pulso doente. É mais comumente encontrado em casos de superabundância de Yang e calor interior ou excesso de Yang do Fígado (Gan);
- Pulso curto: palpável somente na posição medial (guan), indica estagnação e/ou deficiência de Qi;
- Pulso em corda: transmite a sensação de palpar uma corda fina, longa e tensa; ocorre em síndromes Bi (síndromes dolorosas), retenção de mucosidade e doenças que afetem o Fígado (Gan) e a Vesícula Biliar (Dan);
- Pulso tubular: é superficial e grande, porém fraco; as paredes do vaso são facilmente perceptíveis, porém seu conteúdo é fraco, "como a palpação de um caule de cebolinha". Presente em casos de hemorragias e comprometimento grave do Yin;
- Pulso tenso: à palpação, tem-se a sensação de tensão, semelhante a uma corda torcida; diferencia-se do pulso em corda por ser pouco mais disperso, com as bordas não tão bem-definidas quanto o pulso em corda. Ocorre em síndromes dolorosas, de Frio e excesso de alimentos não digeridos;

- Pulso firme: perceptível apenas na palpação profunda, é um pulso forte, grande, longo e em corda. Pode representar síndromes de excesso de Frio no interior, mas também pode ocorrer em casos de hérnias ou tumores abdominais;
- Pulso moderado: assemelha-se ao pulso normal, porém o início e o término de cada batimento são lentos e fracos; representa síndromes de umidade e/ou deficiência do Estômago (Wei) e Baço-Pâncreas (Pi);
- Pulso timpânico: transmite a sensação de rigidez na superfície do pulso durante o batimento, porém na profundidade é fraco, "como se estivesse pressionando a superfície de um tambor". Ocorre em casos de abortamento, metrorragia ou hemorragia intensa por outras causas;
- Pulso fraco: mole, filiforme e profundo, diferencia-se do pulso débil por ser sentido apenas na posição profunda. Representa síndromes de deficiência de Qi e Xue;
- Pulso mole: percebido apenas na superfície, é filiforme e mole. Ocorre em casos de umidade e em diversas síndromes de deficiência;
- Pulso escondido: perceptível somente à palpação profunda, pode não ser encontrado. Ocorre em situações de síncopes, dores acentuadas agudamente ou fatores patogênicos situados nas camadas profundas;
- Pulso agitado: é forte e rápido, lembra o pulso escorregadio, porém é mais intenso; "tem forma de feijão". Presente em síndromes de dor intensa e síndrome de medo;
- Pulso rápido irregular: rápido e irregular (arrítmico), representa síndrome de calor com predomínio de Yang, estagnação de Qi, Xue e/ou mucosidade. É um pulso grave;
- Pulso atado irregular: lento e arrítmico. Ocorre em casos de estase de Qi por excesso de Yin ou estase de Xue por mucosidade-frio;
- Pulso intermitente regular: pulso lento e fraco, com intervalos longos entre os batimentos. Representa síndromes de medo/terror, síndromes de vento, síndromes dolorosas ou diminuição do Qi nos órgãos internos;

- Pulso apressado: frequência cardíaca alta, em geral acima de 120 batimentos por minuto. Representa excesso de Yang com exaustão do Yin; pode ocorrer exaustão do Qi inato.

Referências bibliográficas

Chung CY, Cheng YW, Luo CH. Neural Network study for standardizing pulse-taking depth by the width of artery. Comput Biol Med. 2015;57:26-31.

Lufen W. Diagnostics of Traditional Chinese Medicine. A Newly Compiled Practical English-Chinese Library of Traditional Chinese Medicine. Shanghai: Shanghai University of TCM Press; 2000.

Wang B. Princípios de medicina interna do Imperador Amarelo. São Paulo: Ícone; 2013.

Wu HK, Ko YS, Lin YS, Wu HT, Tsai TH, Chang HH. The correlation between pulse diagnosis and constitution identification in Traditional Chinese Medicine. Complement Ther Med. 2017;30:107-12.

Wang LG. Tratado Contemporâneo de Acupuntura e Moxibustão. São Paulo: CEMEIC; 1996.

Wen TS. Manual terapêutico da acupuntura. 1ª ed. Barueri, SP: Manole; 2008.

Capítulo 10

Mecanismos de ação da acupuntura

Ciro Blujus dos Santos Rohde

Introdução

O início do estudo dos mecanismos de ação da acupuntura foi inicialmente sumarizado por Hans e Terenius (1982), que descreveram a liberação de endorfinas secundária ao estímulo por acupuntura, utilizando-se da teoria do portão da dor de Mellzack e Walls (1965) para justificar esse mecanismo, bem como do papel da serotonina nele. Com essas descrições, a acupuntura alcançou maior grau de respeito em meio à comunidade científica, e diversos autores continuaram estudando seus mecanismos de ação. Hoje são descritos diversos mecanismos de ação da acupuntura, desde efeitos locais a segmentares e centrais. O entendimento dos mecanismos de ação da acupuntura, sejam eles inespecíficos ou ponto-específicos, é essencial para a boa prática médica na especialidade. Com o conhecimento atual, é possível tratar uma variada gama de doenças por meio da acupuntura, utilizando puramente o conhecimento científico, muitas vezes não sendo necessário o conhecimento das teorias antigas da Medicina Tradicional Chinesa (MTC). Por exemplo, ao tratar um paciente com queixa álgica, é possível escolher os pontos a serem utilizados, a forma de manipulação das agulhas e o tipo de eletroestimulação associada, baseando-se exclusivamente no conhecimento dos mecanismos de ação da acupuntura e com resultados muitas vezes superiores aos do tratamento de um paciente baseado exclusivamente nas teorias da MTC. Obviamente, o conhecimento moderno é muito mais difícil de ser compreendido e assimilado do que as teorias antigas da MTC, que são figuradas, generalistas e, com frequência, equivocadas. O desenvolvimento da acupuntura como especialidade médica no ocidente tem como raiz o conhecimento e o estudo dos seus mecanismos de ação, sendo essa a base com que podemos não só dialogar com outras especialidades, mas também continuar desenvolvendo essa técnica milenar sem, entretanto, nos prender às limitações do passado. A ética determina que o médico conheça os efeitos do tratamento que oferece ao paciente, sendo inadequado basear-se apenas em um conhecimento antigo e não científico. Este capítulo não tem como objetivo esgotar todos os mecanismos de ação da acupuntura, mas discutiremos as principais formas de mecanismos de ação e orientaremos o leitor a compreender os avanços diários que ocorrem nessa área.

Efeitos locais

- **Fibras nervosas sensoriais na pele e músculo:** a punção por agulha de acupuntura envolve o estímulo de terminações nervosas de pequenas fibras nervosas não mielinizadas. Na pele, essas são fibras Aδ e, no músculo, fibras tipos II e III. É a despolarização dessas fibras, causada pelo estímulo mecânico das agulhas, que gera a grande maioria dos efeitos relacionados à acupuntura, tanto localmente quanto nos níveis segmentar e central. O estímulo dessas fibras gera sensação de peso, parestesia, distensão local e eventualmente dor, descrita em termos de cansaço muscular. Essa sensação é classicamente descrita na MTC como sensação "deqi", que significa que essas fibras foram estimuladas de forma satisfatória, portanto espera-se obter bom efeito com o agulhamento. Essa sensação é mais facilmente evocada com manipulação da agulha a 2 Hz (ainda que manualmente). O desencadeamento da sensação "deqi" é essencial para a boa eficácia da acupuntura.

- A punção também pode despolarizar fibras pequenas não mielinizadas, que correspondem à fibra C; esse estímulo causa dor à punção e não determina aumento do efeito da acupuntura.
- **Liberação de neuropeptídios locais:** o estímulo de terminações nervosas livres na pele e no músculo causado pela punção gera o "reflexo axonal", que é a reprodução do estímulo por geração de potenciais de ação distribuídos pela malha nervosa local. Isso causa a liberação de neuropeptídeos locais, como peptídeo intestinal vasoativo (VIP – *vasoactive intestinal peptide*), fator de crescimento do nervo (NGF – *nerve growth factor*), neuropeptídeo Y e o peptídeo relacionado ao gene da calcitonina (CGRP – *calcitonin gene-related peptide*). A liberação local desses neuropeptídeos promove vasodilatação local, que é mais proeminente ao se atingir a musculatura e ao evocar-se a sensação "deqi". Essa vasodilatação ocorre durante o tempo de agulhamento e permanece por até alguns minutos após a retirada das agulhas e é mais evidente com a estimulação manual intensa dos pontos e, também, mais intensa em indivíduos com a musculatura doente em comparação a indivíduos saudáveis.
- Pode ocorrer também liberação de histamina, que, em associação com o CGRP, gera eritema local e, eventualmente, pequeno edema.
- Outro efeito local decorrente da liberação de neuropeptídeos é o aumento da atividade de glândulas salivares decorrente do agulhamento próximo à região delas.
- **Pontos-gatilho miofasciais:** a liberação de pontos-gatilho constitui uma parte importante do trabalho do acupunturista e é um dos principais mecanismos da acupuntura no tratamento da dor. O médico acupunturista deve dominar a técnica de liberação de pontos-gatilho, que é muito simples. O detalhamento da teoria e técnicas de desativação de pontos-gatilho estão descritos em capítulo próprio.

Efeitos segmentares da acupuntura

- **Analgesia segmentar:** refere-se ao tratamento de dor ao realizar acupuntura no mesmo segmento espinhal da dor. Isso se refere a dermátomos, miótomos e viscerótomos. As principais fibras aferentes de dor são as fibras C, que se projetam para o corno dorsal da medula. Da mesma forma, as fibras Aδ, na pele, e as fibras tipos II e III, do músculo, também se projetam para o corno dorsal da medula. Essas últimas, fibras Aδ e tipos II e III, são aquelas que são estimuladas pela acupuntura e causam a sensação "deqi". As fibras do tipo C, que são amielínicas, ao chegar ao corno dorsal da medula, se conectam com um grupo de células da chamada substância gelatinosa, que então transmite o sinal de dor para níveis centrais. As fibras Aδ e tipos II e III, todas mielinizadas, fazem conexão direta com o trato anterolateral, a partir de onde atingem níveis centrais, mas também se conectam com células intermediárias no corno dorsal da medula. Ao serem estimuladas, essas células intermediárias liberam encefalina, bloqueando a sinalização de dor das fibras C para as células da substância gelatinosa, gerando então o efeito de analgesia segmentar da acupuntura. A presença da encefalina gera depressão de todo o corno posterior da medula, resultando no efeito analgésico. Esse efeito é alcançado com agulhamento próximo ao local da dor, ou a distância, porém no mesmo segmento espinhal.

- **Outros efeitos segmentares:** assim como o corno dorsal da medula recebe os aferentes somáticos, como as fibras C e Aδ, discutidas anteriormente, os aferentes viscerais também chegam à medula através do corno dorsal, com o detalhe de que os aferentes viscerais fazem parte da inervação autonômica. Essa convergência de fibras somáticas e viscerais faz com que o cérebro receba sinais da mesma origem segmentar, gerando relações entre músculos e vísceras, conhecidas como somatovisceral e viscerossomática, ou seja, a dor visceral pode ser percebida na musculatura de mesmo segmento, assim como um reflexo muscular pode influenciar a víscera. Dessa forma, o tratamento por acupuntura pode, ao inibir o sinal somático (conforme descrito acima), inibir consequentemente a dor visceral associada. Para tanto, é necessário realizar o agulhamento respeitando a região segmentar associada, por exemplo, para tratar uma dor ou reflexo oriundo da vesícula biliar, devem-se utilizar pontos encontrados nos miótomos de T7 a T9, que são os níveis que recebem os aferentes dessa víscera. Para mais exemplos das relações das vísceras e sua relação segmentar, ver tabela 10.1. É importante estar atento para o fato de que o tratamento por acupuntura de doenças viscerais não visa à cura da maioria das doenças a elas relacionadas, mas sim ao tratamento de sintomas; portanto, o diagnóstico médico sempre deve ser realizado.

TABELA 10.1. Níveis de inervação autonômica das vísceras

Víscera	Simpático	Parassimpático
Coração	T1-T5	Vago
Pulmão e brônquios	T2-T4	Vago
Esôfago	T5-T6	Vago
Estômago	T6-T7	Vago
Intestino delgado	T9-T19	Vago
Intestino grosso até flexura esplênica	T11-L1	Vago
Intestino grosso após flexura esplênica	L1-L2	S2-S4
Fígado e vesícula biliar	T7-T9	Vago
Testículo e ovário	T10-T12	Inexistente
Bexiga e rins	T11-L2	S2-S4
Útero	T12-L1	S2-S4

Adaptada de: White et al., 2013.

Analgesia central

Após atingir o corno dorsal da medula, o estímulo produzido pela punção com agulha de acupuntura é transmitido, também, para o sistema nervoso central, a partir de onde são desencadeados mecanismos distintos de analgesia extrassegmentar. As fibras aferentes Aδ e tipos II e III atingem o núcleo arqueado do hipotálamo, que é o local onde ficam fibras descendentes dele. Com esse estímulo, essas fibras descendentes do hipotálamo liberam betaendorfina, que estimula o periaqueduto cinza, pequeno grupamento de células do mesencéfalo que atuam como um "centro de controle de dor". Ao ser estimulado, o periaqueduto cinza atua através de duas vias descentes principais, a serotoninérgica e a noradrenérgica. A liberação de serotonina ocorre no corno dorsal de toda a medula, sobre as células intermediárias, determinando liberação de metencefalina, que causa inibição das células da substância gelatinosa, gerando analgesia difusa e reforçando a analgesia segmentar. A liberação de noradrenalina ocorre difusamente em todo o corno dorsal da medula; a noradrenalina tem efeito inibitório sobre a membrana pós-sináptica das células de transmissão, reforçando o efeito analgésico difuso. É possível modular a liberação desses neuromoduladores e neurotransmissores a depender do estímulo elétrico transmitido às agulhas; detalhes próprios deste mecanismo serão discutidos no capítulo de eletroacupuntura.

Efeito sobre eixo hipotálamo-hipófise-adrenal

Por meio do hipotálamo, a acupuntura pode influenciar a adeno-hipófise (pituitária anterior), que pode promover a liberação de hormônio adrenocorticotrófico (ACTH) e betaendorfina na corrente sanguínea (diferentemente daquela liberada no periaqueduto cinza). Estudos mostram que a eletroacupuntura pode estimular as glândulas adrenais a produzirem corticosterona; clinicamente, pode-se observar melhora do edema e diminuição de cortisol basal, além do controle de dor.

Efeito sobre o eixo hipotálamo-hipófise-ovário

Similarmente ao descrito anteriormente, ao estimular a adenoipófise, observa-se liberação de hormônio liberador de gonadotrofina (GnRH) secundário ao estímulo de acupuntura. Estudos clínicos e com animais mostram ainda modulação da expressão de hormônio folículo estimulante (FSH), hormônio luteinizante (LH), estrógeno e testosterona. Esses efeitos ocorrem no sentido de normalizar a produção desses hormônios, podendo afetar o ciclo menstrual e auxiliar em alguns casos de infertilidade.

Modulação do sistema imunológico

A acupuntura pode auxiliar a regular o sistema imunológico a voltar a suas funções normais, de modo que apresenta boa efetividade em condições em que a atividade do sistema imune está aumentada, como em condições alérgicas ou inflamatórias. Esse efeito ocorre principalmente sobre o sistema imunológico inato, com evidente efeito sobre a atividade de macrófagos e mastócitos. Isso ocorre pela inibição central de estímulos pró-inflamatórios, por meio da estimulação do sistema nervoso autônomo realizada pela acupuntura.

Modulação de áreas cerebrais específicas

O estímulo por acupuntura pode gerar aumento ou diminuição da atividade em áreas cerebrais específicas. É notável a influência da acupuntura sobre áreas como o córtex pré-frontal, corpo estriado ventral, amígdala e outras regiões do sistema límbico; áreas do córtex somatossensorial também são estimuladas. Alguns pontos têm funções específicas e que podem se relacionar a efeitos clínicos já descritos pela MTC; por exemplo, o ponto BL-67 estimula o córtex visual nos lobos occipitais, já o ponto PC-6, muito relacionado ao tratamento de náusea, mas também a condições como depressão e ansiedade, gera modulação de áreas não só do sistema límbico, como também da via vestibulocerebelar. O ponto ST-36, um dos principais pontos da acupuntura, produz aumento de sinal na ínsula anterior e diminuição de sinal em áreas do sistema límbico e paralímbico, além dos córtex pré-frontal, frontal e temporal. Interessante observar que os padrões de estímulo ou modulação central secundário à acupuntura variam conforme o tipo de estímulo (manual ou elétrico em diferentes frequências), assim como também variam se comparados indivíduos saudáveis com indivíduos doentes. A descrição dos efeitos centrais da acupuntura é essencial para o seu avanço científico, ao mesmo tempo que, muitas vezes, corrobora as descrições clássicas da MTC, evidenciando o caráter observacional dessa ciência.

Tempo e frequência de tratamento

Uma questão importante é por quanto tempo devemos manter o paciente agulhado e com que frequência as sessões devem ser realizadas. Estudos mostram que a maior parte do efeito da acupuntura manual ocorre no momento do agulhamento, por isso muitos médicos optam pela não retenção das agulhas por alguns minutos após o agulhamento. Porém, os efeitos podem ser aumentados caso o médico imprima estimulação recorrente manual ou adicione o estímulo elétrico ao tratamento. No caso de estimulação manual, recomenda-se que ela seja feita por alguns segundos, a cada cerca de 5 minutos, para que o efeito terapêutico seja aumentado sem, entretanto, machucar o paciente. No caso da eletroestimulação, estudos mostram que o melhor efeito ocorre após 40 minutos de estimulação. Não há consenso quanto à frequência de sessões a serem realizadas durante a semana, porém sabe-se que neurotransmissores liberados por estimulação de baixa frequência (manual ou elétrica) são encontrados aumentados no paciente por até três dias após o agulhamento. Desse modo, sessões com frequência até duas a três vezes por semana podem ser suficientes. Não há descrição de que frequência maior do que três vezes por semana seja de maior eficácia, havendo ainda o risco de lesionar o paciente pelo excesso de trauma local das agulhas. Por outro lado, tratamentos com sessões com frequência menor do que uma vez por semana são evidentemente menos eficazes. É observado efeito aditivo da acupuntura, como consequência da modulação da liberação de neuromoduladores como a betaendorfina.

Conclusão

Os efeitos da acupuntura atuam, de forma geral, no sentido de corrigir excessos do corpo. Observa-se o controle de sinais de dor (analgesia), modulação de neuromoduladores e neurotransmissores, modulação de hormônios e inibição de estímulos que geram respostas inflamatórias ou excessivas de alguma forma. Esse caráter regulatório da acupuntura encontra respaldo teórico na MTC, no sentido de promover o equilíbrio do corpo, ao mesmo tempo em que se mostra, aos olhos da ciência moderna, uma forma terapêutica única, capaz de regular o corpo sem causar efeitos colaterais graves. Acreditamos, portanto, que é essa singularidade dos mecanismos de ação da acupuntura que permite a sobrevivência da técnica em nossa medicina moderna, de modo que a acupuntura, na grande maioria dos casos, sempre tem algo a oferecer aos seus pacientes.

Referências bibliográficas

Ahsin S, Saleem S, Bhati AM, Iles RK, Aslam M. Clinical and endocrinological changes after electro-acupuncture treatment in patients with osteoarthritis of the knee. Pain. 2009;147(1-3):60-6.

Bai L, Lao L. Neurobiological foundations of acupuncture: the relevance and future prospect based on neuroimaging evidence. Evid Based Complement Alternat Med. 2013;2013:812568.

Fu H, Sun J, Tan Y, Zhou H, Xu W, Zhou J, et al. Effects of acupuncture on the levels of serum estradiol and pituitary estrogen receptor beta in a rat model of induced super ovulation. Life Sci. 2018;197(15):109-13.

Han JS. Acupuncture analgesia: areas of consensus and controversy. Pain. 2011;152(3 Suppl):S41-8.

Han J, Terenius L. Neurochemical basis of acupuncture analgesia. Ann Rev Pharmacol Toxicol. 1982;22:193-220.

Kavoussi B, Ross BE. The neuroimmune basis of anti-inflammatory acupuncture. Integr Cancer Ther. 2007;6(3):251-7.

Lee IS, Wallraven C, Kong J, Chang DS, Lee H, Park HJ, et al. When pain is not only pain: inserting needles into the body evokes distinct reward-related brain responses in the context of a treatment. Physiol Behav. 2015;140(1):148-55.

Leung L. Neurophysiological basis of acupuncture-induced analgesia – an update review. J Acupunct Meridian Stud. 2012;5(6):261-70.

Li A, Zhang RX, Wang Y, Zhang H, Ren K, Berman BM, Tan M, Lao L. Corticosterone mediates electroacupuncture-produced anti-edema in rat model of inflammation. BMC Complement Altern Med. 2007;14:7-27.

Ma XP, Hong J, An CP, Zhang D, Huang Y, Wu HG, et al. Acupuncture-moxibustion in treating irritable bowel syndrome: how does it work? World J Gastroenterol. 2014;20(20):6044-54.

McCarthy P. Specific acupuncture points modulate specific brain functions: evidence from functional neuro imaging. Irish Medical Times. 2005.

Napadow V, Makris N, Kettner NW, Kwong KK, Hui KK. Effects of electroacupuncture versus manual acupuncture on the human brain as measured by fMRI. Hum. Brain. Mapp. 2005;24(3):193-205.

Qu F, Li R, Sun W, Lin G, Zhang R, Yang J, et al. Use of electroacupuncture and transcutaneous electrical nerve stimulation in reproductive medicine: a group consensus. J Zhejiang Univ Sci B. 2017;18(3):186-93.

Sandberg M, Larsson B, Lindberg LG, Gerdle B. Different patterns of blood flow response in the trapezius muscle following needle stimulation (acupuncture) between healthy subjects and patients with fibromyalgia and work-related trapezius myalgia. Eur J Pain. 2005;9(5):497-510.

Tang WL, Hu YH, He XH. Acupuncture stimulation of acupoints of multiple meridians for patients with diminished ovarian reserve of both yin and yang deficiency. Zhen Ci Yan Jiu. 2015;40(6):479-83.

White A, Cummings M, Filshie J. Introdução à Acupuntura Médica Ocidental. São Paulo: Roca; 2013.

Capítulo 11

Pontos-gatilho e síndrome dolorosa miofascial

Liliana Jorge

Introdução

A síndrome dolorosa miofascial (SDM) é uma condição comum, aguda ou crônica, frequentemente responsável pela busca dos pacientes por clínicas de dor. O termo evoluiu desde as primeiras denominações, como "fibrosite" ou "miogelose". Corresponde aos sintomas motores, sensoriais e autonômicos causados por disfunção em músculos e tecido conectivo, frequentemente associada a pontos-gatilho (PGs), também chamados de *trigger points* (TrP). A SDM pode afetar qualquer músculo do corpo, que é composto por aproximadamente 400 grupos musculares, ou 50% do peso corporal. Pode causar dor local ou referida, dolorimento, tensão local, estalidos, rigidez, redução da amplitude articular, fraqueza na ausência de amiotrofia e fenômenos autonômicos. Consiste na presença de uma banda tensa muscular, dentro da qual se localizam os PGs; quando estimulados, os PGs desencadeiam o padrão de dor (zona de dor ou resposta referida) da queixa e a resposta *twitch* local[1]. Os PGs são compostos por segmentos pontuais no segmento de uma fibra muscular, com sarcômeros contraídos e com aumento de diâmetro (Figura 11.1), e também nas fáscias.

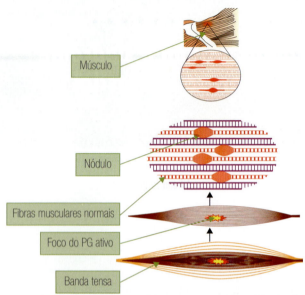

FIGURA 11.1. Representação esquemática do ponto-gatilho (PG). O PG é composto por inúmeros nódulos de contração. Adaptada de: Shah *et al.*, 2015[2].

O próprio Melzack, em 1977, mencionou que o PG está firmemente ancorado na anatomia do sistema muscular, e a estimulação do tecido por agulhas representa aferência sensorial para desencadear os sistemas analgésicos, a partir de áreas corporais específicas[3].

Um PG ativo (Figura 11.2) reproduz a dor a uma área remota, de modo espontâneo. Os PGs satélites aparecem ao longo do tempo, de forma reflexa, em resposta à zona de dor referida, e em geral desaparecem mediante tratamento do PG primário. PGs latentes não produzem dor espontânea, mas reproduzem a dor quando estimulados e podem gerar sintomas como rigidez e limitação articular; frequentemente, são encontrados em pacientes assintomáticos ou com má qualidade muscular (idosos, menor quantidade de água corporal total, fibrose, amiotrofia e músculos parcialmente denervados). Os PGs limitam a amplitude angular muscular e levam à fraqueza e à impotência funcional.

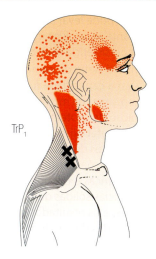

FIGURA 11.2. Representação de um dos pontos-gatilho (PGs), ou *trigger point* (TrP), do músculo trapézio. Adaptada de: Travell e Simons, 1998[4].

Apesar de a SDM e a fibromialgia terem algumas características em comum, consistem em duas entidades nosológicas diferentes, com fisiopatologias e sintomas diferentes. A palpação manual sob registro eletromiográfico intramuscular foi usada para avaliar se os 18 pontos dolorosos (PDs) utilizados outrora para o diagnóstico de fibromialgia eram também PGs em 30 pacientes fibromiálgicas. Os resultados sugerem que, na maioria, os PDs são PGs, com dor local/referida parcialmente reproduzindo o padrão doloroso espontâneo da fibromialgia, indicando que PGs ativos podem contribuir para o agravo da alodinia generalizada e da sensibilização periférica observadas na fibromialgia[5]. Essa doença consiste em dolorimento usualmente generalizado, com uma miríade de sintomas constitutivos e por vezes inespecíficos, cuja fisiopatologia se relaciona a disfunções do sistema endógeno supressor da dor, fenômenos de sensibilização central e outros fenômenos que culminam na alteração do sistema de processamento central da dor.

Fisiopatologia

A fisiopatologia da SDM não é totalmente esclarecida, mas compila várias teorias simultaneamente. Qualquer sobrecarga muscular, lesão, estiramento ou trauma direto pode levar à formação dos PGs. Em grande parte dos casos, a dor resultante se resolve em dias ou semanas, sem ajuda médica. Porém, pode haver persistência além da resolução da lesão inicial.

A sobrecarga mecânica é definida como resultado de contrações musculares que ultrapassam a capacidade funcional de dado músculo. Na sobrecarga, pode haver ruptura da membrana celular, dano ao retículo sarcoplasmático e liberação de proteínas citoesqueléticas e de cálcio iônico, sugerindo déficit no metabolismo oxidativo, conforme descrito adiante. As condições subjacentes de sobrecarga muscular, relacionadas à formação dos PGs são: contrações sustentadas de baixa intensidade, contrações dinâmicas concêntricas e contrações concêntricas submáximas/máximas. Não há evidências sólidas de que as contrações excêntricas sejam causadoras de PGs, e os resultados histopatológicos são contraditórios. O racional por trás das demais teorias está na interação entre contração muscular e suprimento sanguíneo: mediante uma contração normal, o fluxo sanguíneo capilar é obstruído e recupera seu diâmetro com o relaxamento. Na contração dinâmica, esse ciclo se repete, favorecendo o mecanismo de "bomba muscular". Contrações de 10% a 25% da capacidade voluntária máxima (CVM) do músculo já são suficientes para prejuízo na circulação sanguínea muscular e aumento da pressão intramuscular – mas o grau de fadiga muscular varia com a arquitetura do músculo e características intrínsecas. Por exemplo, 10% de CVM do músculo supraespinhoso correspondem a 50 mmHg de pressão intramuscular, ao passo que 10% de CVM no trapézio leva a somente 22 mmHg. No trabalho muscular, o metabolismo local depende de suprimentos de oxigênio e glicose para a produção de ATP, mas, se for sustentada, haverá déficit de aporte. Como resultado, o músculo realiza glicólise anaeróbica, que resulta na produção de ácido pirúvico/lático tecidual. Sob circunstâncias normais, os produtos ácidos são carreados pela circulação sanguínea no relaxamento. Porém, na contração sustentada, na qual a circulação está restrita, o ácido lá permanece, e o tecido fica com baixo pH, em níveis suficientes para ativar nociceptores e quimioceptores musculares. A acidez contribui para a isquemia ao: a) inibir a atividade da acetilcolinesterase (AChE), aumentando a eficácia da acetilcolina (ACh) para manter os sarcômeros contraídos; b) elicitar a liberação de peptídeo relacionado ao gene da calcitonina (CGRP), que também estimula a liberação da ACh da placa motora. O relaxamento muscular depende do ATP, que garante o desacoplamento da actina-miosina e a liberação do cálcio da molécula de troponina para que ele seja reestocado no retículo sarcoplasmático muscular. Em condições de depleção sanguínea, os sarcômeros se mantêm contraídos e o cálcio não é reestocado, causando lesão do miócito, uma vez que a placa motora se mantém disfuncional. Tais condições são suficientes para a geração de PGs[6].

Sugere-se que haja a sensibilização de aferentes mecanoceptivos de baixo limiar, associada à disfunção da placa motora na área dos PGs por crise energética. A partir da disfunção da placa, inicia-se um processo de inflamação neurogênica, envolvendo a acidose tecidual e a liberação de interleucinas, fator de necrose tumoral alfa (TNFα), substância P, bradicinina, mastócitos, além dos altos níveis da ACh, manutenção da atividade do cálcio ligado à troponina e o CGRP. Tal resposta inflamatória sensibiliza o corno posterior da medula espinhal de modo segmentar, gerando o fenômeno de sensibilização periférica. Eventualmente, com o tempo, a perpetuação dos fatores causais/retroalimentadores e a ausência de tratamento adequado, essa resposta passa as sensibilizar de forma ascendente todo o neuroeixo. Nessa condição, ocorre a sensibilização central e o estabelecimento da síndrome da dor crônica.

A sensibilização central é o desfecho de uma variedade de alterações no sistema nervoso central, no contexto da dor crônica: redução do limiar de despolarização neuronal, ativação de receptores celulares silentes e sinapses aberrantes, modificações da representação cortical sensitivo-motora da região relacionada à dor, amplificação de campos receptivos neuronais, tudo em associação a fenômenos afetivos e comportamentais[7]. Particularmente, outros fenômenos da sensibilização central, tais como somação temporal na transmissão sináptica mediante estímulos tônicos ou fásicos (*wind-up*), desaferentação e perpetuação da dor mesmo após a cessação do estímulo original (chamado *after-sensation* doloroso), foram evidenciados em várias condições dolorosas e experimentais, como fibromialgia, dor lombar, entre outras[8-11]. Podem ocorrer amplificação da sensação dolorosa e dolorimento ao tato leve (alodinia tátil).

Uma banda tensa é necessária como um precursor do desenvolvimento de um PG. Ela é comum em assintomáticos, mas sua presença eleva a probabilidade de evolução para a SDM, assim como PGs latentes podem evoluir para PG ativo. Isso ocorre devido a inúmeras condições predisponentes, tais como sobrecarga física e psicológica, fatores físicos e tensão muscular.

Na gênese dos PGs, também se leva em conta que as unidades motoras são recrutadas de forma hierárquica, mediante contração muscular. Inicialmente, são recrutadas unidades pequenas, cujas fibras são predominantemente oxidativa lentas (I), seguidas pelas fibras oxidativas rápidas (IIa) e, por último, as unidades motoras grandes, de fibras glicolíticas rápidas (IIx). Essas fibras pequenas são então as primeiras a serem recrutadas e as últimas a serem desrecrutadas. E a atividade motora contínua de baixa intensidade, comum entre diversas funções (cabeleireiros, músicos, caixas, dentistas, trabalho sedentário e atividades instrumentais de vida diária), leva à isquemia das primeiras fibras – que são continuamente ativadas e metabolicamente sobrecarregadas. Contrações máximas ou submáximas também levam à crise energética, ao demandarem as reservas de ATP e creatina-fosfato do próprio músculo, sem ativação de vias glicolíticas para atividade muscular.

Também se sugere que a dor na SDM tenha relação com a disfunção nas fáscias locorregionais (profundas, frouxas e epimísio). Postula-se que, com sobrecarga e trauma repetido, o ácido hialurônico deixe de atuar como facilitador para o deslizamento dos feixes musculares, para se tornar agregado de macromoléculas de alta viscosidade e inelasticidade, impactando na amplitude articular muscular.

Epidemiologia

A SDM é muito comum e acomete qualquer raça e ambos os sexos igualmente. Os dados epidemiológicos são variáveis devido a diferenças metodológicas na coleta dos dados, mas há maior acometimento na população economicamente ativa. Nos EUA, 14,4% da população sofre de dor musculoesquelética, e 25% a 54% dos assintomáticos possuem PGs latentes. Por si só, a SDM não é uma condição grave, mas pode causar redução na qualidade de vida e impacto no mercado produtivo, por estar associada a doenças osteomusculares relacionadas ao trabalho, afastamentos, litígios e perdas financeiras importantes. Por outro lado, apesar de ser benigna, a SDM é considerada um epifenômeno, isto é, uma manifestação de outras condições subjacentes estruturais que demandam tratamento específico. Por exemplo, uma espondiloartrose cervical com calcificação de ligamentos pode ser a causa de posturas antálgicas inadequadas, desvantagem mecânica muscular da cintura escapular e, por consequência, da SDM de trapézio.

A probabilidade de desenvolvimento de PGs aumenta com a idade e o nível de atividade. Indivíduos sedentários estão mais expostos à SDM do que indivíduos ativos que se exercitam diariamente com intensidade leve a moderada.

Uma conexão foi encontrada em mulheres entre número de PGs ativos e intensidade de dor espontânea e hipersensibilidade mecânica generalizada; *inputs* nociceptivo desses PGs miofasciais estão ligados à sensibilização central[12].

Quadro clínico

Os pacientes queixam-se de dor locorregional e mal caracterizada em músculos e articulações. Também podem relatar alterações sensoriais, como parestesias ou hipoestesia que se possam relacionar a padrão radicular. O padrão de dor referida depende do músculo acometido. Um episódio agudo pode ocorrer após um evento específico ou trauma (como mover-se ou carregar rápida e bruscamente um objeto) ou, se a dor for crônica, pode ser secundária a sobrecarga e má postura[13]. Os pacientes podem relatar distúrbio do sono por não encontrar posição confortável.

Um exame físico acurado, incluindo análise do padrão de dor e da função muscular, pode prover dados para o diagnóstico correto da SDM. A pesquisa e a localização do PG é parte importante dos achados do exame, e há atlas específicos disponíveis para o auxílio na propedêutica. A resposta dolorosa à palpação do PG nem sempre ocorre, devendo ser pesquisados outros fenômenos associados, como restrição à amplitude articular e alterações neurovegetativas, como sudorese, piloereção e alterações de cor e temperatura cutânea.

Quando o PG é localizado, o paciente tipicamente apresenta o sinal do pulo, isto é, a manifestação do sobressalto e desconforto causado pela palpação do local de dor, feita de forma controlada e preferencialmente com um algômetro de pressão (palpatômetro). O sinal do pulo não pode ser confundido com a resposta *twitch*[14].

Diagnóstico

O diagnóstico é clínico e leva em conta a história do indivíduo e sua descrição do padrão de dor. Critérios essenciais para o diagnóstico da SDM e a identificação de PGs latentes ou ativos:

- Banda tensa palpável se o músculo é acessível;
- Local de dolorimento sobre a banda tensa;
- Uma vez palpado o PG na banda, ocorre reprodução da queixa dolorosa em padrão de dor referida;
- Há limitação dolorosa da amplitude articular quando o músculo acometido é estirado.

Outros achados:
- Identificação tátil ou visual de uma resposta *twitch*;
- Dor ou sensação alterada à compressão da banda tensa;
- Demonstração eletromiográfica de atividade elétrica espontânea, característica de um lócus ativo na banda tensa;
- Menor resistência cutânea à corrente elétrica.

Uma banda tensa é encontrada no músculo por palpação ou por penetração de agulha, isolando-se o feixe muscular com os dedos e segundo relato do próprio paciente, que nota ser aquele um local extremamente doloroso. Existe moderada confiabilidade interavaliador na localização dos PGs pela palpação, exigindo experiência dos indivíduos. Isso se torna ainda mais importante se considerada a ausência de referências-padrão, além de manuais consagrados, como o de Travel e Simons[4], nos quais o padrão de dor referida de cada músculo é importante no diagnóstico. A localização correta e acurada do PG é condição predeterminante para a técnica de agulhamento subsequente. Por outro lado, o PG não é condição obrigatória para o diagnóstico: nem sempre ele é localizado, apesar da queixa da dor referida.

Não há testes laboratoriais confirmatórios para a SDM, mas exames séricos e radiodiagnóstico podem ser úteis para a detecção das condições predisponentes, doenças associadas e condições de base, tais como pesquisa de hipoglicemia, deficiências vitamínicas, hemograma, provas de atividade inflamatória, marcadores autoimunes, bioquímica e dosagens hormonais.

A termografia pode mostrar áreas de aumento do fluxo sanguíneo, parcialmente correlacionado com PGs, embora seu uso seja dispensável para o diagnóstico. Outros exames de imagem são úteis na pesquisa de outras fontes de gênese de dor. A pesquisa de PGs por meio de eletroneuromiografia (ENMG) em humanos e coelhos mostrou espículas de alta voltagem e ruído espontâneo de placa de baixa voltagem, característicos do PG, mas não patognomônicos. A eletromiografia de superfície tem sido usada em protocolos experimentais. Ao ultrassom, os PGs aparecem como regiões nodulares hipoecoicas.

Desde a década de 1970, já foi observado que existe uma correspondência de 71% entre PGs e pontos de acupuntura, sendo os últimos geralmente em regiões tipicamente referidas como Ah Shi[3]. Mais precisamente, 93,3% dos 255 PGs mais comuns correspondem a pontos de acupuntura[1].

Fatores contribuintes

Fatores agravantes ou desencadeantes da SDM incluem: estresse anormal sobre o músculo (carga e repetição do movimento) gerando encurtamentos das fibras e má condição metabólica local; discrepâncias entre membros, assimetria esquelética, posturas inadequadas nas atividades rotineiras e posicionamentos em isometria por tempo prolongado. Condições como anemia, baixos níveis de cálcio, potássio e ferro, deficiência de vitaminas C/D/B12, privação de sono, distúrbios de humor, radiculopatia, doenças viscerais, hipotireoidismo, hiperuricemia, espondiloartropatias, osteoartroses, tendinoses e hipoglicemia também têm sido implicadas. Todas essas condições atuam de forma indireta, com sensibilização periférica desencadeando mecanismos centrais.

É necessária a pesquisa de fatores perpetuantes, que retroalimentam a SDM e são responsáveis pelo retorno dos sintomas, mesmo após o tratamento local do PG. Esses fatores são então responsáveis pela cronificação das queixas e podem estar relacionados a um cenário mais amplo de dor a distância. Os fatores incluem alterações osteoligamentares estruturais, alterações degenerativas e biomecânicas, e condições clínicas gerais, e levam à concomitância da SDM como manifestação da doença de base:

- Escoliose;
- Discrepância de membros inferiores;
- Hipermobilidade ligamentar/frouxidão articular;
- Distrofias musculares;
- Síndrome de *whiplash*, enxaqueca/cefaleia tensional;
- Síndrome do desfiladeiro torácico;
- Síndrome complexa de dor regional;

- Espasticidade e outras hipertonias por lesão do sistema nervoso central (córtex cerebral, trato corticoespinhal, gânglios da base);
- *Status* pós-operatório, dor oncológica e compressões nervosas periféricas;
- Espondiloartropatias, tendinopatias, sinovites, bursites;
- Radiculopatias, síndrome do túnel do carpo, neuralgia pós-herpética;
- Disfunção temporomandibular;
- Questões psicossociais, tais como estresse, humor deprimido, insatisfação com o trabalho, problemas de insalubridade ou falta de ergonomia do trabalho, baixa escolaridade, perfis comportamentais de evitação, medo e catastrofização;
- Outros possíveis fatores incluem doenças infecciosas crônicas, parasitoses como doença de Lyme, polimialgia reumática, miopatias inflamatórias/autoimunes e uso de estatinas.

Em alguns casos, o manejo e a correção dos fatores perpetuantes identificados podem levar à resolução completa da dor e não necessitam de abordagem específica para os PGs.

Tratamento convencional

Medicina física e reabilitação

O programa de reabilitação inclui sessões de fisioterapia, aprendizado de autoprograma domiciliar e terapia ocupacional. A avaliação fisiátrica possibilita a correção de discrepâncias entre membros, prescrição de órteses e compensações, e prescrição medicamentosa. A fisioterapia foca a correção dos encurtamentos musculares, treino postural e fortalecimento dos músculos da unidade miotática, de modo a devolver a vantagem mecânica para uma função motora eficiente e com o mínimo de gasto energético. Outras medidas incluem fonoforese com anti-inflamatórios não esteroidais (AINEs), massoterapia, meios físicos (calor, frio, eletroterapia) e técnicas de *biofeedback*. A terapia ocupacional auxilia na avaliação ergonômica e na provisão de adaptações ambientais para maior eficácia muscular.

Além da avaliação funcional e de medidas corretivas/educativas, os alongamentos dos músculos acometidos, difundidos por Travell desde a década de 1950, ainda são a base do tratamento. Os alongamentos em geral seguem as linhas de força da pele e podem ser auxiliados por *sprays* congelantes. O objetivo do alongamento é estirar o sarcômero e reduzir a sobreposição da actina com a miosina muscular, reduzindo a necessidade de ATP, e, portanto, quebrar o círculo vicioso da crise energética. Outras técnicas incluem relaxamento pós-isométrico, *laser*, terapia cognitivo-comportamental, massagem profunda e alongamento ativo excêntrico muscular.

Procedimentos

Visam à inativação dos PGs e dos tecidos adjacentes, como fáscia e tecido conectivo. O tratamento do PG provê alívio temporário da dor referida segmentar, o que poderá mascarar doenças subjacentes graves, tais como apendicite ou isquemia miocárdica. De fato, a SDM pode advir de um estímulo nóxico, decorrente da sensibilização segmentar de qualquer tecido inervado pela mesma raiz que supre o músculo sintomático, tais como discopatia, artrite e síndromes compressivas. Dessa forma, a SDM deve ser acompanhada por um médico, para que se promovam a completa anamnese e o diagnóstico de uma eventual condição subjacente, que deve ser tratada primariamente.

Para a inativação do PG, classicamente é realizada a injeção com bupivacaína ou lidocaína, diluída em solução salina[15,23].

A infiltração de toxina botulínica A mostra resultados promissores como relaxante muscular para alívio de longa duração, principalmente em casos refratários[16,17]. A toxina botulínica tipo A em baixas doses pode ser injetada no PG para reduzir a contração muscular via inibição de liberação de ACh na membrana pré-sináptica da placa motora. Além desse efeito local, estudos recentes demonstram a ação da toxina em centros analgésicos supramedulares; também se observa bloqueio na sensibilização periférica[18]. As injeções com esteroides têm indicação limitada, devido ao risco de efeitos deletérios crônicos, como necrose tecidual e ruptura tendínea.

As complicações da injeção do PG são raras e dependem da área em que ela está sendo injetada. Incluem dor local, sangramento, infecção e, mais raramente, lesão vascular/neural ou penetração de um órgão subjacente (pneumotórax).

Também se pode realizar agulhamento seco com agulha de acupuntura. Em ambas as modalidades, o efeito analgésico do procedimento é maior quando se obtém a resposta *twitch*. A ultrassonografia para ecolocalização da inserção de agulha tem sido utilizada de forma crescente para a visualização da resposta *twitch* em planos profundos, embora não existam evidências de ganho de eficácia com o seu uso em comparação com a técnica tradicional a olho nu ou de sua utilidade na pesquisa de PGs[15].

O agulhamento seco do PG, classicamente, é realizado com agulhas convencionais de acupuntura, inoxidáveis e descartáveis, de 3 a 7 cm. A técnica foi descrita em 1979, quando se observou que a eficácia da inativação estava mais relacionada com a intensidade da dor, a precisão da inserção da agulha no PG e a elicitação do *twitch* do que com a introdução de solução anestésica local. Na técnica, o PG é localizado e a agulha é introduzida no nódulo, de modo a elicitar a resposta *twitch* e "romper" a placa funcional. A técnica pode ser por pistonagem, leque e modulando velocidades de manipulação, de modo a garantir que todo o local sensível seja prospectado. Essa estimulação de alta pressão representa a irritação mecânica da agulha aos nociceptores do PG, que elicita a resposta contrátil[16]. De fato, o *twitch* implica a indução de uma aferência sensorial à medula espinhal no local da dor, resultando na resposta motora eferente via motoneurônio inferior.

Existe uma aparente escassez na literatura de evidências acerca da eficácia da inativação do PG como estratégia terapêutica da SDM. Isso se deve, em grande parte, à confusão entre os diversos termos utilizados para a técnica. O agulhamento seco muitas vezes se sobrepõe à acupuntura, principalmente se os pontos respeitarem a localização da dor (Ah Shi *points*) e se localizarem nos ventres musculares. Os estudos utilizam termos como "agulhamento profundo", "agulhamento acupuntura", "acupuntura de PG", "liberação por agulha", "terapia por agulhamento" etc. Dessa forma, parte das evidências disponíveis para acupuntura correspondem ao próprio agulhamento seco. Sendo assim, as evidências são contraditórias. A inativação do PG mostrou benefício em relação à acupuntura Sham em SDM de esplênios, esternocleidomastóideo e trapézio após 13 semanas[19], mas metanálise não evidenciou vantagem do agulhamento seco em relação ao tratamento-padrão[20]. Outra controvérsia está no fato de que alguns pesquisadores extrapolam o conceito de PG necessariamente na placa motora disfuncional e consideram a sua existência em enteses e outros componentes do tecido conjuntivo, sugerindo que o benefício do agulhamento estaria principalmente na melhora da microcirculação local, resolução da hipóxia tecidual e, portanto, na melhora do processo inflamatório subjacente em inúmeras condições e favorecimento de reparo, como osteoartrose e lombalgia mecânica. Sob tal ótica, o agulhamento seco não se diferenciaria da acupuntura clássica[21].

Não há consenso em relação à dosagem ótima, tempo de permanência da agulha no local e intensidade da pistonagem. Porém, na prática, busca-se elicitar a sensação de peso ou "ferroada", ou resposta *deqi*, que corresponde, em última análise, à percepção experimentada decorrente do *twitch*. Revisões têm sugerido maior eficácia se a agulha permanece ao menos 10 minutos após a sua manipulação para inativação do PG.

Há o uso promissor de *patches* anestésicos (lidocaína aplicada sobre cada PG, por quatro dias) como opção tópica de tratamento, objetivando aumento do limiar da dor e redução dos sintomas subjetivos. Apesar da menor eficácia em relação à injeção, a tolerância é maior[22].

Medicamentoso

As medicações prescritas são adjuvantes do tratamento de reabilitação, e incluem analgésicos simples, relaxantes musculares e AINEs (somente uso de curto prazo). Raramente são úteis se usadas isoladamente. Dependendo das condições subjacentes e em um contexto de síndrome de dor crônica, medicações próprias são utilizadas, como antidepressivos (tricíclicos, duais, inibidores de recaptação de serotonina tradicionais), relaxantes musculares, anticonvulsivantes e antipsicóticos. Medicamentos tópicos tais como AINEs, analgésicos e capsaicina podem ser interessantes.

Prevenção

A prevenção da SDM foca na remoção de fatores perpetuantes, ambientais ou relacionados ao prejuízo à biomecânica musculoesquelética. O paciente deverá procurar uma equipe especializada de reabilitação e o médico fisiatra, para análise e correção dos fatores extrínsecos e condicionamento postural e muscular. Também há interface com a medicina do trabalho e ocupacional, quando se fizerem necessários adaptações ambientais e regimes laborais. O paciente deverá se envolver no seu plano reabilitacional, à medida que realiza as mudanças de hábitos, incorpora rotinas de exercícios e autoalongamentos, e se torna atento às mudanças no padrão de dor.

Conclusões e prognóstico

O prognóstico da SDM é bom se ocorre correção dos fatores predisponentes e das causas do acometimento muscular. Em casos agudos, em que ocorre disfunção muscular na ausência de alterações estruturais, há prognóstico de total resolução; em geral, ocorre em indivíduos saudáveis, mais jovens e apresentando um histórico sugestivo de esforço agudo episódico. Os resultados são limitados em casos crônicos, em que a SDM se associa a condições musculoesqueléticas e degenerativas subjacentes; nesses casos, o tratamento deverá também focar a patologia de base. Pode-se considerar má prática médica a abordagem isolada da SDM (independentemente da técnica de inativação do PG), sem o diagnóstico e o tratamento da condição subjacente. Em geral, o tratamento adequado inclui medidas para ambas, muitas vezes simultaneamente, visando ao alívio sintomático e ao controle clínico da doença de base.

O diagnóstico da SDM é clínico, e o sucesso terapêutico depende da compreensão ampla do contexto do paciente e da provisão de um tratamento multidisciplinar, que inclui medidas comportamentais, correções posturais, plano de cinesioterapia para adequação muscular e abordagem medicamentosa/procedural. Muitas vezes, essa etapa do tratamento é complexa, pois demanda tempo e exige trabalho de cooperação entre médico e paciente e a sua adesão. Não basta apenas inativar o PG e abordar a SDM de forma simplista anatômica; é preciso pensar funcionalmente e lançar mão de tratamentos que envolvem frequentemente equipes multidisciplinares e diversas técnicas de tratamento.

Referências bibliográficas

1. Dorsher PT. Myofascial referred-pain data provide physiologic evidence of acupuncture meridians. J Pain. 2009;10(7):723-31.

2. Shah JP, Thaker N, Heimur J, et al. Myofascial trigger points then and now: a historical and scientific perspective. PM R. 2015;7(7):746-61.

3. Melzack R, Stillwell DM, Fox EJ. Trigger points and acupuncture points for pain: correlations and implications. Pain. 1977;3(1):3-23.

4. Travell JG, Simons D. Myofascial Pain and Dysfunction: The Trigger Point Manual. 2nd ed. Baltimore: Lippincott, Williams and Wilkins; 1998. vol. 2.

5. Ge HY, Wang Y, Danneskiold-Samsøe B, Graven-Nielsen T, et al. The predetermined sites of examination for tender points in fibromyalgia syndrome are frequently associated with myofascial trigger points. J Pain. 2010;11(7):644-51.

6. Bron C, Dommerholt JD. Etiology of myofascial trigger points. Curr Pain Headache Rep. 2012;16(5):439-44.

7. Basbaum A, Bushnell C, Devor M. Pain: basic mechanisms. Pain: An updated review. Seattle: IASP Press; 2008. p. 3-10.

8. Schreiber KL, Loggia ML, Kim J, et al. Painful after-sensations in fibromyalgia are linked to catastrophizing and differences in brain response in the medial temporal lobe. J Pain. 2017;18(7):855-67.

9. Sato H, Saisu H, Muraoka W, et al. Lack of temporal summation but distinct aftersensations to thermal stimulation in patients with combined tension-type headache and myofascial temporomandibular disorder. J Orofac Pain. 2012;26(4):288-95.

10. Gottrup H, Kristensen AD, Bach FW, et al. Aftersensations in experimental and clinical hypersensitivity. Pain. 2003;103(1-2):57-64.

11. Tesarz J, Eich W, Treede RD, et al Altered pressure pain thresholds and increased wind-up in adult patients with chronic back pain with a history of childhood maltreatment: a quantitative sensory testing study. Pain. 2016;157(8):1799-809.

12. Alonso-Blanco C, Fernández-de-Las-Peñas C, Morales-Cabezas MJ. Multiple active myofascial trigger points reproduce the overall spontaneous pain pattern in women with fibromyalgia and are related to widespread mechanical hypersensitivity. Clin J Pain. 2011;27(5):405-13.

13. Gerwin RD. A review of myofascial pain and fibromyalgia – factors that promote their persistence. Acupunct Med. 2005;23(3):121-34.

14. Myburgh C, Larsen AH, Hartvigsen J. A systematic, critical review of manual palpation for identifying myofascial trigger points: evidence and clinical significance. Arch Phys Med Rehabil. 2008;89(6):1169-76.

15. Rha DW, Shin JC, Kim YK, et al. Detecting local twitch responses of myofascial trigger points in the lower-back muscles using ultrasonography. Arch Phys Med Rehabil. 2011;92(10):1576-80.e1.
16. Aoki KR. Evidence for antinociceptive activity of botulinum toxin type A in pain management. Headache. 2003;43(Suppl 1):S9-15.
17. Jeynes LC, Gauci CA. Evidence for the use of botulinum toxin in the chronic pain setting – a review of the literature. Pain Pract. 2008;8(4):269-76.
18. Gam AN, Warming S, Larsen LH, et al. Treatment of myofascial trigger-points with ultrasound combined with massage and exercise – a randomised controlled trial. Pain. 1998;77(1):73-9.
19. Itoh K, Katsumi Y, Hirota S, et al. Randomised trial of trigger point acupuncture compared with other acupuncture for treatment of chronic neck pain. Complement Ther Med. 2007;15(3):172-9.
20. Tough EA, White AR, Cummings, et al. Acupuncture and dry needling in the management of myofascial trigger point pain: a systematic review and meta-analysis of randomised controlled trials. Eur J Pain. 2009;13(1):3-10.
21. Dunning J, Butts R, Mourad F, et al. Dry needling: a literature review with implications for clinical practice guidelines. Phys Ther Rev. 2014;19(4):252-65.
22. Affaitati G, Fabrizio A, Savini A, et al. A randomized, controlled study comparing a lidocaine patch, a placebo patch, and anesthetic injection for treatment of trigger points in patients with myofascial pain syndrome: evaluation of pain and somatic pain thresholds. Clin Ther. 2009;31(4):705-20.
23. Venancio RA, Alencar FG, Zamperini C. Different substances and dry-needling injections in patients with myofascial pain and headaches. Cranio. 2008;26(2):96-103.

Capítulo 12

Situações de emergência e cuidados no ambulatório de acupuntura

Liliana Jorge

Introdução

A acupuntura é definida na prática como o uso de agulhas inseridas transcutaneamente em locais definidos da superfície corporal, portanto é considerada um procedimento invasivo. Dessa forma, assim como qualquer procedimento, a acupuntura pode acarretar efeitos não desejados, cujo conhecimento é mandatório para todo acupunturista. O assunto é relevante, se levado em conta o aumento crescente da procura por medicina complementar no mundo (nos EUA, entre 1990 e 1997, o número de pacientes sob tratamento complementar subiu de 33,8% para 42,1%), sendo a acupuntura a mais popular. Além disso, existe uma crença leiga de que a medicina complementar é "natural", como sinônimo de "inofensiva" ou sem efeitos adversos. Porém, os benefícios de qualquer terapia têm relevância, mas a segurança dos tratamentos deve ser prioridade clínica[1].

Efeitos adversos

Efeitos adversos são definidos como quaisquer efeitos que são não intencionais, não terapêuticos e inesperados. Podem ser muito ou pouco significantes dependendo do impacto no paciente: os graves ameaçam a vida (pneumotórax, infecções) ou têm grande impacto (duração prolongada de dor, náusea).

Devem ser diferenciados por efeitos inofensivos (como pequenos hematomas ou eritemas no ponto). Também são diferenciados de efeitos colaterais, indesejados ou inespecíficos, como sonolência ou mudança no padrão da digestão.

Os efeitos adversos da acupuntura são geralmente pequenos e as complicações são raras, mas frequentemente são negligenciados pelos praticantes e pouco informados aos pacientes. Não há contraindicação absoluta à acupuntura, mas precauções devem ser tomadas para garantir boa prática clínica e a minimização das adversidades.

A proporção correta dos eventos adversos é desconhecida e muito variável, por falhas de relatos, vieses de publicação, menor relato entre acupunturistas não médicos, tendência de o acupunturista minimizar intercorrências do procedimento e tendência do paciente de maximizá-las. A variabilidade nos achados decorre também da diferença dos métodos de acupuntura pelos diferentes países.

Além da subnotificação descrita acima, os efeitos adversos variam entre diferentes estudos e países – estima-se que um terço dos pacientes tratados apresentem algum efeito adverso, mais precisamente de 1% a 45% das sessões (Tabela 12.1). Em geral, são pequenos e transitórios, sem demanda para abordagem adicional: sangramento local (0,03% a 38%), cansaço (2% a 41%), síncope (0 a 0,3%), relaxamento (86%), segundo revisão sistemática[1]. Em geral, a incidência das possíveis complicações com acupuntura varia entre 1:10.000 e 1:100.000, o que é considerado baixo pela literatura mundial, em comparação com outras intervenções na saúde.

A reação mais comum é a vasovagal, que frequentemente está associada ao estado de ansiedade e/ou medo do agulhamento. Embora ocorra muitas vezes nas primeiras sessões de um paciente que nunca teve contato com tal tratamento, pode acontecer em sessões subsequentes dependendo do ambiente ou da constituição física ou mental do paciente no momento daquela sessão. Os principais sintomas são sudorese excessiva, sensação de mal-estar epigástrico, escurecimento da visão e náusea. Na presença de uma reação vasovagal, recomenda-se a retirada imediata de todas as agulhas e, se o paciente estiver sentado, deitá-lo elevando os membros inferiores dele. Pode-se estimular o ponto GV-26 (na região do filtro) manualmente ou massagear o esterno, em casos de perda da consciência. Também há relato de reações alérgicas ao níquel ou agulha de acupuntura[2].

Entre as complicações mais graves, já foram relatados pneumotórax, lesões nervosas e vasculares, e infecções. Também já houve descrição da penetração de agulha através de um orifício do esterno, causando tamponamento cardíaco[3]. Como más-formações semelhantes esternais aparecem em 9,6% dos indivíduos, contraindica-se o uso de agulhas perpendiculares na região (Tabela 12.2). Outro risco relevante é aquele relacionado ao efeito da acupuntura, ao reduzir sintomas e mascarar condições potencialmente fatais e graves, porém tratáveis. Por exemplo, o uso da acupuntura para aliviar uma dor lombar sem se considerar o diagnóstico e a etiologia: a dor pode decorrer tanto de uma metástase óssea quanto de uma causa mecânica comum – os tratamentos e gravidades são totalmente diferentes. Complicações raras relacionadas à quebra de agulha dentro de órgãos são raras. Outras ainda mais raras incluem crises convulsivas, febre e tosse[4].

TABELA 12.1. Eventos adversos (EA) potenciais associados à acupuntura

EA comuns	Complicações raras
Síncope/desmaio	Pneumotórax
Náusea/vômitos	Lesão da medula espinhal
Aumento da dor	Hepatite B
Aumento do peristaltismo	Sepse
Irritação local da pele, sangramento	Punctura em órgãos
Cefaleia	Convulsão
Sudorese	
Quebra da agulha	
Agravamento dos sintomas	
Tontura, sonolência	
Taquicardia	
Sensação de frio	
Sensação de calor	

TABELA 12.2. Precauções ao agulhar certas áreas do corpo

Precauções

Em gestantes: evitar pontos no abdome e região lombar, além de pontos com forte elicitação de *deqi* (LI4, SP6, BL60, SP4).

Bebês com fontanelas abertas: evitar pontos escalpeanos.

Região periocular: cuidado técnico ao usar ST1, GB1, BL1; evitar manipular agulhas.

Tórax e lombo: evitar penetração profunda e perpendicular.

Evitar penetração profunda e perpendicular em região perigástrica, com o estômago cheio.

Risco de pneumotórax: evitar agulhamento profundo em GB21.

Risco de perfuração esternal: não realizar CV17 perpendicular.

Risco de lesão bulbar em região occipital: evitar agulhamento profundo de GB20, GV16, BL10.

Realizar acupuntura com atenção e não mover o paciente enquanto estiver agulhado.

Pacientes em rebaixamento do nível de consciência: preferir agulhamento superficial; não deixar agulha inserida além do tempo proposto para a sessão.

O pneumotórax é raro, porém é uma complicação mais grave. A hipótese diagnóstica dessa complicação deve ser feita na presença de dor ou desconforto torácico após agulhamento em pontos localizados na cintura escapular ou parede torácica (anterior, lateral ou posterior).

A lesão neurovascular é extremamente rara, pois as agulhas de acupuntura fabricadas em todo o mundo possuem a ponta não cortante. Uma ampla revisão sistemática englobando 23 anos de acupuntura na China contabilizou também hemorragia subaracnoide, hemorragia de cisterna magna, lesão medular, hemorragia bulbar, pseudoaneurisma de carótida, piora de paralisia facial prévia e lesão de nervos periféricos (frênico/trigêmeo/fibular/oculomotor/ciático)[4]. Também houve relato de lesão de vísceras, induzindo a peritonite e perfuração gástrica.

Entre as infecções relatadas, estão a hepatite B[5], sepse por estafilococcia, *E coli*, micobacteriose e tétano[4,6]. Apesar de os microrganismos na superfície da pele (flora residente) serem acessíveis à desinfecção, aqueles localizados em ductos, glândulas e folículos não são removíveis e podem ser inoculados para tecidos estéreis profundos pela introdução de agulha maciça ou romba. Essa flora, porém, acarreta somente infecções em populações de imunocomprometidos. A realização da desinfecção da pele limpa antes da acupuntura em geral é recomendada, devido à presença da flora transitória, que é potencialmente infecciosa e removida com limpeza com água e sabão ou álcool diluído a 70%[7]. Também se recomenda a lavagem da mão do acupunturista com água e sabão e, eventualmente, ainda a pele a ser agulhada para a remoção de sujidades aparentes.

Agulhas inseridas por tempo prolongado são mais suscetíveis a infecções, mais por agirem como corpo estranho e comprometerem as defesas do que pela inoculação de agentes cutâneos. O uso de agulhas em técnicas como auriculoterapia, escalpeana ou punho-tornozelo deve ser monitorado, considerando que alguns acupunturistas mantêm as agulhas introduzidas por mais tempo[8]. Surpreendentemente, um estudo não encontrou infecções cutâneas com o uso de agulha estéril, mas sem antissepsia da pele[9]. Esse resultado é consoante com outros, levando algumas sociedades de especialidade a afirmarem que a desinfecção de pele pré-agulhamento é controversa[7]. Porém, em nosso serviço, a limpeza com álcool e lavagem das mãos é enfatizada.

O acupunturista e o paciente

O treinamento adequado em acupuntura é fundamental para garantir bons padrões de segurança. Um estudo na Austrália observou que menos de um ano de treinamento resultou em 2,07 eventos/ano, 37 a 48 meses de treinamento resultaram em 1,35 evento/ano e 49 a 60 meses resultaram em 0,92 eventos/ano[9]. Na China, observou-se que o número de eventos e acidentes vem caindo desde a década de 1990, proporcionalmente ao maior rigor em relação ao treinamento dos acupunturistas (principalmente em anatomia) e a esforços para a padronização da acupuntura no país[4]. Na realidade, infelizmente o treinamento em acupuntura varia conforme o país; pode representar desde cursos de fim de semana para indivíduos leigos até residência médica e cursos de pós-graduação *lato sensu*. A legislação vigente nem sempre é respeitada, havendo um contingente de praticantes leigos cujo número é desconhecido no Brasil e também em outros países.

Em relação aos pacientes, há fatores de risco para contraindicação relativa da acupuntura. Dessa forma, o acupunturista deve lançar mão da coleta rigorosa da história pregressa e atual, uso de medicamentos e alergias (Tabela 12.3). Também é relevante se o paciente conhece a acupuntura (muitas vezes foi encaminhado por outro colega, sem explicações). Especialmente para os indivíduos que nunca foram submetidos ao agulhamento, é fundamental explicar todas as etapas do procedimento, incluindo as sensações esperadas com a acupuntura, como o *deqi*, e os efeitos colaterais e adversos eventuais.

TABELA 12.3. Fatores de risco em pacientes para complicações

Fatores de risco

Sangramento
- Hemofilia/trombofilias
- Doença hepática avançada
- Uso de antiagregantes ou anticoagulantes

Infecção
- Imunodeprimidos, HIV+
- Diabéticos com neuropatia periférica
- Transplantados, uso de imunossupressores e corticoides
- Presença de úlceras/feridas abertas

Síncope
- Hipoglicemia, ansiedade, fadiga, desidratação, período pós-prandial ou jejum

Considerações finais

A atenção aos eventos adversos da acupuntura permite que o profissional os reconheça e trate. Na maioria dos casos, as intercorrências se resumem a quadros leves (dor/sangramentos locais, ou síncope, que são reversíveis em curto prazo). Porém, o acupunturista deve estar alerta quanto a dispneia, dor pleurítica, febre e outras bandeiras vermelhas, para investigação e conduta. No centro da discussão em relação à segurança da acupuntura estão a educação ao paciente e o treinamento do profissional[10]. Os estudos sobre segurança da acupuntura vêm aumentando gradualmente, o que contribui para o incremento da credibilidade da especialidade.

Em resumo, as medidas para a prevenção de efeitos adversos ou complicações incluem:
- Provisão de informação ao paciente;
- Coleta pormenorizada da história clínica, comorbidades, uso de medicações contínuas, além de registro adequado do trabalho em prontuário;

- Treinamento adequado do acupunturista, garantindo conhecimentos acerca de anatomia e manejo das complicações;
- Conhecimento técnico do acupunturista em relação à escolha e à localização corretas dos pontos, e ao modo de inserção da agulha e a sua manipulação;
- Minimização de aspectos conjunturais (fadiga, jejum e estresse do paciente) e estruturais da sessão de acupuntura (sala quente, maca desconfortável, colocação do paciente em má posição);
- Respeito à legislação vigente no país em relação a boas práticas em saúde;
- Observação de medidas de higiene, descarte correto das agulhas e uso de agulhas estéreis.

Não existe intervenção sem efeitos adversos ou colaterais. No entanto, de acordo com o consenso do *National Institutes of Health* (NIH) de 1997, uma das vantagens da acupuntura é que a incidência de efeitos adversos é significativamente menor em comparação com muitas drogas ou procedimentos alopáticos de uso corrente, para as mesmas condições[11].

Referências bibliográficas

1. Ernst E, White AR. Prospective studies of the safety of acupuncture: a systematic review. Am J Med. 2001;110(6):481-5.
2. Ernst G, Strzyn H, Hagmeister H. Incidence of adverse effects during acupuncture therapy – a multicentre survey. Complement Ther Med. 2003;11(2):93-7.
3. McCormick WE. Sternal foramina in man. Am J Forensic Med Pathol. 1981;2:249-52.
4. Wu J, Yanmei H, Ping Y, et al. Systematic review of adverse effects: a further step towards modernization of acupuncture in China. Evid Based Complement Alternat Med. 2015;2015:432467.
5. Kent GP, Brondum J, Keenlyside RA, et al. A large outbreak of acupuncture-associated hepatitis. B Am J Epidemiol. 1988;127(3):591-8.
6. Umlauf R. Analysis of the main results of the activity of the acupuncture department of the faculty hospital. Acupuncture Med. 1988;5:16-8.

7. Hoffman P. Skin disinfection and acupuncture. Acupunct Med 2001;19(2):112-6.
8. Woo PCY, Ada WC Lin AWC, et al. Acupuncture Transmitted Infections. In: Saad M, ed. Acupuncture – Clinical Practice, Particular Techniques and Special Issues: Rijeka: InTech Open; 2011.
9. Bensoussan A, Myers SP. Towards a safer choice. The practice of Traditional Chinese Medicine in Australia. Australia: Campbelltown, NSW Faculty of Health, University of Western Sydney Macarthur; 1996.
10. Chan MWC, Wu XY, Wu JCY, et al. Safety of acupuncture: overview of systematic reviews. Sci Rep. 2017;7(1):3369
11. Acupuncture. NIH Consens Statement. 1997;15(5):1-34.

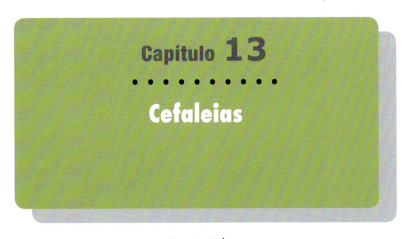

Capítulo 13
Cefaleias

Mauricio Hoshino

A técnica de acupuntura tem se firmado como uma importante arma no tratamento da cefaleia primária, seja ela usada de forma exclusiva ou como um adjuvante não farmacológico associado a drogas profiláticas e abortivas das crises dolorosas.

Os mecanismos envolvidos no desenvolvimento da cefaleia, segundo a Medicina Tradicional Chinesa (MTC), têm duas abordagens: por obstrução de fluxo do Qi no meridiano, com base no trajeto da dor; ou por síndrome, a qual é decorrente do somatório de fatores externos e internos do paciente.

A etiopatogenia sindrômica apresenta padrões como Exterior e Interior. Síndromes do Exterior seriam decorrentes de invasão por vento-frio, vento-calor e vento-umidade. Síndromes do Interior podem se caracterizar por Excesso (excesso de Yang do fígado, fogo do fígado, obstrução do Jiao Médio por umidade, vento do fígado, estagnação de Qi do fígado, estagnação de frio no meridiano do fígado, mucosidade turva, retenção de alimentos, estase de sangue, calor do estômago) ou Deficiência (de Qi, sangue ou rim).

Meridianos: Os meridianos envolvidos na cefaleia são a **vesícula biliar** caracterizando a cefaleia Shaoyang, **baço/pâncreas** na cefaleia Taiyin, **bexiga** na cefaleia Taiyang, **fígado** na cefaleia Jueyin e menstruação, **estômago** na cefaleia Yangwei. Havendo presença de dor no meridiano da vesícula biliar, o padrão é de ascensão do Yang do fígado. Havendo presença de dor no meridiano da bexiga, o padrão é de deficiência do rim.

Diagnóstico de acordo com o padrão – vento-frio: acomete a região occipital, associado a rigidez muscular; vento-calor: a dor é holocraniana, intensa, com sensação de distensão; vento-umidade: a queixa é de sensação de peso; vento do fígado: manifesta-se como aperto ou tensão; mucosidade: tem sensação de peso associado a tontura. Deficiência de rim apresenta sensação de vazio, fraqueza.

Escolha dos pontos

Pela localização da dor

Na dor por Yang do fígado manifestada no meridiano da vesícula biliar, são indicados os pontos LV3 (Taichong) e GB43 (Xiaxi). Alguns pontos locais são escolhidos pelo trajeto da dor – vesícula biliar: GB6 (Xuanli), frontal: GV23 (shangxing) e GB14 (Yangbai), vértice: GV20 (Baihui) e GV21 (Qianding), occipital: BL10 (Tianzhu) e GV19 (Houding), temporal: GB8 (Shuaigu) e EX-HN5 (Taiyang).

Pelo meridiano

<u>Shaoyang</u>: GB34 (Yanglingquan), EX-HN5 (Taiyang), BL 60 (Kun-Lun), Houxi (SI3), GB20 (Fengchí), TE17 (Yifen), CV20 (Baihuí), LV3 (Taichong), LI4 (Hegu), TE5 (Waiguan), GV16 (Fengfu), BL10 (Tianzu) e LU7 (Lieque). Se há sintomas gástricos, ST43 (Xiangu) e ST8 (Touwei)

<u>Tai Yang</u>: Houxi (SI3), BL60 (Kunlun), GV19 (Houding), GV20 (Baihui), GV21 (Qianding), BL2 (Zanzhu), BL7 (Tongtian), BL10 (Tianzhu), GB20 (Fengchi, LV3 (Taichong), TE3 (Zongzhu), KI7 (Fuliu) e CV4 (Guanyuan).

Yangming: LI4 (Hegu) e ST44 (Neiting).

<u>Tai Yin</u>: GB20 (Fengchi), EX-HN5 (Taiyang), BL2 (Zanzhu), EX-HN3(Yintang), LU7 (Lieque), LI4 (Hegu), ST36 (Zusanli), SP6 (Sanyinjao), CV12 (Zhongwan), ST40 (Fenglong), ST32 (Futu), CV20 (Baihui), ST9

(Renying), ST43 (Xiangu) e ST30 (Qichong); para circular o Qi: SP2 (Dadu), SP3 (Taibai), LU10 (Yuji) e LU9 (Taiyuan)

<u>Jue Yin</u>: LV3 (Taishong), GB40 (Qiuxu), GV23 (Shangling), GB20 (Fengchi), EX-HN5 (Taiyang), GB14 (Yangbai), BL2 (Zanzhu), LI4 (Hegu), ST36 (Zusanli), BL10 (Tianzhu), GV16 (Fengfu), LU7 (Lieque), TE5 (Waiguan), BL60 (Kunlun) e BL18 (Ganshu).

Menstruação: GB3 (Shangguan), GB4 (Hanyan), GB5 (Xuanlu), BL32 (Ciliao), CV3 (Zhongji) e SP6 (Sanyinjao).

Yang Wei: ST44 (Neiting), LI4 (Hegu), EX-HN3 (Yintang), ST8 (Touwei), ST34 (Liangqiu), GV23 (Shangxing).

Pela síndrome

Vento-Frio: GB8, GB20, BL 12, BL60, ST8->GB8, EX-HN5.
Vento-Calor: GB20, TE5, ST8->GB8, GV14, EX-HN5.
Vento-Umidade: GB20, ST8->GB8, ST40, SP6, CV12, EX-HN5.
Excesso de Yang do Fígado: GB8, GB20, GB38, ST8->GB8, LR3, LR4.
Obstrução do Jiao Médio: ST8->GB8, SP9, ST40, CV12, EX-HN5.
Deficiência de Yin do Rim: GB12, GB20, BL12, BL23, BL60, KI6.
Estagnação de Qi e Sangue: GB8, GB20, SP6, SP10, LR3, EX-HN5.

Evidências científicas
Acupuntura na migrânea

Uma revisão sistemática da Cochrane foi recentemente publicada em 2016, fazendo uma metanálise em estudos randomizados e controlados, com critérios de inclusão do tipo no mínimo oito semanas de tratamento, avaliação por médico acupunturista quanto à qualidade dos pontos escolhidos, totalizando 4.985 sujeitos e considerando resposta clínica como redução em 50% na frequência de crises. O tempo de acompanhamento pós-randomização estendeu-se até mais do que seis meses.

A conclusão foi de que a acupuntura está associada, de um modo estatisticamente significante, com melhor resposta e redução na frequência das crises em comparação com medicações profiláticas usuais ou cuidados gerais nos primeiros dois meses pós-tratamento. Não foi possível comparar com medicações profiláticas em períodos maiores do que dois meses. Ao contrário de uma metanálise prévia, a acupuntura clássica demonstrou diferença estatisticamente significante com a acupuntura sham.

Acupuntura na cefaleia tensional

Numa outra revisão da Cochrane de 2016, a qual incluiu 12 artigos representando 2.349 pacientes, devidamente randomizados e controlados, comparados a cuidados gerais, acupuntura sham e métodos físicos (fisioterapia, massagem, relaxamento). A acupuntura demonstrou-se significativamente superior até seis meses pós-randomização.

Acupuntura na cefaleia crônica diária

Numa metanálise publicada por Vickers *et al.* em 2012, o efeito associado à acupuntura era estatisticamente significante em comparação à acupuntura sham (coeficiente de magnitude de efeito de 0,38, com intervalo de confiança de 95% de 0,22 a 0,55).

A despeito das eternas discussões sobre o efeito placebo da acupuntura contribuindo com a melhora clínica, fica claro o seu papel como parte de um plano de tratamento no tocante ao manuseio do paciente portador de cefaleia, com um número suficiente de artigos publicados dando ampla evidência sobre sua eficácia profilática ou durante as crises.

Bibliografia

Coeytaux RR, Befus D. Role of acupuncture in the treatment or prevention of migraine, tension-type headache, or chronic headache disorders. Headache. 2016;56(7):1238-40.

Da Silva AN. Acupuncture for migraine prevention. Headache. 2015;55(3):470-3.

Facco E, Liguori A, Petti F, et al. Traditional acupuncture in migraine: a controlled randomized study. Headache. 2008;48(3):398-407.

Linde K, Allais G, Brinkhaus B, et al. Acupuncture for the prevention of tension-type headache. Cochrane Database Syst Rev. 2016;4:CD007587.

Linde K, Allais G, Brinkhaus B, et al. Acupuncture for the prevention of episodic migraine. Cochrane Database Syst Rev. 2016;6:CD001218.

Liu Y, Yu S. Recent approaches and development of acupuncture on Chronic Daily Headache. Curr Pain Headache Rep. 2016;20(1):4.

Millstine D, Chen C Y, Bauer B. Complementary and integrative medicine in the management of headache. BMJ. 2017;357:j1805.

Wang LG. Tratado contemporâneo de acupuntura e moxibustão. São Paulo: CEIMEC; 2005.

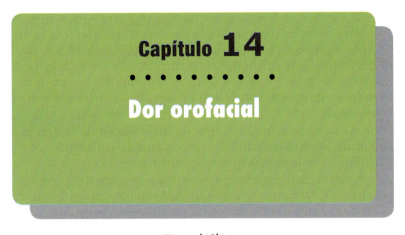

Capítulo 14
Dor orofacial

Wagner de Oliveira
Rosângela Suetugo Chao
Marise Sano Suga Matumoto

Disfunções temporomandibulares (DTM) são condições não funcionais do sistema estomatognático caracterizadas por dor e/ou disfunção da articulação temporomandibular (ATM), músculos mastigatórios e/ou cervicais ou ambos. Assumem três formas básicas: distúrbios dos músculos mastigatórios (subdivididos em contração protetora, mialgia, miosite, dor muscular tardia, mioespasmo, dor miofascial), distúrbios articulares (deslocamento do disco ou alterações degenerativas, como osteoartrite – condição inflamatória – ou osteoartrose – condição não inflamatória) ou ambas as condições – muscular e articular – simultaneamente.

A etiologia da DTM é complexa e indeterminada, tendo sido propostos mecanismos centrais e periféricos. Fatores locais incluem o trauma na cabeça ou pescoço, traumas oclusais, abertura prolongada da boca, hábitos parafuncionais diurnos como goma de mascar, onicofagia, posturas incorretas, apertamento dentário diurno ou bruxismo do sono. Os fatores sistêmicos incluem estresse, hipermobilidade sistêmica e comorbidades que influenciam o equilíbrio do sistema.

Os estudos epidemiológicos mostram que sinais e sintomas de DTM são igualmente distribuídos entre ambos os sexos; entretanto, entre os dos indivíduos que procuram tratamento, 80% são mulheres. Diferenças psicossociais, comportamentais, hormonais e em outros fatores tentam justificar tais diferenças. Os pacientes com DTM se concentram na terceira e quarta décadas de vida e a prevalência parece diminuir na terceira idade[1].

Os tratamentos para DTM, entre outros, incluem a farmacoterapia, fisioterapia (exercícios musculares, calor superficial e diatermia, ultrassom, TENS), terapia comportamental, acupuntura e placas oclusais.

A placa oclusal é a modalidade de tratamento mais popular utilizada por especialistas ou generalistas na odontologia para o tratamento da DTM. São também utilizadas no controle do bruxismo do sono e para a proteção de reabilitações protéticas. São dispositivos oclusais, confeccionados geralmente em acrílico ou em material resiliente e desenhados para promover uma oclusão mecanicamente estável e reversível.

As placas devem ser confeccionadas respeitando-se as relações maxilomandibulares estáticas e dinâmicas e os princípios gnatológicos da oclusão. Elas promovem relaxamento muscular, posicionam os côndilos em relação central, protegendo os dentes e as estruturas das forças produzidas pelo bruxismo e pelo apertamento dentário. É um tratamento conservador que apresenta resultados significativos no controle da dor causada pela disfunção muscular[2].

Uso da acupuntura no tratamento de dor orofacial por disfunção temporomandibular

No consenso do *National Institutes of Health* (NIH) de 1998[3], sobre acupuntura, foram propostas as seguintes questões: Qual a eficácia da acupuntura, comparada com placebo ou Sham? Qual o papel da acupuntura no tratamento das várias condições para as quais existem dados suficientes? O que se sabe sobre os efeitos biológicos da acupuntura? Quais são os caminhos para futuras pesquisas?

Os resultados mostraram que a acupuntura é eficaz na analgesia pós-operatória de adultos, na náusea por quimioterapia ou por gravidez, e comprovadamente eficaz na dor pós-operatória dentária. Apresenta também eficácia na dor de cólicas menstruais, epicondilite e efeitos favoráveis sobre a dor em geral. Entretanto, a acupuntura Sham mostrou efeitos semelhantes aos da acupuntura verdadeira, pois a inserção de uma agulha em qualquer parte do corpo produz respostas biológicas inespecíficas. Também mostrou certas evidências no tratamento de adições, reabilitação de acidente vascular cerebral, cefaleias e dismenorreias, epicondilite, fibromialgia, lombalgia, síndrome do túnel do carpo e asma.

Conclui-se que os efeitos biológicos da acupuntura provavelmente se originam da ativação de peptídeos opioides, hipotálamo, hipófise e de funções imunológicas.

Na odontologia, a acupuntura trata de algumas condições disfuncionais; controla a dor, sua principal aplicação; controla a dor pós-operatória, náusea e vômito em procedimentos; e também produz alívio da dor orofacial. A grande vantagem, além de ser um diferencial profissional, é que o paciente pode ter alívio dos sintomas já na consulta inicial e é de fácil aplicação por profissionais treinados, apresentando poucos efeitos colaterais.

Raustia *et al.*[4], com o objetivo de comparar a eficácia da acupuntura com tratamentos convencionais para DTM, pesquisaram 55 indivíduos com DTM muscular e/ou articular, divididos em dois grupos: I. acupuntura e II. tratamentos convencionais (por placa oclusal). As avaliações ocorreram antes, após uma semana e após três meses de tratamento, realizadas em três sessões de 20 minutos. Os resultados foram mensurados pelo Índice de Disfunção de Helkimo (que é um índice que quantifica sintomas e sinais de DTM) e mostraram efeitos similares nas duas modalidades de tratamento, ligeiramente maior para os métodos convencionais ao término do tratamento, mas sem diferenças após três meses, concluindo que a acupuntura parece ser um método alternativo ao tratamento convencional para DTM.

Em duas outras publicações subsequentes usando a mesma amostra, Raustia *et al.*[5] e Raustia e Pohjola[6] avaliaram, na primeira, o grau de movimento mandibular, função da ATM, dor na articulação e nos **músculos** mastigatórios ao movimentar a mandíbula e, na segunda, dor ao abrir a boca e ao realizar movimentos de lateralidade, protrusão e retrusão. O resultado foi a melhora significativa e similar nos dois grupos, exceto no movimento de retrusão, em que o tratamento estomatognático foi superior, sugerindo que a eliminação de interferências em retrusão poderiam justificar o resultado. Apesar dos resultados favoráveis, deve-se considerar o pequeno tamanho da amostra.

Johansson et al.[7] tiveram como objetivo comparar a eficácia da acupuntura em relação à placa oclusal e a um grupo controle. Avaliaram 45 indivíduos com dor orofacial crônica ou cefaleia de origem muscular, divididos em três grupos: I. tratados por acupuntura, II. tratados por placas oclusais e III. grupo controle. A placa oclusal foi confeccionada com a técnica dos princípios gnatológicos da oclusão mutuamente protegida e ajustada por duas semanas consecutivas. O uso foi restrito ao período noturno. O grupo de acupuntura foi agulhado no ponto LI4, associando pontos locais na área da dor. Foram realizadas três estimulações manuais em sessões de 30 minutos, uma vez por semana, durante seis semanas. Foi avaliado o escore de gravidade de sintomas subjetivos pelo *Visual Analogue Scale* (VAS) e Índice de Disfunção de Helkimo, antes e após três meses do tratamento. Os resultados mostraram efeitos similares das duas modalidades de tratamento no Índice de Disfunção de Helkimo, maior para as terapêuticas convencionais ao término do tratamento, mas sem diferenças após três meses. Conclui-se que a acupuntura é um método alternativo ao tratamento convencional para DTM de origem muscular e parece ser muito efetiva em pacientes crônicos (neste trabalho a média de dor era de 6,8 anos). As placas oclusais têm bom prognóstico quando a etiologia tiver causas oclusais. Entretanto, há necessidade de mais estudos de longo termo.

List[8], também com o propósito de comparar os efeitos imediatos e de longo prazo (um ano) da acupuntura em relação à placa oclusal no tratamento de DTM, avaliou 256 indivíduos com dor orofacial primariamente de origem muscular, com Índice de Disfunção de Helkimo maior ou igual a Di II (Índice moderado ou grave), há mais de seis meses, divididos em três grupos: I. tratados por acupuntura, II. tratados por placas oclusais e III. grupo controle (fila de espera). As placas foram confeccionadas em acrílico rígido com características oclusais baseadas na oclusão de proteção mútua. O tratamento por acupuntura utilizou os pontos LI4 + ST36, este com estímulo elétrico, adicionando, quando necessário, os pontos BL2, ST7, ST6, SI18, SI19, EX-HN5, GV20, BL10, GB20 e GB21, de acordo com os sintomas. Todos foram avaliados por meio do Índice de Disfunção de Helkimo e do uso de algômetro antes e após seis semanas e um ano. Os resultados mostraram que ambos os grupos tiveram efeitos positivos em relação ao grupo controle. Na avaliação de seis semanas, a acupuntura mostrou diminuição dos sintomas subjetivos significativamente maior do que as placas oclusais. No controle de um ano, não houve diferença entre os dois grupos. Concluiu-se que a acupuntura pode ser recomendada como método de tratamento para pacientes com DTM com sintomas musculares.

List et al.[9] compararam o limiar e o número de pontos de dor em indivíduos que receberam acupuntura ou placa oclusal. Cinquenta e cinco participantes (46 F, 9 M) com DTM foram divididos em três grupos: I. tratados por acupuntura (EX2, ST7, ST6, GB20, LI4, ST 36), II. tratados por placas oclusais e III. grupo controle (fila de espera). Todos foram avaliados por meio do Índice de Disfunção de Helkimo e do uso de algômetro, antes, imediatamente após e depois seis meses. Os resultados mostraram que em ambos os grupos houve aumento significativo do limiar de dor, sem diferença entre grupos, e melhora similar na diminuição de dor e Índice de Disfunção de Helkimo.

List e Helkimo[10] estudaram 80 pacientes com DTM miogênica e dor há mais de seis meses. Os pacientes foram subdivididos em dois grupos aleatórios para receber placas oclusais ou acupuntura. Os resultados mostraram que 57% dos pacientes que receberam acupuntura e 68% dos que receberam placa oclusal melhoraram subjetiva e clinicamente, durante o período de 12 meses. Não houve diferenças estatísticas entre os dois grupos. Os pacientes que responderam bem ao tratamento inicialmente também responderam bem em longo termo, tanto para o grupo de acupuntura como para o de placas oclusais.

Itoh et al.[11] compararam o efeito da acupuntura em pontos-gatilho miofasciais em relação à acupuntura Sham em pacientes com DTM. O estudo de 10 semanas incluiu 16 voluntários com DTM crônica (mais de seis meses) distribuídos randomicamente em dois grupos (ativo e Sham) que receberam cinco sessões de tratamento. Os resultados, que avaliaram a intensidade de dor pela VAS e o grau de abertura, mostraram diminuição significativa da dor e aumento significativo do grau de abertura no grupo ativo, concluindo que a acupuntura em pontos-gatilho parece ser mais efetiva em pacientes com dor miofascial crônica.

Jung et al.[12] realizaram metanálise e revisão sistemática de estudos randomizados, com controle Sham, de acupuntura no tratamento de DTM. Sete trabalhos preencheram os critérios de inclusão, sendo seis de acupuntura com agulhas e um com *laser*. Conclui-se que a acupuntura para o controle sintomático de DTM tem evidências limitadas. Faltam estudos robustos para que a acupuntura tenha real valor terapêutico para essa indicação.

Smith *et al.*[13] realizaram estudo clínico randomizado controlado, duplo-cego, entre acupuntura verdadeira *versus* placebo com a finalidade de estabelecer se há eficácia real da acupuntura para o tratamento de DTM. Dividiram os participantes em dois grupos: Grupo A: acupuntura verdadeira (n = 15) e Grupo B: acupuntura Sham (n = 12). Os pacientes foram avaliados pela VAS, distribuição da dor, grau de abertura e sensibilidade muscular e ATM. Os resultados mostraram que a acupuntura verdadeira teve influência positiva, com significância estatística, nos parâmetros avaliados e que o uso de agulhas Sham é um método confiável para ser usado no grupo controle.

Cho e Whang[14] realizaram revisão sistemática de trabalhos clínicos randomizados controlados que avaliaram a efetividade da acupuntura no tratamento de DTM. Dezenove artigos preencheram os critérios de inclusão e obtiveram os seguintes resultados: três trabalhos (65 participantes) mostraram evidência moderada de que a acupuntura foi superior ao placebo; três outros (160 participantes) mostraram efeitos positivos similares às placas oclusais; em quatro trabalhos (397 participantes) a acupuntura foi superior à terapia física, em dois trabalhos (138 participantes), foi superior à indometacina e em três estudos, foi superior à lista de espera controle. Conclui-se que, embora haja evidência de moderada efetividade da acupuntura no tratamento de DTM, há necessidade de amostras maiores.

Noiman *et al.*[15] realizaram estudo retrospectivo que avaliou a eficácia e a segurança da acupuntura para o alívio da dor na DTM e neuralgia do trigêmeo. Foram tratados 39 pacientes por 8 a 10 semanas e avaliados pela VAS. Os resultados mostraram melhora altamente positiva dos sintomas de DTM, 88,6% ($p < 0,01$), mas apenas mínima, 25%, para a neuralgia trigeminal. Os dados também demonstraram que eficácia tanto em casos agudos, 91% ($p < 0,01$), como crônicos, 70% ($p < 0,05$). A acupuntura não provocou efeitos colaterais durante o tratamento.

Ezzo *et al.*[16] realizaram revisão sistemática para avaliar a efetividade da acupuntura em pacientes com dor crônica. Cinquenta e um trabalhos preencheram o critério de inclusão; 21 estudos mostraram resultados positivos, 27 foram neutros e 3 foram negativos. Porém, 75% dos estudos considerados de qualidade insatisfatória tiveram resultados positivos. Os trabalhos de melhor qualidade foram os que usaram o Sham como grupo controle, mas que tiveram como viés um número pequeno de participantes. Cinco estudos clínicos randomizados controlados comparavam os resultados com a lista de espera e foram positivos, mas também eram de baixa qualidade. Concluiu-se que há evidências limitadas de que a acupuntura é mais eficaz do que nenhum tratamento para dor crônica, com evidências inconclusivas de que a acupuntura é mais eficaz do que o placebo, a acupuntura simulada ou tratamentos convencionais.

Wu *et al.*[17] tiveram como propósito avaliar o tratamento por acupuntura em DTM. Incluíram nessa metanálise oito estudos com 231 pacientes, avaliados pela VAS, máxima abertura bucal, palpação muscular e dificuldades funcionais em comparação com grupos controles. Como resultado, obtiveram diminuição significativa dos sintomas no grupo de acupuntura. No entanto, no grupo de acupuntura Sham, também a redução foi significativa. Quando comparado com o grupo de placas oclusais, os resultados foram similares.

Acupuntura no tratamento de DTM

A analgesia por acupuntura baseia-se em princípios da Medicina Tradicional Chinesa (MTC), especialmente nas teorias do Yin e Yang, Cinco Elementos e Meridianos. O tratamento da dor orofacial por DTM vai basear-se nestas teorias[18-23].

Primeiramente, é necessário que se tenha em mente a sequência do fluxo do Qi (Figura 14.1).

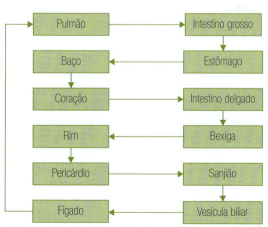

FIGURA 14.1. Ciclo de fluxo do Qi nos Meridianos.

Todos os Zang (Órgãos) são de natureza Yin e os Fu (Vísceras) são Yang. Cada Órgão tem um acoplado que, no gráfico do fluxo do Qi, se dispõe na horizontal. Portanto, Pulmão é acoplado do Intestino Grosso, Baço do Estômago, e assim por diante. Isso significa que existe uma relação íntima entre o Zang e o Fu relacionado, compartilhando-se funções e tratamentos. Por exemplo, o tecido regido pelo Pulmão é a pele, mas pode-se tratá-la usando pontos do Intestino Grosso.

Cada Zang Fu mantém uma relação de correspondência. São os pares distribuídos na vertical. Intestino Grosso é correspondente do Estômago, Pulmão é do Baço, e assim por diante. Deve-se observar que um dos correspondentes passa pela mão e ou outro passa pelo pé. Nos exemplos acima, o Intestino Grosso passa pela mão e o Estômago, pelo pé. Cada conjunto de correspondentes também recebe uma denominação específica: Intestino Grosso e Estômago são denominados de Yang Ming. Respectivamente, Pulmão (LU) e Baço (SP) formam o Tai Yin; Intestino Delgado (SI) e Bexiga (BL), Tai Yang; Coração (HT) e Rim (KI), Shao Yin; Sanjiao (SJ ou TE ou TW) e Vesícula Biliar (GB), Shao Yang e, finalmente, Pericárdio (PC) e Fígado (LR), Jue Yin.

Baseados nessa denominação, quando citamos Yang Ming da mão, estamos nos referindo ao Intestino Grosso, e Yang Ming do pé, ao Estômago. Tai Yin da mão corresponde ao Pulmão e o do pé, ao Baço, e assim por diante com todos os meridianos.

É necessário conhecer com precisão as áreas de distribuição dos meridianos pelo corpo. Para a aplicação em dor orofacial e DTM, além da localização precisa de cada um dos Meridianos Ordinários Yang, que passam pela cabeça e pescoço, deve-se incluir dois Meridianos Extraordinários, o Du Mai (GV) e o Ren Mai (CV) (Figura 14.2).

Baseados na anamnese e no exame físico, selecionamos o meridiano que passa na área do sintoma e, assim, podemos estabelecer uma estratégia de tratamento. Por exemplo, se o meridiano afetado for o do Intestino Grosso (LI), é necessário que um ponto desse meridiano seja utilizado homolateralmente. Sempre agulhamos os meridianos Yang do lado da dor, sem esquecer que o Intestino Grosso é exceção, pois é o único que cruza a linha mediana. Então, dependendo da área sintomática, o agulhamento pode ser excepcionalmente contralateral. Nesse caso clínico hipotético, como a dor localiza-se na parte lateral da face a agulha, será puncionado do mesmo lado. O próximo passo é escolher, entre os 20 pontos de LI, qual deles vamos utilizar. Isso depende dos objetivos do agulhamento. Cada ponto tem propriedades específicas. O LI4 é o ponto de maior influência para a região da cabeça, portanto é recomendado que seja utilizado sempre que essa área do corpo estiver afetada. Outra forma de escolha é pela ação que cada ponto tem. Pode-se optar pelo LI11, ponto Ho (mar), que tem pouca especificidade, mas grande abrangência. Outras escolhas podem levar em consideração as propriedades na MTC, como remover calor, eliminar vento, diminuir mucosidade etc.

Para incrementar o efeito da acupuntura, é necessário associar um ponto do meridiano acoplado, que é de natureza contrária àquele que está sendo agulhado. Na cabeça passam apenas meridianos Yang, portanto é necessário associar pontos em meridianos Yin (para conseguir equilíbrio Yin e Yang). No exemplo mencionado, o meridiano acoplado ao Intestino Grosso é o Pulmão. O ponto preferível é o ponto Luo (ponto de comunicação entre um meridiano e seu acoplado), LU7. Dessa forma, dá-se um equilíbrio Yin e Yang, que não apenas aumenta a eficácia do agulhamento, como prolonga o efeito analgésico. Podemos utilizar o meridiano acoplado contralateral.

Uma terceira agulha pode ser inserida no meridiano correspondente, também com o propósito de aumentar a ação da acupuntura.

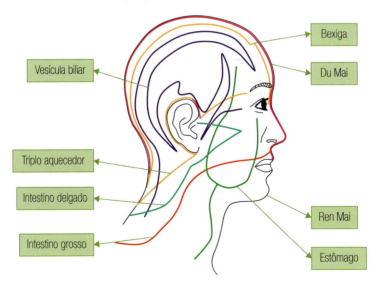

FIGURA 14.2. Trajeto dos meridianos na cabeça e pescoço.

No exemplo citado acima, o meridiano afetado foi o Intestino Grosso, portanto seu correspondente é o Estômago (ST). A escolha do ponto vai depender se desejamos especificidade ou abrangência. Se o músculo masseter estiver envolvido, o ponto de maior especificidade é o ST44. Se se objetiva abrangência, selecionamos o ponto Ho, ST36. Com essa estratégia, ofereceremos um equilíbrio Yin e Yang, esquerdo-direito e alto-baixo (mão-pé). O objetivo dessa técnica é potencializar ao máximo o efeito analgésico da acupuntura usando o mínimo de agulhas.

Pode-se generalizar que Yang Ming trata da região anterior da cabeça, Tai Yang, da região dorsal e Shao Yang, da região lateral da cabeça (Figuras 14.3, 14.4 e 14.5).

Quando Yang Ming da mão estiver afetado, utiliza-se a seguinte combinação: LI + LU + ST. Quando Yang Ming do pé estiver afetado, utiliza-se: ST + SP + LI. Para Tai Yang da mão: SI + HT + BL; Tai Yang do pé: BL + KI + SI; Shao Yang da mão: SJ + PC + GB; Shao Yang do pé: GB + LR + SJ.

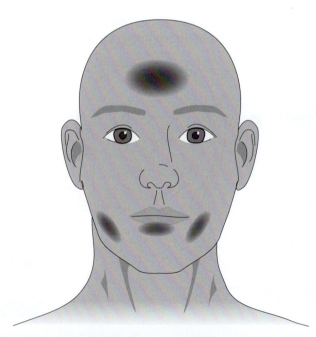

FIGURA 14.3. Yang Ming: região anterior da cabeça.

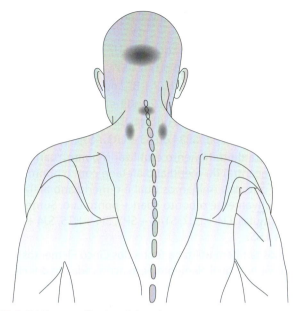

FIGURA 14.4. Tai Yang: região dorsal da cabeça.

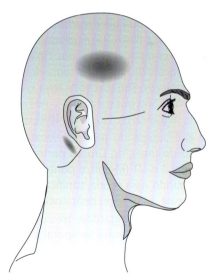

FIGURA 14.5. Shao Yang: região lateral da cabeça.

14 | DOR OROFACIAL

183

Baseados na experiência clínica, poderíamos sugerir as seguintes combinações de pontos:

- Yang Ming da mão: LI4 ou 11 + LU7 + ST36 ou 44;
- Yang Ming do pé: ST36 ou 44 + SP6 + LI4;
- Tai Yang da mão: SI3 + HT7 + BL2 ou 60;
- Tai Yang de pé: BL60 e/ou 2 + KI3 + SI3 ou 5;
- Shao Yang da mão: SJ3 ou 5 ou 8 + PC6 + GB34;
- Shao Yang do pé: GB34 ou 43 + LR3 + SJ3.

Outra regra de tratamento é utilizar o ponto Yuan (em que o Qi original se concentra) do meridiano afetado com o ponto Luo do acoplado. Assim que determinamos qual é o meridiano afetado, selecionamos respectivamente o ponto Yuan + ponto Luo. Surgem, então, as seguintes fórmulas: LI4 + LU7, ST42 + SP3, SI4 + HT5, SJ4 + PC6, BL64 + KI4 e GB40 + LR5.

Podemos também utilizar a teoria dos Cinco Elementos. Para isso, é necessário conhecer qual elemento pertence a cada um dos cinco pontos Shu antigos. O primeiro Shu (ponto fonte ou nascente) sempre se encontra nas extremidades das mãos ou dos pés. É onde o meridiano termina ou se inicia. O quinto Shu (ponto Ho – Mar) se localiza próximo ao cotovelo ou ao joelho. Considerando-se o ciclo de geração dos Cinco Elementos, Terra gera Metal que gera Água, que gera Madeira, que gera Fogo. Usamos a relação de mãe (que gera) e filho (que é gerado). Sabemos que o primeiro Shu (Jing – ponto nascente) dos meridianos Yin é do elemento Madeira, portanto, seguindo a lógica de geração, o segundo Shu (córrego) pertence ao elemento Fogo, o terceiro Shu (riacho) é Terra, o quarto Shu (Rio) é Metal e finalmente o quinto Shu (mar) é Água. Já nos meridianos Yang, o primeiro Shu é Metal e, seguindo o ciclo de geração, o quinto Shu será Terra.

Ponto natural é aquele do mesmo elemento do meridiano. Por exemplo, meridiano do Intestino Grosso pertence ao elemento Metal, então o ponto natural é o LI1 (Metal), o ponto mãe LI11 (Terra) e ponto filho LI2 (Água). Segundo essa teoria, tonifica-se a mãe e/ou seda-se o filho, dependendo se há excesso ou deficiência.

Para a musculatura mastigatória, três pontos têm especificidade: ST44 para masseter, GB43 para temporal e HP8 para os músculos mastigatórios.

Normalmente, iniciamos o tratamento com pontos a distância e, se necessário, complementamos com pontos locais. Estes se tornam obrigatórios na presença de dor miofascial, com pontos-gatilho que geram sintomas referidos. Os principais pontos locais são: LI20, ST3, 4, 5, 6, 7 e 8, SI18, 19, BL2, 9, SJ17, 21, 23, GB2, 6, 8, 14, 20, GV20, 24, CV23, 24.

Os estudos que avaliam a eficácia da acupuntura no controle sintomático da dor orofacial por DTM apresentam diversas dificuldades metodológicas, para que produzam resultados baseados em evidência. Podemos citar, entre outros: homogeneização da amostra; presença de grupo controle placebo duplo-cego; padronização dos pontos utilizados, visto que a MTC não trata de sintomas, mas de padrões, que podem variar a cada consulta e que exigiria o uso de pontos diferentes; habilidade do executor, pois a acupuntura é profissional-dependente. Apesar dessas limitações, clinicamente os resultados são muito bons e corroborados pela alta adesão dos pacientes.

Referências bibliográficas

1. Oliveira W. Disfunções temporomandibulares. São Paulo: Artes Médicas; 2002. p. 447.
2. Oliveira W, Maselli A, Brayner R, et al. Placas oclusais de relaxamento. ProteseNews. 2016;3(1):52-62.
3. NIH Consensus Conference. Acupuncture. JAMA. 1998;280(17):1518-24.
4. Raustia AM, Pohjola RT, Virtanen KK. Acupuncture compared with stomatognathic treatment for TMJ dysfunction. Part I: A randomized study. J Prosthet Dent. 1985;54(4):581-5.
5. Raustia AM, Pohjola RT, Virtanen KK. Acupuncture compared with stomatognathic treatment for TMJ dysfunction. Part II: Components of the dysfunction index. J Prosthet Dent. 1986;55(3):372-6.
6. Raustia AM, Pohjola RT. Acupuncture compared with stomatognathic treatment for TMJ dysfunction. Part III: Effect of treatment on mobility. J Prosthet Dent. 1986;56(5):616-23
7. Johansson A, Wenneberg B, Wagersten C, et al. Acupuncture in treatment of facial muscular pain. Acta Odontol Scand. 1991;49(3):153-8.
8. List T. Acupuncture in the treatment of patients with craniomandibular disorders. Comparative, longitudinal and methodological studies. Swed Dent J Suppl. 1992;87:1-159.

9. List T, Helkimo M, Karlsson R. Pressure pain thresholds in patients with craniomandibular disorders before and after treatment with acupuncture and occlusal splint therapy: a controlled clinical study. J Orofac Pain. 1993;7(3):275-82.

10. List T, Helkimo M. Acupuncture and occlusal splint therapy in the treatment of craniomandibular disorders. II. A 1-year follow-up study. Acta Odontol Scand. 1992 Dec;50(6):375-85.

11. Itoh K, Asai S, Ohyabu H, et al. Effects of trigger point acupuncture treatment on temporomandibular disorders: a preliminary randomized clinical trial. J Acupunct Meridian Stud. 2012;5(2):57-62.

12. Jung A, Shin BC, Lee MS, et al. Acupuncture for treating temporomandibular joint disorders: a systematic review and meta-analysis of randomized, sham-controlled trials. J Dent. 2011;39(5):341-50.

13. Smith P, Mosscrop D, Davies S, et al. The efficacy of acupuncture in the treatment of temporomandibular joint myofascial pain: a randomized controlled trial. J Dent. 2007;35(3):259-67.

14. Cho SH, Whang WW. Acupuncture for temporomandibular disorders: a systematic review. J Orofac Pain. 2010;24(2):152-62.

15. Noiman M, Garty A, Maimon Y, et al. Acupuncture for treating temporomandibular disorder: retrospective study on safety and efficacy. J Acupunct Meridian Stud. 2010;3(4):260-6.

16. Ezzo J, Berman B, Hadhazy VA, et al. Is acupuncture effective for the treatment of chronic pain? A systematic review. Pain. 2000;86(3):217-25.

17. Wu JY, Zhang C, Xu YP, et al. Acupuncture therapy in the management of the clinical outcomes for temporomandibular disorders: A PRISMA-compliant meta-analysis. Medicine (Baltimore). 2017;96(9):e6064.

18. Wang LG, Pai HJ. Tratado contemporâneo de acupuntura e moxibustão. São Paulo: CEIMEC; 2005.

19. Wenbu X. Tratado de medicina chinesa. São Paulo: Roca; 1993.

20. Hecker HU, Steveling A, Peuker ET, et al. Prática de acupuntura. Rio de Janeiro: Guanabara Koogan; 2007.

21. Hing WT, Wen TS. Manual terapêutico de acupuntura. São Paulo: Manole; 2007.

22. Auteroche B, Navailh P. O diagnóstico na medicina chinesa. São Paulo: Andrei; 1992.

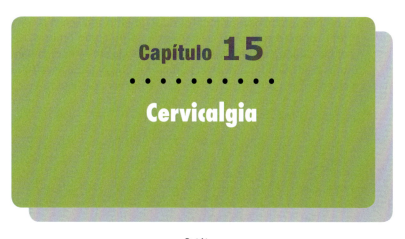

Capítulo 15

Cervicalgia

Dai Ling

Introdução

A dor cervical é uma das queixas mais frequentes na prática médica. Trata-se de uma condição médica que determina o afastamento de muitos indivíduos do trabalho, do esporte e do lazer, interferindo até nas tarefas mais simples do dia a dia como digitar e dirigir. Uma série de doenças pode acometer as estruturas da coluna cervical e causar dor. Entretanto, muitos episódios de dor cervical não têm uma alteração anatômica identificável – é o caso da dor miofascial, relacionada à tensão muscular.

Entre as causas mais comuns da cervicalgia, estão as doenças degenerativas, tensão muscular, hérnia de disco, afecções inflamatórias e traumas.

Outras causas como infecção, tumor e malformação congênita são raras e não serão objeto de discussão neste capítulo.

Entendendo a coluna cervical

As articulações da coluna cervical e os discos intervertebrais garantem a grande flexibilidade da coluna cervical (Figura 15.1) e, consequentemente, proporcionam os movimentos do segmento cefálico. A coluna cervical tem conexão com diversas partes do corpo como ombros, cabeça e coluna torácica e lombar. A dor cervical pode ser estendida para as estruturas mencionadas e vice-versa, uma vez que patologias relacionadas a elas também podem contribuir para a dor cervical (Figura 15.2).

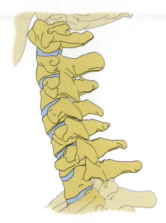

FIGURA 15.1. Coluna cervical vista de perfil.

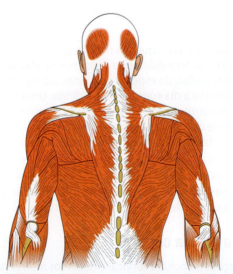

FIGURA 15.2. Musculatura da região dorsal da cervical e da cintura escapular.

Cervicalgia aguda

Os sintomas mais comuns são:
- Rigidez/dificuldade para movimentar a cabeça, ou seja, diminuição da amplitude do movimento cervical;
- Dor aguda em facada em algum ponto da região cervical;
- Dor e sensibilidade na área geral da região cervical;
- Dor irradiada para o ombro, braço, dedos das mãos ou para a cabeça.

Muitas cervicalgias agudas têm como causa tensão muscular ou lesão ligamentar e tendínea.

Esse tipo de lesão pode ser causada pelo trauma tipo chicote em acidentes de carro ou qualquer outro movimento brusco da região cervical em atividades com grande impacto (Figuras 15.3 e 15.4). Também pode ser desencadeada por tensão muscular como um torcicolo resultante de má postura ao dormir ou de carregamento de objetos pesados.

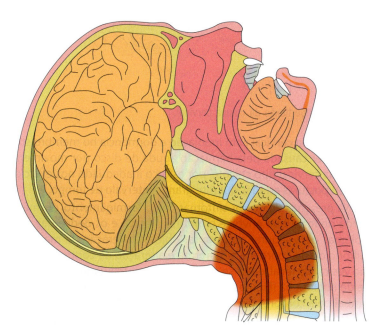

FIGURA 15.3. Hiperextensão da coluna cervical.

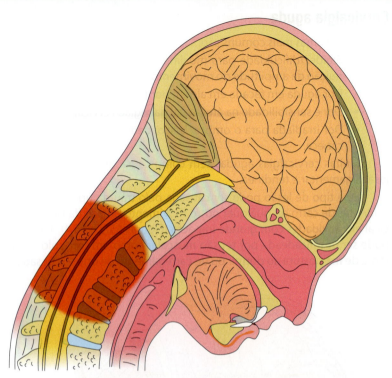

FIGURA 15.4. Hiperflexão da coluna cervical.

Dor aguda cervical com irradiação e dormência no membro superior pode ser causada pela herniação aguda de disco por movimentos bruscos da cervical tipo chicote, por esforço inadequado nos exercícios físicos ou posturas erradas durante grande intervalo de tempo.

Na presença de outros sintomas como formigamento, dormência e perda de força que envolve o ombro, o braço e os dedos das mãos, problemas para segurar ou levantar objetos, alteração de marcha, de equilíbrio ou de coordenação motora e alteração de controle esfincteriano vesical ou fecal, deve-se considerar a possibilidade de radiculopatia e de mielopatia (Figuras 15.5 e 15.6), que é o sofrimento da medula espinhal pela compressão devida a uma hérnia de disco ou fratura óssea. Essa situação é uma emergência médica, e o paciente precisa de uma avaliação médica com urgência.

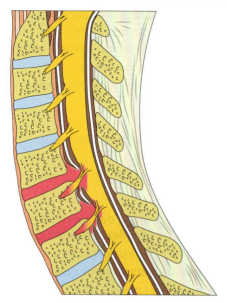

FIGURA 15.5. Compressão radicular cervical.

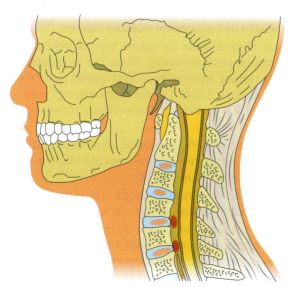

FIGURA 15.6. Compressão medular cervical.

A grande maioria dos episódios de dor cervical aguda melhora em dias ou semanas, espontaneamente ou com tratamentos conservadores.

Fatores que aumentam o risco de evolução para dor crônica:
- Dor severa e extensa após a lesão;
- Presença de estresse emocional pós-trauma;
- Idade avançada;
- Sexo feminino;
- Tratamento não adequado na fase aguda.

Cervicalgia crônica

Sinais e sintomas:
- Diminuição de amplitude de movimento cervical, rigidez aos movimentos de rotação, flexão e extensão da cervical;
- Tensão muscular e dor à palpação muscular;
- Dor irradiada para ombro, braços e nuca;
- Sensação de peso nos ombros, na nuca e na parte alta das costas;
- Cefaleia;
- Formigamento em membro superior;
- Sensação de fraqueza em membro superior.

Doenças degenerativas da coluna cervical pelo envelhecimento e desgaste natural pelas atividades diárias são as causas mais comuns de cervicalgia crônica. No entanto, outros fatores como má postura ao trabalhar, dormir, ler e assistir TV, uso de travesseiros inadequados, falta de atividade física, movimentos repetitivos e traumas aceleram esse processo natural

Osteoartrose e osteofitose cervical, além de produzir dor cervical, podem comprimir estruturas nervosas, causando dor em irradiação, formigamento e fraqueza nos membros.

Nas discopatias degenerativas, pode ocorrer a compressão das raízes ou da medula espinhal, dependendo da localização da hérnia de disco.

No caso de radiculopatia, além de dor cervical, há dor irradiada para o membro superior e para o tórax, bem como parestesia nos dermátomos correspondentes. Ademais, pode ocorrer diminuição de força e de reflexos, a depender da raiz atingida. O quadro clínico da mielopatia, por sua vez, é caracterizado por paralisia flácida na fase aguda; nas mielopatias crônicas, ocorrem paresia espástica e outros sintomas do neurônio motor superior.

Tensão muscular

É frequente a associação de cefaleia, também chamada de cefaleia cervicogênica e causada pela má postura nas atividades diárias, estresse físico e emocional, com a tensão muscular. As dores, nesse caso, podem irradiar para ombros, braços e nuca (Figuras 15.7 e 15.8).

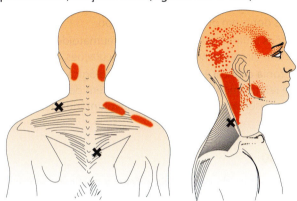

FIGURA 15.7. Dor miofascial do trapézio e região de dores referidas.

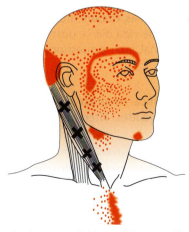

FIGURA 15.8. Dor miofascial do esternocleidomastóideo e região de dores referidas.

Trauma do tipo chicote

Também chamado de síndrome de aceleração-desaceleração cervical, é frequente nos acidentes automobilísticos e na prática de esportes em que há grande impacto e movimentos bruscos da região cervical.

Fibromialgia

Trata-se de um quadro de dor generalizada que afeta diretamente os músculos da região cervical e pode ser uma queixa de dor mais intensa do que as dores em outras partes do corpo.

Afecções inflamatórias como artrite reumatoide e polimialgia reumática afetam diretamente músculos e articulações, causando dor.

A distonia cervical é uma doença neurológica de etiologia não esclarecida e relativamente rara. Nesse caso, além de queixa de dor cervical crônica, observam-se movimentos involuntários, lentos e contorcidos da cervical.

Diagnóstico

O diagnóstico da cervicalgia é feito a partir da anamnese sobre a história dos sintomas, o local, a intensidade e a duração da dor e um questionário sobre a irradiação da dor. Além disso, devem ser considerados fatores de melhora e piora qualquer tipo de trauma antes de aparecimento dos sintomas, tratamentos prévios, prática de atividades físicas, profissionais e de vida diária, postura ao dormir, tipo de travesseiro, estresse emocional, lazer e questionário sobre antecedentes pessoal e familiar.

Exame físico:
- Inspeção estática: observar assimetria (torcicolo e malformações), deformidades, alteração no tegumento, tumoração e cicatrizes;
- Inspeção dinâmica: avaliar a amplitude do movimento cervical;
- Palpação de partes moles e palpação óssea;
- Exame neurológico de sensibilidade, teste motor e exame de reflexos;

- Testes especiais;
- Teste da distração, manobra de Spurling, sinal de Lhermitte, manobra de Valsalva, teste de deglutição, teste da artéria vertebral e teste de Adson;
- Exame de áreas com dores referidas.

As hipóteses de diagnóstico são formadas com base no histórico de progressão da cervicalgia e no exame físico. Para avaliação da existência ou não da compressão radicular ou medular, a melhor opção é a ressonância magnética. Quando não disponível, podem ser realizadas tomografia computadorizada e mielografia. Para proceder ao diagnóstico diferencial de radiculopatia e de síndrome de túnel de carpo, solicita-se a eletroneuromiografia dos membros superiores e do paravertebral cervical.

Na suspeita de distonia cervical, a eletroneuromiografia é mandatória, além de investigação clínica.

Tratamento convencional da cervicalgia

O tratamento depende da etiologia e das causas da dor.

Nas cervicalgias mecanoposturais degenerativas e de origem muscular, os tratamentos geralmente são não cirúrgicos:

- Repouso, no caso de cervicalgia aguda por distensão muscular ou lesão ligamentar;
- Compressa de gelo para diminuir o processo inflamatório e compressa de calor para relaxamento musculotendinoso;
- Analgésicos como paracetamol, dipirona ou relaxante muscular;
- Anti-inflamatórios não hormonais no quadro inflamatório;
- Fisioterapia com objetivo de tratamento do quadro doloroso, cinesioterapia e orientação ergonômica;
- Correção postural no trabalho e para dormir, lazer etc.;
- Travesseiro adequado;
- O colar cervical não é recomendado nesses casos.

A acupuntura é indicada tanto para a cervicalgia crônica quanto para a aguda, sendo um tratamento baseado no diagnóstico pela Medicina Tradicional Chinesa (MTC).

Etiopatogenia

1. Invasão do vento frio e/ou umidade nos meridianos Tai Yang e Shao Yang provocando o bloqueio do fluxo do Qi e dos meridianos.
2. Trauma local ou lesão por esforço repetitivo levando à estagnação do Qi (气) e do Xue (血), fraqueza dos tendões e dos músculos.
3. Deficiência do Zheng Qi (正气) do fígado, baço, rim e pulmões, vazios nos meridianos, e déficit de nutrição dos tendões e dos ossos.
4. Hiperatividade do Yang do fígado (肝阳上亢); ascensão do Yang do fígado provocando distúrbio na cabeça e no pescoço.

Classificação conforme a MTC

1. **Padrão torcicolo (落枕型):** dor aguda, geralmente unilateral, com limitação dos movimentos cervicais. A dor pode irradiar para o dorso ou para os membros superiores, com cefaleia, aversão ao frio e pontos-gatilho no dorso da cervical ou na lateral da cervical.
2. **Padrão Bi (痹证型):** padrão radicular, geralmente se manifestando com cervicobraquialgia unilateral, dor e dormência no membro superior, fraqueza muscular, piorando à noite e com o frio.
3. **Padrão Wei (痿证型):** corresponde ao padrão medular, com perda de força muscular mais evidente nos membros inferiores, membros mais frios e dificuldade para movimentos de extensão.
4. **Padrão de Vertigem (眩晕型):** também conhecido como síndrome vertiginosa, é o padrão de compressão das artérias vertebrais, com vertigem, cefaleia, zumbido e tontura, associados a sintomas de hiperatividade de Yang do fígado ou de deficiência do rim.
5. **Padrão do Simpático (五官型):** é raro, com dor e sensação de pressão nos olhos, zumbido, perda de audição, sensação de bola na garganta, náusea, alteração de pressão arterial e palpitação.

Língua: normal ou com algumas mudanças conforme os fatores etiológicos.

Pulso: um pouco superficial ou tenso.

Princípio de tratamento: relaxar os músculos e ativar a circulação sanguínea, fazer fluir os meridianos e ativar os colaterais, dissipar o vento e eliminar o frio, harmonizar o fígado, tonificar o Qi e nutrir o Xue.

Seleção de pontos (1)

1. **Padrão torcicolo:** Tian Zhu (BL10), Da Shu (BL11), Bai Lao (EX-HN15), Jian Jing (GB21), Jian Zhong Shu (SI15), Qu Chi (LI11), pontos Ah Shi

   + Hou Xi (SI3), se afetar mais o meridiano Tai Yang

   + Feng Chi (GB20) e Wai Guan (SI5) se afetar mais o meridiano Shao Yang

   + He Gu (LI4) e Shou San Li (LI10) se houver cefaleia e aversão ao frio.

   Usar a técnica de sedação, depois de conseguir o Qi, aplicar eletroacupuntura, ventosa após a retirada das agulhas.

   Manter a cervical aquecida e evitar a exposição ao vento e ao frio.

2. **Padrão Bi:** Tian Zhu (BL10), Da Shu (BL11), Bai Lao (EX-HN15), Jian Jing (GB21), Qu Chi (LI11), Wai Guan (SI5) e He Gu (LI4), Zu San Li (ST 36), San Yin Jiao (SP6) e Tai Chong (LR3).

3. **Padrão Wei:** Tian Zhu (BL10), Da Shu (BL11), Bai Lao (EX-HN15), Jian Jing (GB21), Qu Chi (LI11) e Jian Zhong Shu (SI15).

4. **Padrão de Vertigem:**

   Com hiperatividade de Yang do fígado:

   Tian Zhu (BL10), Da Shu (BL11), Bai Lao (EX-HN15), Jian Jing (GB21), Qu Chi (LI11), Si Shen Zhen (4 pontos 1,5 cun do Du 20), Tai Yang (EX-HN5), Yin Tang (EX-HN3), Tai Chong (LR3) e Yang Ling Quan (GB34);

   Com deficiência de rim:

   Tian Zhu (BL10), Da Shu (BL11), Bai Lao (EX-HN15), Jian Jing (GB21), Qu Chi (LI11), Shen Shu (BL23) e Ming Men (DU 4).

5. **Padrão do Simpático:** Tian Zhu (BL10), Da Shu (BL11), Bai Lao (EX-HN15), Jian Jing (GB21), Qu Chi (LI11), Tai Yang (EX-HN5), Nei Guan (PC6), Xin Shu (BL15), Tian Tu (RN22), Zhong Wan (RN16) e Zu San Li (ST36).

   Usa-se a técnica de sedação ou tonificação dependendo do diagnóstico pela MTC; podem-se usar moxa nas agulhas, eletroacupuntura e ventosa nos três pontos (BL10, BL11 e EX-HN15).

Seleção de pontos (2)

Jia Ji cervical (conforme o nível da radiculopatia ou o nível da lesão), Da Zhui (Du 14), Wai Guan (SJ5), Tai Chong (LR3)

+ Feng Chi (GB20), Jian Yu (LI15), Qu Chi (LI11), no caso de invasão de vento
+ Qu Chi (LI11), Zu San Li (ST36), Yin Ling Quan (SP9), se houver invasão de frio e de umidade
+ Jian Yu (LI15), Tian Zhong (SI11), se houver estagnação do Qi e do Xue
+ Feng Chi (GB20), Yin Tang (Ex-HN3), An Mian (extra30), Nei Guan (PC6), Tai Xi (KI3), Shen Shu (BL23), se houver hiperatividade de Yang do fígado.

Moxibustão

Feng Chi (GB20), Jia Ji cervical, A Shi
+ He Gu (LI4), se houver dormência dedos das mãos
+ Bai Hui (Du20), Tai Yang (EX-HN5), Hou Xi (SI3), se houver cefaleia e tontura
+ Fu Liu (KI7), Fei Shu (BL13), se houver excesso de sudorese.
Moxibustão 3 a 5 minutos em cada ponto.

Auriculoacupuntura

Os pontos auriculares: coluna cervical, rim, fígado, baço, Shen Men, Pi Zhi Xia
+ Zhen, se houver cefaleia
+ clavícula, ombro e cotovelo, se houver dor no ombro e dor no braço
+ Nei Er e Zhen, se houver tontura.

Bibliografia

Barros Filho TEP. Exame físico em ortopedia. São Paulo: Sarvier; 2002.

Fu PZ. Técnica de três agulhas do Mestre Ji. Editora de Ciências de Shanghai; 2000.

Hebert S, Xavier R. Ortopedia e traumatologia: princípios e prática. Porto Alegre: Artmed; 2003.

Ping WX. Seleção de pontos essenciais para 100 diagnósticos. Editora de Medicina e Farmacologia da China; 1998. Ren Z. Tratamento de acupuntura para 165 diagnósticos. Editora Wen Hui; 1998.

Wang LG. Tratado contemporânea de acupuntura e moxibustão. São Paulo: CEIMEC; 1996.

Capítulo 16

Dor torácica não cardíaca

Willy Akira Takata Nishizawa

Introdução

No atendimento inicial da dor torácica, é necessário identificar rapidamente uma situação de risco iminente de vida, como uma síndrome coronariana aguda. Outras causas de dor torácica com necessidade de atendimento emergencial são pneumotórax hipertensivo, embolia pulmonar, dissecção de aorta e tamponamento cardíaco.

É importante lembrar que todas as causas de dor torácica com risco iminente de vida devem ser tratadas na sala de emergência do pronto-socorro, conforme protocolos clínicos preestabelecidos, para a redução da mortalidade. A acupuntura, nesses casos, pode ser um método complementar para o tratamento da dor torácica.

Definição e epidemiologia

A dor torácica não cardíaca é a dor retroesternal do tipo anginoso cuja origem não é cardiogênica. Cerca de um quarto da população adulta americana tem essa queixa[1].

Nos Estados Unidos, a dor torácica (cardíaca e não cardíaca) corresponde a mais de 7 milhões de atendimentos emergenciais anuais e a mais de 27 milhões de consultas ambulatoriais anuais[2]. Embora o diagnóstico de síndrome coronariana aguda como causa da dor torácica no pronto-socorro tenha diminuído em 45% na última década, a triagem adequada dos casos é necessária para um melhor atendimento[3].

Mais de 50% dos casos de dor torácica no pronto-socorro e mais de 80% no ambulatório são secundários à dor torácica não cardíaca[3]. A prevalência ao longo da vida é estimada em 33%[4].

A qualidade de vida dos pacientes com dor torácica não cardíaca é diminuída, quando comparados com controles saudáveis, como aferido pelo questionário padronizado *SF-36 Health-Related Quality of Life*[5].

Em relação à dor torácica de origem cardíaca, a *angina pectoris* é uma das principais causas e caracteriza-se por dor ou desconforto na região anterior do tórax causada por isquemia miocárdica[6].

A *angina pectoris* afeta cerca de 7,8 milhões de pessoas nos Estados Unidos, com incidência anual de 500.000 casos novos[7]. Apesar da diminuição da incidência de infarto agudo do miocárdio, a prevalência de angina continua alta e, em 2000, os custos diretos nos Estados Unidos foram estimados em 75 bilhões de dólares. Estima-se que a mortalidade global por doença arterial coronariana crescerá de 6,3 milhões em 1990 para 11 milhões no final de 2020, aumentando em 74,6% nos próximos 30 anos[8].

Causas

Os cinco principais tipos de dor torácica são: musculoesquelética (36%), gastrointestinal (19%), cardíaca (16%), psiquiátrica (8%) e pulmonar (5%)[9].

Cerca de 10% a 30% dos pacientes com dor torácica investigados com cineangiocoronariografia possuem exames normais[1].

Papel da acupuntura

Um pequeno estudo publicado em 2007 mostrou que 42% dos pacientes com dor torácica não cardíaca crônica tinham interesse em serem submetidos à acupuntura para o tratamento dos sintomas[10].

O *National Institutes of Health* recomenda a acupuntura como um tratamento alternativo e complementar para várias condições de saúde[11], inclusive *angina pectoris*[12], por reduzir a duração da doença[13], a crise de dor e o consumo de nitroglicerina[14], além de melhorar a capacidade de trabalho cardíaco[15].

Parece existir um efeito protetor miocárdico da acupuntura na isquemia cardíaca[16,17] por meio da inibição do β1-adrenoceptor[18,19] e da regulação dos níveis das enzimas miocárdicas[20,21].

É importante ressaltar que os trabalhos publicados não são suficientemente adequados devido à metodologia científica inadequada e às pequenas amostras investigadas[22].

Pontos de acupuntura

Dor torácica

Alguns pontos de acupuntura podem ser utilizados para o tratamento da dor torácica, com base na experiência de terapeutas famosos do passado, que deixaram registrados os pontos de acupuntura em poesias chinesas (Tabela 16.1)[23].

Conforme o diagnóstico pela Medicina Tradicional Chinesa (MTC), recomendam-se os seguintes pontos de acupuntura para o tratamento da dor torácica (Tabela 16.2)[24].

TABELA 16.1. Pontos de acupuntura para o tratamento da dor torácica conforme terapeutas famosos[23]

Sintomas	Pontos de Acupuntura	Terapeuta
Opressão no peito	LR-3	Piao Yu Fu
Dor no coração	SP-9 + BL-57	Xi Hun Fu
Dor no coração	CV-13 + CV-12	Yu Lung Fu
Opressão no coração	PC-8 + PC-7	Yu Lung Fu
Opressão no peito	CV-11 + PC-6	Pai Jen Fu
Pulso cheio e sensação de obstrução	LU-1 + BL-49	Pai Jen Fu
Pulso cheio e tensão na nuca	KI-25 + CV-21	Pai Jen Fu

Outra maneira de tratar a dor torácica por meio de pontos de acupuntura é selecionar os pontos conforme o trajeto dos meridianos ou os sintomas[23]. Podem ser utilizados os seguintes pontos:

- CV-17 + BL-13 + LU-1 (pontos locais) (Figura 16.1);
- PC-6 + LU-5 (pontos distais) (Figura 16.2);
- CV-12 + PC-6 (sintomas) (Figura 16.3).

Angina pectoris

Segundo a MTC, a *angina pectoris* é causada pela disfunção de Yang do tórax, obstrução de mucosidade e estagnação de energia e estase de sangue[25].

O tratamento pode ser realizado por meio dos pontos: PC-6 → TE-5 + PC-5 → TE-6 + PC-4 + BL-15 + BL-14 + EX-B-2 (de T3 a T7)[25].

TABELA 16.2. Pontos de acupuntura para o tratamento da dor torácica conforme a Medicina Tradicional Chinesa[24]

Medicina Tradicional Chinesa	Pontos de Acupuntura
Estase de Qi no tórax	CV-17 + PC-6 + TE-6 + GB-34 + LR-3 + BL-17 + BL-15 + BL-18 + BL-14
Estase de sangue no Coração	BL-13 + BL-14 + BL-15 + CV-17 + CV-14 + PC-4 + PC-6 + ST-40 + SP-10 + BL-17 + GV-12 + GV-11 + GV-10 + SI-11
Estase de mucosidade turva no tórax	PC-6 + BL-14 + BL-15 + CV-17 + CV-14 + ST-40 + CV-12 + CV-9 + SP-6 + BL-13 + LU-7 + LU-9
Estase de frio no tórax	BL-14 + BL-15 + CV-17 + CV-14 + PC-6 + GV-20 + KI-6 + CV-8 + ST-36
Deficiência de Yin do Coração e do Rim	BL-14 + BL-23 + CV-4 + KI-3 + PC-6 + CV-17 + HT-6 + KI-25
Deficiência de Qi e Yin	LU-9 + HT-5 + CV-17 + BL-13 + BL-15 + ST-36 + PC-6 + SP-6 + CV-4
Deficiência de Yang do Baço e do Coração	BL-15 + CV-14 + HT-5 + BL-20 + CV-12 + CV-6 + ST-36 + SP-6 + BL-23 + GV-4 + PC-6 + KI-25 + BL-13

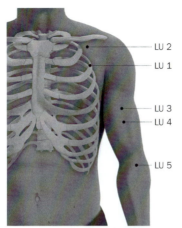

FIGURA 16.1. Pontos do meridiano do pulmão que podem ser aplicados no tratamento de dor torácica; os pontos LU-1, LU-2 e LU-5 são os mais comumente utilizados.

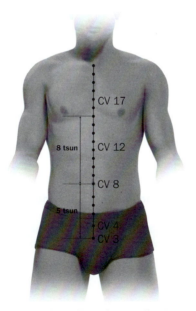

FIGURA 16.2. Pontos do meridiano Vaso Concepção (Ren Mai) que podem ser aplicados no tratamento de dor torácica; os pontos CV-12 e CV-17 são os mais comumente utilizados.

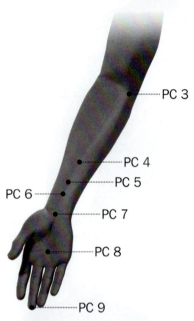

FIGURA 16.3. Pontos do meridiano do Pericárdio, o ponto PC-6 pode ser utilizado como ponto à distância para o tratamento de dor torácica.

Outro autor sugere o uso dos seguintes pontos de acupuntura (Tabela 16.3)[26].

TABELA 16.3. Pontos de acupuntura sugeridos para o tratamento da *angina pectoris*[26]

Pontos principais	PC-6 + BL-15 + CV-17
Pontos complementares	
Dor incessante	PC-4
Obstrução por Flegma turva	ST-40
Estase de Sangue obstruindo Colaterais	BL-17
Deficiência de Yang do Coração e do Rim	BL-23 + CV-4 + CV-6

Cardiopatia coronária

O tratamento da cardiopatia coronária pode ser realizado com os seguintes pontos de acupuntura: CV-17 + CV-14 + PC-6 + BL-15. Outros pontos podem ser acrescentados ao tratamento, conforme o diagnóstico pela MTC (Tabela 16.4)[27].

TABELA 16.4. Pontos de acupuntura recomendados para o tratamento da cardiopatia coronária[27]

Diagnóstico pela Medicina Tradicional Chinesa	Pontos de Acupuntura
Estagnação de Qi	LR-14 + LR-3
Acúmulo de Tai Yin	ST-36 + ST-40
Deficiência de Yang	BL-23 + KI-3
Deficiência de Yin	SP-6

Estudos científicos

A imensa maioria dos estudos científicos publicados aborda o tratamento com acupuntura na dor torácica de origem cardíaca.

Uma metanálise publicada em 2012 de 16 estudos sob risco moderado ou alto de viés, com 1.621 pacientes, indicou que a acupuntura combinada com as drogas antianginosas convencionais foi superior às drogas antianginosas isoladas na redução de infarto agudo do miocárdio, no alívio dos sintomas anginosos e na melhora eletrocardiográfica[28].

Em relação ao uso da acupuntura isolada, ela foi superior às drogas antianginosas convencionais no tratamento dos sintomas e na melhora eletrocardiográfica, embora o tempo de início para a melhora dos sintomas tenha sido significantemente maior com o uso da acupuntura isolada. Isso pode sugerir o uso de acupuntura no tratamento da angina estável, melhorando os sintomas e a qualidade de vida dos pacientes[28].

Outra metanálise publicada em 2015 com 25 estudos, randomizados e controlados de baixa qualidade científica, envolvendo 2.058 pacientes, mostrou que a acupuntura associada ao tratamento antianginoso convencional foi mais eficaz no alívio da *angina pectoris* e na melhora do traçado eletrocardiográfico do que o tratamento antianginoso isolado. Entretanto, nenhuma diferença foi observada entre a acupuntura isolada e o tratamento antianginoso isolado para ambos os desfechos[29].

Até o presente momento, são necessários estudos maiores e desenhados com maior rigor para confirmar os potenciais benefícios, bem como os possíveis efeitos adversos da acupuntura no tratamento da dor torácica.

Referências bibliográficas

1. Chamber JB, Bass C. Chest pain with normal coronary anatomy: a review of natural history and possible etiologic factors. Prog Cardiovasc Dis. 1990;33(3):161-84.
2. Frese T, Mahlmeister J, Heitzer M, et al. Chest pain in general practice: frequency, management, and results of encounter. J Family Med Prim Care. 2016;5(1):61-6.
3. Bhuiya FA, Pitts SR, McCaig LF. Emergency department visits for chest pain and abdominal pain: United States, 1999-2008. NCHS Data Brief. 2010;(43):1-8.
4. Eslick GD, Coulshed DS, Talley NJ. Review article: the burden of illness of non-cardiac chest pain. Aliment Pharmacol Ther. 2002;16(7):1217-23.
5. Ortiz-Garrido O, Ortiz-Olvera NX, Gonzalez-Martinez M, et al. Clinical assessment and health-related quality of life in patients with non-cardiac chest pain. Rev Gastroenterol Mex. 2015;80(2):121-9.
6. Abrams J. Chronic stable angina. N Engl J Med. 2005;352(24):2524-33.
7. Go AS, Mozaffarian D, Roger VL, et al. Executive summary: heart disease and stroke statistics – 2013 update: a report from the American Heart Association. Circulation. 2013;127(1):143-52.
8. Hemingway H, McCallum A, Shipley M, et al. Incidence and prognostic implications of stable angina pectoris among women and men. JAMA. 2006;295(12):1404-11.
9. MIRNET: Michigan Research Network.
10. MacPherson H, Dumville JC. Acupuncture as a potential treatment for non-cardiac chest pain – a survey. Acupunct Med. 2007;25(1-2):18-21.
11. NIH Consensus Conference: Acupuncture. JAMA. 1998;280(17):1518-24.
12. Richter A, Herlitz J, Hjalmarson A. Effect of acupuncture in patients with angina pectoris. Eur Heart J. 1991;12(2):175-8.
13. Ballegaard S, Meyer C, Trojaborg W. Acupuncture in angina pectoris: does acupuncture have a specific effect? J Intern Med. 1991;229(4):357-62.

14. Ballegaard S, Pedersen F, Pietersen A, et al. Effects of acupuncture in moderate, stable angina pectoris: a controlled study. J Intern Med. 1990;227(1):25-30.
15. Ballegaard S, Jensen G, Pedersen F, et al. Acupuncture in severe, stable angina pectoris: a randomized trial. Acta Med Scand. 1986;220(4):307-13.
16. Zhang H, Liu L, Huang G, et al. Protective effect of electroacupuncture at the Neiguan point in a rabbit model of myocardial ischemia-reperfusion injury. Can J Cardiol. 2009;25(6):359-63.
17. Yang L, Yang J, Wang Q, et al. Cardioprotective effects of electroacupuncture pretreatment on patients undergoing heart valve replacement surgery: a randomized controlled trial. Ann Thorac Surg. 2010;89(3):781-6.
18. Gao J, Fu W, Jin Z, et al. Acupuncture pretreatment protects heart from injury in rats with myocardial ischemia and reperfusion via inhibition of the $\beta1$ – adrenoceptor signaling pathway. Life Sci. 2007;80:1484-9.
19. Zhou W, Ko Y, Benharash P, et al. Cardioprotection of electroacupuncture against myocardial ischemia-reperfusion injury by modulation of cardiac norepinephrine release. Am J Physiol Heart Circ Physiol. 2012;302(9):H1818-25.
20. Huang R, Han S, Qin L, et al. Effect of electroacupuncture pre-treatment on myocardial enzyme levels in recurrent myocardial ischemia rabbits. Zhen Ci Yan Jiu. 2012;37(3):224-8.
21. Shen J. Research on the neurophysiological mechanisms of acupuncture: review of selected studies and methodological issues. J Altern Complement Med. 2001;7 Suppl 1:S121-7.
22. Chen J, Ren Y, Tang Y, et al. Acupuncture therapy for angina pectoris: a systematic review. J Tradit Chin Med. 2012;32(4):494-501.
23. Wen TS. Acupuntura Clássica Chinesa. São Paulo: Cultrix; Brasil.
24. Maciocia G. Os Fundamentos da Medicina Chinesa. São Paulo: Roca; 2006.
25. Bu XW. Tratado de Medicina Chinesa. São Paulo: Roca; 2011.
26. Geng J, Huang W, Sun YP. Selecting the rights points. Beijing: New World Press.
27. Zhufan X, Jiazhen L. Medicina Interna Tradicional Chinesa. São Paulo: Roca; 1997.
28. Chen J, Yulan R, Tang Y, et al. Acupuncture therapy for angina pectoris: a systematic review. J Tradit Chin Med. 2012;32(4):494-501.
29. Yu C, Ji K, Cao H, et al. Effectiveness of acupuncture for angina pectoris: a systematic review of randomized controlled trials. BMC Complement Altern Med. 2015;15:90.

Capítulo 17

Síndromes dolorosas da região lombar

André Wan Wen Tsai

Introdução

Dor de etiologia diversa referida entre o rebordo costal e a crista ilíaca. Pode ser classificada de acordo com:

a. Tempo de evolução:
- Agudo: até a sexta semana;
- Subagudo: 6 a 12 semanas mês;
- Crônico: mais de 12 semanas de duração;

b. Etiologia:
- Primária: inespecífica, discogênica, degenerativa;
- Secundária: infecciosa, tumores primários ou metastáticos, fratura patológica, causas reumatológicas, urológicas ou ginecológicas;

c. Apresentação clínica:
- Lombalgia: restrita à região lombar, uni ou bilateralmente;
- Lombociatalgia: com irradiação para um ou, mais raramente, ambos os membros inferiores;

- Ciatalgia: a partir da raiz glútea com irradiação para membro inferior.

Sua incidência chega a 80% da população mundial e em torno de 5% a 8% das lombalgias agudas cronificam. No entanto, somente em 10% a 15% dos casos se consegue identificar a causa, enquanto 85% a 90% das lombalgias denominamos inespecíficas. Os quadros agudos têm bom prognóstico.

São fatores de risco para o desenvolvimento da lombalgia: idade superior a 55 anos, tabagismo, obesidade, trabalho braçal, hábito de dirigir por longos períodos e estresse emocional.

Experiência no Centro de Acupuntura do Instituto de Ortopedia e Traumatologia do Hospital das Clínicas da Faculdade de Medicina da Universidade de São Paulo (IOT/HCFMUSP)

As lombalgias e as lombociatalgias são as principais queixas no nosso ambulatório. Na maioria das vezes, são condições crônicas que não responderam de modo satisfatório aos métodos convencionais existentes ou que possuem restrição ao uso de alguns medicamentos.

Nos pacientes portadores dessa condição clínica, é muito importante afastar os sinais de alerta ou bandeiras vermelhas (*red flags*), que são:
- Possibilidade de fraturas: trauma presente na anamnese tanto de alta quanto de baixa energia, pois é comum a ocorrência de fratura em pacientes com osteoporose;
- Possibilidade de infecção (grupo de risco e pacientes abaixo de 20 anos) ou tumor (histórico familiar, pacientes acima de 50 anos, perda ponderal);
- Possibilidade de cauda equina (exame clínico neurológico mandatório): anestesia em sela, alteração esfincteriana e déficit neurológico.

Embora tais sinais de alerta sejam descritos inicialmente para os quadros agudos, podemos estender sua aplicação para os pacientes crônicos.

Visão pela Medicina Tradicional Chinesa (MTC) e abordagem pela acupuntura

A região lombar é considerada a "morada" do órgão Rim (Shen) (Figura 17.1). Região onde passa os meridianos da Bexiga (acoplado),

Du Mai (GV), Chong Mai (FV) e Dai Mai (BV). Tal órgão, na MTC, governa as funções abaixo da cintura, denominada de "Jiao Inferior", acometido principalmente nos casos crônicos.

A abordagem pela acupuntura pode ocorrer de duas maneiras: Teoria dos Meridianos ou Diagnóstico Sindrômico.

Teoria dos meridianos

No Centro de Acupuntura do IOT/HCFMUSP, utilizamos os seguintes protocolos após o diagnóstico nosológico:

- Patologia do meridiano da Bexiga: dor que piora com a flexão da coluna lombar. Pontos mais frequentemente utilizados: BL2, BL40, BL60 e Ex-EU7 (Yao Tong Dian);
- Patologia do Du Mai: dor que piora com a extensão da coluna lombar. Ponto utilizado: SI3;
- Patologia do músculo quadrado lombar (piora com a lateralização do tronco): CV12;

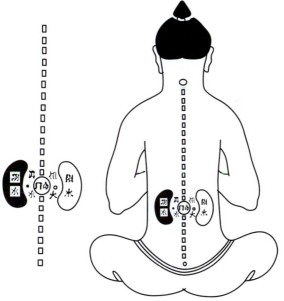

FIGURA 17.1. Shen (Rim) localiza-se na região lombar e armazena o Jing (Essência), que é gasto com a idade.

- Ciatalgias com contratura dos músculos glúteo médio e piriforme: SI-5 (contralateral).

Outros pontos complementares: GB30, GB34, ST36, BL23, BL25 e Ex-B2 (Jia-Ji de segmentos correspondentes), Ex-B7 (Yaoyan) (Figura 17.2).

Diagnóstico sindrômico

Podemos separar as síndromes em dois grandes grupos: agudo e crônico.

Os casos agudos são decorrentes de um movimento brusco ou esforço físico inadequado e exposição a fatores climáticos ou emocionais.

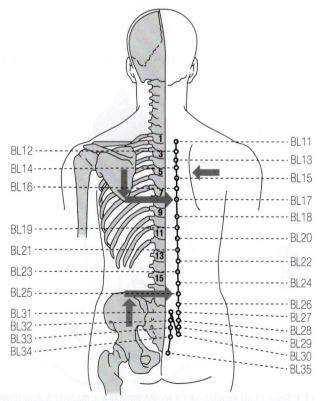

FIGURA 17.2. Principais pontos relacionados ao tratamento da lombalgia.

A. Estagnação de Qi e/ou Xue (sangue) por causa do estiramento de fibras musculares ou ligamentos (iliolombar, por exemplo), que piora com a pressão. Pode haver presença de hematoma. Língua: purpúrea, com ou sem pontos de equimose. Pulso em corda. O princípio de tratamento é ativar a circulação de Qi e Xue, aliviando a dor.

Pontos principais: BL23, BL40, GV26, SI6, Ah Shi.

Outros pontos: TE6, GV3, GB34, Ex-B2 (Jia Ji), Ex-UE7 e BL17.

B. Vento-Frio – Umidade patogênica: sensação de peso, frio, agravada pela mudança climática e aliviada com calor local. Rigidez muscular, movimentação limitada. Língua com revestimento branco e/ou pegajoso. Pulso: tenso, em corda e/ou escorregadio. Princípio de tratamento: dispersar o frio e eliminar a umidade, aquecer os meridianos e colaterais. Pode-se utilizar moxabustão.

Pontos principais: Ex-UE7, BL23, BL40, GV3 e Ah Shi.

Outros pontos: GB30, GB34, BL25, BL-0 e Ex-B7.

Os casos mais crônicos normalmente apresentam padrões de desarmonia do Shen (Rim) do tipo deficiência. É fruto de uma vida não equilibrada, muito trabalho, pouco descanso, má alimentação, excesso de atividade sexual, doenças prolongadas e deficiência do Jing. Clinicamente, caracteriza-se por fraqueza e dor na região lombar e joelhos, que pioram com atividade física e melhoram com repouso e pressão.

Os padrões de Shen podem ser subdivididos em deficiência do Yin do Shen ou deficiência do Yang do Shen. O princípio de tratamento é tonificar o Shen e desobstruir os meridianos.

Pontos principais: BL23, BL40 e BL32 (Ci Liao – segundo forame sacral).

C. Deficiência do Yang do Shen: sensação de frio, urina clara, fadiga, ejaculação precoce. Língua pálida e saburra branca e fina. Pulso fino, profundo e fraco.

- Tonificar Yang: GV3, GV4, GV20.

D. Deficiência do Yin do Shen Tipo Yin: calor nos cinco centros, irritabilidade, insônia, boca e gargantas secas, urina mais concentrada. Língua vermelha com pouca saburra. Pulso rápido, fino e profundo ou em corda.

- Tonificar Yin: BL52, KI3, SP6, Ex-HN3, LR3, CV3 e CV4.

Nota: Na prática clínica, os pacientes portadores de lombalgia crônica apresentam quadro misto de deficiência do tipo Yin e Yang ao mesmo tempo. Portanto, nesses casos devemos tonificar ambos os aspectos.

Evidência científica

Muitos trabalhos têm confirmado a eficácia da acupuntura nas lombalgias agudas e crônicas, principalmente quando associada aos tratamentos convencionais e orientações posturais. Desde então, a acupuntura tem sido recomendada para as síndromes dolorosas lombares por inúmeras sociedades, como *American College of Physicians* (2007), *American Pain Society* (2007), *North American Spine Society* (2008), *UK National Institute for Health and Clinical Excellence* (2009), entre outras.

Recomendações finais para as lombalgias agudas:
- Afastar *red flags*.
- Realizar exames complementares em casos de não melhora após quatro semanas de evolução;
- Tranquilizar o paciente falando sobre o bom prognóstico;
- Não deixar que a dor aguda cronifique;
- Estimular a deambulação;
- Rever diagnóstico e tratamento após 10 a 12 vezes de acupuntura sem resultados;
- Encaminhar para fortalecimento do CORE assim que a dor melhorar.

Recomendações finais para as lombalgias crônicas:
- Certificar-se do diagnóstico nosológico;
- Ter cuidado com estilo de vida, especialmente aos que apresentam fatores de risco;
- Fortalecer a musculatura abdominal e paravertebral;
- Realizar abordagem das questões ergonômicas, que não devem ser esquecidas;
- Controlar o peso corporal.

Bibliografia

Barros Filho TEP, Camargo OP, Camanho GL. Clínica ortopédica. 1ª ed. Barueri, SP: Manole, 2012. v. 2.

Berman BM, Langevin HM, Witt CM, et al. Acupuncture for chronic low back pain. N Engl J Med. 2010;363(5):454-61.

Furlan AD, van Tulder MW, Cherkin DC, et al. Acupuncture and dry-needling for low back pain. Cochrane Database Syst Rev. 2005;(1):CD001351.

Gautschi OP, Hildebrandt G, Cadosch D. Acute low back pain – assessment and management. Praxis. 2008;97(2):58-68.

Haake M, Müller HH, Schade-Brittinger C, et al. German Acupuncture Trials (GERAC) for chronic low back pain: randomized, multicenter, blinded, parallel-group trial with 3 groups. Arch Intern Med. 2007;167(17):1892-8.

Liu GW. Tratado contemporâneo de acupuntura e moxibustão. São Paulo: CEIMEC; 2005.

Liu L, Skinner M, McDonough S, et al. Acupuncture for low back pain: an overview of systematic reviews. Evid Based Complement Alternat Med. 2015;2015:328196.

McCamey K, Evans P. Low back pain. Prim Care. 2007;34(1):71-82.

Manheimer E, White A, Berman B, et al. Meta-analysis: acupuncture for low back pain. Ann Intern Med. 2005;142(8):651-63.

Wen TS. Manual Terapêutico de Acupuntura. São Paulo, Manole; 2008.

Yuan J, Purepong N, Kerr DP, et al. Effectiveness of acupuncture for low back pain: a systematic review. Spine (Phila Pa 1976). 2008;33(23):E887-900.

Capítulo 18

Patologias dolorosas do ombro

Péricles Tey Otani

O que é o ombro?

O ombro é uma articulação do corpo humano que liga o membro superior ao tronco. É uma articulação complexa, pois permite grande liberdade de movimentos e é responsável pelo alcance dos movimentos de membros superiores.

Síndrome do manguito rotador

Definição

O manguito rotador é uma estrutura composta de tendões que envolvem o úmero e são importantes para movimentos de rotação do ombro. É constituído pelos músculos supraespinhal, infraespinhal, subescapular e redondo menor.

O m. supraespinhal é responsável pela flexão e abdução do ombro, o m. infraespinhal e m. redondo menor, pela rotação externa e o m. subescapular, pela rotação interna.

Tendo em vista que o ombro é uma das articulações mais solicitadas para os movimentos do dia a dia, é esperado que suas lesões sejam frequentes. A síndrome do manguito rotador é uma doença do ombro caracterizada pela lesão dessas estruturas.

Epidemiologia

Aproximadamente 66,7% das pessoas apresentarão dor em ombro em algum momento da vida.

Desses, 50% dos que visitaram um médico generalista ainda referiam a dor após um ano.

Tendo em vista as importantes funções do ombro, seu comprometimento causa grandes prejuízos para as atividades da vida diária e do trabalho, podendo inclusive ser relacionado à Doenças Osteomusculares Relacionadas ao Trabalho (DORT).

Semiologia

A avaliação do ombro começa pela história e caracterização do quadro clínico. Deve-se perguntar sobre intensidade, características, fatores desencadeantes, fatores de melhora, fatores de piora, duração e frequência da dor. Devemos sempre estar cientes das comorbidades, pois tratamos sempre o paciente como um todo.

Inicia-se, então, o exame físico de praxe, começando pela inspeção estática. Verificamos se há hipotrofia muscular, cicatrizes ou evidências de cirurgias prévias. A inspeção dinâmica deve ser feita logo a seguir, testando todas as amplitudes de movimento passivas e ativas, mensuradas com um goniômetro.

Então, realizamos o exame físico neuro-ortopédico geral. Avaliamos os movimentos: flexão, extensão, abdução e adução horizontal e vertical, rotação interna e externa. Após, avaliamos a força de cada grupo muscular, classificando-a em uma escala de 0 a 5, na qual 5 é a força muscular normal e zero é a ausência de movimento. Testamos a sensibilidade superficial tátil, dolorosa e térmica, e a sensibilidade profunda. É importante sempre examinar os reflexos bicipital, tricipital e tricipital, pois avaliam as raízes que também inervam o ombro. Considerar também as manobras de equilíbrio e coordenação motora.

Inicia-se a avaliação de manobras específicas. Realizam-se o teste de Jobe para avaliação do m. supraespinhal, o teste de Pattey e da queda do braço para avaliar o m. infraespinhal e o m. redondo menor, o teste de Gerber e o *abdominal press test* para avaliar o m. subescapular. A avaliação é importante, pois cada músculo possui uma topografia diferente, implicando diferentes orientações para o tratamento de reabilitação e seleção de pontos de acupuntura.

Quadro clínico

O quadro clínico é caracterizado basicamente por dor à movimentação do ombro. As manobras facilitadoras podem sugerir melhor a localização da principal lesão. A dor é proporcional ao processo inflamatório, e não ao grau de ruptura. Por isso, pode haver importante dissociação clínico-radiológica. A dor pode irradiar até a região escapular e o cotovelo. Pode haver crepitação e diminuição da força muscular.

O diagnóstico radiológico pode ser confirmado pelos exames de ultrassom ou ressonância magnética.

Classificação de Neer da síndrome do manguito rotador:
- Grau I: edema, hemorragia;
- Grau II: fibrose, ruptura parcial;
- Grau III: ruptura completa do manguito rotador.

Diagnóstico pela Medicina Tradicional Chinesa (MTC)

Juntamente com o diagnóstico ocidental, o diagnóstico pela MTC deve ser considerado, pois sempre tratamos o paciente como um todo.

Por meio uma história bem-detalhada e do exame de língua e pulso, devemos fazer o diagnóstico nos guiando pelos oito princípios – excesso e deficiência, calor e frio, interior e exterior, Yin e Yang – e aplicá-los ao Zang Fu correspondente, se houver. Assim, tratamos as patologias sistêmicas associadas ao quadro clínico.

De forma geral, quadros dolorosos do ombro são diagnosticados como síndrome Bi (de diversas etiologias), podendo haver ou não patologia de Zang Fu associada.

Tratamento geral

O tratamento da síndrome do manguito rotador pode ser dividido em agudo e crônico. No momento da lesão, opta-se por analgesia, imobilização, às vezes com órteses, gelo e repouso domiciliar.

Após o momento inicial, inicia-se o tratamento de reabilitação com o uso de meios físicos como calor local ou gelo, manutenção e ganho de amplitude de movimento. Em um momento posterior, inicia-se o fortalecimento com exercícios isométricos, progredindo para isotônicos e isocinéticos, se possível.

A dor pode ser tratada com analgésicos como dipirona e paracetamol, relaxantes musculares e anti-inflamatórios. Anticonvulsivantes e antidepressivos também podem ser considerados, se devidamente indicados.

Procedimentos como bloqueio de Fischer e bloqueio do nervo supraescapular, guiados ou não por ultrassom, e infiltração de ponto-gatilho são auxiliares no tratamento da síndrome do manguito rotador. Caso haja espasticidade associada, o uso de toxina botulínica pode ser uma boa escolha.

Tratamento de acupuntura do ombro

Os diagnósticos da MTC devem ser considerados e tratados conforme o quadro clínico encontrado. Para o tratamento de dor, os principais pontos utilizados são (os pontos que o autor indicou no texto).

Pontos: LI4, 11, 14, 15, TE5, 13, 14, Si3, 9, VB34, ST38, BL58, Ah Shi.

Bibliografia

He D, Høstmark AT, Veiersted KB, et al. Effect of intensive acupuncture on pain-related social and psychological variables for women with chronic neck and shoulder pain: an RCT with six month and three year follow up. Acupunct Med. 2005;23(2):52-61.

Molsberger AF, Schneider T, Gotthardt H, et al. German Randomized Acupuncture Trial for chronic shoulder pain (GRASP) – a pragmatic, controlled, patient-blinded, multi-centre trial in an outpatient care environment. Pain. 2010;151(1):146-54.

Rached RA, Rampim DB, Yamauti RH, et al. Rotator cuff syndrome: rehabilitation. Acta Fisiatr. 2013;20(2):96-105.

Szczurko O, Cooley K, Mills EJ, et al. Naturopathic treatment of rotator cuff tendinitis among Canadian postal workers: a randomized controlled trial. Arthritis Rheum. 2009;15;61(8):1037-45.

Capítulo 19

Patologias dolorosas do cotovelo

Vicente Faggion de Alencar
Ciro Blujus dos Santos Rohde

O cotovelo: anatomia e fisiologia básicas

O cotovelo tem situação intermediária no membro superior e complementa a grande amplitude de movimento (ADM) do ombro por meio da flexoextensão, assim como auxilia o punho e a mão em movimentos específicos com a prono-supinação. É um local frequente de traumatismos e doenças inflamatórias[1].

Do ponto de vista filogenético, a articulação do cotovelo evoluiu a partir dos animais quadrúpedes, com função estabilizadora em pronação e com pouca ADM. Nos primatas e humanos, essa articulação se adaptou não só para o suporte do peso, mas também para a escalada e para a locomoção suspensa nos galhos das árvores. Assim, o cotovelo humano tem função estabilizadora tanto na pronação como na supinação, o que auxilia também nas tarefas manuais e no uso de ferramentas[2].

A articulação do cotovelo é composta pelo úmero, ulna e rádio. A tróclea do úmero distal se articula, como eixo, com a incisura da ulna proximal, formando uma articulação tipo "dobradiça". É isso que permite o movimento de flexoextensão e cria um ângulo de carregamento entre o úmero e a ulna, entre 10° e 15°. Já a cabeça do rádio se articula com o capítulo do epicôndilo lateral do úmero, permitindo tanto a flexoextensão como a supinação e a pronação. A articulação é mantida pela cápsula articular e pelos complexos ligamentares radial e ulnar. O ligamento anular do rádio o mantém ligado à ulna. A cápsula é inervada pelos nervos musculocutâneo, medial e radial. A posição de flexão a 80° é a de maior capacidade articular.

Vascularização: a artéria braquial fica anterior e medial ao músculo braquial e abaixo do bíceps, e ao nível da cabeça do rádio se divide em artéria ulnar e radial, paralelas aos respectivos ossos. As veias são mais superficiais, sendo compostas pela veia cefálica, mais anterior e lateral, e a veia basílica, mais medial e posterior, conectadas pela veia intermédia do cotovelo.

Inervação e músculos

O nervo musculocutâneo se origina das raízes cervicais de C5 a C8 e passa anteriormente ao músculo braquial e posteriormente ao bíceps. Passa lateral ao tendão do bíceps e termina como nervo cutâneo lateral do antebraço. Inerva os músculos flexores do cotovelo: braquial e bíceps braquial.

O nervo mediano tem origem nas raízes de C5 a T1. Passa anterior, medial e paralelamente à artéria braquial, passando entre o rádio e a ulna até o punho. Supre os músculos: pronador redondo, flexor superficial dos dedos, flexor radial do carpo e palmar longo. Também inerva o flexor longo do polegar e parte lateral dos flexores profundos dos dedos. Ao passar pelo músculo pronador redondo, está suscetível à compressão por esse músculo.

O nervo radial se inicia nas raízes C6 a C8, com contribuição variável de C5 e T1. Por sua vez, passa anterior ao epicôndilo lateral do úmero, dividindo-se em ramo superficial, que corre abaixo do músculo braquiorradial em direção ao punho, e em ramo profundo, que vai formar o nervo interósseo posterior. Inerva o tríceps, braquiorradial, ancôneo e supinador. Ao passar pelo músculo supinador, está sujeito à compressão se há fratura do rádio. Por meio do nervo interósseo posterior, supre o extensor mínimo dos dedos e o extensor ulnar do carpo. Atua sobre o mecanismo extensor do antebraço, como extensores longo e curto do polegar e seu abdutor longo e o músculo extensor do indicador.

O nervo ulnar começa a partir das raízes de C8 e T1. Tem trajetória posterior ao epicôndilo medial do úmero e passa pelo túnel cubital, onde está sujeito à compressão durante a flexão. Emerge anteriormente ao osso pisiforme ao nível do punho. Supre os músculos pronador redondo, flexor ulnar do carpo e flexor profundo dos dedos (Figuras 19.1 a 19.3).

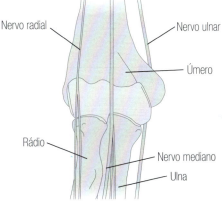

FIGURA 19.1. Articulação do cotovelo e sua relação com os nervos radial, ulnar e mediano.

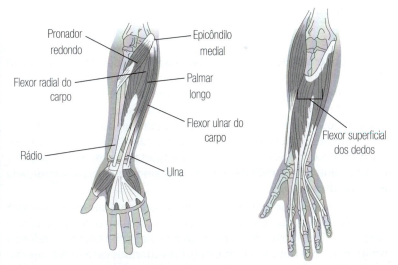

FIGURA 19.2. Musculatura da face medial do antebraço e sua relação com o epicôndilo medial.

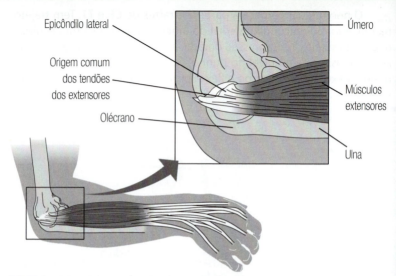

FIGURA 19.3. Musculatura da face lateral do antebraço e sua relação com o epicôndilo lateral do cotovelo.

Propedêutica

Anamnese

A dor é a principal queixa relacionada ao cotovelo. Sua avaliação deve ser minuciosa, incluindo início, evolução, intensidade, frequência, fatores de piora e de melhora, e fatores associados. Avaliar o comprometimento funcional – quais atividades da vida diária influenciam na dor e qual a postura antálgica. É importante distinguir qual o local de comprometimento: cotovelo, ombro ou punho, tanto durante a anamnese quanto no exame físico. Finalmente, é importante determinar se a dor está aumentando, diminuindo ou estável em frequência e intensidade ao longo do tempo.

Condições que envolvem a articulação capítulo-radial causam dor na face lateral do cotovelo, com irradiação para o braço ou para o antebraço. Pode haver dor superficial no epicôndilo lateral ou referida profundamente nos músculos extensores supridos pelo nervo interósseo posterior. Outras condições ocorrem a partir da região posterior lateral da articulação entre a ulna e o úmero. Dor localizada no aspecto medial do cotovelo pode representar patologia do nervo ulnar e causa parestesia na borda ulnar da mão. A prono-supinação do antebraço pode estar comprometida, indicando patologia das articulações: umerorradial; radioulnar proximal e distal. Doenças cervicais podem causar dor em qualquer parte do membro superior, inclusive cotovelo, e devem ser investigadas.

Exame físico

Inspeção

Inicialmente, é possível verificar edema de partes moles, atrofia muscular, alteração esquelética e cicatrizes.

Inspeção lateral: Aumento do volume articular e atrofia muscular sugerem artrite reumatoide ou séptica. Edema no chamado recesso infracondilar lateral sugere alteração no tecido sinovial ou patologia da cabeça do rádio. Uma proeminência nesse local sugere deslocamento do rádio. Do ponto de vista anterior, temos: a fossa cubital[1] e o ângulo de carregamento entre o úmero e o antebraço[1,2]. É preciso estender o cotovelo e supinar o antebraço para visualizar esse ângulo. Quando maior ou menor que 10° a 13°, sugere trauma antigo ou distúrbio do crescimento. É fácil verificar deformidades como o *cubitus varus* ou *valgus*: o cotovelo normal sai de uma posição de valgismo para uma posição em varo durante a flexão. A inspeção da região posterior do cotovelo pode revelar um olecrano proeminente, sugerindo subluxação do cotovelo. Nesse local, a bursa do olecrano edemaciada e nódulos reumatoides podem ser visíveis. O cotovelo no aspecto medial permite verificar o nervo ulnar, espessado no caso da hanseníase ou subluxado durante a flexoextensão.

Palpação

Tanto na inspeção como na palpação dos epicôndilos lateral e medial do úmero e do olecrano, podemos verificar: em extensão completa os três pontos são colineares e em flexão de 90° formam um triângulo equilátero[2].

A palpação do epicôndilo lateral durante a extensão do punho e do cotovelo revela a origem dos músculos extensores. Se houver dor, sugere epicondilite lateral. Abaixo dessa musculatura a cabeça do rádio é palpável, principalmente na posição de flexão, durante a prono-supinação. Sua palpação dolorosa pode significar sinovite ou osteoartrite. O recesso posterior também é palpável no caso de derrame articular. O complexo ligamentar lateral também pode ser palpado e pode mostrar dor e instabilidade quando sofre pressão em varo, durante a rotação interna do ombro.

Palpando o aspecto anterior do cotovelo, temos a fossa cubital limitada pelos músculos braquial e pronador redondo. No aspecto anterolateral, temos o músculo braquiorradial, medial a esse temos o tendão do bíceps e passa entre os dois o nervo cutâneo lateral do antebraço. O tendão do bíceps é mais palpável durante a supinação com flexão. O pulso braquial é palpável no aspecto medial do tendão do bíceps.

Na parte posterior do cotovelo, a bursa olecraniana inflamada é dolorosa à palpação. A fossa olecraniana, onde se insere o tendão do tríceps, também pode ser palpada. Pode haver esporão ósseo nessa região.

Ao exame do aspecto medial do cotovelo, a palpação do túnel cubital, inferior ao epicôndilo medial, é importante para a avaliação do nervo ulnar. Inclusive é possível realizar o sinal de Tinel nesse local. Ocorre parestesia ou hipoestesia nos quinto e quarto dedos e hipotrofia dos músculos intrínsecos da mão no caso da compressão do nervo ulnar. A subluxação do nervo pode ser notada à palpação, durante a flexoextensão do cotovelo. O nervo ulnar pode também sofrer compressão pela aponeurose do tendão do bíceps. Os músculos pronador redondo, flexores radial do carpo, palmar longo e flexor ulnar do carpo têm origem no epicôndilo medial e, com os respectivos movimentos, podem ser palpados. A dor durante esse exame indica epicondilite medial, comum em jogadores de golfe, digitadores e outros trabalhadores que usam a flexão em excesso. O ligamento colateral medial se localiza anterior e inferiormente ao epicôndilo medial. Pode ser palpado e tensionado (em valgo), durante a flexão entre 30° e 60°, durante rotação externa do ombro, e, se lesionado, causa dor[2].

A instabilidade rotacional do cotovelo pode ser avaliada quando o examinador combina supinação, extensão do cotovelo e compressão axial ao mesmo tempo, estando o cotovelo e o ombro fletidos a 90°. Há subluxação da articulação umeroulnar e na extensão máxima há proeminência da articulação radioumeral.

Amplitude de movimento (ADM): a perda de ADM passivo em flexoextensão sugere doença intra-articular umeroulnar ou umerorradial, enquanto a perda de ADM ativo sugere distúrbio muscular ou neurológico. A dor pode ser um fator limitante do movimento. Quando há limitação do movimento de prono-supinação, devem ser investigadas condições da articulação radioulnar proximal e distal[1,2]. A ADM pode ser investigada por meio de goniômetro no plano sagital ou frontal.

TABELA 19.1. Músculos e nervos referentes aos movimentos do cotovelo

Movimento	ADM	Músculos	Inervação
Flexão	140° + ou – 5°	Braquial, bíceps, braquiorradial, pronador Redondo, Flexor ulnar do carpo	N. musculocutâneo, N. radial, N. mediano, N. ulnar
Extensão	0° + ou – 5°	Tríceps Ancôneo	N. radial
Pronação	75°	Pronador redondo Pronador quadrado Flexor radial carpo	N. mediano
Supinação	80°	Supinador Bíceps	N. radial N. musculocutâneo

Fonte: Barros Filho e Lech, 2002[1].

A extensão completa do cotovelo é o movimento mais comumente alterado e o último a ser recuperado quando há problema articular. Atentar para a crepitação, que pode ser ouvida ou palpada durante o exame.

Lembre-se de avaliar a ADM com base nas necessidades individuais do paciente: é importante o paciente ser capaz de colocar a mão na boca, na cabeça e no tronco. Outras atividades importantes são: alimentação, escrita; higiene pessoal, abertura de portas etc.

Força muscular

A força deve ser testada com o cotovelo fletido em 90° e deve ser testada a força de flexão e de extensão, geralmente a extensão representando 70% da força de flexão. Novamente com o cotovelo fletido em 90°, deve-se testar a força de pronação e a de supinação, sendo esta última um pouco menor que a primeira. O membro superior dominante geralmente é 5% a 10% mais forte que o contralateral.

Exame neurológico

A avaliação da função motora inclui examinar a força, conforme dito anteriormente, do ponto de vista do suprimento neural dos músculos (Figura 19.4):

Movimento	Inervação	Movimento	Inervação
Flexão	C5, C6, C7	Supinação	C5, C6, C7
Extensão	C7	Pronação	C6

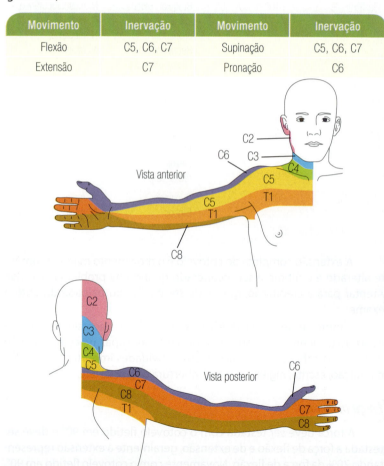

FIGURA 19.4. Dermátomos do membro superior para avaliação da função sensorial.

Testes de instabilidade

Inicialmente o cotovelo é mantido numa flexão de 15°, o que permite o relaxamento da cápsula articular e retira o olecrano de sua fossa. A seguir, é feita a rotação interna do úmero e, assim, é aplicado o estresse em varo. Para realizar o estresse em valgo, é preciso fazer a rotação externa do braço, mantida a flexão de 15°.

Exames complementares: radiografia anteroposterior e perfil lateral são os exames iniciais. A ultrassonografia pode ser usada para o diagnóstico de lesão de partes moles. A ressonância magnética tem importância caso uma conduta cirurgia seja indicada e é o principal exame no quadro de dor crônica do cotovelo.

Principais causas de dor no cotovelo

Face lateral: epicondilite lateral

É a condição dolorosa mais comum no cotovelo, afetando 1% a 3% da população adulta. Incide com mais frequência em pessoas entre a terceira e quarta década de vida e se associa com movimentos repetitivos no trabalho. É conhecida como "cotovelo de tenista", porque foi associada, não exclusivamente, a uma má técnica de rebater a bola nesse jogo[3].

O epicôndilo lateral é o local de origem dos músculos extensores do carpo e é onde ocorrem os achados patológicos da doença: a origem do músculo extensor radial curto do carpo (ERCC) está acometida na grande maioria das vezes, e em 35% dos casos o tendão do extensor comum dos dedos também é afetado. O tecido do ERCC é invadido por fibroblastos e há aumento da vascularização e microrrupturas[4]. O quadro é definido como tendinose angiofibroblástica[3,4].

A queixa é de dor na região lateral do cotovelo de início insidioso. Frequentemente irradia distalmente para o antebraço, às vezes associada à fraqueza para agarrar e carregar objetos. Ao exame físico, o paciente apresenta dor à flexão passiva do punho e durante a extensão do punho contra resistência[4]. O local de maior dor à palpação encontra-se a 1 cm distal do epicôndilo lateral, na origem do ERCC[3].

É importante distinguir outras causas de dor na lateral do cotovelo: a palpação da articulação radiocapitelar pode revelar plica sinovial ou artrose radiocapitelar – lesão comum em atletas de modalidades como basebol, ginástica olímpica e arremesso de dardo. Os diagnósticos diferenciais mais importante da epicondilite lateral são: a síndrome do túnel radial e a síndrome do nervo intereósseo posterior. Ocorrem concomitantemente com a epicondilite lateral em 5% dos casos[4]. Essas duas condições são comuns em trabalhadores cujo esforço repetitivo é a prono-supinação, e discute-se se elas são espectros da mesma doença. A síndrome do túnel radial se caracteriza por sinal de Tinel na face anterior da cabeça do rádio e dor. Já a síndrome do nervo interósseo posterior se associa a fraqueza e dor durante a supinação e durante a extensão do terceiro dedo, contra resistência. Dor referida na lateral do cotovelo pode ocorrer também em cervicobraquialgias e na contratura da cápsula posterior do ombro, e deve ser investigada.

O tratamento é iniciado com orientação para evitar os movimentos repetitivos associados à lesão, seja no esporte ou no trabalho. Medicamentos orais como anti-inflamatórios hormonais e não hormonais podem ser usados. A fisioterapia tem como primeiro objetivo a analgesia: crioterapia, ultrassom e ondas curtas. Depois se realizam o alongamento e o fortalecimento dos músculos extensores. Órteses, como cintas elásticas que comprimem os músculos ou que impedem a extensão completa, reduzem as forças aplicadas no sítio da patologia. Infiltrações locais com corticoides ou anestésicos também podem ajudar no curto prazo, até seis semanas[4]. O tratamento com acupuntura consiste nos pontos LI-11, HT-3, TE-5 e LI-4. Devem-se aplicar agulhas filiformes por meio do método de sedação, retendo as agulhas por 30 minutos. Moxabustão pode ser aplicada com calor suave, por 15 a 20 minutos. Auriculoterapia: estimular pontos do cotovelo, San Jiao, fígado e Shen Men[5].

É interessante notar que existem duas zonas de hipovascularização: uma no epicôndilo lateral e outra 2 a 3 cm distais da origem dos extensores; associadas à patologia da epicondilite[4]. Essas zonas coincidem respectivamente aos pontos LI-11 e LI-10, e eles podem ser usados.

Um artigo interessante comparou os tratamentos de acupuntura (pontos: LI-4, LI-10, LI-11, LU-5, TE-5) e de manipulação osteomuscular (tuiná). Ambos os tratamentos tiveram resultados positivos para os pacientes com oito semanas de acompanhamento, entretanto os resultados foram mais rápidos com o tuiná[8]. Numa revisão sistemática de ensaios randomizados, concluiu-se que existe evidência de a acupuntura ser igual ou tão eficaz quanto o tratamento convencional. Entretanto, há necessidade de estudos de maior qualidade para verificar a eficácia da acupuntura no tratamento da epicondilite lateral[9].

O tratamento cirúrgico só é recomendado quando há falha do tratamento conservador por no mínimo seis meses.

Face medial: epicondilite medial

Menos comum que a epicondilite lateral, é conhecida também como "cotovelo de golfista". Ocorre geralmente em atletas e trabalhadores que se envolvem em estresse em valgo repetido e flexão do cotovelo, ou com atividades que repetem a flexão e a pronação do punho. Ocorre preferencialmente no membro superior dominante, entre a quarta e a quinta década de vida. As lesões agudas correspondem a 30% e as lesões insidiosas, a 70%[4].

Sua fisiopatologia é semelhante à da epicondilite lateral e da tendinose angiofibroblástica. Atinge principalmente o flexor radial do carpo e o pronador redondo, podendo acometer o palmar longo, flexor superficial dos dedos e flexor ulnar do carpo[3,4].

O quadro é caracterizado por início insidioso de dor no cotovelo medial, que pode se associar à fraqueza no ato de segurar objetos. O local de maior dor se localiza de 0,5 a 1 cm distal e anteriormente ao epicôndilo medial. A dor pode ser reproduzida durante a pronação ativa ou a flexão ativa do punho, ambas contra resistência.

O ligamento colateral ulnar é a principal restrição ao estresse em valgo do cotovelo. Poder ser lesionado e causar dor na face medial do cotovelo. É uma lesão frequente em esportes como basebol, lançamento de dardo e vôlei, pela ação de lançamento por sobre a cabeça. A instabilidade articular causada por essa lesão predispõe o atleta a novas lesões, por isso sua importância. O quadro geralmente se inicia em uma dessas atividades de impacto. O paciente sente um estalo seguido de dor e hematoma no cotovelo medial. O teste dinâmico do estresse em valgo tem sensibilidade e especificidade para essa lesão[3]: o ombro é abduzido 90° e rotado externamente. Nessa posição, o cotovelo é gentilmente forçado em valgo e fletido e estendido repetidas vezes. O teste é positivo quando há dor entre 70° e 120° de flexão. No cotovelo normal, não há dor e há certa flexibilidade articular sob o estresse em valgo, entretanto o movimento termina de maneira rígida[3].

Sessenta por cento dos pacientes com epicondilite medial terão síndrome do túnel cubital associada. É a segunda neuropatia compressiva mais comum nos membros superiores, abaixo da síndrome do túnel do carpo. Apresenta-se como dor associada a adormecimento e formigamento na borda ulnar da mão e no quinto e quarto dedo. O sinal de Tinel pode ser positivo no túnel cubital. O nervo ulnar pode ser palpado no túnel cubital durante flexoextensão para verificar edema ou subluxação. A compressão crônica evolui com fraqueza dos músculos intrínsecos da mão e dor noturna (pois o cotovelo fica fletido). Os flexores ulnar do carpo, palmar dos dedos e músculos intrínsecos da mão podem evoluir com uma deformidade em garra, flexão das interfalangeanas distais e proximais do quinto e quarto dedo[3].

Outros diagnósticos diferenciais importantes são: cervicobraquialgias, síndrome do desfiladeiro torácico, osteoartrose do cotovelo e neuropatia do nervo cutâneo medial do antebraço.

O tratamento conservador é semelhante ao da epicondilite lateral. Órtese com o punho em extensão de 10° ajuda a descansar os flexores do punho. Na acupuntura, o ponto HT-3 é muito utilizado, mas também se busca o ponto Ashi na linha entre os pontos HT-3 e PC-3. A moxabustão também pode ser aplicada nesses locais[6]. Assim, o tratamento da dor na face medial do cotovelo compreende os seguintes pontos: HT-2, HT-3, HT-4; SI-2, SI-3, SI-4, SI-5, SI-7, SI-8; TE-9, TE-10; pontos Ashi nos trajetos dos meridianos do Pericárdio e do Coração. Moxabustão e eletroacupuntura podem ser aplicadas. No tratamento da tendinite dos flexores do carpo, síndrome do túnel do carpo, síndrome do pronador redondo e epicondilite medial, o Dr. Hong Jin Pai recomenda o uso do ponto HP-2[7].

Excetuando-se os casos de insuficiência do ligamento colateral ulnar e neuropatia grave do nervo ulnar, o tratamento cirúrgico só é recomendado com falha do tratamento conservador, após seis meses.

Face posterior

Quando há dor na região do olecrano, o diagnóstico diferencial mais importante é entre bursite séptica ou asséptica. No quadro séptico, há sinais flogísticos claros, com febre presente em 50% dos casos: dor, edema, eritema e calor locais. Há comprometimento de função articular. Nesses casos há necessidade de punção para análise do líquido sinovial e não é recomendada acupuntura. O tratamento consiste em repouso articular e antibiótico via oral ou endovenosa, de preferência com base na cultura do líquido sinovial. Já no caso de bursite olecraniana asséptica, há história de trauma leve na região, associado a dor local e palpação de edema de aspecto lenhoso sobre o olecrano. Dor na região posterior do cotovelo também é causada por tendinopatia do tríceps: ocorre em atletas e no caso de movimentos repetitivos que envolvam empurrar. Há dor à extensão resistida do cotovelo e à palpação da inserção do músculo. Finalmente, a síndrome do impacto posterior em jovens atletas e a osteoartrite em idosos também causam dor na região posterior do cotovelo. Durante a hiperextensão do cotovelo, ocorre impacto da ponta do olecrano em sua fossa, o que pode formar osteófitos no local e até uma deformidade em flexão. Há dor durante a hiperextensão do cotovelo.

O tratamento dessas patologias consiste na aplicação de compressa fria no local e em evitar o movimento doloroso. Anti-inflamatórios não hormonais por via oral podem ser prescritos por menos de sete dias seguidos. A falha do tratamento conservador da bursite olecraniana asséptica após três meses pode ser uma indicação de bursectomia. Já na falha no tratamento conservador no caso de síndrome do impacto ou osteoartrite, pode ser feita uma osteotomia artroscópica dos osteófitos. O tratamento de acupuntura consiste nos pontos: TE-5, TE-7, TE-8, TE-9, TE-10, TE-11; TE-12; LI-12, LI-13, LI-15; SI-8; Ex-UE-1 (Zhou Jian). Moxabustão e eletroacupuntura podem ser aplicadas[7].

Face anterior

A tendinopatia do músculo bíceps é a causa mais comum de dor. Tem início insidioso, com dor vaga na face anterior do braço. A dor está associada a flexão ou supinação contra resistência. Ao exame físico, o cotovelo fica fletido a 90° e sofre prono-supinação passiva. Durante o exame, o ventre muscular pode ser sentido como se num movimento de pistonagem. Raramente há casos de ruptura completa em que esse movimento não é sentido. A palpação do tendão bicipital gera dor. O diagnóstico diferencial consiste em osteoartrite, artrite reumatoide, gota, corpo intra-articular e síndrome do pronador[3]. O tratamento da tendinopatia do músculo bíceps pela acupuntura utiliza pontos locais: LU-1, LU-3, LU-4, LU-5; PC-2; LI-11, LI-12, LI-13, LI-14, LI-15[7].

Referências bibliográficas

1. Barros Filho TEP, Lech O. Exame físico em ortopedia. 2ª ed. São Paulo: Sarvier; 2002.
2. Morrey BF, ed. The elbow and its disorders. 4ª ed. Philadelphia: W. B. Saunders; 2009.
3. Kane SF, Lynch JH, Taylor JC. Evaluation of elbow pain in adults. Am Fam Physician. 2014;89(8):649-57.
4. Barros Filho TEP, Camargo OP, Camanho GL, ed. Clínica Ortopédica. Barueri, SP: Manole; 2012.
5. Shaozhi L, Xiaohong T, ed. Chineses therapeutic methods of acupoints. Beijing: Hunan Science & Technology Press; 2005.
6. Denmei S. Localizando os pontos certos de acupuntura. São Paulo: Roca; 2013.
7. Wang LG. Tratado Contemporâneo de Acupuntura e Moxabustão. São Paulo: CEIMEC; 2005.
8. Hsu CY, Lee KH, Huang HC, et al. Manipulation Therapy Relieved Pain More Rapidly Than Acupuncture among Lateral Epicondylalgia (Tennis Elbow) Patients: A Randomized Controlled Trial with 8-Week Follow-Up. Evid Based Complement Alternat Med. 2016;2016:3079247.
9. Gadau M, Yeung WF, Liu H, et al. Acupuncture and moxibustion for lateral elbow pain: a systematic review of randomized controlled trials. BMC Complement Altern Med. 2014;14:136.

Capítulo 20

Síndromes dolorosas do joelho

André Wan Wen Tsai

Introdução

O joelho é uma articulação sinovial do tipo gínglimo ou dobradiça, composta por três ossos: fêmur, tíbia e patela. Eles articulam-se entre si por meio de três compartimentos, denominados de femorotibial medial, femorotibial lateral e patelofemoral (ou femoropatelar). Devido à localização, o joelho torna-se suscetível às doenças degenerativas, pois é uma articulação de carga, e às lesões traumáticas, pois fica entre o quadril e o tornozelo.

Outra consideração importante é com relação à biomecânica dessa articulação. A extremidade distal do fêmur possui uma superfície convexa que se articular com uma superfície praticamente plana da tíbia proximal. Além disso, a patela se articula com a porção anterior do fêmur distal (tróclea), por meio de superfície de menor área de contato, em relação aos compartimentos femorotibiais, conferindo aumento da pressão desse compartimento anterior. Portanto, a estabilidade e o bom funcionamento do joelho dependem muito de mecanismos estáticos como a integridade dos meniscos, cápsula articular e ligamentos, bem como dos mecanismos dinâmicos, representados pelos músculos ao seu redor (quadríceps e isquiostibiais) (Figura 20.1).

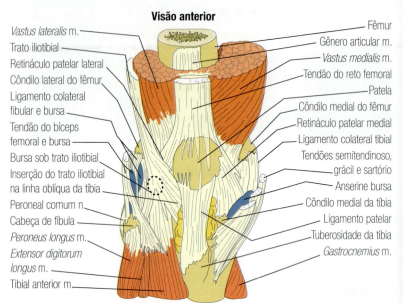

FIGURA 20.1. Anatomia do joelho com estruturas que conferem sua estabilidade estática e dinâmica. Fonte: Netter, 1996.

Condições mais comuns tratadas pela acupuntura

Podemos dividir as afecções que acometem o joelho em traumáticas e não traumáticas.

Lesões traumáticas

Nas lesões em que há trauma envolvido, muito comum nas lesões esportivas, é importante a avaliação por um profissional competente, pois muitas vezes nos deparamos com quadros cirúrgicos como lesões do ligamento cruzado anterior (LCA) (Figura 20.2) ou de meniscos (medial e/ou lateral) (Figura 20.13) ou até mesmo fraturas e luxações. Felizmente, a grande maioria das lesões traumáticas é dos tipos contusões, entorses e lesões musculares, nas quais usamos a acupuntura como método complementar para alívio da dor.

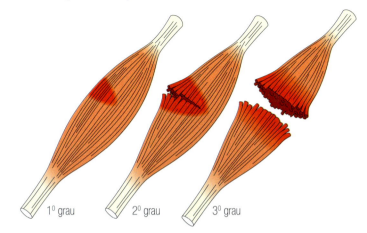

FIGURA 20.2. Diferentes gravidades de lesão muscular, exemplo de tratamento conservador.

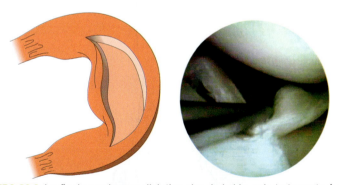

FIGURA 20.3. Lesão do menisco medial, tipo alça de balde, cujo tratamento é cirúrgico. Imagem ilustrativa e vista artroscópica.

Lesões atraumáticas

Nesse grupo, podemos subdividir as lesões por repetição (*overuse*) ou pelo desgaste.

As lesões por sobrecarga mecânica (overuse) são representadas pelas bursites e tendinopatias

- Bursite infrapatelar ou do religioso (*clergyman's knee*); dor anterior (Figura 20.4);
- Bursite pré-patelar ou da dona de casa (*housemaid's knee*); dor anterior (Figura 20.5);

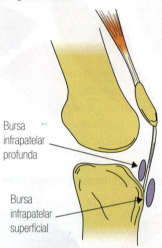

FIGURA 20.4. *Clergyman's knee.*

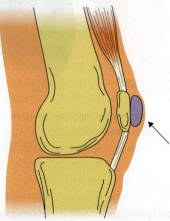

FIGURA 20.5. *Housemaid's knee.*

- Tendinite patelar ou do saltador (*jumper's knee*); dor anterior (Figura 20.6);
- Tendinite anserina ou da pata de ganso (*goosefoot syndrome*); dor medial (Figura 20.7);

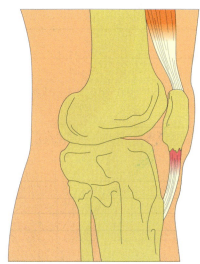

FIGURA 20.6. *Jumper's knee.*

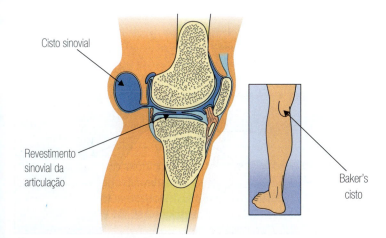

FIGURA 20.7. *Goosefoot syndrome.*

- Tendinite dos isquiostibiais (*hamstring tendonitis*); dor posterior/lateral (Figura 20.8);
- Cisto de Baker; dor posterior (Figura 20.9).

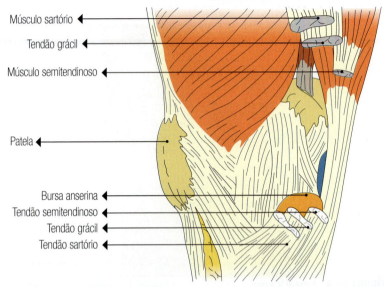

FIGURA 20.8. *Hamstring tendonitis*.

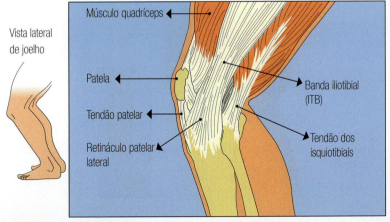

FIGURA 20.9. Cisto de Baker.

Quando a sobrecarga mecânica ocorre em indivíduos com esqueleto imaturo, ou seja, fise aberta, a energia da lesão produz epifisite pela tração repetitiva. O quadro mais comum desse grupo de condição é a epifisite da tuberosidade anterior da tíbia, conhecida como doença de Osgood-Schlatter.

O diagnóstico das bursites e tendinites é essencialmente clínico. Quando necessário, pode-se solicitar ultrassonografia e/ou ressonância magnética (principalmente quando há lesões associadas).

O tratamento é sempre de início clínico e raramente requer cirurgia. A acupuntura tem papel analgésico e anti-inflamatório, e a seleção de pontos é orientada pela Teoria dos Meridianos. Medidas de proteção como diminuir a atividade física causadora da inflamação são importantes, bem como, num momento posterior, realizar o reequilíbrio biomecânico da articulação, fortalecendo e alongando grupamentos musculares acometidos.

Síndrome femoropatelar (ou patelofemoral)

Condição clínica muito comum, acometendo principalmente mulheres jovens, caracterizada pela presença de dor na face anterior do joelho, muitas vezes bilateralmente e sem trauma envolvido. Baseado na sua etiopatogenia, podemos considerar essa síndrome como um misto de *overuse* e desgaste.

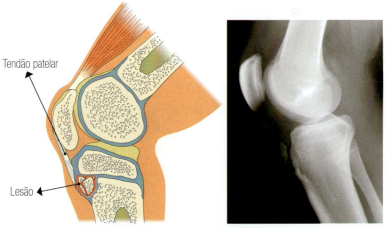

FIGURA 20.10. Doença de Osgood-Schlatter: ilustração e radiografia simples de perfil.

A dor aparece ao descer e subir escadas ou rampas, ao agachar, ao saltar, ao aterrissar, ou seja, sempre quando o mecanismo extensor é acionado, principalmente em graus maiores de flexão. Reilly e Martens estudaram a resultante de força no compartimento femoropatelar que pode chegar até quase oito vezes o peso corporal do indivíduo (Figura 20.11).

Esse aumento de pressão patelar favorece ao fenômeno de amolecimento e fissuras na superfície da cartilagem da patela e/ou troclear, entidade conhecida como condromalacia de patela.

No exame clínico, evidenciamos desalinhamento da patela e encurtamento da musculatura posterior da coxa (isquiostibiais). Portanto, o tratamento, que normalmente é conservador, envolve alongamento posterior e fortalecimento do quadríceps, principalmente do vasto medial oblíquo. Orientação quanto ao controle do peso corporal também é importante.

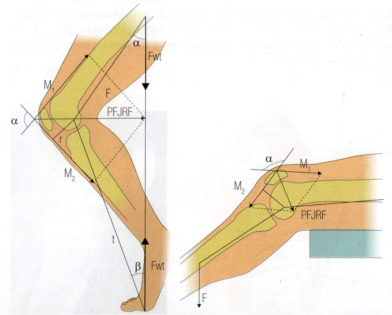

FIGURA 20.11. PFJRF = vetor de força de reação da articulação patelofemoral.

A cirurgia é recomendada nos casos de falha do tratamento conservador ou em situações onde há instabilidade patelar associada (luxação ou subluxação da patela).

Osteoartrite

Situação que acomete mais os idosos. Hoje, sabe-se que tais doenças de natureza degenerativa são enquadradas como doenças inflamatórias, devido ao processo de sinovite que está sempre presente. Portanto, o termo "artrose" tem dado lugar ao termo "artrite". Infelizmente, a osteoartrite de joelho não tem cura no momento, e todos os tratamentos disponíveis, sejam eles conservadores ou cirúrgicos, visam aliviar os sintomas de dor e preservar a função da articulação.

A acupuntura pode ser indicada para as seguintes finalidades: diminuir o consumo de analgésicos e anti-inflamatórios, prorrogar uma possível prótese e controlar a dor no pós-operatório de artroplastia total de joelho (ATJ).

Visão pela Medicina Tradicional Chinesa (MTC) e tratamento pela acupuntura

As dores nos joelhos podem ser enquadras nas síndromes de estagnação do Qi, especialmente em pacientes jovens (*overuse* e síndrome patelofemoral). Já na osteoartrite, encontramos manifestações da deficiência do Rim (Shen).

Após a confirmação do diagnóstico do paciente, a abordagem pela acupuntura segue os princípios da Teria dos Meridianos. No exame clínico, podemos identificar quais meridianos estão mais acometidos. Por exemplo, nas tendinites anteriores, normalmente há acometimento do Meridiano do Estômago (ST), enquanto nas tendinites mediais o Meridiano do Baço-Pâncreas (SP) está acometido.

No Centro de Acupuntura do Instituto de Ortopedia e Traumatologia do Hospital das Clínicas da Faculdade de Medicina da Universidade de São Paulo (IOT/HCFMUSP), utilizamos as seguintes combinações de pontos, conforme a condição:

A. *Overuse*: técnica punho-tornozelo L3 e L4 (Figura 20.12);
B. Síndrome femoropatelar: Ex-LE 2 (Heding) + Ex-LE5 (XiYan) (Figura 20.13);
C. Osteoartrite do joelho: GB-34 + SP-9 + SP-10 + ST-34 (Figura 20.14).

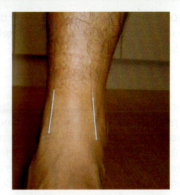

FIGURA 20.12. Área L3 e L4.

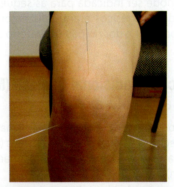

FIGURA 20.13. Cercamento da patela.

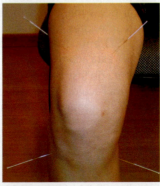

FIGURA 20.14. Cercamento do joelho.

Nota 1. Nos casos traumáticos, também está indicado o uso da acupuntura, contanto que o diagnóstico afaste as lesões de tratamento cirúrgico. A seleção de pontos deve ser feita de acordo com o meridiano acometido.

Nota 2. Sempre reequilibrar a biomecânica da articulação, basicamente por meio do alongamento da musculatura posterior da coxa e do fortalecimento do quadríceps femoral, principalmente de seu componente vasto medial.

Nota 3. Utilizamos com muita frequência a técnica escalpeana de Wen, bem como o ponto LI-11 para os casos de dor no joelho.

Bibliografia

Barros Filho TEP, Camargo OP, Camanho GL. Clínica ortopédica. 1ª ed. Barueri, SP: Manole; 2012. v. 2.

Netter FH. The Cila Collection of Medical Illustrations. Vol 8: Musculoskeletal System. Part I. 4ª ed. McCook: Acme Printing Company; 1996.

Reilly DT, Martens M. Experimental analysis of the quadriceps muscle force and patello-femoral joint reaction force for various activities. Acta Orthop Scand. 1972;43(2):126-37.

Tillu A, Tillu S, Vowler S. Effect of acupuncture on knee function in advanced osteoarthritis of the knee: a prospective, non-randomised controlled study. Acupunct Med. 2002;20(1):19-21.

White A, Foster NE, Cummings M, Barlas P. Acupuncture treatment for chronic knee pain: a systematic review. Rheumatology (Oxford). 2007;46(3):384-90.

Williamson L, Wyatt MR, Yein K, et al. Severe knee osteoarthritis: a randomized controlled trial of acupuncture, physiotherapy (supervised exercise) and standard management for patients awaiting knee replacement. Rheumatology (Oxford). 2007;46(9):1445-9.

Zhang W, Moskowitz RW, Nuki G, et al. OARSI recommendations for the management of hip and knee osteoarthritis, Part II: OARSI evidence-based, expert consensus guidelines. Osteoarthritis Cartilage. 2008;16(2):137-62.

Zhao ZQ. Neural mechanism underlying acupuncture analgesia. Prog Neurobiol. 2008;85(4):355-75.

Zijlstra FJ, van den Berg-de Lange I, Huygen FJ, et al. Anti-inflammatory actions of acupuncture. Mediators Inflamm. 2003;12(2):59-69.

Capítulo 21

Patologias dolorosas do pé e tornozelo

Péricles Tey Otani

Entorse de tornozelo

A entorse é uma lesão que causa estiramento ou ruptura de um ou mais ligamentos da articulação do tornozelo. É o trauma mais comum do esporte, chegando a 14% dos atendimentos nos departamentos de emergência

A articulação tibiotalar (ou talocrural) é suportada por diversos ligamentos: ligamento fibulotalar anterior, talocalcâneo e fibulotalar posterior na face lateral e ligamento deltoide na face medial. O ligamento fibulotalar anterior previne a translação anterior e a inversão do pé, especialmente quando a articulação fibulotalar está em flexão plantar. Devido à sua importante função e posição anatômica, é o ligamento mais acometido em caso de entorse de tornozelo.

Os fatores de risco para uma entorse de tornozelo podem ser classificados em intrínsecos ou extrínsecos. Entre os fatores extrínsecos, podemos citar a alta intensidade de exercícios, bem como a diminuição do risco de lesão pelo uso de órteses. Entre os fatores intrínsecos, temos história prévia de entorse de tornozelo, pés com largura aumentada e o desequilíbrio de forças que promovem a eversão e a inversão do pé.

O diagnóstico é feito baseado em quadro clínico e radiológico. Na abordagem do paciente, devem-se palpar as estruturas ósseas e ligamentares, avaliar a amplitude de movimento e a força muscular, além de realizar testes especiais, como a gaveta anterior e manobras de estresse. Em serviços de emergência, geralmente estão disponíveis radiografia com e sem estresse e ultrassom para diagnóstico mais imediato. Pode-se complementar a investigação com ressonância magnética, tomografia ou artroscopia.

Existem inúmeras escalas para classificar a gravidade da lesão.

Kaikkonen sugeriu a seguinte escala para gravidade – grau 1: lesão leve, com ruptura de poucas fibras; grau 2: lesão moderada, com um número maior de fibras rotas e início da perda da estabilidade da articulação; grau 3: entorse grave, com ruptura de um ou mais ligamentos.

Classificação anatômica – grau 1: lesão do ligamento fibulotalar anterior; grau 2: lesão do ligamento fibulotalar anterior e do ligamento calcaneofibular; grau 3: lesão do ligamento fibulotalar anterior, do ligamento calcaneofibular e do ligamento fibulotalar posterior.

Sistema de Nomenclatura Padrão da Associação Médica Americana – grau 1: ligamento estirado; grau 2: lesão parcial do ligamento; grau 3: lesão total do ligamento.

O tratamento inicial da entorse do tornozelo consiste em repouso e imobilização local, com órteses ou não, crioterapia, elevação do membro acometido e compressão elástica, além do tratamento farmacológico com anti-inflamatórios e analgésicos. Após a melhora da dor e do edema, podem ser iniciados exercícios funcionais para manutenção e ganho de força, amplitude de movimento, treino de equilíbrio e propriocepção. Em casos mais graves, a cirurgia pode ser considerada.

Uma alta porcentagem dos pacientes permanece com sintomas residuais, tais como sinovite, tendinite, rigidez articular, edema e instabilidade local.

A acupuntura pode ajudar no quadro clínico. Os principais pontos a serem considerados são: BL62, GB34, GB39, GB40, BL60, KI6, SP6, KI2, ST41, ST36, GB34, SP9, KI3 e pontos Ashi.

Fasceíte plantar

A fasceíte plantar é uma síndrome dolorosa que se desenvolve na inserção da fáscia plantar e que pode ser uni ou bilateral. É um importante problema de saúde pública, custando em torno de 192 a 376 milhões de dólares por ano nos Estados Unidos, além de ser uma das patologias mais frequentes em atletas de corrida.

A fasceíte plantar é considerada como uma patologia degenerativa, mais parecida com uma tendinopatia e com uma doença crônica que acomete a inserção da fáscia plantar no tubérculo medial do calcâneo.

Os fatores de risco são classificados como intrínsecos e extrínsecos. Entre os fatores de risco intrínsecos, podemos citar os fatores anatômicos, funcionais e degenerativos relativos ao corpo humano. Os fatores de risco extrínsecos estão associados com atividade física e incluem atividade física excessiva, treino e calçados inadequados.

O principal sintoma da fasceíte plantar é uma dor intensa e aguda na região anterior do calcâneo, que aparece caracteristicamente à primeira pisada na manhã. No exame físico, deve-se palpar o tubérculo medial do calcâneo e a porção proximal da fáscia plantar. Para diagnóstico complementar, é possível solicitar radiografia, ultrassom ou ressonância magnética.

O objetivo do tratamento é, primariamente, tratar a dor. Para tanto, pode-se usar medicações analgésicas e anti-inflamatórias, meios físicos (por exemplo, *laser*, terapia por ondas de choque, ultrassom), cinesioterapia e, em alguns casos, cirurgia.

Os pontos de acupuntura que podem ser utilizados são: BL31, 54, 58, 60, 62, ST36, LI4, PC7, SP5, KI7, 8, TB5, LI2, 3, GB30, 34, 37, 38.

Bibliografia

Fong DT, Chan YY, Mok KM, et al. Understanding acute ankle ligamentous sprain injury in sports. Sports Med Arthrosc Rehabil Ther Technol. 2009;1:14.

Karagounis P, Tsironi M, Prionas G, et al. Treatment of plantar fasciitis in recreational athletes: two different therapeutic protocols. Foot Ankle Spec. 2011;4(4):226-34.

Park J, Hahn S, Park JY, et al. Acupuncture for ankle sprain: systematic review and meta-analysis. BMC Complement Altern Med. 2013;13:55.

Petraglia F, Ramazzina I, Costantino C. Plantar fasciitis in athletes: diagnostic and treatment strategies. A systematic review. Muscles Ligaments Tendons J. 2017;7(1):107-18.

Thiagarajah AG. How effective is acupuncture for reducing pain due to plantar fasciitis? Singapore Med J. 2017;58(2):92-7.

Zhang SP, Yip TP, Li QS. Acupuncture treatment for plantar fasciitis: a randomized controlled trial with six months follow-up. Evid Based Complement Alternat Med. 2011;2011:154108.

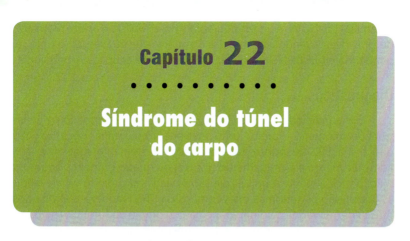

Flora Hanako Kirino Vicentini

Introdução

A síndrome do túnel do carpo (STC) é a neuropatia compressiva mais comum do membro superior. Na população geral, a STC tem prevalência de 1% a 5% e é mais frequente em mulheres. Como uma doença profissional, a STC tem grande impacto econômico, levando a frequentes demandas judiciais e consequente afastamento do trabalho.

O túnel do carpo é uma estrutura inelástica localizada no punho anterior, que contém, além do nervo mediano, os tendões flexores superficiais e profundos dos dedos longos e o flexor longo do polegar. Sua borda anterior é composta pelo ligamento carpal transverso, seu assoalho, pelos ossos do carpo, seu limite lateral é determinado pelo trapézio, pelo escafoide e pelo flexor radial do carpo, enquanto sua borda medial é composta pelo gancho do hamato, pelo piramidal e pelo pisiforme.

A STC ocorre devido à compressão do nervo mediano ao nível do punho, basicamente por três razões: alterações anatômicas nas estruturas ou na configuração do canal carpal; condições locais (tenossinovites) ou sistêmicas (diabetes melito, hipotireoidismo, alcoolismo, artrite reumatoide, gravidez), levando a edema das estruturas que atravessam o túnel; e, por último, situações relacionadas ao esforço ou à ocupação profissional.

Diagnóstico

O diagnóstico da STC é clínico, podendo ser confirmado pela eletroneuromiografia. Porém, uma eletroneuromiografia negativa não descarta a STC, quando o quadro clínico é fortemente sugestivo. Dor, adormecimento e formigamento nos três ou quatro primeiros dedos da mão, principalmente à noite (que são aliviadas sacudindo ou elevando as mãos), são os sintomas mais comuns da STC. Fraqueza e atrofia dos músculos inervados pelo nervo mediano (como o abdutor curto do polegar) e alteração de sudorese e da temperatura da mão no território do nervo acometido também podem ocorrer. Sinal de Tinel está presente, ou seja, a percussão do nervo mediano a nível do túnel do carpo provocando dor em choque na distribuição do nervo mediano. Sinal de Phalen é também positivo, ocorrendo parestesia e dor quando se faz flexão em 90° do punho por 1 minuto.

Tratamento

O tratamento depende da gravidade da lesão, o que geralmente está relacionado com o tempo de evolução da doença. Deve-se identificar e controlar as causas sistêmicas, se presentes.

Para os casos mais leves, nos quais não há atrofia nem comprometimento importante de sensibilidade, o tratamento é conservador: órteses (com o punho imobilizado em posição neutra), anti-inflamatórios não hormonais, injeção de corticosteroides no canal carpal, ultrassom e alterações posturais e de hábitos.

Para os casos mais graves, e em que há falha no tratamento conservador, está indicado o tratamento cirúrgico, que consiste na descompressão do canal carpal com a secção do ligamento carpal transverso, podendo ser realizada por meio de cirurgia aberta ou endoscópica.

Diagnóstico segundo a Medicina Tradicional Chinesa

Como toda síndrome dolorosa, a STC pela Medicina Tradicional Chinesa é explicada pela síndrome Bi. Há estagnação de Qi, podendo evoluir com estagnação de Xue e deficiência de Yin (com sintomas de queimação, que muitas vezes pioram à noite e de madrugada) e de Xue (em que o paciente, em um estado mais avançado, pode ter atrofia da musculatura inervada pelo nervo mediano). Em gestantes, pode ocorrer também umidade, dando a sensação de peso.

O pulso será rápido e deslizante, se tiver sintoma de calor como sensação de queimação, e a língua será seca com revestimento amarelo. O pulso será mole e lento, se os sintomas que sobressaem forem de sensação de peso, formigamento, com a língua com revestimento branco e pegajoso. Se os sintomas se caracterizarem por dor fixa, aliviada pelo calor e agravada pelo frio, o pulso será tenso e em corda, e a língua terá revestimento branco e fino.

Tratamento segundo a Medicina Tradicional Chinesa

No geral, os trabalhos mostram que a acupuntura é uma boa alternativa para o tratamento de STC leve a moderada, principalmente para pacientes com contraindicação para o uso de anti-inflamatórios e corticoides.

Foi feito um estudo para avaliar os resultados do uso de agulhas aquecidas associadas ao relaxamento por tuiná. Foram usados: LI11, TE5, TE4, PC7, Baxie (EX-UE9). Houve taxa de cura de 81,7% no grupo em que foram utilizadas as agulhas aquecidas associadas ao tuiná, em comparação com 47,4% no grupo controle, no qual foram usadas infiltração de triancinolona e lidocaína no PC7, com uma diferença significante entre esses dois grupos ($p < 0,01$).

Pontos mais utilizados: PC7, PC6.

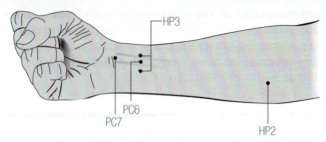

FIGURA 22.1. PC7 – No meio da prega do punho entre os tendões dos músculos palmar longo e flexor radial do carpo. No Centro de Acupuntura do Instituto de Ortopedia e Traumatologia do Hospital das Clínicas da Faculdade de Medicina da Universidade de São Paulo (IOT-HCFMUSP), usamos também os pontos HP1, HP2 e HP3. Sempre se orienta, como complemento, o repouso do membro e fisioterapia. PC6 – Dois *tsun* acima da prega do punho entre os tendões dos músculos palmar longo e flexor radial do carpo. No Centro de Acupuntura do IOT-HCFMUSP, usamos também os pontos HP1, HP2 e HP3.

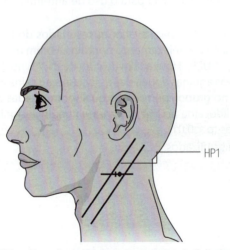

FIGURA 22.2. HP1 – No meio da terça parte posterior da linha horizontal que passa na metade da altura do músculo esternocleidomastoideo. HP2 – Três *tsun* abaixo do ponto médio da linha entre os pontos HT3 e PC3, no meio do músculo pronador redondo. HP3 – São dois pontos: na altura do PC6, um ponto se localiza entre o tendão do músculo flexor do carpo e o rádio, e o outro ponto, entre o tendão do músculo palmar longo e a ulna.

Acupuntura escalpeana – na área sensitiva do membro superior contralateral ao membro em questão, podendo associar a área motora também.

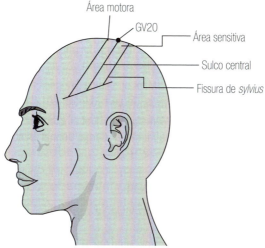

FIGURA 22.3. Área sensitiva do membro superior – Localiza-se numa faixa de 2 cm paralela e após o sulco central, no segundo e terceiro quintos dessa faixa. Área motora do membro superior – Localiza-se numa faixa de 2 cm paralela e antes do sulco central, no segundo e terceiro quintos dessa faixa. Área Motora: dividida em 5 partes – Esta área trata distúrbios motores do lado oposto do corpo. O quinto superior é usado para afecções dos membros inferiores e do tronco; os dois quintos seguintes tratam as afecções do pescoço e membros superiores; e os dois quintos inferiores tratam as afecções da face, faringe e língua. Área Sensitiva: também dividida em 5 partes – Esta área trata distúrbios sensitivos do lado oposto do corpo. O quinto superior é usado para tratar as afecções do pescoço, tronco e membros inferiores; os dois quintos seguintes tratam as afecções dos membros superiores; e os dois quintos inferiores tratam a face e a língua.

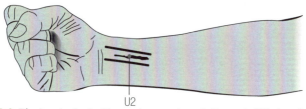

FIGURA 22.4. Técnica do Punho/Tornozelo – na área 2, Upper 2 (U2). Localiza-se a 2 *tsun* acima do punho, entre o tendão do músculo palmar longo e o tendão do músculo flexor radial do carpo. Inserção com angulação de 30°, direcionando agulha para o punho, posicionando-a subcutaneamente.

Bibliografia

Auteroche B, Navailh P. O Diagnóstico na Medicina Chinesa. São Paulo: Organização Andrei; 1992.

Cai DF. Warm-needling plus Tuina relaxing for the treatment of carpal tunnel syndrome. J Tradit Chin Med. 2010;30(1):23-4.

Croci AT, Hernandes AJ, Greve JM, et al. Clínica Ortopédica. In: Nakamoto HN, ed. Neuropatias compressivas. Barueri: Manole; 2012. p. 883-5.

Hadianfard M, Bazrafshan E, Momeninejad H, et al. Efficacies of Acupuncture and Anti-inflammatory Treatment for Carpal Tunnel Syndrome. J Acupunct Meridian Stud. 2015;8(5):229-35.

Ho CY, Lin HC, Lee YC, et al. Clinical Effectiveness of Acupuncture for CTS. Am J Chin Med. 2014;42(2): 303-14.

Liu GW. Tratado Contemporâneo de Acupuntura e Moxibustão. São Paulo: CEIMEC; 2005.

Netter FH. Netter: Atlas de Anatomia Humana. Rio de Janeiro: Elsevier; 2008.

Shy ME. Neuropatias periféricas. In: Goldman L, Schafer Al. Goldman Cecil Medicina. Rio de Janeiro: Elsevier; 2014.

Sim H, Shin BC, Lee MS, et al. Acupuncture for carpal syndrome: a systematic review of randomized controlled trials. J Pain. 2011;12(3):307-14.

Wen TS. Manual Terapêutico de Acupuntura. Barueri: Manole; 2008.

Yang CP, Hsieh CL, Wang NH, et al. Acupuncture in patients with CTS: a randomized controlled trial. Clin J Pain. 2009;25(4):327-33.

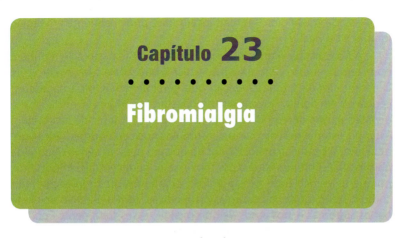

Capítulo 23

Fibromialgia

Marcos Takeo Obara

A fibromialgia é a segunda patologia "reumatológica" mais comum, com prevalência variando de 2% a 8% da população, dependendo dos critérios diagnósticos utilizados[1]. Os critérios diagnósticos foram originalmente publicados em 1990, com ênfase no número de pontos dolorosos encontrados. Como mulheres apresentam tendência a ter mais pontos dolorosos (ou pontos-gatilho) que homens, a prevalência de fibromialgia era bem maior no sexo feminino do que no masculino. Com os novos critérios diagnósticos, baseados principalmente nos sintomas e sem considerar o número de pontos dolorosos, a proporção de mulheres/homens afetados por fibromialgia ficou em aproximadamente 2:1, similar a outras condições dolorosas crônicas. Pode acometer pacientes de qualquer idade, incluindo a infância. A prevalência é semelhante em diferentes países, culturas e etnias.

Geralmente, pacientes com fibromialgia apresentam história de dores crônicas ao longo da vida, incluindo cefaleias, dismenorreia, disfunção temporomandibular, fadiga crônica, síndrome do intestino irritável, cistite intersticial, síndrome da bexiga dolorosa, endometriose e outras síndromes dolorosas mais localizadas, principalmente em região lombar e cervical.

A fibromialgia é um estado de dor centralizada, isto é, tem origem no sistema nervoso central ou este é responsável pela sua amplificação. Dor centralizada é uma alteração que geralmente se inicia na adolescência ou em adultos jovens e se manifesta como dores vivenciadas em diversas partes do corpo em diferentes épocas. Apesar de sua origem estar no sistema nervoso central, estímulos nociceptivos periféricos podem levar à sensação maior de dor do que em pessoas sem o quadro de fibromialgia. Entender que a dor tem essa origem central é importante, porque esses pacientes procuram procedimentos ou intervenções, tais como histerectomias ou cirurgias ortopédicas, com o objetivo de eliminar os sintomas e, nos casos de fibromialgia, esses tratamentos podem falhar no seu principal alvo: a sensação de dor.

Familiares de pacientes com fibromialgia podem apresentar histórico de dor crônica. Fatores genéticos podem explicar a forte predisposição familiar para desenvolver fibromialgia. Há alguns fatores externos que, aparentemente, podem desencadear o quadro de fibromialgia: infecções (como vírus Epstein-Barr, hepatites virais, doença de Lyme), traumas, acidentes automobilísticos e até estresse psicológico. A fibromialgia pode ocorrer concomitantemente a outras condições de dor crônica como, por exemplo, osteoartrite, atrite reumatoide e lúpus. Pacientes fibromiálgicos podem ter maior tendência a desenvolver outros transtornos psiquiátricos como depressão, ansiedade, transtorno obsessivo-compulsivo e estresse pós-traumático.

Estudos de neuroimagem e ressonância magnética funcional indicam que pode haver um componente biológico no sistema nervoso central na etiologia da fibromialgia. Pacientes fibromiálgicos têm a sensação de dor quando recebem estímulos semelhantes aos que pessoas sadias interpretam apenas como toque. Os neurotransmissores mediadores da dor podem afetar também o humor, a memória, a fadiga e o sono. Questões sociais, psicológicas e comportamentais contribuem na patogênese da fibromialgia e são relevantes no sucesso (ou falha) do tratamento. Fatores de risco para o desenvolvimento de fibromialgia são: sono inadequado, obesidade, sedentarismo, baixa satisfação de vida e/ou profissional. Fatores cognitivos como catastrofização ou medo que determinados movimentos piorem a dor geralmente estão associados a pior prognóstico da fibromialgia. Nesse contexto, tratamentos como terapias cognitivo-comportamentais com o objetivo de atingir o componente psicológico da fibromialgia pode ter importância significativa no prognóstico.

Diagnóstico

Em 1990, o *American College of Rheumatology* (ACR) estabeleceu critérios diagnósticos para fibromialgia, voltados principalmente para pesquisas. Segundo esses critérios, era necessário que os pacientes apresentassem dores generalizadas, assim como dor ou sensibilidade em 11 pontos ou mais, num total de 18 locais selecionados. Uma dificuldade em utilizar estritamente os pontos dolorosos mencionados está no fato de que muitos pacientes com quadro clínico favorável para fibromialgia não preenchem critérios suficientes.

Em 2011, foi elaborado um questionário de critérios de fibromialgia com o intuito de fornecer mais informações epidemiológicas e ser um método alternativo para estabelecer seu diagnóstico. Esse questionário inclui os locais de dor, presença e intensidade da fadiga, alterações do sono, dificuldade de memória, dores de cabeça, sintomas intestinais e alterações de humor. O escore desse questionário pode ser de 0 a 31 pontos. Se houver 13 pontos ou mais, o diagnóstico é consistente com fibromialgia.

A. Locais de dor durante os últimos sete dias (um ponto para cada local – máximo de 19):

1. Região mandibular direita;
2. Região mandibular esquerda;
3. Região cervical;
4. Ombro direito;
5. Ombro esquerdo;
6. Braço direito;
7. Antebraço direito;
8. Braço esquerdo;
9. Antebraço esquerdo;
10. Região peitoral ou mama;
11. Região dorsal;
12. Abdome;
13. Região lombar;
14. Quadril ou região glútea à direita;

15. Quadril ou região glútea à esquerda;
16. Coxa direita;
17. Coxa esquerda;
18. Perna direita;
19. Perna esquerda.

B. Intensidade de sintomas. Para cada sintoma listado abaixo, classificar como: sem queixas (0 pontos), leve (1 ponto), moderada (2 pontos) ou intensa (3 pontos):

1. Fadiga;
2. Problemas para se concentrar ou de memória;
3. Acordar cansado (com sensação de não ter dormido).

C. Nos últimos seis meses, sentiu algum desses sintomas (um ponto para cada resposta afirmativa):

1. Dor ou espasmos no abdome;
2. Depressão;
3. Dor de cabeça.

Critérios adicionais que podem auxiliar no diagnóstico (não entram no escore):

D. Os sintomas das questões B e C, assim com a dor, ficaram presentes na mesma intensidade por pelo menos três meses?

E. Você tem alguma doença que poderia explicar a dor?

Clinicamente, fibromialgia deve ser pesquisada se o paciente apresentar dor multifocal, não explicada por lesão ou inflamação. Na maioria dos casos, dor musculoesquelética é a característica mais proeminente. Como a sensibilidade à dor se encontra amplificada, ela pode ocorrer em qualquer lugar do corpo. A dor é uma característica que define o quadro de fibromialgia.

Geralmente, além dos pontos dolorosos, o exame físico não revela nenhuma outra alteração. Como a dor é um sintoma subjetivo, podem-se utilizar pontos como as articulações interfalangeanas para comparar posteriormente com os locais suspeitos.

Características da fibromialgia e outras síndromes de dor central:
- Dor difusa ou multifocal, frequentemente migratória;
- Dor acompanhada de disestesias ou parestesias, sendo descritas como "neuropáticas" com, por exemplo, adormecimentos ou queimações;

- Fatores de piora: toque ou uso de roupas apertadas;
- Antecedentes de dor em outras regiões do corpo quando mais jovem;
- Dor acompanhada de outros sintomas de origem central, como fraqueza, cansaço, distúrbios do sono, déficit de memória e alterações de humor. Esses sintomas geralmente melhoram após o início do tratamento;
- Sintomas sugestivos de maior resposta sensitiva global: sensibilidade maior à luz forte, som alto, cheiros e até sinais viscerais.

Todos os sinais diferentes da dor induzem os clínicos a considerarem esses pacientes como "somatizadores".

Não existe um exame laboratorial específico para o diagnóstico. Exames de rotina incluem hemograma, velocidade de hemossedimentação (VHS), proteína C reativa, hormônios tireoidianos e marcadores reumatológicos, com o objetivo de afastar outras patologias. Outros exames de imagem devem ser usados para avaliar lesões musculoesqueléticas e viscerais.

Tratamento

A fibromialgia pode ser tratada com atendimento primário. Encaminhamento a especialistas pode ser necessário quando há dúvida sobre o diagnóstico de fibromialgia, por exemplo, neurologistas ou reumatologistas, ou quando os pacientes são refratários ao tratamento.

As opções de tratamento relatadas a seguir foram recomendadas pelo *Canadian National Fibromyalgia Guideline Advisory Panel*[2].

Todos os pacientes devem ser educados sobre a doença, recebendo informações e explicações a respeito de sua natureza. O aconselhamento sobre exercícios e terapia cognitivo-comportamental é importante.

Todos os pacientes devem ser medicados com uma dose baixa de drogas com componente tricíclico, por exemplo, amitriptilina, nortriptilina ou ciclobenzaprina. Aqueles que apresentem depressão ou fadiga podem tentar, em seguida, utilizar inibidores de recaptação de serotonina, por exemplo, fluoxetina, paroxetina ou sertralina. Pacientes com ansiedade ou distúrbios do sono devem ser medicados com gabapentinoides. Muitas vezes, é necessária uma combinação de diversas classes de medicamentos.

O uso de opioides deve ser evitado. Há evidências de que o uso desses medicamentos piora a hiperalgesia da fibromialgia, levando a um quadro de hiperalgesia induzida por opioides[3].

Apesar de apenas modestamente efetivos para dores crônicas, analgésicos orais, como os anti-inflamatórios não hormonais, podem ser indicados quando houver dores de origem periférica associadas. É importante ressaltar que tratar adequadamente dores periféricas, por exemplo, osteoartrite ou síndrome miofascial, pode levar a uma sensação de melhora dos sintomas da fibromialgia.

Sobre o tratamento não farmacológico, os três mencionados acima (educação, atividade física e terapia cognitivo-comportamental) têm fortes evidências de eficácia.

Com menos evidências, aparecem outros tipos de terapias como acupuntura, injeções em pontos-gatilho, quiropraxia, Tai Chi e Yoga. Apesar de serem necessários mais estudos para comprovar a eficácia desses tratamentos, as evidências parecem ser promissoras. Essas terapias podem promover sensação de maior controle dos pacientes sobre a doença[4]. A ausência de efeitos colaterais dessas terapias e o uso sem restrições por tempo prolongado são fatores favoráveis ao seu uso.

Acupuntura e fibromialgia

A acupuntura está sendo cada vez mais utilizada no tratamento de sintomas dolorosos, principalmente em casos crônicos. A ausência de efeitos colaterais em longo prazo, ao contrário do que ocorre com outros medicamentos, torna a acupuntura um método seguro no tratamento de quadros crônicos de dor. De acordo com a literatura tradicional, em geral, é recomendada a utilização dos seguintes pontos[5]:

- IG-4, PC-6, C-7, E-36, BP-6, F-3, Ex-DL2.

A combinação entre IG-4 e F-3 é comumente usada e denominada Si Guan. Si significa quatro e Guan, chave ou ponto estratégico. Dessa forma, esses pontos são utilizados bilateralmente para tratamentos de sintomas dolorosos difusos por todo o corpo.

O Xin (Coração) é considerado como moradia da mente. Pacientes com fibromialgia podem apresentar alterações emocionais associadas aos sintomas dolorosos. Por isso, a literatura recomenda a utilização de pontos que possam regular a atividade mental, ou seja, o componente psicológico. Nesse contexto, os pontos C-7 e PC-6 são os mais indicados.

O meridiano do Yang Ming do pé – do Estômago (Wei) – é considerado o mar dos cinco Zang e seis Fu, e alimenta os tendões e músculos. Utilizar o ponto E-36, em conjunto com o BP-6, que é o encontro dos meridianos Yin do pé, pode melhorar os sintomas de fadiga e fraqueza.

Por fim, os pontos Ex-DL2, localizados em região paramediana à coluna cervical, podem ser utilizados para melhorar os sintomas de dores dorsolombares.

Em artigo publicado pela *Mayo Clinic* em 2006, foram utilizados os pontos mencionados acima, associados à eletroacupuntura com 2 Hz entre os pontos IG-4 e E-36. Foram utilizados seis pontos Ex-DL2 de cada lado, em região cervical e lombar, e houve estimulação elétrica com 10 Hz entre eles. Em relação ao grupo controle com acupuntura Sham, foi evidenciada melhora na qualidade de vida durante o período das sessões e até um mês depois. Os sintomas que obtiveram resultado mais significativo foram de fadiga e ansiedade, mas os sinais dolorosos também melhoraram. Depois de sete meses do fim das sessões, a melhora não continua tão significativa[6].

A literatura científica ainda é controversa em relação aos benefícios da acupuntura para a fibromialgia. Sanchez *et al*. realizaram uma revisão sistemática e selecionaram seis estudos indexados no PubMed, Cochrane Library, Embase, Cinahl e na Pascal Biomed, não encontrando evidências de melhora dos sintomas de fibromialgia após o uso de acupuntura[7].

Por outro lado, outro estudo realizado por Vas *et al*. encontrou resultados significativos em pacientes com fibromialgia submetidos a tratamentos com acupuntura, tanto na intensidade da dor como na qualidade de vida. Nesse caso, foram selecionados pontos de acupuntura individualmente ao invés de protocolos preestabelecidos. Os benefícios do tratamento persistiram mesmo após um ano do término das sessões. A melhora encontrada nesse estudo em relação aos trabalhos publicados anteriormente pode ser atribuída ao fato de se utilizarem os pontos individualizados, sugerindo que a acupuntura deve ser personalizada para cada paciente diferente[8].

Referências bibliográficas

20. Clauw DJ. Fibromyalgia: a clinical review. JAMA. 2014;311(15):1547-55.
21. Fitzcharles MA, Ste-Marie PA, Goldenberg DL, et al. National Fibromyalgia Guideline Advisory Panel. 2012 Canadian guidelines for the diagnosis and management of fibromyalgia syndrome: executive summary. Pain Res Manag. 2013;18(3):119-26.
22. Brummett CM, Janda AM, Schueller CM, et al. Survey criteria for fibromyalgia independently predict increased postoperative opioid consumption after lower-extremity joint arthroplasty: a prospective, observational cohort study. Anesthesiology. 2013;119(6):1434-43.
23. Mist SD, Firestone KA, Jones KD. Complementary and alternative exercise for fibromyalgia: a meta-analysis. J Pain Res. 2013;6:247-60.
24. Liu G, Hong JP. Tratado Contemporâneo de Acupuntura e Moxibustão – Pontos e Meridianos. São Paulo: Roca; 2004.
25. Martin DP, Sletten CD, Willians BA, et al. Improvement in fibromyalgia symptoms with acupuncture: results of a randomized controlled trial. Mayo Clin Proc. 2006;81(6):749-57.
26. Martin-Sanchez E, Torraiba E, Diaz-Dominguez E, et al. Efficacy of acupuncture for the treatment of fibromyalgia: systematic review and meta-analysis of randomized trials. Open Rheumatol J. 2009;3:25-9.
27. Vas J, Santos-Rey K, Navarro-Pablo R, et al. Acupuncture for fibromyalgia in primary care: a randomized controlled trial. Acupunct Med. 2016;34(4):257-66.

Capítulo 24

Doenças reumatológicas

Paola Maria Ricci
Ciro Blujus dos Santos Rohde

Introdução

Os pacientes reumatológicos estão entre os que mais procuram a acupuntura para alívio dos seus sintomas. Isso se explica pela cronicidade e severidade das várias doenças, bem como pelo fato de o arsenal terapêutico existente não ser totalmente eficaz no controle de sintomas como dor, fadiga, distúrbios do sono e humor, sintomas que são comuns a quase todas as doenças. Além disso, os efeitos colaterais dos vários medicamentos muitas vezes impossibilitam o seu uso para alguns grupos de pacientes.

Tradicionalmente, a acupuntura vem sendo empregada como modalidade terapêutica no manejo desses sintomas em algumas dessas patologias, com resultados variáveis. Entre todas, as mais conhecidas pelo médico acupunturista são a osteoartrite e a fibromialgia, sendo essas, aliás, as mais prevalentes na reumatologia. Porém, há outras doenças que também merecem a nossa atenção. Dentre as patologias autoimunes, devemos destacar a artrite reumatoide (AR), o lúpus eritematoso sistêmico (LES) e a síndrome de Sjögren. Entre as espondiloartropatias, merece destaque a espondilite anquilosante (EA). Podemos também mencionar as artropatias por cristais, entre as quais a gota, a mais antiga patologia reumatológica relatada em textos médicos, a despeito de ser uma doença metabólica, também é citada em artigos sobre acupuntura.

Embora as evidências na literatura sejam ainda muito tênues, principalmente pela dificuldade de fazer estudos de qualidade com grupo placebo[1], abordarei neste capítulo alguns estudos e revisões em relação a essas patologias destacadas acima.

Artrite reumatoide

A AR é uma doença autoimune inflamatória sistêmica, muitas vezes rapidamente progressiva, que causa comprometimento da membrana sinovial das articulações periféricas, com consequente destruição óssea e cartilaginosa. O diagnóstico da AR pode ser realizado por meio de exames clínicos, laboratoriais e de imagem como radiografia, ressonância magnética e ultrassonografia. O tratamento farmacológico inclui anti-inflamatórios não esteroidais, corticosteroides, imunossupressores e fármacos modificadores do curso da doença sintéticos e biológicos.

Segundo a Medicina Tradicional Chinesa (MTC), a AR geralmente tem como causa a invasão de vento, frio, umidade e calor patogênicos nos meridianos e articulações de indivíduos de constituição fraca, dificultando o livre fluxo de Qi e Sangue, podendo ser classificada como "Síndrome Bi", ou é devida à disfunção do Fígado (Gan) em dispersar e transportar, gerando estagnação de Qi e fluxo irregular do Sangue. A cronicidade da doença pode gerar deficiência do Fígado (Gan) e Rim (Shen) e suas consequências. Pode ser classificada em duas síndromes distintas: tipo Umidade-Frio, em que o paciente apresenta dor articular com edema, sensação de peso e piora da dor com o frio, língua com saburra branca e fina e pulso tenso e escorregadio; ou tipo Umidade-Calor, em que o paciente apresenta dor articular com edema, eritema, calor e diminuição da amplitude de movimento articular, saburra gordurosa e amarela, pulso rápido e escorregadio[2,3].

A acupuntura tem sido recomendada em algumas revisões como modalidade terapêutica coadjuvante. Dois estudos com um total de 84 pessoas foram incluídos em uma revisão do grupo Cochrane, porém no primeiro não houve diferença entre os grupos e no segundo, um estudo de ponto único (LR3 *versus* placebo), os autores concluíram que o pequeno número de pacientes e a baixa qualidade não permitiam conclusões[4,5].

Mais recentemente, duas revisões sistemáticas mostraram que não há evidência clara em estudos realizados com grupo placebo, a despeito de resultados favoráveis à acupuntura[6-9].

Se formos falar sobre os pontos utilizados, eles variam amplamente de estudo para estudo, porém há alguns que são mais frequentes. São eles: ST36, SP6, KI3, GB34, LI11, PC6, LI4, LR3, GB20, BL11, CV12, GV14. Além desses, podemos também utilizar EX-UE9 como ponto local para as mãos e EX-LE10 para os pés, além de EX-HN3 para insônia. No entanto, pensando fora de protocolos, e considerando que o quadro clínico da AR pode ser muito variável, a escolha dos pontos deve-se basear sempre na queixa individual de cada paciente. A frequência das sessões varia de uma a duas vezes por semana.

Síndrome de Sjögren

A síndrome de Sjögren é uma patologia autoimune sistêmica que afeta glândulas exócrinas e que pode resultar em boca e olhos secos. Além desses sintomas, pode provocar sintomas sistêmicos como dor, fadiga, alterações de humor, além de risco aumentado para linfomas[10]. Para a MTC, essa síndrome está relacionada à deficiência de líquidos corpóreos, em geral como consequência de deficiência de Yin do Rim (Shen) ou do Fígado (Gan). Além de usada para tratar os sintomas sistêmicos descritos acima, como em qualquer outra patologia reumatológica, a acupuntura tem sido descrita para o alívio da síndrome *sicca*. Algumas revisões, tanto em relação à síndrome de Sjögren quanto em relação a olho seco[11,12], não permitem chegar a conclusões satisfatórias. Nessas revisões, alguns dos pontos citados são: ST1, ST2, BL2, LI20, GV20, SI1, SI3. Outra revisão sistemática mais recente[13] mostra concordância na escolha de alguns pontos sistêmicos como SP6, ST36 e LI4 no tratamento de boca seca.

Em um desses estudos revistos, há um ponto que merece destaque, pois está também incluído em vários artigos sobre xerostomia. Esse ponto em questão é o LI2, cujo agulhamento aumenta o fluxo salivar. Há inclusive um estudo[14] que mostra, na ressonância magnética funcional, ativação de áreas cerebrais específicas com a estimulação de LI2.

Um protocolo recentemente publicado[15] talvez permita que se chegue a conclusões melhores e propõe o uso dos seguintes pontos: TE5, TE23, BL2, ST6, KI6, RN23, RN24, EX-HN-5.

A frequência das sessões varia de diária a duas ou três vezes por semana, num total de 10 sessões.

Porém, independentemente do uso da acupuntura para o tratamento da síndrome *sicca*, vale lembrar que os pontos de acupuntura usados para melhorar sono, fadiga e depressão são sempre úteis nesses pacientes.

Lúpus eritematoso sistêmico

O LES é uma doença grave, multissistêmica, de causa desconhecida e de natureza autoimune. Pode acometer qualquer órgão do corpo, com períodos de exacerbações e remissões. A etiologia não é conhecida, com provável participação de fatores genéticos, ambientais, hormonais e epigenéticos. O diagnóstico se baseia em critérios definidos pelo *American College of Rheumatology*[16]. O tratamento farmacológico inclui antimaláricos, corticosteroides e imunossupressores, individualizado caso a caso[17]. Porém, devido à dificuldade em atingir remissão duradoura, bem como à grande incidência de efeitos colaterais, uma grande porcentagem de pacientes procura também tratamentos complementares[18].

Há um estudo piloto bastante favorável[19], que conclui que uma série de 10 sessões de acupuntura é segura e pode melhorar sintomas como fadiga e dor. Os pontos usados nesse estudo são LI4, GV14, KI7, SP6, Jiaji nos níveis de T3, T7, T11 em uma série e GB20, ST36, PC5, Jiaji nos níveis de T5, T9 e L1 em outra série. Porém duas revisões sistemáticas[20] não mostram efetividade da acupuntura em relação a dor ou fadiga, enquanto outro estudo recente[21] não cita a acupuntura como parte do tratamento com MTC, enfatizando somente o uso de fitoterapia no tratamento das principais síndromes relacionadas: deficiência de Yin do Rim, deficiência de Yin do Rim com Fogo Ascendente, ascensão de Fogo do Fígado e fator patogênico Vento-Calor, resultando na melhora da sobrevida em pacientes com LES.

Espondilite anquilosante

As espondiloartrites têm como característica comum a sacroileíte e a presença do HLA-B27. Além do acometimento axial, podem apresentar também acometimento periférico e manifestações extra-articulares, como uveíte anterior, envolvimento cardíaco, renal ou cutâneo e doença inflamatória intestinal. Entre as espondiloartropatias, têm destaque especial para os médicos acupunturistas a EA, e isso se deve à usual falta de remissão mesmo quando em uso de medicamentos imunossupressores potentes, além da queixa mais prevalente entre os pacientes – lombalgia – ter usualmente boa resposta ao tratamento com acupuntura.

A EA tem como característica marcante o quadro axial progressivo, que pode levar à incapacidade grave quando não tratado. A exemplo das doenças discutidas anteriormente neste capítulo, as síndromes da MTC relacionadas à EA apresentam atividade dos fatores patogênicos Calor e Umidade como resultado da deficiência de Yin e ascensão de Fogo de órgãos como Rim (Shen) e Fígado (Gan), com o diferencial de ter acometimento importante do meridiano Vaso Governador (Du Mai). A acupuntura, ao contrário dos medicamentos hoje aprovados para seu tratamento, não tem efeito modificador da doença, mas tem seu papel como coadjuvante para analgesia e melhora da qualidade de vida. No entanto, no geral, as evidências são escassas[22,23]. Uma revisão recente[24] concluiu que a acupuntura associada a DMARDs (drogas modificadoras de doença) pode representar um ganho para o paciente em relação à mobilidade cervical, lombar e expansão torácica, quando comparada a DMARDs isoladamente. Os pontos mais usados nessas revisões são os pontos do meridiano da Bexiga, BL11, BL 23 e BL25, além de Jiaji (EX-B2).

Gota

A gota é uma doença sistêmica que resulta da deposição de cristais de urato monossódico nos tecidos. Além da hiperuricemia, há outros fatores implicados na patogênese, visto que somente 5% das pessoas com ácido úrico acima de 9,0 desenvolvem gota. É uma doença que afeta principalmente homens, mas também mulheres na pós-menopausa. A apresentação aguda é a de artrite severa, e os tofos e cálculos renais aparecem mais tardiamente no quadro clínico. Usualmente, o diagnóstico no quadro agudo é de Síndrome Bi tipo Umidade-Calor, podendo evoluir para deficiências do Fígado e Rim nos casos tardios. O diagnóstico é feito pelo encontro de cristais de urato monossódico na aspiração do líquido sinovial ou de material tofáceo, e o tratamento tem dois objetivos: o tratamento das crises agudas de artrite e o tratamento da gota crônica e prevenção de crises[25].

Porém, enquanto em pacientes mais jovens e com história recente de gota o tratamento farmacológico é razoavelmente bem-sucedido, em pacientes com história mais longa frequentemente os resultados deixam a desejar. É então que a acupuntura pode ser usada como coadjuvante. Uma revisão[26] sugere que a acupuntura pode ser usada em pacientes com gota crônica, porém conclui que são necessários mais estudos de qualidade para validar essa afirmação. Nessa revisão, os dois pontos mais usados nos vários estudos foram SP6 e ST36, com estímulo manual ou elétrico, na frequência de 2 e 100 Hz, e a frequência foi diária ou em dias alternados.

Referências bibliográficas

1. Langevin HM, Hammerschlag R, Lao L, et al. Controversies in acupuncture research: selection of controls and outcome measures in acupuncture clinical trials. J Altern Complement Med. 2006;12(10):943-53.
2. Jingsheng Z. Chinese acupuncture and moxibustion. Shanghai: Shanghai Pujiang Education Press; 2002.
3. Pan X, Lopez-Olivo MA, Song J, et al. Systematic review of the methodological quality of controlled trials evaluating Chinese herbal medicine in patients with rheumatoid arthritis. BMJ Open. 2017;7(3):e013242.
4. Casimiro L, Barnsley L, Brosseau L, et al. Acupuncture and electroacupuncture for the treatment of rheumatoid arthritis. Cochrane Database Syst Rev. 2005;19:CD003788.
5. David J, Townsend S, Sathanathan R, et al. The effect of acupuncture on patients with rheumatoid arthritis: a randomized, placebo-controlled crossover study. Rheumatology (Oxford). 1999;38(9):864-9.
6. Macfarlane GJ, Paudyal P, Doherty M, et al. A systematic review of evidence for the effectiveness of practitioner-based complementary and alternative therapies in the management of rheumatic diseases: rheumatoid arthritis. Rheumatology (Oxford). 2012;51(9):1707-13.
7. Wang C, de Pablo P, Chen X, et al. Acupuncture for pain relief in patients with rheumatoid arthritis: a systematic review. Arthritis Rheum. 2008;59(9):1249-56.

8. Lee MS, Shin BC, Ernst E. Acupuncture for rheumatoid arthritis: a systematic review. Rheumatology (Oxford). 2008;47(12):1747-53.
9. Berman BM, Swyers JP, Ezzo J. The evidence for acupuncture as a treatment for rheumatologic conditions. Rheum Dis Clin North Am. 2000;26(1):103-15.
10. Vitali C, Bombardieri S, Jonsson R, Moutsopoulos HM, et al. Classification criteria for Sjögren's syndrome: a revised version of the European criteria proposed by the American-European Consensus Group. Ann Rheum Dis. 2002;61(6):554-8.
11. Lee MS1, Shin BC, Choi TY, et al. Acupuncture for treating dry eye: a systematic review. Acta Ophthalmol. 2011;89(2):101-6.
12. Hackett KL, Deane KHO, Strassheim V, et al. A systematic review of non-pharmacological interventions for primary Sjögren's syndrome. Rheumatology (Oxford). 2015;54(11):2025-32.
13. O'Sullivan EM, Higginson IJ. Clinical effectiveness and safety of acupuncture in the treatment of irradiation-induced xerostomia in patients with head and neck cancer: a systematic review. Acupunct Med. 2010;28(4):191-9.
14. Deng G, Hou BL, Holodny AI, et al. Functional magnetic resonance imaging (fMRI) changes and saliva production associated with acupuncture at LI-2 acupuncture point: a randomized controlled study. BMC Complement Altern Med. 2008;8:37.
15. Jiang Q, Zhang H, Pang R, et al. Acupuncture for Primary Sjögren Syndrome (pSS) on symptomatic improvements: study protocol for a randomized controlled trial. BMC Complement Altern Med. 2017;17:61.
16. Hochberg MC. Updating the American College of Rheumatology revised criteria for the classification of systemic lupus erythematosus. Arthritis Rheum. 1997;40(9):1725.
17. Borba EF, Latorre LC, Brenol JCT, et al. Consenso de Lúpus Eritematoso Sistêmico. Rev Bras Reumatol. 2008;48(4):196-207.
18. Chou CT. Alternative therapies: what role do they have in the management of lupus? Lupus. 2010;19(12):1425-9.
19. Greco CM, Kao AH, Maksimowicz-McKinnon K, et al. Acupuncture for systemic lupus erythematosus: a pilot RCT feasibility and safety study. Lupus. 2008;17(12):1108-16.
20. Yuen HK, Cunningham MA. Optimal management of fatigue in patients with systemic lupus erythematosus: a systematic review. Ther Clin Risk Manag. 2014;10:775-86.

21. Ma YC, Lin CC2, Li Cl, et al. Traditional Chinese medicine therapy improves the survival of systemic lupus erythematosus patients. Semin Arthritis Rheum. 2016;45(5):596-603.
22. Chatfield SM, Dharmage SC, Boers A, et al. Complementary and alternative medicines in ankylosing spondylitis: a cross-sectional study. Clin Rheumatol. 2009;28(2):213-7.
23. MacPherson H, Tilbrook HE, Richmond SJ, et al. Alexander Technique Lessons, Acupuncture Sessions or usual care for patients with chronic neck pain (ATLAS): study protocol for a randomised controlled trial. Trials. 2013;14:209.
24. Lv ZT1, Zhou X, Chen AM. [Acupuncture Therapy versus Disease-modifying Antirheumatic Drugs for the Treatment of Ankylosing Spondylitis – a Meta-analysis]. Forsch Komplementmed. 2015;22(6):395-402.
25. Ragab G, Elshahaly M, Bardin T. Gout: An old disease in new perspective – A review. J Adv Res. 2017;8(5):495-511.
26. Lee WB, Woo SH, Min BI, et al. Acupuncture for gouty arthritis: a concise report of a systematic and meta-analysis approach. Rheumatology (Oxford). 2013;52(7):1225-32.

Capítulo 25

Dor crônica no pós-operatório tardio

Antonio Sergio Barata Cavalcante

Introdução e importância do tema

O médico especialista em acupuntura frequentemente recebe em seu consultório, ou ambulatório, pacientes que se queixam de dores crônicas. Não obstante a acupuntura ter várias outras indicações terapêuticas e ainda ser um excelente complemento à medicina ocidental, também a medicina ocidental pode ser um excelente complemento para as práticas da acupuntura[1].

Uma boa anamnese poderá flagrar, entre as inúmeras causas de dor crônica, casos em que o paciente associa o início de sua dor a um procedimento cirúrgico, muitas vezes eletivo, tendo em vista que não havia dor ou ela era leve, ou relacionada à doença cirúrgica. Os procedimentos, às vezes, podem ser de médio, pequeno ou até de grande porte, mas evoluíram com dor que o paciente não tinha antes.

Passaremos a discutir o que teria acontecido para ocorrer esse evento – "...a dor que não tinha antes" –, podendo ser a dor, inclusive, incapacitante. Esse fato deve despertar no médico acupunturista a curiosidade de entender o motivo do surgimento da dor pós-operatória; entender qual a técnica operatória com o detalhamento suficiente para estabelecer um possível nexo entre a dor e o procedimento. Danos musculares e ligamentares, tração articular, lesão de nervo periférico fortuita ou obrigatória são a causa de dor miofascial ou neuropática, em pós-operatório. Ele poderá fazer, então, um plano de prognóstico, com o agendamento de uma abordagem multidisciplinar, incluindo medicina física e psicologia, por exemplo, e suporte farmacológico adequado, no caso de dor neuropática ou miofascial.

As técnicas de acupuntura a ser empregadas no tratamento da dor podem não diferir de técnicas adotadas para o tratamento da dor em geral, porém o entendimento da causa da dor e da sua relação com a técnica operatória, a natureza da doença prévia e o estado mental do paciente naquele momento da intervenção pode fazer a diferença, com melhores e mais duradouros resultados no controle da dor.

Vencer a dor operatória, a que está associada diretamente ao ato cirúrgico, é com certeza um marco fundamental na evolução da medicina. Vencer a dor pós-operatória tardia, crônica ou persistente seria igualmente um marco, considerando os custos do problema, a incidência da doença e o número crescente de pessoas operadas em nosso meio.

É nesse contexto do atendimento cirúrgico que se encontra o médico da clínica da dor eventualmente armado com as ferramentas da acupuntura para debelar a dor pós-operatória. Como veremos, a incidência do fenômeno de dor pós-operatória crônica não é desprezível, pelo contrário, e o tamanho do contingente de pessoas acometidas é proporcional ao número de intervenções cirúrgicas realizadas no mundo, este, sim, um número realmente expressivo.

O ano de 2017 será para a Sociedade Brasileira para o Estudo da Dor (SBED), braço nacional da *International Association for Study of Pain* (IASP), o ano internacional contra a dor pós-operatória, e a entidade quer com isso atingir alguns objetivos no mundo todo, como:

- Disseminar informações sobre dor após a cirurgia;
- Educar pesquisadores da dor, bem como profissionais de saúde que lidam com as questões associadas a essa dor em suas interações com pacientes;
- Aumentar a consciência da dor pós-cirúrgica entre membros do poder público, membros da mídia e público em geral;

- Incentivar os líderes governamentais, as organizações de cuidados de saúde e outros a apoiarem políticas que resultem em uma melhor gestão da dor após a cirurgia[2].

Definições e taxonomia

Embora o problema seja relevante, o comitê de taxonomia da IASP ainda não tem definição amplamente aceita, sendo bem recebidos os trabalhos de Macrae, revistos posteriormente por Werner, os quais dão conta de que a dor crônica pós-operatória (DCPO) ou dor pós-cirúrgica crônica (DPCC) é uma complicação reconhecida após intervenções cirúrgicas, sendo dor persistente por pelo menos três meses após a cirurgia (vários autores propõem entre dois e seis meses), ausente ou substancialmente diferentes em caráter e intensidade de qualquer dor pré-operatória, localizada no local da cirurgia ou área referida e que não pode ser atribuída a outras causas (por exemplo, recorrência de câncer, infecção). Taxas entre 10% e 80% foram relatadas em adultos para uma grande variedade de procedimentos cirúrgicos. A dor em curso pode resultar em sofrimento e incapacidade funcional para o indivíduo e acarretar um ônus importante sobre os cuidados de saúde e os recursos econômicos da comunidade[3,4]. A dor pós-operatória, incluindo aqui a dor pós-traumática crônica, desenvolve-se após um procedimento cirúrgico ou uma lesão tecidual (envolvendo qualquer trauma, abrangendo queimaduras, trauma cervical, por exemplo), é um evento agudo, com dor aguda e persiste além do processo de cicatrização, ou cura, ou seja, pelo menos três meses após a cirurgia ou trauma tecidual. Outras causas de dor, incluindo infecção, malignidade, entre outras, precisam ser excluídas, bem como a dor, que seria a persistência de um problema de dor preexistente. A gênese pós-cirúrgica ou pós-traumática da dor deve ser objetivamente associada ao evento cirúrgico ou traumático para se encaixar nessa definição. Caso contrário, consideramos as outras definições de dor crônica.

Resumo dos critérios para DCPO[4]:
- Dor que se desenvolve ou aumenta de intensidade após uma cirurgia;
- Dor com duração entre três e seis meses e que interfere na qualidade de vida;

- Dor que se mantém logo após a cirurgia ou se desenvolve após um período assintomático;
- Dor localizada na região da cirurgia ou no território relacionado com a inervação do local da incisão ou no dermátomo específico;
- Outras causas de dor devem ser excluídas.

Dados estatísticos, fatores de risco

Os procedimentos cirúrgicos mais frequentes que causam DPCC são cirurgia de mama (incluindo mastectomia com ou sem exploração axilar, cirurgia estética), herniorrafia (cirurgia aberta ou laparoscópica), cirurgia torácica (incluindo procedimentos minimamente invasivos como cirurgia toracoscópica) e amputação de um membro ou de outro órgão. Dependendo do tipo de cirurgia, a dor pós-operatória crônica muitas vezes pode ser dor neuropática; em média, a dor pós-operatória crônica tem prevalência de 30% dos casos de origem neuropática (faixa de 6% a 54% ou mais).

A dor crônica também pode se desenvolver após um trauma; a incidência é relatada na faixa de 46% a 85% após politraumatismo. Exemplos típicos incluem osteoartrite pós-traumática após lesão articular, dor crônica após lesão aguda na coluna, lesão cervical, *whiplash* cervical e queimaduras[5].

Uma revisão recente apontou fatores predisponentes ou de risco para a dor crônica pós-operatória:

- Idade (mais jovem, mais dor) – para cirurgias como toracotomia, mastectomia, herniorrafia inguinal, cesarianas, de coluna e timpanomastoidectomia;
- índice de massa corporal (IMC) – toracotomia, de coluna e cesariana;
- Dor pré-operatória – toracotomia, mastectomia, herniorrafia inguinal e artroscopia do joelho;
- E outros, incluindo aspectos psicológicos, quimioterapia, escolaridade, dor à mobilização precoce, demora até a cirurgia, sedentarismo, complicação intraoperatória, risco de danos a nervos periféricos, uso de remifentanila e hiperalgesia por opioides[6].

Estudos em crianças e adolescentes não são animadores, fazendo crer que essa condição pode afetar com intensidade também essa população. Há estimativa de incidência de 20% de DCPO em crianças. Fatores pré-operatórios podem ser monitorados como: intensidade da dor pré-operatória, ansiedade da criança, eficácia de lidar com a dor e catastrofização por parte dos pais. Serão importantes para o tratamento abordagem biopsicossocial cuidadosa e intervenções multidisciplinares. A dificuldade do uso de opioides nessa faixa etária torna esses casos desafios ainda maiores[7].

Fisiopatologia

Entre as causas do desenvolvimento da dor crônica, estão os conhecidos fenômenos de sensibilização periférica e central condicionados pela hiperatividade neuronal redundante e de uso da circuitaria de análise e condução de nocicepção, e está no centro da discussão hoje, a título não esclarecido totalmente, o fato de precocemente haver hiperexcitabilidade do neurônio de projeção antes que receptores NMDA estejam atuando na transmissão; então, parece que os receptores AMPA estariam envolvidos[8].

Depois da lesão tecidual promovida pela incisão cirúrgica, uma série de eventos inflamatórios é ativada, concorrendo para a hiperatividade do neurônio aferente primário encarregado da transdução do sinal nociceptivo em termos de potenciais de ação. Para tal, participam entes químicos como prostaglandinas, bradicinina, histamina, prótons, citocinas, entre outros elementos, sendo algumas dessas substâncias algiogênicas e pró-inflamatórias secretadas pelo próprio terminal periférico em áreas ao redor do trauma, iniciando uma ampliação do campo receptivo local e tornando outros terminais mais aptos, sensíveis a disparar potenciais de ação, fenômeno conhecido como *upregulation*. Esses fatos, incluindo a transcrição gênica para a produção de substâncias algiogênicas e pró-inflamatórias, podem ocorrer em 48 horas após a incisão. Seria um bom período para incrementar a analgesia, seja com acupuntura, seja com o uso de opioides e coadjuvantes utilizando variadas vias de administração para o paciente em jejum, às vezes em unidade de terapia intensiva. Mantendo o estímulo periférico ativado, a resposta do nociceptor será progressivamente mais intensa.

A se manter essa intensa atividade periférica, tanto direcionada para os tecidos lesionados como para o corno posterior da medula espinhal (CPME), ato contínuo, ativa-se o neurônio de projeção encarregado do primeiro processamento elétrico do sinal nociceptivo. Lesões de nervos no trajeto da atividade cirúrgica podem em mais alguns dias promover a subida de mais um contingente (neuropático) de potenciais de ação excitatórios para o CPME. O neurônio de projeção, recebendo sobrecarga de sinal excitatório, caso não haja a contrapartida de modulação de sinal de centros superiores e mesmo do sistema de comporta da modulação local, periférica, estabelece um novo limiar excitatório, mais baixo, dessas e de outras células. O papel das células da glia no CPME compromete ainda mais o segmento com o envio de sinais relevantes e robustos para centros superiores de processamento da informação. A expressão genética maior de receptores de glutamato, como o NMDA, bem como o deslocamento de íons magnésio do poro desse receptor, ocasiona a hiperexcitabilidade do segmento de medula, fato conhecido como *wind-up*. A partir desse ponto, o sistema estará sobrecarregado de atividade e, ao chegar tamanha intensidade de sinal para o cérebro, o sujeito descreverá essa nocicepção como dor. A participação de ativação oriunda de lesão de nervo periférico pode ser ainda mais sentida aqui na subida dos potenciais de ação para o cérebro.

Ativado o segmento de medula, células encarregadas de melhorar a recepção e a transmissão do sinal induzem outros segmentos adjacentes a secretarem em suas respectivas periferias mais substância P, retroativamente na periferia, o que amplifica sobremaneira o campo receptivo de dor, caracterizando esse fenômeno a sensibilização central (ocorre após o *wind-up*). Adicionalmente, sabe-se que fibras simpáticas adrenérgicas descem e atuam sobre a periferia. A secreção de adrenalina no local reduz adicionalmente o limiar de disparo dos terminais nociceptivos.

Assim, torna-se uma dor aguda em crônica devido à ativação sem controle dos terminais periféricos, bem como a lesões possíveis de nervos periféricos, seguido de transformações plásticas nos segmentos de medula envolvidos no trauma cirúrgico e na ativação simpática. Na sequência, transformações plásticas na *matrix* de dor tornam o fenômeno reconhecido em todo o sistema, originando sofrimento e as adaptações comportamentais, que os pacientes vão nos apresentar na forma de queixas[8].

Tratamentos

O tratamento ideal dessa condição parece ser a adequada e criteriosa pesquisa dos fatores preditores de sensibilização periférica e central, e combater a dor com veemência desde o pré-operatório, trans e pós-imediato. A acupuntura tem papel importante no controle da dor aguda e de sintomas autonômicos e comportamentais. Vale lembrar que a dor aguda vem a promover um sem-número de alterações metabólicas, hormonais e imunológicas, que por si só já tornariam de suma importância incluir estratégias para o seu controle. Seria ideal que isso ocorresse em ambiente hospitalar com Equipes de Dor Aguda ou em Clínica de Dor Aguda, onde o acupunturista teria um papel significativo, e se reduziria e otimizaria a medicação anti-inflamatória e os opioides a ser utilizados. O tratamento medicamentoso multimodal deverá incluir anti-inflamatórios, opioides, anestésicos locais – na incisão e até endovenosos, diluídos, anticonvulsivantes, antidepressivos, cetamina e clonidina. Também podem ser usados analgesia peridural, infiltração local da ferida, técnica cirúrgica que evite lesão de nervos periféricos e anti-inflamatórios não hormonais (AINHs), na modalidade de analgesia preemptiva. Em termos de dor aguda, o conceito de Analgesia Controlada pelo Paciente – Bomba de PCA – encontra aqui sua máxima importância, necessitando para isso de uma presença mais constante do Serviço da Dor Aguda.

O tratamento da dor crônica associada, uma vez estabelecido, obedecerá às várias modalidades de atendimento à dor miofascial, neuropática, mista, com maior ou menor viés autonômico, e às comorbidades psiquiátricas, psicológicas, físicas e sociais decorrentes das adaptações comportamentais e mecanismos complexos de memória e aspectos motivacionais de cada paciente, em cada momento do atendimento. As estratégias vão depender das prioridades analisadas pelo médico, e tudo decorre da classificação da dor, bem como do *checklist* das comorbidades, inclusive clínicas. Assim, será possível um bom resultado em Clínica de Dor Crônica.

Cirurgias e dor crônica pós-operatória

Segue uma revisão interessante das cirurgias e das causas de dor mais comuns[9]:

- Cirurgia torácica: dor por lesão muscular, lesão neural – intercostais –, fraturas de costelas, técnicas de sutura, drenos de tórax, luxação de articulação costovertebral;

- Cirurgia ortopédica: lesão neural ou uso de torniquete, trauma cirúrgico *per se*, síndrome dolorosa complexa regional (disautonomia);
- Herniorrafias: lesão neural, nervos ilioinguinal, genitofemoral e ílio-hipogástrico;
- Cirurgias da mama: dor fantasma da mama, neuralgia intercostobraquial, neuroma ou cicatriz, lesão do nervo peitoral medial, lateral, torácico longo, toracodorsal;
- Cesárea ou histerectomias: dor pélvica crônica, devida aderências, neuromas, especialmente dor miofascial, perineal;
- Esternotomia: dor pela sutura do esterno, pela própria abertura, fratura de costelas, drenos, dissecção da artéria mamária, lesionando a parede, trauma em nervo intercostal;
- Síndrome pós-laminectomia: instabilidade mecânica, artrose facetária, dor discogênica, insuficiente artrodese ou abertura do forâmen ou canal medular;
- Prótese de joelho e quadril: ramos do nervo safeno, cutâneo lateral femoral, fibular comum ou ainda o tibial posterior.

Conclusão

Com o desenvolvimento das técnicas cirúrgicas e anestésicas mais refinadas, temos nos últimos 50 anos possibilidade de operar qualquer segmento do corpo humano com comodidade e segurança tanto para os pacientes como para os cirurgiões. O volume cirúrgico tende a aumentar com o passar dos anos. A pauta da dor pós-operatória nem sempre está vinculada à menor invasibilidade cirúrgica ou ao uso de robôs e de alta tecnologia. No entanto, a resposta final virá em alguns anos, dada, por exemplo, pelos profissionais que se dedicam ao controle da dor crônica, os quais poderão nos dizer quanto a tecnologia de ponta reduziu a estatística de dor pós-operatória.

Acredito que a dor pós-operatória interessa ao médico especializado em acupuntura no sentido de que muitos dos pacientes com dor crônica que nos procuram iniciaram suas queixas a partir de um procedimento cirúrgico. Compreender a dinâmica do procedimento e o que significa a dor, entendendo inclusive indicações e expectativas pré-operatórias do médico e do paciente, ajuda a entender a dinâmica do sofrimento do paciente a ser tratado, bem como sua decepção e frustração, que sempre serão compartilhados com o médico assistente original.

Referências bibliográficas

1. Pai HJ. Acupuntura de terapia alternativa a especialidade médica. São Paulo: CEIMEC; 2005.
2. International Association for Study of Pain (IASP). 2019 Global Year Against Pain in the Most Vulnerable. Disponível em: https://www.iasp-pain.org/GlobalYear?navItemNumber=580. Acesso em: 5 jun. 2019.
3. Macrae WA. Chronic post-surgical pain: 10 years on. Br J Anaesth. 2008;101(1):77-86.
4. Werner MU, Kongsgaard UE. I. Defining persistent post-surgical pain: is an update required? Br J Anaesth. 2014;113(1):1-4.
5. International Association for Study of Pain (IASP). Definitions of Chronic Pain Syndromes. Disponível em: https://www.iasp-pain.org/Advocacy/icd.aspx?ItemNumber=5354. Acesso em: 5 jun. 2019.
6. Guimarães GMN, et al. Predictive factors for postoperative pain chronification. Rev Dor. 2017;18(1):24-8.
7. Willians G, Howard RF, Lioss C. Persistent postsurgical pain in children and young people: prediction, prevention, and management. Pain Rep. 2017;2(5):e616.
8. Kraychete DC, Castro APCR, Miranda LL. Peripheral sensitization central sensitization and postoperative pain chronification. Rev Dor. 2017;18(1):20-3.
9. International Association for the Study of Pain (IASP). Disponível em: www.iasp-pain.orghttps://www.iasp-pain.org/GlobalYear?navItemNumber=580. Acesso em: 5 jun. 2019.

Capítulo 26

Herpes-zóster e neuralgia pós-herpética

Chen Mei Zoo
Márcia Maria Ozaki Reguera

Introdução

O herpes-zóster é uma infecção viral cutânea caracterizada por vesículas agrupadas em distribuição dermatômica e é resultante da reativação do vírus da varicela que se encontrava em estado de latência nos gânglios nervosos.

Epidemiologia

Acomete cerca de 10% a 20% da população geral. O herpes-zóster atinge todas as idades, afetando principalmente indivíduos acima dos 50 anos e portadores de doenças sistêmicas, particularmente os imunodeprimidos.

A recorrência da infecção é rara, mas pode ocorrer nos indivíduos imunodeprimidos.

A neuralgia pós-herpética ocorre principalmente em idosos.

Quadro clínico

Sintomas gerais como fadiga, falta de apetite, cefaleia e febre podem anteceder o surgimento das lesões cutâneas.

Dores nevrálgicas precedem as vesículas em quatro a cinco dias.

Geralmente a erupção é unilateral, seguindo o trajeto de um dermátomo.

As lesões na pele iniciam-se com um eritema inflamatório e pápulas, que evoluem para vesículas agrupadas, de variados tamanhos, com halo eritematoso, numa distribuição que acompanha um dermátomo, com conteúdo inicialmente claro e que gradualmente se torna turvo. As vesículas costumam evoluir para crostas e posterior cicatrização em duas a três semanas.

O acometimento do tronco é o mais comum, sendo observado em 2/3 dos casos. O comprometimento do nervo trigêmeo é frequente, particularmente do ramo oftálmico.

A neuralgia pós-herpética é rara em pacientes abaixo de 40 anos de idade, sendo mais comum na população idosa. A dor pode persistir por meses a anos após a resolução das lesões cutâneas, mas, na maioria dos casos, apresenta remissão em 12 meses.

Tratamento

O tratamento do herpes-zóster se faz por meio de fármacos antivirais via oral e tópicos. Eles aceleram a cura das lesões cutâneas e reduzem a intensidade e a duração da dor aguda. Os três antivirais mais utilizados são o aciclovir, o fanciclovir e o valaciclovir.

Na fase ativa do herpes-zóster, os analgésicos comuns podem ser utilizados para o controle da dor leve. Nos casos de dor moderada e intensa, podem-se utilizar os opioides e os antidepressivos tricíclicos.

No tratamento da neuropatia pós-herpética, os fármacos orais utilizados são os antidepressivos tricíclicos, os anticonvulsivantes e os opioides. Como tratamento tópico, podem-se utilizar a capsaicina e a lidocaína.

Alguns tratamentos intervencionistas como bloqueios neurais, estimulação medular e excisão cirúrgica podem ser utilizados no controle da dor pós-herpética, mas eles apresentam eficácia incerta.

A acupuntura tem sido considerada útil no controle da dor quando associada às terapias convencionais da neuralgia pós-herpética.

Apesar de vários casos documentados sobre o uso da acupuntura no herpes-zóster e na neuralgia pós-herpética, a amostragem é pequena e não há estudos e revisões sistemáticas de alta qualidade que comprovem a sua eficácia.

Etiologia segundo a Medicina Tradicional Chinesa

Sob o ponto de vista da Medicina Tradicional Chinesa, as lesões cutâneas por herpes-zóster podem ser enquadradas em dois padrões etiopatogênicos: umidade-calor no baço e calor exuberante tóxico no fígado; enquanto a nevralgia pós-herpética seria decorrente da estagnação de Qi e sangue.

Umidade-calor

A falha na função de transporte do baço resulta em umidade, que, acumulada, gera calor.

A pele da área acometida apresenta-se com eritema, vesículas agrupadas e conteúdo turvo, acompanhada de sintomas de dor, inapetência e distensão abdominal.

A língua apresenta-se pálida ou vermelha, com saburra gordurosa branca ou amarelada.

O pulso é rápido e apertado ou rápido e escorregadio.

Princípio de tratamento: clarear e transformar a umidade-calor, esfriar o sangue, aliviar o calor tóxico e fortalecer o baço

Calor tóxico exuberante

A depressão do Qi do fígado gera calor, e o calor retido transforma-se em fogo, que congestiona a pele e obstrui os meridianos, resultando em eritema, vesículas e dor intensa.

A região afetada apresenta-se com eritema vermelho brilhante, pápulas, vesicopápulas e vesículas agrupadas em faixa, às vezes com conteúdo sanguinolento.

O paciente apresenta sensação de queimação ou dor intensa, penetrante, que dificulta o sono. O quadro pode estar acompanhado de sintomas como garganta seca, gosto amargo na boca, urina amarelada e constipação.

A língua apresenta-se vermelha com saburra amarela e seca.
O pulso apresenta-se rápido e em corda.
Princípio de tratamento: eliminar o calor, drenar o fogo e aliviar a dor.

Estagnação de Qi e sangue

Esse padrão corresponde à nevralgia pós-herpética, frequentemente encontrado em idosos, e é decorrente de toxinas residuais que ficam retidas nos vasos e meridianos, levando à estagnação de Qi e sangue, privando a pele de nutrição e resultando em dor constante e intensa.

Essa dor intensa e penetrante pode permanecer após a remissão das lesões cutâneas, dificultando o sono. Outros sintomas incluem a falta de apetite, a irritabilidade e a fadiga.

A língua apresenta-se vermelha ou vermelha-escura com saburra branca e fina ou fétida.

O pulso apresenta-se fino e áspero.

Princípio de tratamento: regular o Qi do fígado com desobstrução dos meridianos e vasos, aliviando a dor.

Tratamento pela Medicina Tradicional Chinesa

Acupuntura

A. Seleção de pontos de acordo com os meridianos afetados:
- Pontos principais: LI11, GV12, GB34 e SP6;
- Acrescentar os seguintes pontos auxiliares:
- ExHN5, ST8 e GB14, se houver envolvimento da órbita ocular;
- ST2, BL1 e ST7, quando houver acometimento da região zigomática;
- ST4, ST5 e ST6, para acometimento da região mandibular;
- SI9 e HT1, para a fossa axilar;
- LI4, se a área afetada for acima do umbigo;
- ST36, se a área afetada for abaixo do umbigo.

Técnica de agulhamento: sedação, se o paciente for jovem; tonificação, se o paciente for idoso ou de constituição fraca. Manter as agulhas por 30 minutos. Recomenda-se uma aplicação diária, no total de 10 sessões.

B. Seleção de pontos de acordo com o padrão identificado:
- Pontos principais: BL18, LI11, TE6 e pontos Ashi na área acometida;
- Acrescentar os seguintes pontos auxiliares:
– ST44, TE5 e GB43, para umidade-calor;
– LI4, GB34 e HT7, para calor tóxico exuberante.

Técnica de agulhamento: sedação, em duas aplicações diárias, em 10 sessões.

C. Cercamento com agulhas inseridas no subcutâneo e apontadas em direção à área afetada, com 2 cm de intervalos entre as agulhas e inclinação de 15° em relação à pele. A quantidade de agulhas dependerá da extensão da área acometida. Manter por 20 a 30 minutos. Em casos mais resistentes ou severos, pode-se associar eletroestimulação.

D. Escalpeana: agulhamento subcutâneo do couro cabeludo da área correspondente ao local acometido. Estimulação com 150 Hz por 20 minutos.

Moxabustão

Realizar moxabustão nos pontos Ashi do local afetado e nos pontos Shu dorsais BL15 e BL18.

Utilizar moxa direta por 30 a 40 minutos até obter um forte eritema, em uma aplicação diária.

Auriculoacupuntura

Pontos principais: pulmão, adrenal e pontos correspondentes às áreas acometidas do corpo.

Pontos auxiliares: Shenmen, endócrino, simpático, occipício, fígado e baço.

Técnica: agulhar os pontos, mantendo por 30 minutos, com uma aplicação ao dia em dias alternados, num total de sete sessões.

Bibliografia

Avijgan M, Hajzargarbashi ST, Kamran A, et al. Postherpetic Neuralgia: Practical Experiences Return to Traditional Chinese Medicine. J Acupunct Meridian Stud. 2017;10(3):157-64.

Chen CJ, Yu HS. Acupunture, eletrostimulation, and reflex therapy in dermatology. Dermatol Ther. 2003;16(2):87-92.

Iliev E. Acupuncture in dermatology. Clin Dermatol. 1998;16(6):659-88.

Jolly C. Acupuncture and postherpetic neuralgia. Br Med J. 1980;281(6244):871.

Li W, Peng W, Zhou J, et al. Acupunture for postherpetic neuralgia: a systematic review protocol. BMJ Open. 2014;4(11):e005725.

Lewith GT, Field J. Acupuncture and postherpetic neuralgia. Br Med J. 1980;281(6240):622.

Lewith GT, Field J, Machin D. Acupuncture compared with placebo in post-herpetic pain. Pain. 1983;17(4):361-8.

Portella AVT, Souza LCB, Gomes JMA. Herpes-zóster e neuralgia pós-herpética. Rev Dor. 2013;14(3).

Shen DH, Wu XF, Wang N. Manual of Dermatology in Chinese Medicine. Seattle: Eastland Press; 1995.

Ursini T, Tontodonati M, Manzoli L, et al.; VZV Pain Study Group. Acupuncture for the treatment of severe acute pain in herpes zoster: results of a nested, open-label, randomized trial in the VZV Pain Study. BMC Complement Altern Med. 2011;11:46.

Yihou X. Dermatology in Traditional Chinese Medicine. St Albans: Donica Publishing Ltd; 2004.

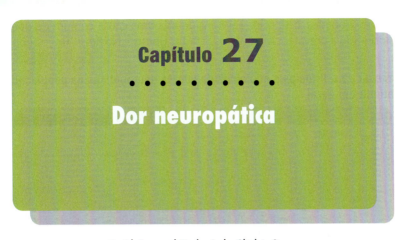

Capítulo 27

Dor neuropática

Patrick Raymond Nicolas Andre Ghislain Stump
Dai Ling

Introdução

A dor neuropática é definida pela Associação Internacional para Estudo da Dor (*International Association for the Study of Pain* – IASP –, seu acrônimo em inglês) como: *"Dor que surge como uma consequência direta de uma lesão ou doença que afeta o sistema somatosensitivo"*[1]. Ela pode ocorrer em várias doenças que acometem tanto o sistema nervoso periférico como o central. As dores neuropáticas mais prevalentes são a polineuropatia distal diabética, a nevralgia pós-herpética, a neuralgia do trigêmeo, a lesão medular, entre outras.

Epidemiologia

A prevalência da dor neuropática não está bem estabelecida e deve estar subdiagnosticada. Estima-se que mais de 3 milhões de americanos sofrem de dor neuropática por polineuropatia diabética[3] e mais de 1 milhão, por neuralgia pós-herpética[4]. Se considerarmos ainda que 1 em cada 10 pacientes com dor lombar apresenta um componente da dor neuropática, esta pode ser considerada uma causa comum de dor, dobrando a prevalência geral nos Estados Unidos[5]. No Brasil, um estudo

TABELA 27.1. Principais etiologias das dores neuropáticas na população adulta em geral

Mais frequentes	
Etiologia periférica	*Radiculopatias*
	Radiculopatias (hernia discal, estenose do canal lombar, pos laminectomia ...)
	Mononeuropatias / plexopatias
	Mononeuropatia os cirúrgica ou pós traumática
	Síndromes compressivas (S. do tunel do carpo)
	Nevralgia pós herpética
	Neurite hansênica
	Dor neuropática associada ao câncer (compressão ou invasão do nervo)
	Plexopatia actínica
	Polineuropatias
	Neuropatia do diabétes
	Polineuropatias idiopática de pequenas fibras
	Neuropatia alcoolica
	Neuropatia toxica e indusida pela quimioterapia
Etiologia central	Acidente vascular encefálica
	Lerão medular traumática
	Esclerose em placa
Mais raras	
Etiologias periférica	Neuropatia do HIV
	Neuropatias das doenças imunologicas (Lupus, PAN, Sjörgren, amiloidose)
	Neuropatias carênciais ou metabolicas (não alcoolica)
	Neuropatia medicamentosa
	Neuropatia genética (doença de Fabry...)
Etiologia central	Seringomielia
	Outras lesões medulares (tumor, lesão vascular...)
	Lesões cerebrais (outras que o AVE)

epidemiológico de 2004 demonstrou que 6,6% da população apresentam dor cônica, sendo 4,2% dor neuropática, com predomínio no sistema nervoso periférico e no sexo feminino[6].

Mecanismos geradores da dor neuropática

No sistema nervoso periférico, a dor neuropática pode surgir como consequência da lesão direta dos axônios. Essa lesão pode levar ao surgimento de descargas ectópicas que alcançarão o sistema nervoso central, onde serão interpretadas como dor oriunda da região da inervação correspondente. A dor neuropática pode também ser decorrente do aumento da produção de fatores neurotróficos, que podem levar à hiperexcitabilidade do axônio parcialmente lesado, bem como dos axônios adjacentes que estejam íntegros[7,8]. Os mecanismos centrais que estão envolvidos na gênese da dor neuropática estão relacionados ao desequilíbrio entre os mecanismos de controle inibitório e os facilitadores da transmissão do impulso doloroso. A reorganização das conexões sinápticas pode ocorrer a partir da lesão das fibras finas C e Aδ (nociceptivas), levando à atrofia das terminações nervosas na raiz dorsal. Consequentemente, fibras do tipo Aβ (táteis) podem brotar em direção às sinapses livres, acarretando a ampliação do campo receptivo do estímulo doloroso[7,9].

Diagnóstico da dor neuropática

Diante de qualquer dor crônica, fazer o diagnóstico diferencial entre a dor nociceptiva (causada por liberação de substâncias que disparam as terminações nervosas livres) e a dor neuropática é fundamental, pois os tratamentos são diferentes para cada uma.

Na anamnese, deve-se questionar a respeito das características da dor neuropática, que frequentemente apresenta um componente espontâneo (aparece sem estimulação) contínuo ou paroxístico, assim como dores provocadas por estímulos diversos (tátil, térmico). Esses dois componentes podem aparecer isolados ou associados. Encontramos alguns descritores com mais frequência (não patognomônicos), como queimação, sensação de frio doloroso e choque elétrico. Esses sintomas são frequentemente acompanhados de sensações anormais na região dolorida (parestesias, disestesias). Essas são geralmente sensações desagradáveis, porém não dolorosas, tais como formigamento, alfinetada, agulhada, adormecimento e coceira. Na anamnese, deve-se procurar por uma lesão ou patologia que afeta o sistema nervoso central ou periférico e é capaz de gerar dor. Com certa frequência, pode existir um intervalo entre a patologia causal e o início da dor[10].

O exame físico pesquisa a associação entre sinais neurológicos como déficit sensitivo (hipoestesia ou anestesia tátil, térmica ao calor ou frio, dolorosa) e dores provocadas por estímulos normalmente não dolorosos térmicos e ou mecânicos (alodinia). Podemos encontrar também hiperalgesia, que é uma resposta exagerada a um estímulo normalmente doloroso localizado num território compatível com lesão do sistema nervoso central ou periférico[10].

A convergência dos dados da anamnese e do exame físico nos dá as condições de fazer o diagnóstico da dor neuropática e assumir o tratamento dela.

Não existem exames subsidiários específicos para a dor em geral ou para a dor neuropática. Eles são importantes no auxílio diagnóstico da patologia de base causadora da lesão neural, tais como a glicemia na polineuropatia diabética ou os meios de imagem nas radiculopatias compressivas cervicais ou lombares.

A avaliação funcional do sistema nervoso periférico é feita por meio da eletromiografia e do estudo de velocidade de condução. Essa técnica fornece informação sobre o estado funcional das fibras nervosas mielinizadas de grosso calibre, porém não permite avaliar fibras mielínicas finas e amielínicas, que podem ser visualizadas por meio de biópsias de nervos periféricos.

TABELA 27.2. Definição dos achados clínicos frequentes na dor neuropática

Parestesia	Sensação anormal (espontânea ou provocada)
Disestesia	Sensação desagradável (espontânea ou provocada)
Hipoestesia	Diminuição da sensibilidade a um estímulo (tátil, ou térmico; ambos são frequentes)
Hiperestesia	Aumento da sensibilidade a estímulos (tátil ou térmico; ambos são raros)
Hipoalgesia	Resposta diminuída a um estímulo doloroso normal
Hiperalgesia	Resposta exacerbada a um estimulo doloroso
Alodinia	Dor a um estimulo normalmente não doloroso

Os testes quantitativos de sensibilidade, entre eles a térmica, são utilizados para diferenciar variações mínimas de estímulos térmicos (avaliação de fibras finas). Eles requererem a colaboração do paciente e o uso de técnicas e aparelhos sofisticados, ficando restritos à aplicação em pesquisa.

A ressonância magnética funcional permite visualizar alterações no tronco cerebral, tálamo, córtex sensorial, giro do cíngulo e ínsula, auxiliando no diagnóstico de dor de origem central. Esse método deverá estar disponível num futuro não distante na prática diária da clínica.

A pedra angular do tratamento é o diagnóstico, que, devido à sua complexidade, necessitará com frequência da avaliação de vários especialistas.

Tratamento medicamentoso

As dores neuropáticas respondem pouco ou nada aos analgésicos do primeiro patamar proposto pela Organização Mundial da Saúde (OMS), tal como o paracetamol e os anti-inflamatórios não esteroides (AINEs). Outras classes de medicação devem ser propostas, porém a grande maioria dos dados provém de estudos científicos realizados em pacientes portadores de polineuropatia diabética ou nevralgia pós-herpética. A eficácia desses tratamentos é moderada e parece globalmente similar na maioria das etiologias, porém há exceções, como as radiculopatias crônicas e as neuropatias por HIV, que são mais difíceis de ser aliviadas com os tratamentos atuais[16].

Tratamento de primeira linha

Tratamentos cuja eficácia foi comprovada em estudos experimentais ou observacionais de melhor consistência (nível A).

Antidepressivos tricíclicos

Os antidepressivos tricíclicos (ADTs) são a amitriptilina, a imipramina, a clomipramina e a nortriptilina, que é uma amina secundária.

A eficácia dos ADTs foi demonstrada em vários estudos, notadamente nas dores neuropáticas do diabetes e pós-herpéticas. Notamos que existem também estudos com resultados negativos para esses mesmos tratamentos[16]. A posologia dos ADTs varia consideravelmente conforme os estudos (25 a 150 mg/dia), sem nítida correlação entre a dose e a resposta, devido a uma grande variação interindivíduos. Os ADTs têm eficácia demonstrada tanto na dor contínua como na paroxística[16]. A eficácia dos ADTs na alodinia mecânica foi descrita em poucos estudos[16]. Todos os ADTs têm eficácia comprovada no tratamento da depressão e da ansiedade, porém, em doses mais altas que as utilizadas para a dor (> 75 mg/dia), a amitriptilina pode melhorar também o sono.

Os efeitos indesejáveis dos ADTs são numerosos, por isso eles devem ser utilizados com prudência nos idosos e não são recomendados nos portadores de patologias cardíacas isquêmicas, glaucomas de ângulo fechado e adenoma de próstata[18]. Por outro lado, os tratamentos podem ser eficazes com doses baixas (a partir de 25 mg/dia), o que o torna o tratamento menos oneroso em comparação com as outras moléculas.

Inibidores seletivos de recaptação de serotonina e noradrenalina (ISRSNs)

Entre os ISRSNs, a eficácia da duloxetina na dose de 60 a 120 mg ao dia e da venlafaxina na dose de 150 mg ao dia foi demonstrada na polineuropatia diabética dolorosa[19]. Esses tratamentos também são eficazes para a depressão e ansiedade generalizada. Os efeitos indesejáveis são principalmente náuseas e vômitos. A duloxetina não é recomendável em portadores de patologia hepática severa e, como todos os antidepressivos, nos hipertensos não controlados.

Anticonvulsivantes moduladores das subunidades $\alpha 2 \delta$ dos canais de cálcio voltagem-dependentes (gabapentinoides)

A eficácia dos anticonvulsivantes, moduladores das subunidades $\alpha 2 \delta$ dos canais de cálcio voltagem-dependentes gabapentina e pregabalina, foi demonstrada em vários estudos, notadamente nas dores neuropáticas do diabete e pós-herpética[10]. A pregabalina também apresenta boa ação sobre as dores centrais de origem medulares[20]. Diferentemente dos ADTs, existe uma eficácia dose-dependente bem-estabelecida para a pregabalina, assim sendo, na dosagem de 150 mg ela é inconstante, ao passo que, com a dose se aproximando de 600 mg, as taxas de respostas são significativamente melhores[16]. A pregabalina e a gabapentina são eficazes tanto nas dores contínuas como nas paroxísticas[16]. A eficácia na alodinia mecânica, assim como dos ADTs, é documentada por raros estudos[16]. A associação da gabapentina e de ADTs ou opioides se mostrou mais eficaz que cada um dos tratamentos isolados e permite a redução da posologia de cada molécula[21,22].

Lidocaína

A eficácia dos emplastros de lidocaína a 5% foi comprovada nos pacientes com nevralgia pós-herpética que apresentavam alodinia mecânica[23]. A vantagem do emplastro de lidocaína é a sua excelente tolerância, com a ausência de efeitos indesejáveis sistêmicos. Os emplastros não podem ser usados enquanto houver lesão de continuidade da pele, como na fase aguda do herpes. Esses emplastros são considerados de primeira linha exclusivamente na nevralgia pós-herpética.

Opioides

A eficácia do tramadol, inclusive em associação com o paracetamol, foi demonstrada nas polineuropatias sensitivas[24,25], mas não melhora a ansiedade e a depressão frequentemente associadas à dor neuropática[26]. Como o tramadol atua também nas dores por aumento de nocicepção, ele está indicado nas dores mistas (associação de componente neuropático e nocicepção). Os efeitos indesejáveis, mesmo em menor monta que o dos opioides fortes, não são desprezíveis. Notadamente no idoso, o tramadol pode levar a estado de confusão mental. Os cuidados devem ser redobrados quando associado a antidepressivos inibidores da recaptação de serotonina ou mistos, devido ao risco de síndrome serotoninérgica[16].

A eficácia dos opioides fortes (morfina, oxicodona, metadona) foi demonstrada nas dores da polineuropatia dolorosa diabética e da nevralgia pós-herpética[27]. As doses necessárias para alcançar uma analgesia satisfatória são geralmente altas e necessitam de titulação individualizada. Os opioides fortes são indicados nas dores neuropáticas quando da falha das demais medicações. As normas para a dispensação dos opioides previstas pela Agência Nacional de Vigilância Sanitária (Anvisa) devem ser seguidas. Portnoy *et al.*, num estudo sistemático de três anos de duração, acompanharam de perto pacientes com dores não oncológicas medicados com oxicodona de liberação controlada e observaram um risco de adição em 2,6% dos pacientes[28].

Tratamento de dor neuropática conforme a Medicina Tradicional Chinesa

Neuralgia do trigêmeo

Na Medicina Tradicional Chinesa (MTC) a neuralgia do trigêmeo é chamada de "dor na face". Geralmente é causada pela invasão de fatores patogênicos vento e frio nos meridianos da face, mas também pode ocorrer por ascensão de vento e calor devido à estagnação de Qi do fígado que ascende junto com o calor do estômago ou, ainda, pela deficiência crônica do Yin, levando à ascensão de fogo falso pelos meridianos.

Os princípios de tratamento

A localização da doença pertence aos meridianos Yang Ming da mão e do pé (Intestino Grosso e Estômago), portanto escolhem-se os pontos principais dos meridianos Yang Ming. Como as patogenias se diferem em frio, calor e deficiência, a escolha dos pontos depende do diagnóstico sindrômico.

Invasão de vento e frio

Quadro agudo, dor tipo choque e espasmo em curta duração, vai e volta, piora com o frio e melhora com o calor, acompanhada de lacrimejamento e coriza. A inspeção da língua mostra saburra fina e esbranquiçada e o pulso é em corda e tenso.

O tratamento tem como objetivo desobstruir os meridianos e os colaterais, fluir o Qi e cessar a dor.

Pontos principais: Tai Yang (EX3), Xia Guan (ST7), A Shi Point, He Gu (LI4), Nei Ting (ST43)

Dor no primeiro ramo do trigêmeo: + Yang Bai (GB14), Yu Yao (EX-HN4)

Dor no segundo ramo do trigêmeo: + Si Bai (ST2), Quan Liao (SI18)

Dor no terceiro ramo do trigêmeo: + Da Ying (ST5), Xia Che (ST6), Ying Xiang (LI20)

Usar a técnica de sedação com eletroacupuntura, e pode-se fazer moxabustão em pontos distais.

Invasão de vento e calor

Dor na face em queimação, acompanhada de irritabilidade, sede, mau hálito, obstipação e urina escura. A inspeção da língua mostra saburra amarela e ressecada e o pulso é em corda e rápido.

O tratamento visa limpar e sedar (泻) o Fígado (Gan) e o Estômago (Wei), cessar o vento e melhorar a dor.

Pontos principais: Tai Yang (EX3), Xia Guan (ST7), A Shi Point, He Gu (LI4), Nei Ting (ST43), Yang Ling Quan (GB34)

Dor no primeiro ramo do trigêmeo: + Yang Bai (GB14), Yu Yao (EX-HN4)

Dor no segundo ramo do trigêmeo: + Si Bai (ST2), Quan Liao (SI18)

Dor no terceiro ramo do trigêmeo: + Da Ying (ST5), Xia Che (ST6), Ying Xiang (LI20)

Usar a técnica de sedação com eletroacupuntura e não fazer moxabustão.

Deficiência crônica de Yin

Dor crônica em facada. A inspeção de língua pode ter pontos vermelho-escuros; o pulso é fino e áspero.

O tratamento visa ativar a circulação e dispersar a estagnação, fluir os meridianos e melhorar a dor.

Pontos principais: Tai Yang (EX3), Xia Guan (ST7), A Shi Point, He Gu (IG4), Gan Shu (BL18), Ge Shu (BL17), Zu San Li (ST36)

Usar técnica neutra com eletroacupuntura, e pode-se fazer moxabustão em pontos distais.

Dor radicular lombar

Conforme a MTC, a dor radicular lombar pode ser causada pela invasão de vento, frio e umidade nos meridianos, levando à estagnação do Qi. Além disso, pode ser causada pelo trauma ou lesão por esforços repetitivos, que prejudicam o Zheng Qi, levando à deficiência do fígado e do rim ou causando estagnação de sangue.

Frio e Umidade

O paciente apresenta dor e sensação de frio na região lombar e na perna, que piora com o tempo frio e dias de chuva e melhora com o calor. A língua apresenta saburras esbranquiçadas e pegajosas e o pulso é profundo.

Pontos principais: Huan Tiao (GB30), Wei Zhong (BL40), Kun Lun (BL60), Shen Shu (BL23), Da Chang Shu (B25), Zu San Li (ST36)

Usar a técnica de sedação com eletroacupuntura, e podem-se fazer moxabustão e ventosaterapia.

Estagnação de sangue

Dor tipo agulhada na lombar e na perna; o paciente não suporta a pressão no local da dor. A língua tem cor escurecida, e o pulso pode ser fino e áspero. O tratamento visa estimular a circulação e dispersar a estagnação, fluir o Qi e desobstruir os meridianos.

Pontos principais: Huan Tiao (GB30), Wei Zhong (BL40), Kun Lun (BL60), Shen Shu (BL23), Da Chang Shu (BL25), Ashi Point.

Usar a técnica de sedação; pode-se fazer moxabustão.

Polineuropatia periférica diabética

Os pacientes com polineuropatia diabética podem apresentar sintomas como dor em queimação, dormência tipo bota e luva, amiotrofia dos membros e perda de equilíbrio; essas são complicações frequentes nos portadores de *diabetes mellitus* tipo 2. Para a MTC, pode ser enquadrada como síndrome Bi (痹证), síndrome Wei (痿证) ou Xiao Ke (消渴).

Os princípios de tratamento

Nutrir Yin e eliminar calor, estimular a circulação e dispersar a estagnação de sangue, promover livre fluxo de Qi nos meridianos e fazer analgesia.

Pontos principais: Pi Shu (BL20), Shen Shu (BL23), Qi Hai (BL24), Guan Yuan (CV4), Zu San Li (ST 36), San Yin Jiao (SP6)

Para tratamento dos membros superiores, podem-se acrescentar os pontos: Qu Chi (LI11), He Gu (LI4), Er Jian (LI2), Wan Gu (SI4), Yang Chi (SJ4), Yang Xi (LI5), Ashi Point.

Para tratamento dos membros inferiores, podem-se acrescentar os pontos: Yang Ling Quan (GB34), Nei Ting (ST44), Jie Xi (ST41), Zu Lin Qi (GB41), Kun Lun (BL60), Yong Quan (KI1), Ashi Point.

Xu Hai (SP10) e Gan Shu (BL18) para casos com estagnação de sangue importante.

Feng Long (ST40) e Yin Ling Quan (SP9) para casos com excesso de umidade/mucosidade.

Feng Shi (GB31) e Fu Tu (ST32) para dor em coxas.

Cheng Shan (BL57) e Zhong Du (LR6) para dor e dormência nas pernas.

Tai Chong (LR3) e Tai Xi (KI3) para dormência dos pés.

Para fazer eletroacupuntura, escolher os pontos onde se sente mais dor, dormência, formigamento ou no sentido da inervação. Utilizar baixa frequência e ondas contínuas.

Nevralgia pós-herpética

Conforme a MTC, a estagnação crônica do Qi do Fígado (Gan) se transforma em fogo, podendo gerar também acúmulo de calor e umidade no Baço-Pâncreas (Pi) e no Estômago (Wei), levando à deficiência de Qi defensivo e Qi nutritivo na pele e no músculo, o que pode resultar no surgimento de vesículas herpéticas.

Princípios de tratamento

Melhorar a circulação de Qi e Sangue (Xue) local, dispersar a estagnação e cessar a dor, reorganizar a relação excesso/deficiência, ativar o fluxo dos meridianos e reequilibrar Yin e Yang.

Pontos de acupuntura:

1. Técnica de cercar o local acometido + os pontos Jia Ji.
2. Shen Men (HT7), Tai Chong (LR3), Yang Ling Quan (GB34), Da Dun (LR1), Shao Chong (HT9).

Pode-se usar técnica de sangria ou sedação nos pontos LR1 e LR3 e técnica de sedação nos demais pontos.

Ventosa

Usar ventosas de tamanhos diferentes conforme a dimensão das áreas acometidas, deixar por 5 a 15 minutos e repetir 1 a 2 minutos depois da retirada da ventosa.

Dor central

A dor neuropática de origem central é mais frequente em hemicorpo paralítico pós-AVC (acidente vascular cerebral) e em membros paralíticos abaixo do nível da lesão medular. O tratamento por acupuntura é feito com a técnica escalpeana na área motora contralateral no caso de AVC e na área motora bilateral nas lesões medulares. Associa-se acupuntura em pontos de grande inervação como KI3, LR3, ST36 e GB34 em membros inferiores e LI4, LI11 e TE5 nos membros superiores, tanto no membro acometido quanto contralateralmente. O membro acometido não deve ser agulhado caso o paciente apresente déficit sensitivo importante. O uso de eletroacupuntura de baixa frequência é recomendado.

Conclusão

A dor mista é prevalente nos portadores de dor crônica. Após um diagnóstico do mecanismo da dor ser bem estabelecido e se há predomínio de um sobre o outro, monta-se uma estratégia terapêutica. O componente por aumento de nocicepção responde a acetaminofeno, dipirona, AINEs, tramadol ou opioides fortes. O componente neuropático responde a antidepressivos (ISRSNs) e antiepilépticos.

Portanto, na dor mista, a associação de dois fármacos torna-se imperativa, além do uso de todas as ferramentas (medicina física, terapia cognitiva etc.) para a reabilitação do paciente no seu maior espectro biopsicossocial. Nesse contexto, o tratamento por acupuntura pode ser de grande auxílio para o controle dos sintomas desses pacientes.

Referências bibliográficas

1. Treede RD, Jensen TS, Campbell JN, et al. Neuropathic pain: redefinition and a grading system for clinical and research purposes. Neurology. 2008;70(18):1630-5.
2. Martinez V, Attal N, Bouhassira D, et al. Chronic neuropathic pain: Diagnosis, evaluation and treatment in outpatients services. Guidelines for clinical practice of de French Society for Study and Treatment of Pain. Douleur et Analgésie. 2010;11(1):3-21.
3. Schmader KE. Epidemiology and impact on quality of life of posherpetic neuralgia and painful diabetic neuropathy. Clin J Pain. 2002;18(6):350-4.
4. Bowsher D. The lifetime occurrence of herpes zoster and prevalence of postherpetic neuralgia: a retrospective survey in a elderly population. Eur J Pain 1999;3(4):335-42
5. Bennett GJ. New frontiers in mechanisms and therapy of painful peripheral neuropathies. Acta Anaesthesiol Sin. 1999;37(4):197-203.
6. Epidemiology of chronic pain in Brazil: results of a large population-based survey. Abstract of European Congress of Epidemiology; 2004.
7. Teixeira MJ. Fisiopatologia da dor neuropática. Rev Med (São Paulo). 1999;78(2):53-4.
8. Woolf CJ. Central sensitization: implications for the diagnosis and treatment of pain. Pain. 2011;152 (3 Suppl):S2-15.
9. Campbell JN, Meyer RA. Mechanisms of neuropathic pain. Neuron. 2006;52(1):77-92.
10. Merskey H, Bogduk N, eds. Task force on taxonomy of the International Association for the Study of Pain: classification of chronic pain. Description of pain syndromes and definitions of pain terms. Seattle: IASP Press; 1994. p. 210-3.
11. Ferreira K, Teixeira MJ. Tradução e validação da versão brasileira do questionário DN4 para identificação de dor neuropática. Dor é coisa séria. 2008;4(1):26-9.
12. Bennett M. The LANSS Pain Scale: the Leeds assessment of neuropathic symptoms and signs. Pain. 2001;92(1-2):147-57.

13. Schestatsky P, Felix-Torres V, Chaves ML, et al. Brazilian Portuguese validation of the Leeds Assessment of Neuropathic Symptoms and Signs (LANSS) for patients with chronic pain. Pain Med. 2011;12(10):1544-50

14. Bouhassira D, Attal N, Fermanian J, et al. Development and validation of the Neuropathic Pain Symptom Inventory. Pain. 2004;108(3):248-57.

15. Finnerup NB, Attal N, Haroutounian S, et al. Pharmacotherapy for neuropathic pain in adults: systematic review, meta-analysis and updated NeuPSIG recommendations. Lancet Neurol. 2015;14(2):162-73.

16. Edwards RR, Haythornthwaite JA, Tella P, et al. Basal heat pain thresholds predict opioid analgesia in patients with postherpetic neuralgia. Anesthesiolology. 2006;104(6):1243-8.

17. Dworkin RH, O'Connor AB, Backonja M, et al. Pharmacologic management of neuropathic pain: evidence-based recommendations. Pain. 2007;132(3):237-51.

18. Centre for Clinical Practice at NICE (UK). Neuropathic pain: The pharmacological management of neuropathic pain in adults in non-specialist settings [Internet]. London: National Institute for Health and Care Excellence, (UK); 2010.

19. Vranken JH, Dijkgraaf MG, Kruis RM, et al. Pregabalin in patients with central neuropathic pain: a randomized, double-blind, placebo-controlled trial of a flexible-dose regimen. Pain. 2008;136(1-2):150-7.

20. Gilron I, Bailey JM, Tu D, et al. Morphine, gabapentin, or their combination for neuropathic pain. N Engl J Med. 2005;352(13):1324-34.

21. Gilron I, Bailey JM, Tu D, et al. Nortriptyline and gabapentin, alone and in combination for neuropathic pain: a double-blind, randomised controlled crossover trial. Lancet. 2009;374(9697):1252-61.

22. Khaliq W, Alam S, Puri N. Topical lidocaine for treatment of post herpetic neuralgia. Cochrane Database Syst Rev. 2007;18:CD004846.

23. Hollingshead J, Dühmke RM, Cornblath DR. Tramadol for neuropathic pain. Cochrane Database Syst Rev. 2006;3:CD003726.

24. Freeman R, Raskin P, Hewwitt DJ, et al. Randomized study of tramadol/acetaminophen versus placebo in painful diabetic peripheral neuropathy. Curr Med Res Opin. 2007;23(1):147-61.

25. O'Connor AB. Neuropathic pain: quality-of-life impact, costs and cost effectiveness of therapy. Pharmacoecomics. 2009;27(2):95-112.

26. Eisenberg E, McNicol ED, Carr DB. Efficacy and safety of opioid agonists in the treatment of neuropathic pain of nonmalignant origin: systematic review and meta-analysis of randomized controlled trials. JAMA. 2005;293(24):3043-52.
27. Portnoy RK, Farrar JT, Backonja MM, et al. Long-term use of controlled-release oxycodone for noncancer pain: results of a 3-year registry study. Clin J Pain. 2007;23(4):287-99.
28. Fu PZ. Técnica de três agulhas do Mestre Ji. Editora de Ciências de Shanghai; 2000.
29. Ping WX. Seleção de pontos essenciais para 100 diagnosticos. Editora de Medicina e Farmacologia da China; 1998.
30. Ren Z. Tratamento de acupuntura para 165 diagnósticos. Editora Wen Hui; 1998.
31. Wang LG. Tratado Contemporâneo de Acupuntura e Moxabustão. São Paulo: CEIMEC; 1996.

Capítulo 28

Sequelas de acidente vascular encefálico

Wu Tu Hsing
Ciro Blujus dos Santos Rohde

Introdução

O acidente vascular encefálico (AVE) é um episódio agudo que tem como causa base alguma patologia dos vasos que irrigam o sistema nervoso central (SNC). Pode ser de dois tipos: isquêmico (AVEi) ou hemorrágico (AVEh). O AVEi pode ser causado por oclusão trombótica de artérias ou veias, doença embólica de grandes vasos ou coração ou, ainda, oclusão dos pequenos vasos perfurantes. Já as principais causas de AVEh são ruptura do vaso por hipertensão ou aneurisma; outras causas são trauma ou fragilidade dos vasos após infarto cerebral prévio. O AVEh pode ser subdural, subaracnóideo, epidural ou intraparenquimatoso. Após o AVE, o paciente pode evoluir para óbito, ficar com algum grau de sequela neurológica ou não sofrer qualquer tipo de sequela a depender da localização e gravidade do evento e, também, do tratamento precoce no departamento de emergência.

Quadro clínico e avaliação do paciente

O AVE tem instalação súbita, em que pode haver déficit neurológico agudo como hemiparesia, perda hemissensorial, ataxia, afasia, alterações sensoriais e alteração do estado mental/perda de consciência; alguns pacientes podem apresentar cefaleia de início agudo com padrão distinto dos experimentados anteriormente pelo paciente (mais comum nos casos de hemorragia subaracnóidea)[9].

Na suspeita de AVE, o paciente deve ser rapidamente conduzido para o departamento de emergência para avaliação e, se indicada, realização de trombólise. O tratamento por trombólise é indicado em casos de AVEi que atendam a uma série de características clínicas em que o risco de transformação hemorrágica seja menor do que o potencial benefício desse tratamento, como tempo de início dos sintomas e níveis seguros de pressão arterial.

Após a estabilização dos parâmetros hemodinâmicos, o paciente pode evoluir com quadro de sequela neurológica ou recuperação total. Entre os que ficam sequelados, pode-se observar recuperação parcial ou total do déficit neurológico. Logo após o AVE, observa-se área de edema circunjacente ao sítio do AVE; após a diminuição desse edema, usualmente se observa algum grau de melhora do déficit neurológico.

Diagnóstico

O diagnóstico é realizado por meio da história e exame físico do paciente e pode ser confirmado por exames de imagem. O principal exame de imagem realizado é a tomografia computadorizada (TC) de crânio; esse exame é sensível a hemorragia e edema no quadro agudo, porém pode levar até três dias até que sinais de isquemia sejam evidenciados no exame. No quadro agudo, o principal uso da TC de crânio é a diferenciação entre AVEi e AVEh. Já a ressonância magnética (RM) cerebral é realizada para determinar a localização exata do AVE para seguimento do paciente. Outros exames que podem ser realizados são a angiografia por TC ou RM, venografia por RM e punção lombar (em casos de suspeita de hemorragia subaracnóidea não evidente na TC).

Após a resolução do quadro agudo, o paciente pode ficar com algum grau de déficit neurológico. Os déficits mais comumente encontrados são os motores, como hemiparesia e hemiplegia, espasticidade e disfagia. Outras sequelas podem ser afasia, ataxia e perda de equilíbrio, parestesias, perda do controle dos esfíncteres ou perda de funções cognitivas e alterações de comportamento. O tipo de sequela depende diretamente da área afetada pelo AVE.

Tratamento da sequela de AVE

Após a resolução do quadro agudo, deve-se tratar as sequelas resultantes do AVE. Um bom tratamento de reabilitação pode devolver ao paciente grande parte de sua autonomia com, muitas vezes, redução importante do quadro sequelar. O tratamento convencional dependerá, obviamente, da sequela apresentada. Pacientes com sequelas motoras devem realizar fisioterapia, essencial para a recuperação desses pacientes; o tratamento por terapia ocupacional também pode ajudar esses pacientes. Sequelas da fala e disfagia devem ser tratadas por fonoaudiólogo. Casos com comprometimento cognitivo e/ou de comportamento devem ser seguidos por psiquiatra e psicólogo. A orquestração de todas essas terapias deve ser feita por médico especialista em reabilitação, por exemplo, o fisiatra.

Acupuntura no tratamento do paciente com sequela de AVE

O tratamento por acupuntura pode ser utilizado para qualquer uma das sequelas encontradas no paciente pós-AVE, bem como para tratamento de condições relacionadas como dor ou depressão. Existem diversas técnicas distintas de acupuntura descritas para o tratamento do paciente com sequela de AVE[10]; entre elas, a acupuntura escalpeana tem papel de destaque.

Ao avaliar um paciente com sequela de AVE, o médico acupunturista deve checar o grau dos déficits motores e sensitivos com acurácia. Em casos em que o paciente apresente grande déficit motor ou sensitivo em determinado membro ou área do corpo, recomenda-se agulhar essa área com os devidos cuidados para evitar ferir o paciente, já que ele pode não conseguir referir dor ou desconforto secundário ao agulhamento. Deve-se também questionar e avaliar o paciente quanto a outros sintomas e queixas não diretamente relacionados à sequela, como dores, disfagia[1], sintomas emocionais[2] e vasomotores. O tratamento dessas condições pode, por si só, representar grande melhora na qualidade de vida do paciente.

No Centro de Acupuntura do Instituto de Ortopedia do Hospital das Clínicas da Faculdade de Medicina da Universidade de São Paulo, a principal técnica empregada é a acupuntura escalpeana de Wen, descrita no livro *Manual Terapêutico de Acupuntura*, de Tom Sintan Wen (2008). Essa técnica, além de tratar eventuais dores, aumenta a capacidade funcional do paciente ao melhorar a perfusão nas áreas de edema pós-AVE[3]. Estudos com animais também comprovam a eficácia da técnica escalpeana associada ao estímulo elétrico[4] na diminuição de sequelas motoras.

Há evidências de que a eletroacupuntura sistêmica, efetuada a 2 Hz ou alternando 2 a 100 Hz, pode melhorar a regeneração neuronal após AVEi, e os principais pontos utilizados nos estudos foram ST-36, ST-37 e GV-20[5-7]. O agulhamento do ponto GV-20, em especial, gera melhora da função neurológica e diminuição da área de penumbra do infarto cerebral, podendo ainda exercer função protetora, conforme demonstrado em alguns estudos experimentais[8].

Acupuntura escalpeana de Wen

Desenvolvida pelo Dr. Tom Sintan Wen, médico neurocirurgião e acupunturista, essa técnica tem como base a neuroanatomia cortical. Essa técnica pode ser usada para o tratamento de diversas condições; neste capítulo descreveremos as principais áreas para o tratamento do paciente com sequela de AVE. Para tanto, é necessário conhecer as referências anatômicas do crânio para correspondência do córtex cerebral:

1. *Linha longitudinal mediana anteroposterior:* linha entre o ponto médio entre as sobrancelhas e a margem inferior da protuberância occipital, passando pelo ápice a cabeça (corte sagital);
2. *Protuberância (óssea) parietal:* presente bilateralmente, aproximadamente 6 cm acima do ápice da orelha e 2 cm posterior a ele;
3. *Tuberosidade occipital:* proeminência óssea no centro do osso occipital;
4. *Fissura de Sylvius:* inicia-se aproximadamente 3,5 cm posteriormente ao canto externo do olho e 1,5 cm superiormente a ele e se projeta em direção à protuberância parietal;
5. *Sulco central:* inicia-se no ponto médio da linha longitudinal e termina em ponto 1 cm posterior ao ponto médio da linha da fissura de Sylvius.

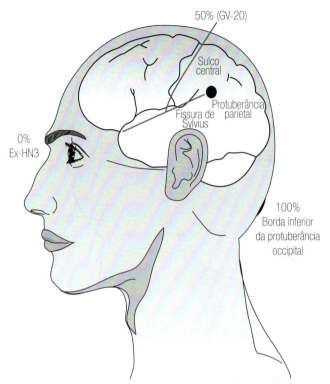

FIGURA 28.1. Referências da região escalpeana correspondentes ao córtex cerebral. 1. Linha mediana longitudinal anteroposterior. 2. Protuberância parietal: 6 cm acima e 2 cm do ápice das orelhas. 3. Tuberosidade occipital. 4. fissura de Sylvius. 5. Sulco central.

Conhecendo-se as referências anatômicas, é possível então localizar as áreas para agulhamento conforme a região cortical desejada. Deve-se tratar o paciente agulhando a área correspondente aos sintomas encontrados como sequela de AVE. A escolha das áreas de tratamento deve ser feita com base no local da lesão, evidenciada na TC de crânio e no exame clínico do paciente. Por exemplo, num caso de hemiparesia direita, deve-se agulhar as áreas sensitivas e motoras do lado esquerdo. Distúrbios da fala são tratados com agulhamento das áreas de linguagem e de formação da linguagem, e assim por diante. A seguir, apresentamos as principais áreas utilizadas nos pacientes com sequela de AVE.

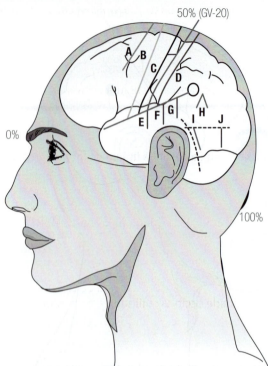

FIGURA 28.2. Áreas da acupuntura escalpeana de Wen relacionadas ao córtex cerebral. A: Área vasomotora. B: Área de tremor e coreia. C: Área motora. D: Área sensitiva. E: Área de zumbido. F: Área auditiva e vertigem. G: Área de vertigem. H: Área de linguagem. I: Área de formação da linguagem. J: Área de associação da visão.

A. Área vasomotora: paralela ao sulco central, fica 2 cm anterior à área de tremor e coreia. Pode auxiliar no tratamento da hipertensão arterial, frequentemente encontrada nesses pacientes.

B. Área de tremor e coreia: paralela ao sulco central, 3 cm anterior a ele. Utilizada para tratamento de tremores, espasticidade e movimentos involuntários.

C. Área motora: paralela ao sulco central e 1 cm anterior a ele; utilizada para transtornos motores do lado contralateral do corpo. O quinto superior é usado para tronco e membros inferiores; os dois quintos seguintes, para pescoço e membros superiores; e os últimos dois quintos, para face e língua (afasia motora).

D. Área sensitiva: paralela ao sulco central e 1 cm posterior a ele; utilizada para tratamento de transtornos sensitivos do lado contralateral do corpo. O quinto superior é usado para pescoço, tronco e membros inferiores; os dois quintos seguintes, para membros superiores; e os últimos dois quintos, para face e língua.
E. Área de zumbido: a partir da fissura de Sylvius, 2 cm anterior ao ápice da orelha; utilizada para tratamento de queixas auditivas.
F. Área auditiva e vertigem: a partir da fissura de Sylvius, sobre o ápice da orelha; utilizada para queixas auditivas e vertigem.
G. Área de vertigem: a partir da fissura de Sylvius, 2 cm posterior à área auditiva e vertigem; utilizada para transtornos do equilíbrio.
H. Área de linguagem: na região posteroinferior da protuberância parietal; utilizada para tratamento de afasia sensorial.
I. Área de formação da linguagem: na borda posterior processo mastoide e ao nível do lóbulo posterior da orelha; utilizada para função de elaboração da fala.
J. Área de associação da visão: lateral ao osso occipital e a um terço da distância entre a borda da linha do cabelo e ponto central da tuberosidade occipital; utilizada em transtornos visuais. Outra área visual fica 1,5 cm lateral à linha longitudinal anteroposterior, 4 cm acima da tuberosidade occipital; as áreas podem ser usadas em associação.

Observa-se que as áreas descritas são relacionadas à neuroanatomia, não se relacionando claramente com os meridianos clássicos da Medicina Tradicional Chinesa. Devem ser utilizadas com base, portanto, nos dados de exame neurológico realizado no paciente. Nada impede, porém, que a técnica escalpeana seja usada em associação com os pontos tradicionais da acupuntura.

O médico acupunturista deve estar atento ao tratar esses pacientes, no sentido de ajustar as expectativas do paciente, tomando cuidado para promover um tratamento que traga apenas benefícios para o mesmo.

Referências bibliográficas

1. Ye Q, Xie Y, Shi J, et al. Systematic review on acupuncture for treatment of dysphagia after stroke. Evid Based Complement Alternat Med. 2017;2017:6421852.

2. Tseng SP, Hsu YC, Chiu CJ, et al. A population-based cohort study on the ability of acupuncture to reduce post-stroke depression. Medicines (Basel). 2017;4(1). pii: E16.
3. Hsing WT, Imamura M, Weaver K, et al. Clinical effects of scalp electrical acupuncture in stroke: a sham-controlled randomized clinical trial. J Altern Complement Med. 2012;18(4):341-6.
4. Liu H, Sun X, Zou W, et al. Scalp acupuncture attenuates neurological deficits in a rat model of hemorrhagic stroke. Complement Ther Med. 2017;32:85-90.
5. Liao SL, Lin YW, Hsieh CL. Neuronal regeneration after electroacupuncture treatment in ischemia-reperfusion-injured cerebral infarction rats. Biomed Res Int. 2017;2017:3178014.
6. Shi P, Sun LL, Lee YS, et al. Electroacupuncture regulates stress-injury-repair chain of events after cerebral ischemia/reperfusion injury. Neural Regen Res. 2017;12(6):925-30.
7. Du XZ, Bao CL, Dong GR, et al. Immediate effects of scalp acupuncture with twirling reinforcing manipulation on hemiplegia following acute ischemic stroke: a hidden association study. Neural Regen Res. 2016;11(5):758-64.
8. Wang WW, Xie CL, Lu L, et al. A systematic review and meta-analysis of Baihui (GV-20)-based scalp acupuncture in experimental ischemic stroke. Sci Rep. 2014;4:3981.
9. Misulis KE, Head TC. Netter – Neurologia Essencial. Rio de Janeiro: Elsevier; 2007.
10. Wen TS. Manual terapêutico de acupuntura. Barueri, SP: Manole; 2008.

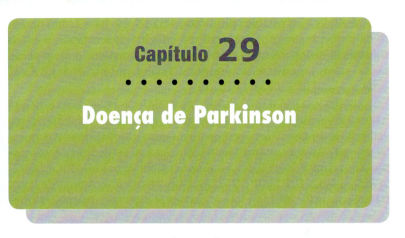

Chien Hsin Fen

Introdução

A doença de Parkinson (DP) foi descrita por James Parkinson em 1817 e é a doença neurodegenerativa mais frequente após a doença de Alzheimer. A sua prevalência varia de acordo com o estudo populacional, mas é estimada em 100 a 200 por 100.000 na população norte-americana e europeia. A idade de início é em torno dos 50 anos e a incidência aumenta com a idade, de modo que na oitava década a prevalência da DP se eleva para 1.000 a 3.000 por 100.000 habitantes norte-americanos e europeus[1]. No Brasil, calcula-se que a prevalência de DP idiopático em indivíduos acima de 64 anos é de 3,3%[2].

O marcador neuropatológico da DP é a presença do corpúsculo de Lewy, uma inclusão citoplasmática eosinofílica cujo componente principal é a alfa-sinucleína, na substância negra do mesencéfalo. De acordo com Braak *et al.*[3], a doença se inicia muitos anos antes da manifestação motora e os marcadores neuropatológicos (corpúsculos de Lewy e neuritos de Lewy) são encontrados numa sequência topográfica previsível. Nos estágios pré-sintomáticos 1 e 2, há o acometimento da região bulbar/pontina e núcleo olfatório; nos estágios 3 e 4, a substância negra e o mesencéfalo são comprometidos e geralmente nessa fase os sintomas estão presentes. Finalmente, nos estágios 5 e 6, a doença se alastra para o neocórtex.

A etiologia não é totalmente conhecida, porém reconhece-se que há uma interação entre fatores ambientais, genéticos e fisiológicos (envelhecimento). Desde o mapeamento e a descrição do primeiro gene da DP em 1997[4], vários outros foram identificados. Os genes de transmissão autossômica dominante e recessivos reconhecidos são: *SNCA*, *LRRK2*, *VPS35* e *PARK2*, *DJ1*, *PINK1*, *ATP13A2*, respectivamente. Apesar da baixa frequência de formas monogenéticas de DP, a genética permitiu a compreensão de vários mecanismos patogênicos da doença[5].

As principais causas para a neurodegeneração na DP são: 1) alteração na função mitocondrial e 2) disfunção proteossomal e lisossomal. A mitocôndria e a fosforilação oxidativa são primordiais para a sobrevivência neuronal. Várias substâncias como o MPTP (1-metil-4-fenil-1,2,3,6-tetraidropiridina) e a rotenona (pesticida) causam disfunção mitocondrial e parkinsonismo secundário. O acúmulo de agregados de alfassinucleína patológicos não descartados pelo sistema ubiquitina-proteossoma é outra via que leva à morte celular. Pesquisas recentes sugerem que a toxicidade da alfassinucleína é transmitida entre as células de maneira semelhante às doenças priônicas (*prion-like*) e que a mecanismos inflamatórios também desempenham um papel importante na apoptose neuronal[5].

O diagnóstico da DP é clínico e é necessária a presença de três dos quatros sintomas cardinais: tremor, rigidez, bradicinesia e instabilidade postural. Embora os sintomas não motores (hiposmia, obstipação, distúrbios do sono REM, depressão, hipotensão postural, entre outros) não sejam muito reconhecidos, eles devem ser valorizados, porque interferem na qualidade de vida dos pacientes. Para aumentar a acurácia do diagnóstico, a *Movement Disorder Society* publicou recentemente os critérios diagnósticos para a DP[6].

Quanto aos diagnósticos diferenciais da DP, merecem destaque o parkinsonismo induzido por drogas (PID) e o parkinsonismo atípico (PA). O PID é a causa mais comum de parkinsonismo secundário, e os neurolépticos são os principais agentes. O PA ou *Parkinson-plus* descreve um grupo de doenças que apresentam os sintomas da DP associados a distúrbios autonômicos, sintomas cerebelares, sinais piramidais ou alterações da motricidade ocular extrínseca. Elas podem ser divididas em dois subgrupos: sinucleinopatias (atrofia de múltiplos sistemas, demência com corpúsculo de Lewy) e taupatias (degeneração corticobasal e paralisia supranuclear progressiva)[7].

Os exames de neuroimagem estrutural, tomografia computadorizada e ressonância magnética do encéfalo são relevantes para diferenciar a DP de outras síndromes parkinsonianas ou causas secundárias. A realização de exames de neuroimagem funcional e tomografia computadorizada por emissão de fóton único (SPECT: *single photon emission computed tomography*), com TRODAT e PET (*positron emission tomography*), auxilia na visualização do comprometimento da via dopaminérgica nigroestriatal. Outro método coadjuvante é a ultrassonografia transcraniana, que pode detectar alterações de ecogenicidade na substância negra[8].

Tratamento

Terapia sintomática

O mecanismo básico das drogas antiparkinsonianas consiste no aumento da disponibilidade de dopamina e na redução da atividade colinérgica no estriado. Portanto, as principais drogas utilizadas têm as seguintes características: promovem o aumento da atividade dopaminérgica (levodopa), são agonistas dopaminérgicos que atuam nos receptores dopaminérgicos (agonistas dopaminérgicos), inibem a recaptação da dopamina (amantadina), inibem a monoaminoxidase B (selegilina ou rasagilina), inibem a enzima catecol-orto-metil-transferase (entacapona) e reduzem a atividade colinérgica (biperideno e triexifenidil).

A estimulação cerebral profunda é o procedimento cirúrgico de escolha para os pacientes que apresentam complicações motoras devidas à terapia com levodopa. O alvo mais utilizado atualmente no tratamento da DP é o núcleo subtalâmico[5].

Reabilitação

Apesar da melhora sintomática obtida com a terapia sintomática, os sintomas motores que levam a perda de independência e quedas (marcha, equilíbrio e postura) não respondem satisfatoriamente ao tratamento medicamentoso ou cirúrgico. A reabilitação deve ser indicada logo no diagnóstico da doença e deve englobar a fisioterapia, fonoaudiologia, exercício físico e terapia ocupacional, entre outros. Há melhor eficácia na fisioterapia quando se incorporam pistas auditivas ou visuais (*cueing*) nas terapias. A prática do exercício físico é importante para os pacientes com DP, porque ele reduz o estresse oxidativo, aumenta a neuroplasticidade e promove sinaptogênese, angiogênese e neurogênese. Além disso, o exercício físico melhora os sintomas motores da DP.

A fonoaudiologia deve ser recomendada para aumentar a intensidade da voz e melhorar a fonação e a deglutição dos pacientes. A terapia ocupacional promove ganhos motores e melhora das funções de vida diária e qualidade de vida. Novas tecnologias como equipamentos portáteis com pista acoplados, realidade virtual, exergames e telemedicina têm grande potencial na reabilitação e gradualmente estão sendo incluídos nos programas de reabilitação dos pacientes[9].

Diagnóstico de acordo com Medicina Tradicional Chinesa

Os sintomas da DP são descritos desde a publicação do Huangdi Neijing (Medicina Interna do Imperador Amarelo), durante a dinastia Han (475 a.C-220 d.C). De acordo com o livro, a disfunção do Gan leva à formação do Vento, que gera tremor e tontura. A rigidez, por sua vez, é resultado dos distúrbios do Vento ou Umidade. No mesmo período, Zhang Zhongjing (152-219 a.C), no seu livro Shang Han Za Bing Lun (Tratado de Lesões do Frio e Doenças Variadas), descreveu uma doença que cunhou de Fujue, cujos sintomas são: tremor nas mãos e no corpo, anteroversão do corpo, instabilidade na marcha, habilidade de andar para frente, e não para trás. Posteriormente, Sun Yikui (1522-1619) descreveu a síndrome tremulante (Chanzheng) e diferenciou a DP de tremor essencial[10].

Segundo a Medicina Tradicional Chinesa (MTC), várias são as causas para a patogênese da DP; ela pode ser secundária a insuficiência do: 1) Gan e Shen, que não conseguem nutrir o cérebro, medula espinal e tendões; estagnação do Flegma nos meridianos; 2) perda gradual do Jin do Shen, devida à senescência; 3) toxicidade; 4) trauma; 5) lesão de Gan, Shen ou medula; entre outros. O padrão da doença ou é de deficiência, seja por deficiência em Qi, Xue, Gan e Shen ou de excesso por invasão de Vento, estase do Xue ou calor do Flegma. O órgão mais afetado é o Gan, mas a cronificação leva ao envolvimento do Pi e Shen[11].

Tratamento por acupuntura

Devido à multiplicidade de fatores que levam à manifestação da DP, a seleção dos métodos de tratamento deve ser criterioso e levar em consideração os sintomas primários e secundários.

De acordo com alguns autores, podemos dividir os sintomas em três padrões maiores e tratar de acordo com o padrão predominante: 1) deficiência do Yin do Gan e Shen; 2) deficiência do Qi e Xue; 3) estagnação do Qi, Xue e deficiência do Vento. Outros autores subdividem a doença em quatro padrões: 1) insuficiência do Gan e Shen e síndrome do Vento devidas à deficiência do Xue; 2) combinação do Vento-Flegma e obstrução dos meridianos e colaterais; 3) deficiência de Qi e Xue e má nutrição dos tendões; 4) fadiga mental devida à deficiência do Xin levando ao tremor em membros e cabeça[11].

Em relação à acupuntura, a técnica escalpeana é bastante empregada, porque se acredita que a agulha estimula os meridianos e regula o Yin e o Yang da cabeça e de todo o corpo, uma vez que o trajeto dos meridianos direta ou indiretamente passam nessa área[11]. Entretanto, Lee et al.[12] realizaram uma revisão sistemática e verificaram que, apesar de haver uma tendência de aumento de resposta terapêutica nos pacientes que fizeram acupuntura adjuvante ao tratamento medicamentoso padrão, não se pode concluir sobre a eficácia da acupuntura escalpena devido à pobre metodologia dos trabalhos publicados.

Lee e Lim[13] realizaram recentemente metanálise e avaliaram o efeito da acupuntura sem restrições à técnica (clássica, eletroacupuntura ou escalpeana). No total, 25 trabalhos clínicos controlados, com boa qualidade metodológica, que incluíam o número total de 1.616 pacientes, foram selecionados. A análise sugere que a acupuntura é eficaz no alívio dos sintomas da DP, seja em comparação ao grupo placebo e ao grupo em tratamento medicamentoso convencional, seja em combinação com a farmacoterapia. Os pontos mais utilizados nos estudos foram LR3, GB34 e GV20.

Estudos experimentais mostram que a acupuntura pode ter efeito neuroprotetor em modelos experimentais de camundongo com parkinsonismo induzido por neurotoxina[14,15]. No intuito de identificar os pontos que podem minimizar essas lesões, Kwon et al.[16] realizaram uma revisão dos efeitos da acupuntura em modelos animais de DP induzida por MPTP ou 6-OHDA (6-hidroxidopamina). Os autores relacionaram os seguintes pontos cujo estímulo amenizou os efeitos da lesão do sistema nigroestriatal dopaminérgica nos modelos animais: GB34, ST36, GV16, LR3, GV20 e GV14. A extrapolação dos efeitos desses pontos para ensaios clínicos com pacientes com DP deve ser alvo de futuras investigações.

Outros tratamentos

A MTC é holística e, além da acupuntura, inclui outras modalidades de tratamento, como a moxibustão, Tai Chi, tuiná, dieta e Qigong. Zhang et al.[17] realizaram uma extensa metanálise em que avaliaram o efeito da MTC como terapia adjuvante ao tratamento medicamentoso convencional. Devido à pobre qualidade dos estudos publicados, não se pode concluir sobre a eficácia da MTC no tratamento da DP; apesar disso, foi observado que as formulações fitoterápicas melhoraram as pontuações da escala UPDRS (Unified Parkinson's Disease Rating Scale) e houve boa tolerabilidade e poucos efeitos colaterais relatados.

O estudo de Zhang et al.[17] também reiterou que a prática de Tai Chi melhora a escala UPDRS parte III e a marcha e reduz o risco de quedas, conforme o pioneiro estudo de Li et al.[18]. A metanálise de Yang et al. (2015), que avalia o Tai Chi e o Qigong na DP, confirmou a evidência dos benefícios do Tai Chi, mas também mostrou que a prática de Qigong tem grande potencial de ganho como terapia adjuvante na DP.

Em relação ao tratamento com medicina herbácea, vários estudos mostram o potencial emprego de ervas isoladamente. Dentre elas, destaca-se o chá-verde (Camellia sinensis), rico em polifenóis, que pode inibir a formação de alfassinucleínas anômalas[19]. Foi observada também uma relação inversa entre o consumo do chá e o risco de manifestação da DP[20]. Várias ervas promissoras para o tratamento da DP foram recentemente descritas nas revisões de Li et al.[21] e Ittiyavirah e Hameed[22], e espera-se que futuros estudos possam indicar quais ervas podem ser empregadas na DP.

Futuros trabalhos em MTC devem focar em pesquisas para amenizar os sintomas, promover neurogênese e conferir efeito neuroprotetor para a DP. Devem-se preconizar também artigos com metodologia adequada, porque as publicações até o presente momento não nos permite concluir sobre o papel da MTC no tratamento da DP. A complexidade aumenta em relação ao estudos com medicina herbácea devido às variações de fórmulas e combinações, dose, duração do uso, preparo e efeitos colaterais[23].

Referências bibliográficas

1. Kasten M, Chade A, Tanner CM. Epidemiology of Parkinson's disease. Handb Clin Neurol. 2007;83:129-51.
2. Barbosa MT, Caramelli P, Maia DP, et al. Parkinsonism and Parkinson's disease in the elderly: a community-based survey in Brazil (the Bambuí study). Mov Disord. 2006;21(6):800-8.
3. Braak H, Del Tredici K, Rüb U, et al. Staging of brain pathology related to sporadic Parkinson's disease. Neurobiol Aging. 2003;24(2):197-211.
4. Polymeropoulos MH, Lavedan C, Leroy E, et al. Mutation in the alpha-synuclein gene identified in families with Parkinson's disease. Science. 1997;276(5321):2045-7.
5. Obeso JA, Stamelou M, Goetz CG, et al. Past, present, and future of Parkinson's disease: A special essay on the 200th Anniversary of the Shaking Palsy. Mov Disord. 2017;32(9):1264-1310.
6. Postuma RB, Berg D, Stern M, et al. MDS clinical diagnostic criteria for Parkinson's disease. Mov Disord. 2015;30(12):1591-601.
7. Barsottini OGP, Souza CO, Diaferia G, et al. Atypical Parkinsonism. In: Chien HF, Barsottini OGP, eds. Movement disorders rehabilitation. New York: Springer; 2017. p. 45-65.
8. Bor-Seng-Shu E, Fonoff ET, Barbosa ER, et al. Substantia nigra hyperechogenicity in Parkinson's disease. Acta Neurochir (Wien). 2010 Dec;152(12):2085-7.
9. Chien HF, Barbosa ER, Souza CO, et al., eds. Movement disorders rehabilitation. New York: Springer; 2017. p. 5-43.
10. Zheng GQ. Therapeutic history of Parkinson's disease in Chinese medical treatises. J Altern Complement Med. 2009;15(11):1223-30.
11. He J, Wei H, Yuan C, et al. Present situation and prospects of TCM treatment of Parkinson's disease. J Tradit Chin Med. 2004;24(4):308-14.
12. Lee HS, Park HL, Lee SJ, et al. Scalp acupuncture for Parkinson's disease: a systematic review of randomized controlled trials. Chin J Integr Med. 2013;19(4):297-306.
13. Lee SH, Lim S. Clinical effectiveness of acupuncture on Parkinson disease: A PRISMA-compliant systematic review and meta-analysis. Medicine (Baltimore). 2017;96(3):e5836.

14. Yang JL, Chen JS, Yang YF, et al. Neuroprotection effects of retained acupuncture in neurotoxin-induced Parkinson's disease mice. Brain Behav Immun. 2011;25(7):1452-9.

15. Wang Z, Wan H, Li J, et al. Molecular imaging in traditional Chinese medicine therapy for neurological diseases. Biomed Res Int. 2013;2013:608430.

16. Kwon S, Seo BK, Kim S. Acupuncture points for treating Parkinson's disease based on animal studies. Chin J Integr Med. 2016;22(10):723-7.

17. Zhang G, Xiong N, Zhang Z, et al. Effectiveness of traditional Chinese medicine as an adjunct therapy for Parkinson's disease: a systematic review and meta-analysis. PLoS One. 2015;10(3):e0118498.

18. Li F, Harmer P, Fritzgerald K, et al. Tai chi and postural stability in patients with Parkinson's disease. N Engl J Med. 2012;366(6):511-9.

19. Caruana M, Högen T, Levin J, et al. Inhibition and disaggregation of α-synuclein oligomers by natural polyphenolic compounds. FEBS Lett. 2011;585(8):1113-20.

20. Tanaka K, Miyake Y, Fukushima W, et al. Intake of Japanese and Chinese teas reduces risk of Parkinson's disease. Parkinsonism Relat Disord. 2011;17(6):446-50.

21. Li XZ, Zhang SN, Liu SM, et al. Recent advances in herbal medicines treating Parkinson's disease. Fitoterapia. 2013;84:273-85.

22. Ittiyavirah SP, Hameed J. Herbs treating Parkinson's disease. Biomed Aging Pathology. 2014;4:369-76.

23. Kim TH, Cho KH, Jung WS, et al. Herbal medicines for Parkinson's disease: a systematic review of randomized controlled trials. PLoS One. 2012;7(5):e35695.

Capítulo 30

Paralisia facial

Willy Akira Takata Nishizawa

Definição

A paralisia facial periférica caracteriza-se pela diminuição ou abolição, temporária ou não, da função periférica do nervo facial, causando alterações da mobilidade facial, das secreções salivar e lacrimal e da sensibilidade facial[1].

O acometimento do terço superior da face diferencia a paralisia facial periférica da central, pois o núcleo do nervo facial é responsável pela inervação dessa região supracitada[1] (Figura 30.1).

Epidemiologia

Embora tenha diversas etiologias, a paralisia facial idiopática, também chamada de paralisia de Bell, é a mais comum, representando 55% a 80% dos casos[2].

A incidência é de 20 casos para cada 100.000 habitantes nos EUA. Acomete todas as faixas etárias, sendo mais frequente em diabéticos, mulheres, gestantes no terceiro trimestre e homens acima de 40 anos[2].

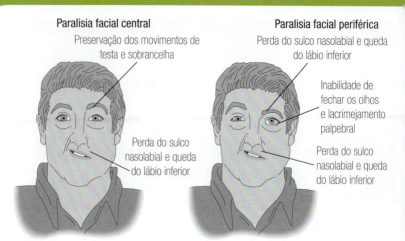

FIGURA 30.1. Diferenciação entre paralisia facial central e paralisia facial periférica.

Em torno de 85% dos casos de paralisia facial periférica têm recuperação completa sem nenhum tratamento, geralmente em três semanas[3,4]. Porém, 15% têm sequelas moderadas a severas[4].

O tratamento medicamentoso consiste no uso de corticosteroides nas primeiras 72 horas. Antivirais não têm eficácia comprovada cientificamente[5].

Pontos de acupuntura

Os pontos principais sugeridos no tratamento da paralisa facial periférica, agulhados no lado acometido, são: GB-14 → EX-HN-4, ST-4 → ST-6, ST-2 → ST-3, ST-7, SI-18 e LI-4[6] (Figura 30.2).

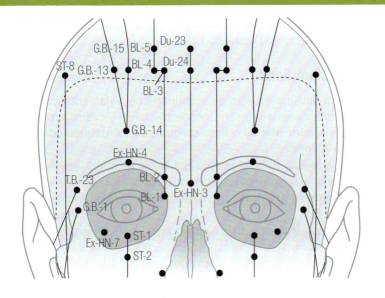
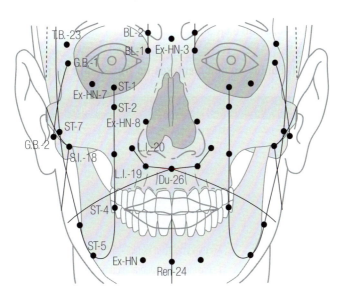

FIGURA 30.2. Localização dos pontos GB-14, EX-HN-4, ST-2, ST-3, ST-4, ST-6, ST-7 e SI-18.

Existem pontos complementares que podem ser utilizados para reforçar o tratamento (Tabela 30.1)[6].

Artigos científicos

O mecanismo de ação da acupuntura no tratamento da paralisia facial periférica seria regular a concentração da 5-hidroxitriptamina e acetilcolina, aumentando o fluxo sanguíneo e, consequentemente, aliviando o edema[7].

Uma revisão não sistemática publicada em 1995, envolvendo 50 artigos, principalmente chineses, mostrou eficácia de 81% da acupuntura no tratamento de sequelas da paralisa facial periférica, variando entre 37% e 100%[8].

Uma metanálise de 2009 com seis estudos e 537 participantes também sugere um efeito benéfico da acupuntura, mas a baixa qualidade metodológica deles impede conclusões mais consistentes[9-14]. Os pontos de acupuntura, agulhados no lado acometido, nesses trabalhos, foram:

- Quatro a cinco pontos escolhidos entre EX-HN-5, ST-7, ST-6, ST-4, SI-18, TE-17 e LI-20, e um a dois pontos escolhidos entre LI-4, ST-40, ST-36 e LR-3[9];

TABELA 30.1. Pontos complementares no tratamento da paralisia facial periférica

Ponto	Atuação
LI-20	Flacidez de rima labial
GV-26	Desvio de rima labial
CV-24	Desvio de sulco maxilolabial
TE-17	Dor na região do mastoide
BL-1	Dificuldade para franzir ou elevar a sobrancelha
GV-20	Cefaleia occipital
CV-23	Formigamento e diminuição da função gustativa da língua
BL-2 + TE-23	Fechamento palpebral incompleto
GB-2	Zumbido e surdez

Observação: é possível o tratamento com pontos do lado oposto ao acometido (seleção de pontos contralaterais), conforme o *Tratado de Medicina Interna do Imperador Amarelo* (Huang Di Nei Jin).

- GB-14, ST-2, BL-1, SI-18, EX-HN-5, BL-2, GB-1, TE-17, ST-4, LI-20, GB-20 e LI-4[10];
- TE-23 → EX-HN-5, GB-14 → EX-HN-4, ST-2 → ST-4, ST-7 → ST-6, LI-20 → BL-1, ST-4 → ST-6, GV 36 → ST-4, TE-17 → ST-6[11];
- GB-14, ST-2, TE-17, EX-HN-17, LI-20, ST-4, ST-6, CV-6 e CV-4, além de LI- 4 e ST-36 bilaterais[12];
- ST-4 → ST-6, GB-14 → EX-HN-4, BL-2, EX-HN-5, LI-20, ST-7, TE-17, LI-4 e LR-3[13];
- ST-4 → ST-6, GB-14 → EX-HN-4, LI-20, ST-7, ST-2, TE-17 e LI-4[14].

Um estudo clínico randomizado, na China, com 338 participantes, publicado em 2013, mostrou a eficácia da acupuntura no tratamento da paralisia facial periférica após o uso de corticosteroides. Os pontos utilizados foram: GB-14, ST-4, ST-6, ST-7, TE-17 e LI-4, este último contralateral[15].

Em 2015, foi publicado um pequeno estudo clínico randomizado na Coreia do Sul com 39 pacientes, que evidenciou a eficácia da acupuntura no tratamento das sequelas da paralisia facial periférica. Foram utilizados os pontos:
- Lado não acometido: ST-4 → ST-6;
- Lado acometido: ST-1, EX-HN-4, TE-23 e LI-20;
- Bilateral: TE-17, ST-9, LI-10, LI-4, ST-36 e GB-34[16].

Até o presente momento, revisões sistemáticas feitas pela Cochrane não mostraram eficácia da acupuntura no tratamento da paralisia facial periférica, sendo necessários novos estudos científicos e com metodologia adequada[17,18].

Referências bibliográficas

1. Dib GC, Kosugi EM, Antunes ML. Paralisia facial periférica. Rev Bras Med. 2004;61(3):110-7
2. Testa JRG. Paralisia facial periférica idiopática: da incidência dos fatores prognósticos [dissertação]. São Paulo: Escola Paulista de Medicina da Universidade Federal de São Paulo (EPM-Unifesp); 1992.
3. Jabor MA, Gianoli G. Management of Bell's palsy. J La State Med Soc. 1996;148(7):279-83.

4. Peitersen E. The natural history of Bell's palsy. Am J Otol. 1982;4(2):107-11.
5. McCaul JA, Cascarini L, Godden D, et al. Evidence based management of Bell's palsy. Br J Oral Maxillofac Surg. 2014;52(5):387-91.
6. Geng J, Huang W, Sun YP. Selecting the rights points. Beijing: New World Press.
7. Wei Y. The study about the different stimulating parameters of acupuncture on regeneration and restoration of facial never in rabbits model of experimental peripheral facial palsy. Harbin: Heilongjiang University of Chinese Medicine, China; 2006.
8. He SH, Zhang HL, Liu R. Review on acupuncture treatment of peripheral facial paralysis during the past decade. J Tradit Chin Med. 1995;15(1):63-7.
9. Shao S. Acupuncture and western medicine for 58 patients with peripheral facial palsy. New Chin Med. 1999;30:14.
10. Liu M. Comparison of acupuncture and drug treatment for 130 patients with facial palsy. J Clin Acupuncture. 1996;12:56.
11. Yu Y. Analysis of acupuncture for peripheral facial palsy. Shanghai J Acupuncture Moxibustion. 1999;18:26.
12. Ma Z. Clinical observations on acupuncture-moxibustion treatment of HIV positive peripheral facial paralysis. Shanghai J Acupuncture Moxibustion 2004;23:19-20.
13. Jiangping L. Comparison the efficacy between acupuncture and manipulation for Bell's palsy. Chin Clin Med Res. 2005;11: 1715-6.
14. Yang G. Comparison of the efficacy between acupuncture and therapy apparatus for Bell's palsy. J Clin Acupuncture Moxibustion. 2001;17:28-9.
15. 1Shu SB, Huang B, Zhang CY, et al. Effectiveness of strengthened stimulation during acupuncture for the treatment of Bell palsy: a randomized controlled trial. CMAJ. 2013;185(6):473-9.
16. Kwon HJ, Choi JY, Lee MS, et al. Acupuncture for the sequelae of Bell's palsy: a randomized controlled trial. Trials. 2015;16:246.
17. He L, Zhou MK, Zhou D, et al. Acupunture for Bell's palsy. Cochrane Database Syst Rev. 2007;4:CD002914.
18. Chen N, Zhou M, He L, et al. Acupuncture for Bell's palsy. Cochrane Database Syst Rev. 2010;8:CD002914.

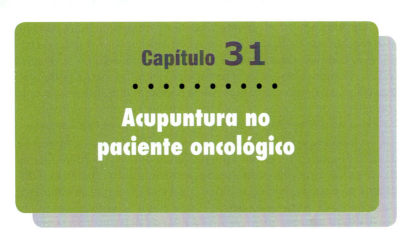

Eduardo Guilherme D'Alessandro

Preâmbulo para acupuntura na oncologia

Este capítulo tem por objetivo expor os potenciais riscos e benefícios associados ao uso da acupuntura em pacientes com câncer, bem como discorrer sobre seus potenciais mecanismos de ação. Está dividido em: uma sessão na qual as contraindicações ao agulhamento são discutidas; algumas sessões nas quais quadros específicos de dor no paciente oncológico são abordados; uma última sessão na qual se expõem possíveis mecanismos de ação.

Introdução

O uso da acupuntura no meio oncológico tem apresentado crescimento constante na última década. Isso pode ser demonstrado por meio do incremento exponencial na quantidade de publicações de cunho científico que abordam o tema, bem como por meio de pesquisas populacionais realizadas em grandes centros mundiais de oncologia que revelam o uso por 4,5% dos pacientes em média[1].

Mesmo com o crescimento recente no emprego da acupuntura, essa modalidade de tratamento deve permanecer com alcunha de tratamento complementar, sendo a sua aplicação um adjunto às terapias usuais, visando otimizar o controle dos sintomas nessa população específica, um grupo muito especial de pacientes que apresentam uma constelação de sintomas desagradáveis derivados tanto da doença de base quanto das heroicas intervenções que visam ao seu tratamento.

A frequência do paciente ao centro oncológico não raramente se dá de três a cinco vezes por semana, tendo em vista a intensa gama de consultas, procedimentos de imagem, infusões terapêuticas e dosagens de exames de sangue a que o paciente tem que se submeter. Usualmente os pacientes aceitam o que lhes é oferecido sem muito espaço para reflexão, uma vez que a maioria deles está aterrorizada pelo diagnóstico oncológico.

Acrescentar uma terapia complementar pode otimizar a qualidade de vida e bem-estar desses pacientes, mas pode também consumir um precioso tempo de descanso e convivência familiar.

Assim, é imprescindível que a relação custo-benefício seja claramente exposta e discutida, sendo o início de uma terapia complementar uma decisão compartilhada entre o terapeuta e seu paciente. Isso deve ocorrer de forma a estabelecer prioridades e objetivos para o controle de sintomas, bem como para excluir procedimentos fúteis que venham a consumir tempo e dinheiro, impedindo a implementação de outras ações com maior significado para o paciente.

Como exemplo, podemos analisar dois casos que podem ser vistos com certa frequência na prática de um acupunturista voltado ao tratamento de pacientes com câncer:

Primeiro, uma mulher de 56 anos, diagnosticada com câncer de mama há um ano por meio de um exame de rastreamento com mamografia. Ela foi submetida a biópsia do nódulo, quimioterapia neoadjuvante, mastectomia radical com esvaziamento axilar, radioterapia local e, finalmente, bloqueio hormonal com tamoxifeno.

Agora, ela é uma sobrevivente e sofre com dor crônica pós-mastectomia que a impede de elevar seu braço acima de 60° e com ondas de calor que a despertam cinco vezes por noite banhada em suor, derivadas do bloqueio hormonal que está programado para durar no mínimo cinco anos.

Ela vem tentando recuperar sua funcionalidade no membro superior afetado por meio de fisioterapia e terapia ocupacional, porém a dor tem sido um importante fator de limitação nos ganhos, apesar de seu regime medicamentoso de analgésico estar otimizado, e as ondas de calor se mantêm apesar das opções farmacológicas disponíveis (inibidores da recaptação de serotonina e gabapentina) já terem sido tentadas.

Essa paciente seria uma excelente candidata ao tratamento com acupuntura, uma vez que seu quadro de dor e limitação em membro superior, bem como o quadro de ondas de calor podem ser amenizados com o uso de certas combinações de pontos de acupuntura. Sendo assim, ela poderia ser indicada a um médico acupunturista para discutir as possibilidades.

Agora um segundo caso: um homem de 42 anos com antecedente de uso abusivo de drogas recreativas (cetamina e *ectsasy*) apresentou um acidente isquêmico cerebral há 15 anos sem causa definida na época, que resultou numa discreta perda de força em sua perna direita. Alguns meses atrás, evoluiu com trombose venosa profunda na mesma perna e dispneia, a qual, num primeiro momento, foi atribuída a um provável tromboembolismo pulmonar. Imagens pulmonares descartaram tal hipótese e foi sugerida uma afecção infecciosa pulmonar.

Infelizmente, tal imagem não melhorou com o uso de antibióticos, e uma investigação mais aprofundada revelou um quadro de neoplasia pulmonar de pequenas células com metástases ósseas em coluna lombar. Durante essa investigação, ele também foi diagnosticado com síndrome da imunodeficiência adquirida (SIDA), atualmente com CD4 baixo e alta carga viral.

Atualmente ele está sob um agressivo tratamento quimioterápico, tem programação de radioterapia em coluna lombar e recebe anticoagulação com enoxaparina e tratamento com antirretrovirais.

Apesar de apresentar lombalgia secundária a metástases ósseas, esta fica controlada com o uso de anti-inflamatórios não hormonais. Mesmo que ele procure tratamento com acupuntura para sua dor, pois teve uma experiência prévia positiva, o risco-benefício da situação atual é francamente desfavorável, uma vez que o risco de sangramentos, infecções e perda de tempo é imensamente superior ao benefício de diminuir seu consumo de anti-inflamatórios.

A exposição do raciocínio da relação custo-benefício em cada caso ajudará a atingir uma decisão compartilhada entre o médico e seu paciente quanto ao uso ou não da acupuntura; para tanto, é necessário estar atualizado quanto ao conhecimento científico na área de acupuntura na oncologia.

Contraindicações e precauções para o agulhamento em pacientes oncológicos

Neutropenia

A neutropenia é uma condição em que a contagem absoluta de neutrófilos cai abaixo de 1.500 por mm³. Isso está associado a maior risco de desenvolver uma infecção viral ou bacteriana; quanto menor a contagem, maior o risco.

Na oncologia, a neutropenia geralmente é causada pela quimioterapia, mas também pode ser devida à radioterapia, que prejudica a produção da medula óssea (ou seja, radioterapia para o tórax que atinge a medula óssea do esterno), ou pode ocorrer em casos críticos em que a medula óssea é invadida por células de câncer metastático.

Quando é devida à quimioterapia, geralmente é transitória e seu início e duração podem ser previstos de acordo com a droga que está sendo usada para que o agulhamento seja programado.

A neutropenia leve (neutrófilos entre 1.500 e 1.000 por mm³) ainda é um cenário aceitável, mas a neutropenia moderada a grave (neutrófilos abaixo de 1.000 por mm³) traz um risco importante de desenvolvimento espontâneo de condições febris, e nesse caso o agulhamento deve ser evitado, uma vez que qualquer hematoma pode facilitar a ocorrência de infecção.

Trombocitopenia

A trombocitopenia é uma condição em que a contagem de plaquetas cai abaixo de 150.000 plaquetas por mm³. As plaquetas são um importante fator de coagulação, especialmente quando se trata de punções de agulhas, uma vez que as plaquetas param o sangramento, juntando-se para formar tampões nas lesões dos vasos sanguíneos.

Plaquetas abaixo de 100.000 por mm³ exigem agulhamento superficial cauteloso, e a observação de 5 minutos após a remoção das agulhas é aconselhada.

Abaixo de 50.000 por mm³, o risco de sangramento não controlado aumenta ao ponto de o agulhamento se tornar contraindicado.

Terapia de anticoagulação ou distúrbios de coagulação

A terapia de anticoagulação não é incomum na população de oncologia, uma vez que é uma medida importante para prevenir e tratar a trombose venosa profunda, bem como tromboembolismos pulmonares.

Os distúrbios de coagulação podem estar presentes em pacientes com câncer devido a fatores de anticoagulação produzidos ou mesmo fatores de coagulação normais prejudicados por produtos de neoplasias. Geralmente um teste de laboratório de coagulação que mede tempos de protrombina e tromboplastina parcial ativada (TP e TTPa), mostrando um TP com um Índice Internacional Normalizada (INR) inferior a 2,0 e um TTPa mais rápido que 60 segundos, é suficiente para proporcionar certa segurança para o agulhamento.

A varfarina geralmente é administrada em situações em que a anticoagulação a longo prazo é justificada, e a intensidade de sua ação pode ser medida por meio do TP expresso em termos INR. São recomendados agulhamento superficial cauteloso e observação de 5 minutos após a remoção das agulhas em pacientes que recebem varfarina que apresentam um INR entre 1,0 e 2,0. A alteração adicional do TP pode representar um risco de formação de hematomas de alto volume, e o agulhamento deve ser evitado.

A enoxaparina é muito comum na prática, e outros medicamentos recentemente disponíveis, como o Xarelto°, estão rapidamente se tornando convencionais. Essas substâncias também apresentam testes laboratoriais que podem medir sua ação, mas estes variam de droga a droga, portanto uma indicação muito confiável de segurança para o agulhamento é o objetivo buscado com a prescrição dessas drogas. Um regime de prescrição profilático é uma situação de agulhamento seguro, enquanto um regime de prescrição de tratamento (ou seja, trombose venosa profunda ou tromboembolismo pulmonar estabelecido) contraindica agulhamento profundo.

Linfedema

Os pacientes submetidos à extração de linfonodos ou aqueles que apresentam metástase ganglionar podem desenvolver linfedema. Essas situações prejudicam a circulação linfática normal, diminuindo a drenagem dos membros e a reação normal às infecções locais.

Os membros com linfedema não devem ser agulhados, e os pontos alternativos localizados em outros membros devem ser usados para evitar complicações locais.

Apesar de um estudo piloto de alta qualidade[2] sugerir que os membros com linfedema são seguros para o agulhamento, isso infelizmente não foi replicado até agora e ainda não é considerado prática convencional.

Locais de tumores e metástases ósseas

O agulhamento local é perigoso e deve ser evitado, pois os tumores produzem formações caóticas de vasos sanguíneos. O sangramento pode tornar-se incontrolável e as infecções locais, difíceis de tratar.

A metástase óssea, especialmente nas vértebras, pode gerar instabilidade, e os músculos locais podem estar retesados para manter a estabilidade. Agulhar tais músculos pode acarretar instabilidade, aumentando o risco de fraturas e até mesmo a compressão medular, devendo, portanto, ser evitado.

Existe ainda uma possibilidade de disseminação tumoral induzida por agulhamento local, conforme relato da equipe taiwanesa do Hospital Changhua Christian[3] descrevendo um evento de disseminação cutânea de câncer de mama após a punção de uma massa cervical dolorosa que provavelmente foi considerada um "ponto Ashi", mas, na realidade, era uma massa metastática.

Prótese

Alguns pacientes têm endoprótese metálica por causa de metástase óssea removida ou mesmo de fraturas. Esses locais não devem ser agulhados, uma vez que as infecções locais seriam muito difíceis de tratar, podendo, inclusive, necessitar de intervenção cirúrgica.

O uso da acupuntura em efeitos colaterais específicos do tratamento usual do câncer

Náusea e vômito

A êmese induzida por quimioterapia é um dos efeitos secundários mais angustiantes do tratamento do câncer e pode acontecer em até

80% dos pacientes, com efeitos significativos sobre a qualidade de vida e possíveis complicações como distúrbios metabólicos, desidratação, deficiência nutricional, roturas esofágicas e, eventualmente, limitação da tolerância à quimioterapia[4]. Embora o uso de vários regimes de medicamentos antieméticos tenha sido capaz de reduzir a incidência de vômitos, a náusea permanece como um dos efeitos colaterais mais severos experimentados por pacientes submetidos à quimioterapia[5]. Alguns fatores de risco para a êmese foram identificados, por exemplo, sexo feminino e história anterior de enjoo[6], bem como características relacionadas ao regime de tratamento, como dosagem e frequência. Os principais subtipos são:

- Agudo: início de náuseas e vômitos dentro de minutos a horas após a administração de quimioterapia e resolução em 24 horas;
- Tardio: ocorre 24 horas ou mais tarde após a administração de quimioterapia;
- Antecipatório: ocorre antes da administração de quimioterapia;
- Refratário: náuseas e vômitos que ocorrem apesar da profilaxia apropriada.

A medicação atual disponível para controlar a êmese inclui antagonistas dos receptores 5-HT3 (p. ex., ondansetrona), antagonistas do receptor NK1 (p. ex., aprepitanto), corticosteroides (p. ex, dexametasona), antagonistas do receptor de dopamina (p. ex., metoclopramida) e, eventualmente, benzodiazepínicos, olanzapina e, mais recentemente, canabinoides.

A acupuntura tem sido considerada útil para o controle de náuseas e vômitos há muito tempo. Em 1998, um painel de consenso do orgão americano *National Institutes of Health* concluiu que a acupuntura foi eficaz no controle da dor pós-operatória e de náuseas e vômitos relacionados à quimioterapia[7]. Apesar de estar longe de se estabelecer como tratamento-padrão, a acupuntura para a êmese é um tratamento seguro que pode aliviar o sofrimento, podendo ser uma opção para pacientes que não conseguem controle significativo de sintomas com os medicamentos listados acima.

Estudos de maior relevância

Presença inequívoca em revisões sistemática sobre o tema, Shen publicou em 2000[8] um estudo de alta qualidade com baixo risco de viés que examinou os efeitos antieméticos da eletroacupuntura (EA) em pacientes com câncer de mama admitidos em enfermarias para quimioterapia mieloablativa.

O estudo consistiu de 104 pacientes, divididos em três grupos. Todos os pacientes receberam os mesmos três agentes farmacológicos para o manejo da êmese, que incluía cloridrato de proclorperazina, lorazepam e difenidramina. Esses medicamentos foram iniciados 1 hora antes da quimioterapia e continuaram até 48 horas após a última infusão de quimioterapia. Os medicamentos de resgate disponíveis para todos os pacientes incluíam proclorperazina, lorazepam e difenidramina adicionais, bem como metoclopramida e droperidol.

O grupo submetido à EA (37 pacientes) recebeu duas sessões por dia durante cinco dias consecutivos. As agulhas foram colocadas no PC6 e ST36 com manipulação inicial buscando DeQi, então os eletrodos foram conectados (negativo no PC6 e positivo no ST36). A frequência do pulso elétrico foi de 2 a 10 Hz e a largura de pulso, de 0,5 a 0,7 milissegundos, sob uma saída de corrente contínua variável com uma polaridade alternada equilibrada de forma ondulada quadrada de menos de 26 mA por 20 minutos.

O grupo "placebo" (33 pacientes) recebeu agulhamento mínimo, ou seja, as agulhas foram colocadas subcutaneamente e sem estimulação perto dos locais de LU7 e GB34; os eletrodos foram conectados com a máquina de eltroacupuntura gerando os mesmos efeitos audiovisuais, mas sem nenhum estímulo elétrico durante 20 minutos.

O grupo medicamentoso (34 pacientes) apenas recebeu o regime de medicação descrito acima.

O número de episódios de êmese por pessoa ao longo dos cinco dias de intervenção foi contado, e a mediana foi de:
- Cinco episódios para o grupo EA;
- Dez episódios para o grupo placebo;
- Quinze episódios para o grupo medicamentoso.

A análise estatística mostrou que o grupo de EA apresentou significativamente menos episódios de êmese do que o grupo de agulhamento mínimo ou o grupo de farmacoterapia. Além disso, o grupo de agulhamento mínimo teve significativamente menos episódios de êmese do que o grupo de farmacoterapia. Isso representou uma evidência muito forte do valor da acupuntura na prevenção de náuseas e vômitos pós-quimioterapia.

Ondas de calor

As ondas de calor ou fogachos (OC), também referidas como sintomas vasomotores, são uma sensação de descarga de calor sobre a superfície do corpo, muitas vezes acompanhada de palpitações cardíacas, sudorese espontânea, náuseas e tonturas, causando distúrbios no humor e no sono.

Geralmente ocorrem algumas vezes ao dia, mas alguns pacientes podem apresentar inúmeros episódios diários, com duração variando de 3 a 20 minutos. Esses sintomas podem persistir por anos e podem afetar o trabalho, atividades sociais, concentração, níveis de energia e a qualidade de vida em geral. Ondas de calor são uma queixa comum entre pacientes com câncer, especialmente aqueles que foram submetidos a castração cirúrgica e terapia hormonal.

Embora bastante frequentes, com 80% das mulheres em uso de tamoxifeno apresentando esses sintomas, apenas em torno de 21% dos pacientes recebem tratamento para esse distúrbio.

Seu mecanismo exato é desconhecido. Sugeriram-se alterações hormonais com concentração reduzida de betaendorfina no hipotálamo, levando a queda no ponto de ajuste do centro de termorregulação e aumento da liberação de peptídeo relacionado ao gene da calcitonina, um potente vasodilatador. Na prática geral, o cuidado usual seria a terapia de reposição hormonal (RH), mas, no contexto do câncer com receptor de estrogênio, essa extratégia é proscrita e as opções são reduzidas aos antidepressivos e à gabapentina, o que pode representar algum alívio, mas também pode haver efeitos colaterais desagradáveis como náusea, sonolência, tontura, boca seca ou dor de cabeça.

Muitos pacientes com câncer se voltam para práticas integrativas para ajudar a controlar as ondas de calor, e a acupuntura é frequentemente tentada. A revisão sistemática mais recente do uso da acupuntura para o manejo de ondas de calor em pacientes com câncer[9] identificou oito estudos randomizados controlados (RCTs) de alta qualidade. Todos os estudos mostraram melhora significativa dentro do grupo desde a linha de base até o final do tratamento para a acupuntura, sendo esse um achado importante, uma vez que a melhora espontânea é improvável, pois 50% das mulheres com câncer de mama relatam ondas de calor com duração de 10 anos. Embora a principal preocupação em relação a essa revisão em particular seja o fato de que nenhum dos ensaios incluídos apresenta baixo risco de erro sistemático, impedindo de se atingirem conclusões definitivas, tais estudos analisados apresentam estratégias interessantes para tratar essa condição particular.

Características dos estudos incluídos

Nedstrand et al.[10] publicaram, em 2006, um estudo em que usaram a EA em um conjunto-padrão de pontos por 30 minutos, duas vezes por semana, durante duas semanas, e então uma vez por semana, durante 10 semanas:

- EA bilateral de BL23 a BL32 mais GV20 e bilateral BL15, HT7, SP6, SP9, LR3 e PC6;
- O grupo de controle foi submetido semanalmente a 60 minutos de sessões de relaxamento, durante 12 semanas.

Resultados: não foram observadas diferenças significativas entre os grupos, mas uma diminuição significativa foi observada em número de *hot flushes* (HFs)/24 horas a partir da linha de base em ambos os grupos.

Deng et al.[11] publicaram, em 2007, um estudo em que usaram acupuntura manual em um conjunto-padrão de pontos por 20 minutos, duas vezes por semana, durante quatro semanas:

- "*True Acupuncture*" (TA): GV14, GB20, BL13, PC7, HT6, KI7, ST36 e SP6 bilaterais, mais auricular Shenmen e simpático;
- O grupo de controle foi submetido a "*Sham Acupuncture*" (SA): agulhas não penetrantes aplicadas a alguns centímetros de pontos TA.

Resultados: Embora não tenham sido encontradas diferenças significativas entre os grupos, o TA foi associado com 0,8 menos ondas de calor em 24 horas do que a SA na sexta semana, e isso poderia ter sido amplificado caso o período de tratamento fosse mais longo.

Frisk et al.[12], em estudo publicado em 2009, usaram EA no mesmo protocolo descrito no estudo mencionado anteriormente, porém, dessa vez, o grupo controle foi submetido à terapia de RH por dois anos e depois parou e foi tratado por até 24 meses. Resultados: ambos os grupos apresentaram reduções significativas no número de ondas de calor/24 horas e no Índice Kupperman.

EA e RH tiveram efeito significativo persistente ao longo do tempo, com diferenças entre os grupos a favor da RH (p < 0,001) 12 meses após o início do tratamento.

Hervik e Mjåland[13], em 2009, usaram a acupuntura manual em um conjunto-padrão de pontos por 20 minutos, duas vezes por semana, durante cinco semanas, complementado por sessões semanais durante mais cinco semanas:

- "TA": LR3, GB20, LU7, KI3, SP6, CV4, PC7 e LR8;
- "Grupo de controle": foi submetido a agulhamento superficial em pontos não relacionados à acupuntura.

Resultados: observou-se diminuição significativa das ondas de calor diurnas e noturnas a favor da TA sobre o controle.

Liljegren *et al.*[14] usaram a acupuntura manual em um conjunto-padrão de pontos por 20 minutos, duas vezes por semana, durante cinco semanas:

- "TA": LI4, HT6, LR3 e ST36 unilateralmente e SP6 e KI7 bilateralmente;
- Grupo de controle com SA: agulha não penetrante no mesmo meridiano a 1 cm dos pontos TA.

Resultados: diferenças significativas entre os grupos a favor da TA foram observadas apenas para eventos noturnos.

Walker *et al.*[15] utilizaram uma abordagem adaptada composta por acupuntura manual em alguns pontos principais, além de pontos selecionados de acordo com a teoria da Medicina Tradicional Chinesa (MTC), em sessões de 30 minutos, duas vezes por semana, durante quatro semanas, e depois oito sessões semanais:

- Pontos centrais bilaterais: BL23, KI3 e SP6;
- Pontos secundários baseados no diagnóstico da MTC: GV14, GV20, GB20, LU9, LR3, ST36, CV6, PC7 e HT7;
- O grupo controle foi medicado com venlafaxina 37,5 mg via oral antes de dormir, durante uma semana, seguido de 75 mg na hora de dormir, durante 11 semanas.

O acompanhamento foi realizado por um ano.

Resultados: TA foi tão eficaz quanto a venlafaxina. Duas semanas após o tratamento, o grupo de venlafaxina experimentou aumentos significativos nas ondas de calor, enquanto no grupo TA a incidência permaneceu baixa. O grupo de venlafaxina experimentou 18 ocorrências de efeitos adversos (náuseas, boca seca, tonturas e ansiedade), enquanto nenhum efeito adverso foi relatado no grupo TA.

Bao et al.[16] usaram a acupuntura manual em um conjunto-padrão de pontos, em sessões semanais de 20 minutos, por oito semanas:
- TA: CV4, CV6, CV12 bilateral LI4, TA6, GB34, ST36, KI3 e BL65;
- O grupo de controle foi submetido a SA com agulhas não penetrantes.

Resultados: os grupos TA e SA mostraram-se na melhores, mas sem diferença entre os grupos.

Bokmand e Flyger[17] usaram acupuntura manual em um conjunto-padrão de pontos, em sessões semanais de 15 a 20 minutos, por apenas cinco semanas:
- TA: bilateral HT6, KI3, SP6 e LR3;
- O grupo de controle recebeu acupuntura Sham superficial em pontos bilaterais não relacionados à acupuntura;
- Também havia um terceiro braço composto de não acupuntura.

Resultados: o desfecho primário foi considerado "desconforto de HF" e foi marcado como um diário de bordo 0-10 VAS. O TA mostrou melhores resultados para o distúrbio de insuficiência cardíaca nesse estudo.

Conclusões

À luz dos dados publicados atuais e das estratégias de tratamento acima mencionadas, para este autor, parece que o uso de um conjunto básico de pontos com propriedades de reforço de Rim e Qi, aliados a pontos de harmonização de Coração e Fígado deve ser combinado com uma seleção personalizada de pontos de acupuntura de acordo com os sintomas mais incômodos do paciente (por exemplo, transpiração noturna, ansiedade, humor, distúrbios do sono etc.), a fim de proporcionar o melhor efeito possível ao controlar ondas de calor.

Artralgia relacionada ao uso de inibidores da aromatase

Foi demonstrado que o tecido do câncer de mama produz níveis elevados de estrogênio, o que induz o crescimento de células de câncer de mama em mulheres na pré e pós-menopausa. Uma vez que a aromatase desempenha um papel importante ao catalisar o passo final e limitante de taxa na biossíntese de estrogênio, os inibidores de aromatase (IAs) são usados como terapia adjuvante de primeira linha em mulheres pós-menopausa com câncer de mama positivos para receptor de hormônio. Quando comparado com o tamoxifeno, que é um modulador seletivo do receptor de estrogênio e, infelizmente, aumenta o risco de câncer de endométrio e tromboembolismo, os IAs apresentam uma miríade de eventos adversos menos severos, como ondas de calor, secura vaginal e dores de cabeça.

No entanto, 28% a 47% dos pacientes que recebem IAs experimentam distúrbios musculoesqueléticos e 5% a 25% deles interrompem a terapia devido a efeitos adversos. Até esta data, a etiologia exata desses sintomas musculoesqueléticos não é bem compreendida, e isso provavelmente é o que impede um controle adequado desse quadro.

A acupuntura mostrou-se capaz de efetivamente aumentar a taxa de controle da dor musculoesquelética[18], e várias pesquisas testaram essa modalidade de tratamento em pacientes com câncer de mama com artralgia relacionada ao IAs. A primeira revisão sistemática de tais ensaios[19] identificou cinco estudos de alta qualidade, três deles apresentam resultados favoráveis, enquanto os outros dois não; a metanálise dos resultados não mostra significância estatística entre os efeitos quando comparadas a intervenção real com a acupuntura simulada.

Alguns pontos se sobressaem ao se analisar essa revisão:
- Os estudos incluíram um possível efeito de controle da acupuntura sobre o estado inflamatório dos participantes mostrado por meio de dosagens de citoquinas pró-inflamatórias como interleucina (IL) e fator de necrose tumoral alfa (TNF-α) em amostras de sangue, porém as moléculas analisadas, bem como os métodos de medição não foram consistentes, além disso, como observado anteriormente, o papel da inflamação nessa entidade particular não foi totalmente esclarecido;
- Os tratamentos escolhidos também não eram consistentes com a seleção de pontos, variando muito entre os estudos;
- A maioria dos ensaios incluídos aplicou questionários de resultados autorrelatados para medições finais. Embora os instrumentos usados sejam válidos e consistentes, eles refletiriam uma medida precisa se mais pacientes e centros de tratamento fossem incluídos, uma vez que esses questionários são inerentemente subjetivos.

Seleção de pontos

Oh et al.[20] utilizaram uma seleção-padrão composta por: "LI4, LI11, GB34, ST40, LR3, GV20, Shishencong e Baxie no dia 1 e GB21, TE5, ST36,

SP6, LR3, GV20, Shishencong e Baxie no dia 2...". A técnica de agulhamento incluiu *twirling*, empuxo e elevação. No grupo de tratamento, as agulhas foram inseridas com rotação bilateral até a sensação de Qi. As agulhas foram conectadas por meio de um grampo de microplaquetas e um eletrodo para um gerador de pulso operado por bateria conectado ao polo negativo para os pontos de acupuntura LI4 e TE5 e ao polo positivo para os pontos de acupuntura LI11 e GB21. A estimulação elétrica usou largura de pulso de 0,5 a 0,7 ms em frequências alternadas de 2 a 10 Hz, para a intensidade máxima tolerável durante 20 minutos, dois dias por semana (tratamentos separados por dois dias), durante seis semanas consecutivas.

Bao *et al.*[16] optaram por outro conjunto de pontos de acupuntura: "CV4, CV6, CV12 e bilateral LI4, PC6, GB34, ST36, KI3, BL65. Esses pontos de acupuntura foram selecionados com base em nossa experiência clínica, sugerindo que o quadro de artralgia resultou da deficiência de Qi (energia vital). Selecionamos os principais acupontos e pontos de acúmulo Qi que melhoram os sintomas músculoesqueléticos", uma vez por semana, durante oito semanas.

Crew *et al.* (2007) e Crew *et al.* (2010)[21,22] utilizaram ainda outra combinação: TA5, GB41, GB34, LI4, ST41 e KI3. Os pontos de acupuntura auricular são agulhados em cada visita, alternando as orelhas, e incluem Shenmen, rim, fígado, pulmão superior e simpático. Os protocolos específicos do ombro, punhos, dedos, lombar, quadril e joelho são os seguintes: ombro (LI15, TA14, SI10), punho (TA4, LI5), dedos (TA5, SI3, Ba Xie, LI3), lombar (GV3, GV8, BL 23), quadril (GB30, GB39) e joelho (SP9, SP10, ST34), 30 minutos duas vezes por semana, ao longo de seis semanas. O acupunturista voltou a estimular as agulhas uma vez, usando técnica de agulhamento neutro para reativar a sensação Deqi.

Finalmente, Mao *et al.*[23] decidiram usar um conjunto de pontos sob medida: "O acupunturista escolheu pelo menos quatro pontos locais em torno da articulação mais dolorosa. Além disso, pelo menos quatro pontos distantes foram usados para enfrentar sintomas constitucionais como depressão/ansiedade e fadiga, que são comumente vistos em conjunto com a dor". "Dois pares de eletrodos foram conectados nas agulhas adjacentes à(s) articulação(ões) dolorosa(s) com eletroestimulação de 2 Hz fornecida por uma unidade de estimulação nervosa elétrica transcutânea (TENS). As agulhas foram mantidas por 30 minutos com manipulação breve no início e ao fim da terapia", "duas vezes por semana durante duas semanas, e semanalmente por mais 6 semanas, para um total de 10 tratamentos ao longo de 8 semanas".

Joint Pain Location	Acupuncture Points				
Shoulder	Jianyu (LI15)	Jianliao (TA14)	Jianzhen (SI9)	Naoshu (SI10)	
Scapula	Tianzong (SI11)	Bingfeng (SI12)	Jianwaishu (TA14)	Gaohuangshu (BL43)	
Elbow	Quchi (LI11)	Chize (LU5)	Tianjing (TA10)	Waiguan (TA5)	Hegu (LI4)
Hand/Finger	Houxi (SI3)	Sanjian (LI3)	Baxie (Extra)		
Hip	Huantiao (GB30)	Yinmen (BL37)	Juliao (GB29)		
Knee	Lianqiu (ST34)	Dubi (ST35)	Ne Xian (Extra)	Yanlingquan (GB34)	Xiangguan (GB35) / Yinlingquan (SP9)
Leg	Chengshan (BL57)	Feiyang (BL58)			
Ankle	Jiexi (ST41)	Shangqui (SP5)	Quixu (GB40)	Kunlun (BL60)	Taixi (KI3)
Foot/Toe	Gongsun (SP4)	Shugu (BL65)	Bafeng (Extra)		
General Symptoms					
General Aching	Houxi (SI3)	Shenmai (BL62)	Dabao (SP21)	Geshu (BL17)	Yinlingquan (SP9)
Generalized Anxiety	Neiguan (PC6)	Taixi (LR3)			
Generalized Fatigue	Sanxinjiao (SP6)	ZusanLi (ST36)			

Modified from[3] appendix to suite World Health Organization Nomenclature.

Fadiga relacionada ao câncer

A fadiga é uma sensação subjetiva de cansaço ou até mesmo de exaustão que abrange atividades físicas, psicológicas, emocionais e cognitivas, e não é proporcional a atividades recentes nem pode ser atenuada pelo descanso adequado[24].

A fadiga relacionada ao câncer é o sintoma mais prevalente de pacientes com câncer, sendo relatada em até 40% dos indivíduos no diagnóstico, 90% dos tratados com radiação e 80% dos que estão sob tratamento de quimioterapia[25]. Pode começar durante o tratamento e aumentar de forma cumulativa, e pode diminuir quando o tratamento é interrompido, mas alguns pacientes referem que ela pode durar anos após o tratamento do câncer ter sido concluído.

Essa condição é muitas vezes pouco relatada, às vezes porque os pacientes sentem que é uma condição inerente à doeça, outras vezes porque os sobreviventes temem que ela possa indicar recidiva e abstêm-se de mencioná-la para que os procedimentos de investigação e tratamento não sejam reiniciados, e muitos médicosnão investigam sua presença, pois, na realidade, não há muito que possa ser oferecido para seu tratamento.

No entanto, algumas comorbidades tratáveis podem contribuir para a intensidade de fadiga relacionada com o câncer, como anemia, depressão, ansiedade, diminuição da capacidade de ingerir alimentos (náuseas, vômitos, xerostomia), dispneia e dor, e devem ser abordadas para otimizar o manejo clínico.

As possibilidades de tratamento são antidepressivos, psicoestimulantes leves, corticosteroides e eritropoetina.

As opções não farmacológicas incluem diversas terapias mente-corpo e exercícios. Embora possa parecer ilógico gastar energia com o exercício, um bom corpo de evidências mostra que ele realmente aumenta o bem-estar dos pacientes que sofrem de fadiga relacionada ao câncer[26].

O tratamento de acupuntura para essa condição foi testado, uma vez que muitos pacientes se voltam para medidas complementares para sintomas para os quais a medicina tradicional não pode proporcionar muito alívio.

Alguns RCTs foram conduzidos, porém, mais uma vez, os resultados foram variados, bem como os protocolos de tratamento.

Molassiotis *et al.*[27] apresentam o maior RCT focado em investigar os benefícios da acupuntura na fadiga relacionada ao câncer (CRF) até o momento. Incluiu 302 indivíduos com câncer de mama aleatoriamente designados para atendimento habitual (75) e para acupuntura mais cuidados habituais (227) (atribuição de 1:3, respectivamente). Esse desequilíbrio incomum entre os tamanhos dos grupos foi justificado devido a uma segunda fase no estudo[28]. A manutenção foi realizada por autoagulhamento e acupressão. As análises estatísticas consideraram esse um projeto capaz de detectar uma mudança de dois pontos nos questionários. A medida de resultado primária foi a diferença na fadiga geral, como autorrelatada por pacientes com o Inventário de Fadiga Multidimensional (IFM) basal e em seis semanas (conclusão do tratamento). O IFM é uma breve escala bem-validada de 20 itens que mede a fadiga geral e as dimensões da fadiga física, mental e motivacional.

O procedimento de acupuntura *per se* consistiu em sessões semanais de 20 minutos com acupuntura manual em pontos-padrão (LI4, SP6, ST36), além de pontos personalizados de acordo com o critério do acupunturista. Não foi permitida a manipulação após a inserção das agulhas.

Esse foi um estudo multicêntrico e envolveu 12 praticantes diferentes.

Os resultados foram significativos e mostraram uma magnitude de efeito impressionante ($p < 0,001$ e -3,11 do índice de linha de base). A principal preocupação com esse estudo foi a falta de um grupo placebo e o fato de que os pacientes não estavam cegos na alocação do grupo. Uma vez que o principal resultado foi relatado pelos pacientes, essa falta de ocultação gerou um alto risco de viés, prejudicando os achados do estudo.

- Outros dois RCTs foram conduzidos recentemente e apresentaram qualidade metodológica relativamente alta:
- Deng *et al.*[29] compararam a acupuntura manual em pontos-padrão (CV6, CV4, KI3, SP6, ST36, LI11, HT6 e ponto auricular "antidepressão"), com sessões semanais de 20 minutos, por seis semanas, com a acupuntura Sham com agulhas placebo colocadas a poucos milímetros de distância dos verdadeiros pontos de acupuntura e meridianos. O cegamento foi adequado, e o resultado principal foi medido pelo *Brief Fatigue Inventory* (BFI)[29]. Após a primeira fase do estudo, 74 pacientes foram ava-

liados (34 no grupo de acupuntura e 40 no grupo de acupuntura Sham), e o seguimento foi tentado aos seis meses após a intervenção, mas houve grande perda de pacientes nessa fase. Embora tenha havido ligeira melhora nos questionários aplicados, nem isso nem a diferença entre os grupos foram estatisticamente significantes. A conclusão desse estudo foi que o tratamento fornecido não aliviou a fadiga crônica pós-quimioterapia. Os autores observam que o estudo foi limitado pelo número de pacientes perdidos no seguimento e também que não se pode excluir a possibilidade de que um tratamento mais intensivo venha a ser eficaz;

- Smith et al.[30] também tentaram um ensaio randomizado, controlado por Sham, usando agulhas de acupuntura retráteis, porém esse foi um estudo muito menor, sendo considerado um estudo piloto com 30 pacientes: 10 no grupo de acupuntura, 10 no grupo de acupuntura Sham e 10 no grupo da lista de espera. A intervenção consistiu em agulhar KI3, KI27, SP6, ST36, CV4 e CV6 mais pontos adaptados, a critério do acupunturista (máximo de três pontos extras), em sessões de 20 minutos com estimulação manual duas vezes durante esse período, duas vezes por semana durante as primeiras três semanas e mais três semanas com uma sessão semanal (total de nove sessões em seis semanas). Três questionários foram usados para medir os resultados, um específico para a fadiga, o BFI anteriormente mencionado, mais dois para o bem-estar geral, o Questionário de Bem-Estar (W-BQ12) e o Questionário de Preocupações e Questionário de Bem-Estar (MYCaW)[31]. As conclusões do estudo de viabilidade foram consideradas positivas, mas os resultados dos questionários apenas apresentaram diferenças significativas entre os grupos na semana 2 para o BFI (com perda dessa diferença nas semanas 4 e 6) e para MYCaW na semana 6. Mais uma vez, a indicação de que um tratamento de acupuntura intenso (ou seja, duas ou mais vezes por semana) é mais efetivo ficou implícito.

Xerostomia

Xerostomia ou boca seca é um sentimento subjetivo associado frequentemente à produção insuficiente de saliva para manter a boca úmida. Essa condição pode apresentar uma miríade de desconforto que engloba dificuldade na mastigação, deglutição, degustação e fala, úlceras ou rachaduras na cavidade bucal, cárie dentária, halitose, além de dificultar a utilização de próteses dentárias.

A terapia de radiação para as áreas da cabeça e do pescoço, bem como certos tipos de quimioterapia, podem causar danos à glândula salivar, prejudicando sua produção normal de saliva. A quimioterapia gera xerostomia, tornando a saliva mais espessa, o que geralmente é revertido meses após o tratamento parar. A radiação local pode destruir as glândulas salivares, diminuindo a produção de saliva. Alguns pacientes experimentam normalização no primeiro ano após a radioterapia, mas alguns podem apresentar xerostomia como condição permanente. Alguns medicamentos comumente usados por pacientes com câncer, como antidepressivos, relaxantes musculares, diuréticos e opioides, podem contribuir para a sensação de boca seca, e alternativas plausíveis devem ser consideradas no tratamento de um paciente com um caso grave de xerostomia.

O tratamento usual inclui substitutos de saliva, também conhecidos como saliva artificial e enxágues com hiprolose ou carmelose, e métodos físicos para induzir a produção de saliva, como mastigar gomas e doces ou mesmo pedrinhas de gelo; medicamentos que aumentam a produção de saliva como pilocarpina e cevimelina também são uma opção, mas eles podem apresentar alguns efeitos colaterais limitantes, principalmente efeitos anticolinérgicos sistêmicos como náusea, tontura, fraqueza, aumento de frequência urinária, rinite, dor de cabeça, rubor, calafrios e diaforese.

A acupuntura tem sido utilizada no manejo da xerostomia induzida por radiação. Alguns ensaios produziram resultados encorajadores tanto no tratamento como na prevenção dessa condição.

Prevenção

Meng *et al.*[32] realizaram um estudo muito interessante para o uso de acupuntura na prevenção de xerostomia em pacientes submetidos a radioterapia. Os pacientes submetidos à intervenção com acupuntura foram agulhados três vezes por semana, durante o período de radiação de sete semanas, com seguimento de seis meses. Os pontos escolhidos foram CV24, LU7 e KI6 e pontos de ouvido Shenmen, Ponto Zero, Glândula salivar 2 e Laringe. Com exceção do CV24 localizado na linha média, todos os pontos foram tratados bilateralmente em sessões com duração de 20 minutos. As medidas de resultado selecionadas foram dois questionários específicos sobre sintomas de xerostomia e cabeça e pescoço, bem como fluxo salivar tanto espontâneo como induzido.

Na semana 3 do tratamento, a diferença entre os grupos de estudo começa a ser significativa tanto nos questionários como na medida do fluxo salivar induzido. Essa diferença atinge o pico na semana 7 e permanece significativa até seis meses após o término da radioterapia, sugerindo que a acupuntura é um recurso válido para a prevenção de xerostomia induzida por radioterapia.

Tratamento

Alguns estudos examinaram a eficácia do tratamento da xerostomia com acupuntura:

- Deng et al.[33] mostraram que o fluxo salivar pode ser aumentado pelo agulhamento de LI2 em indivíduos saudáveis;
- Blom et al.[34] trataram pacientes duas vezes por semana durante 12 semanas e os compararam a um grupo submetido a agulhamento superficial. Os pontos escolhidos variaram de cinco a oito pontos locais e distais (ST3, ST6, ST 5, GV 20, ST 7, SI17, LI18, PC6, HT7, ST36, LR3, LI11, LI10, LI4, SI3, SP8, SP3, SP6, KI7, KI3, KI5); dois a quatro pontos auriculares (Shenmen, Rim, Boca, Estômago, GI, Parótida, Simpático, Subcórtex). O resultado foi relatado pelo paciente como alívio dos sintomas e melhora na qualidade de vida. Embora as taxas de fluxo salivar tenham aumentado no grupo acupuntura, esse estudo não conseguiu encontrar diferença estatisticamente significante entre os grupos;
- Cho et al.[35] optaram por um período mais curto com sessões de tratamento duas vezes por semana, durante três semanas, em cinco a oito pontos locais e distais (ST6, ST36, LI4, SP6) e os compararam a um grupo submetido a agulhamento simulado com o dispositivo de Streitberger (agulhas retráteis). Um questionário abordando problemas de comunicação, alimentação, sono e funções diárias mostrou resultados positivos para o grupo de acupuntura;

- Pfister et al.[36] também optaram por um período de tratamento mais curto, que consistiu em uma vez por semana durante quatro semanas, com agulhamento em pontos distais padrão (LI4, SP6, GV20) e Shenman auricular, além de vários pontos personalizados. O grupo controle foi submetido a "cuidados habituais". O Inventário de Xerostomia foi a medida de resultado escolhida e mostrou melhora significativa no grupo de intervenção.

Apesar dos estudos descritos acima, uma revisão sistemática em particular sobre o assunto[37] considerou que o viés potencial e a grande variação entre os protocolos de estudo impediram que se "identificasse positivamente o efeito terapêutico da acupuntura para a xerostomia induzida por radiação". Eles consideram que a xerostomia deve ser analisada como sendo uma síndrome de deficiência de Yin, especialmente no estômago e no rim, de acordo com a MTC, e o fator patogênico da radiação como calor tóxico; portanto, sugerem o seguinte regime de tratamento:

- Pontos locais: ST4, ST6, ST7, CV23, CV24;
- Pontos distais: LI2, LI4, LI11, PC6, LU7, ST36, KI3, KI5, KI6, S6, LR3;
- Pontos auriculares: Shenmen, ponto zero, glândula salivar.

Neuropatia periférica induzida por quimioterapia

A neuropatia periférica induzida por quimioterapia é um efeito colateral comum resultante do dano nervoso após exposição a certos agentes de quimioterapia, tais como compostos de platina, taxanos e alcaloides de vinca, e também a novos agentes, como bortezomibe e talidomida.

A apresentação clínica pode consistir em uma série diversificada de sintomas, como perda persistente de sensibilidade percebida como entorpecimento ou menor capacidade de sentir pressão e temperatura, dor que pode ser constante ou intermitente com características de punhalada, queimação, formigamento ou choque elétrico.

Isso pode prejudicar as habilidades manuais e aumentar a probabilidade de tropeçar durante caminhadas. Casos graves podem apresentar dificuldade de deglutição, constipação, retenção urinária e alterações da pressão arterial. Normalmente, os sintomas começam mais longe da cabeça e tendem a se aproximar ao longo do tempo. Na maioria dos casos, as mudanças se iniciam nos pés e depois nas mãos. Alguns pacientes têm sintomas que duram por curto período de tempo, mas os sintomas também podem persistir por longo período, e alguns pacientes referem que eles nunca desapareçam.

Os ensaios para a prevenção desse quadro com vitamina E, cálcio e magnésio, antidepressivos, medicamentos anticonvulsivos e glutationa produzem resultados misto, sendo necessários mais estudos para fornecer qualquer conclusão. Estratégias como doses reduzidas de quimioterapia, períodos mais longos de infusão e doses fracionadas podem ser tentadas para reduzir o risco de neuropatia.

A acupuntura foi testada no tratamento da neuropatia induzida por quimioterapia em vários ensaios com diferentes combinações de pontos, a fim de abordar os sintomas mais relevantes.

- Uma revisão[38] identificou quatro recentes ensaios de alta qualidade:
- Rostock *et al.*[39] compararam EA *versus* vitamina B diária ou cápsulas diárias de placebo em 60 pacientes ao longo de três semanas, com acompanhamento adicional nas 12 semanas. Os pontos escolhidos foram LR3, SP9, GB41, GB34, LI4, LI11, SI3 e HT3. A EA foi aplicada com 50 Hz durante 15 minutos, consistindo em uma combinação de correntes retangulares e ondas de alta amplitude. Esse estudo teve sintomas basais muito menos intensos do que o esperado, e não foi possível encontrar diferenças significativas entre os grupos;
- Um ensaio controlado não aleatorizado[40] comparou a acupuntura por 10 semanas associada ao tratamento clínico otimizado *versus* tratamento clínico otimizado em pacientes com vários tipos de câncer e regimes de quimioterapia. Os pacientes de acupuntura receberam um tratamento-padrão de 10 semanas em ST34, EX-LE12 (na ponta dos dedos dos pés) e EX-LE8 (na teia dos dedos dos pés). As agulhas foram inseridas bilateralmente durante 20 minutos. Estudos de condução nervosa foram utilizados para avaliar possíveis alterações e uma alteração de ±2 m/s na velocidade de condução do nervo sural das avaliações iniciais foi considerada significativa. Embora pequeno no tamanho da amostra, nesse ensaio, cinco dos seis pacientes tratados com acupuntura apresentaram melhora média significante de condução no nervo sural após seis meses;

- Um estudo piloto[41] incluiu 27 pacientes com mieloma múltiplo com neuropatia periférica induzida por bortezomibe moderada a grave. Aplicou-se acupuntura manual durante 10 semanas, começando com duas vezes por semana durante duas semanas, seguido de uma vez por semana por quatro semanas e, depois, uma vez a cada duas semanas por mais quatro semanas. Os pontos selecionados foram pontos bilaterais na orelha (Shenmen, ponto zero e dois pontos adicionais de acupuntura auricular, onde o sinal baixa resistência elétrica cutânea foi detectado), pontos bilaterais de acupuntura sistêmica LI4, TA5, LI11, ST40 e Ba Feng. Os pacientes apresentaram diminuição significativa da dor neuropática e melhora de funcionalidade medida por questionários específicos, mas as análises de citoquinas não apresentaram alterações significativas. Os estudos de velocidade de condução nervosa forneceram alterações, mas não foram correlacionados com as mudanças subjetivas percebidas pelos pacientes;
- Um estudo de um único braço[42] demonstrou que a EA era segura e possivelmente efetiva no tratamento da neuropatia periférica induzida por talidomida/bortezomibe em 19 pacientes com mieloma múltiplo, com melhoras significativas nos escores de questionário e testes objetivos de função, como risco de queda, autonomia em caminhada, estabilidade postural, testes de habilidade com botões e moedas. O tratamento de acupuntura consistiu em agulhamento de LI4, SI3, Baxie 2, Baxie 3, LR3, SP6, GB42, ST36, Bafeng 2, Bafeng 3, GV20, CV4 e CV6. A estimulação elétrica foi aplicada bilateralmente, como segue: de LI4 (negativo) a SI3 (positivo) e de LR3 (negativo) para GB42 (positivo) a 2 a 100 Hz por 20 minutos, durante um período de nove semanas, com 20 sessões de acupuntura duas a três vezes por semana.

Conclusão

Até o momento, alguns ensaios de alta qualidade produziram resultados positivos em queixas relatadas pelos pacientes e até mesmo em estudos de condução neuronal, mas o conjunto acumulado de evidências ainda está longe de permitir chegar a qualquer conclusão definitiva.

Possíveis mecanismos dos efeitos da acupuntura sobre sintomas relacionados ao câncer

Náusea e vômito

Os pontos de consenso para o tratamento de náuseas e vômitos são PC6 e ST36.

Apesar de a correlação de perfil molecular e neuroanatômico específico desses pontos com tal efeito não ser clara, algumas hipóteses foram formuladas, em especial para a eficácia do ST36:

- Cheng[43] postulou que agulhar ST36 pode desencadear um potente reflexo somatoautonômico e, portanto, modular a atividade gástrica, uma vez que isso foi demonstrado por Sato e Schmidt[44] e Sato[45], tendo em vista que a estimulação dos músculos na pata traseira de ratos anestesiados aumentou a atividade do nervo eferente vagal gástrico e a motilidade gástrica;
- Wang et al.[46], sobre a regulação da atividade gástrica por acupuntura em ST36, mostraram clara implicação do nervo vago quando uma vagotomia bilateral aboliu o efeito.

O reflexo somatoparassimpático é um possível mecanismo de efeito para o controle de náuseas e vômitos pela acupuntura. O agulhamento geraria a estimulação sensorial somática que é conduzida pelas fibras aferentes musculares à medula e, em ação reflexa, os nervos parassimpáticos eferentes que inervam o estômago provocariam a resposta gástrica.

Ondas de calor

As ondas de calor ocorrem frequentemente na menopausa e podem ser exacerbadas por insuficiência ovariana prematura ou pela privação de estrogênio resultante de terapias contra o câncer.

Os fogachos provavelmente são iniciados por uma súbita mudança descendente no ponto de ajuste para a temperatura corporal no centro termorregulador. Aparentemente, tal centro é afetado por esteroides sexuais e betaendorfinas. Os sintomas vasomotores mostraram-se correlacionados com a diminuição da produção de estrogênio durante a transição da menopausa e da testosterona, que diminui após a terapia de castração em homens com câncer de próstata. Além disso, os níveis séricos de serotonina são mais baixos em mulheres na pós-menopausa, o que, associado às concentrações reduzidas de betaendorfina, pode aumentar a liberação de noradrenalina, causando quedas súbitas no ponto de ajuste de temperatura no hipotálamo, provocando desconfortável perda de calor.

A acupuntura possivelmente modula a atividade de serotonina e noradrenalina no sistema nervoso central termorregulador. O peptídeo relacionado ao gene da calcitonina (CGRP) é um potente vasodilatador e pode ser um *proxy* para a atividade da betaendorfina. Wyon *et al.*[47] mostraram que a concentração plasmática de CGRP e de neuropeptídeo Y (NPY) aumenta durante uma onda de calor, e a excreção de urina de CGRP parece ser reduzida paralelamente ao controles das ondas de calor após o tratamento com acupuntura.

Em conclusão, a acupuntura afeta os níveis de betaendorfina e a atividade de serotonina e noradrenalina no sistema nervoso central, além disso, um possível efeito direto sobre a regulação da liberação de CGRP poderia mediar o controle de sintomas observado em estudos recentes.

Artralgia relacionada ao inibidor da aromatase

A fisiopatologia dessa artralgia é desconhecida, e a privação de estrogênio tem sido temporalmente associada a essa condição[48]. Possivelmente, a privação de estrogênio diminui a geração de opioides endógenos, levando a um limiar de dor reduzido. Mao *et al.* conduziram um ensaio randomizado e controlado[23], testando a hipótese de que a EA seria capaz de restaurar o limiar de dor normal, uma vez que na pesquisa com animais a EA demonstrou claro efeito fisiológico no sistema de opioides endógenos. Esse estudo revelou um efeito significativo quando comparada EA com cuidados habituais, mas não conseguiu encontrar diferenças entre EA e Sham, como relatado anteriormente neste capítulo.

Outro possível mecanismo seria o efeito de acupuntura na modulação das citocinas pró-inflamatórias, como IL e TNF-α. Como mencionado anteriormente, isso foi testado por alguns pesquisadores como Bao *et al.*[16], que identificaram uma redução da IL-17 e tendência para maior redução no TNF-α ($p = 0,095$). Isso é muito encorajador, e ensaios futuros deverão se concentrar nessa análise para reforçar a evidência atual.

Fadiga

O mecanismo patológico da síndrome da fadiga crônica ainda é incerto. Os principais achados relatados em Tang et al.[49] incluem o fluxo sanguíneo cerebral reduzido em algumas regiões do cérebro, alterações do lactato no líquido cefalorraquidiano ventricular e em corticosteroides, combinados com *feedback* aprimorado do eixo hipotálamo-hipófise-adrenal, bem como fator neurotrófico derivado do cérebro, serotonina e distúrbios do sistema de citoquinas cerebrais. Embora existam vários achados, nenhum deles pode explicar o mecanismo e os sintomas clínicos nessa entidade, sendo assim, até agora, nenhum mecanismo específico de ação de acupuntura nesse cenário foi minimamente sugerido.

Xerostomia

Possíveis mecanismos de ação foram identificados nesse cenário particular. Estudo com ressonância nuclear magnética funcional[34] mostrou alterações na imagem do sistema nervoso central (ativação da insulina e operículos adjacentes) durante a acupuntura no LI2, com a consequente produção de saliva.

Também foi demonstrada a liberação de neuropeptídeos que estimulam as glândulas salivares e aumentam o fluxo sanguíneo como o CGRP, acima mencionado, e o polipeptídeo intestinal vasoativo[50,51] na saliva de pacientes com xerostomia submetidos à acupuntura.

Esses achados indicam que uma ativação do sistema nervoso central induz a produção de saliva, em conjunto com aumento local de peptídeos vasodilatadores e estimulantes de de salivação, seriam mecanismos plausíveis de ação da acupuntura para o tratamento da xerostomia.

Neuropatia periférica induzida por quimioterapia

A fisiopatologia exata da neuropatia pós-quimioterapia não está clara. Geralmente, é considerada como uma consequência da ruptura do transporte mediado por microtúbulos axoplasmáticos, degeneração axonal distal, dano mitocondrial e dano direto aos corpos de células nervosas sensoriais dos gânglios da raiz dorsal (GRD), conforme descrito por Podratz et al.[52]. Os neurônios GRD parecem não possuir uma barreira vascular, sendo mais expostos aos efeitos neurotóxicos da quimioterapia.

Alguns modelos experimentais evidenciaram mecanismos possíveis por meio dos quais a acupuntura poderia afetar o limiar da dor e a sensibilidade geral na europatia pós-quimioterapia:

- Kim *et al.*[53] demonstraram que a EA atua por meio de receptores mu e delta, mas não de receptores opioides *kappa* na alodinia mecânica;
- Kim *et al.*[54] relatam que a alodinia fria pode ser reduzida em ratos tratados com EA por meio da mediação de receptores alfa-2-adrenérgicos da coluna vertebral;
- Lau *et al.*[55] investigaram o papel de EA em ciclo-oxigenase-2 (COX2) na medula espinal de ratos após a lesão do nervo espinhal, mostrando sua ação de diminuir a expressão do COX2;
- Somers e Clemente[56] aplicaram EA no ST36, o que reduziu a alodinia mecânica em um modelo neuropático e normalizou o perfil de expressão de proteínas hipotalâmicas identificadas como envolvidas em processos inflamatórios, metabolismo e transdução de sinal;
- Ko *et al.*[57] examinaram esses mecanismos de acupuntura em outro modelo em ratos em nível molecular por análise de cDNA. Encontraram aumento basal da expressão de 68 genes, que, por sua vez, poderiam retornar ao normal após o tratamento com EA. Esses genes estão envolvidos na tradução de sinais, na expressão gênica e nas vias nociceptivas. O mesmo estudo também encontrou diminuição de 50% na expressão do receptor sigma de opioides no modelo de dor neuropática, que também retornou ao normal após a acupuntura. Os achados acima mencionados correlacionam-se à má resposta clínica da dor neuropática aos opioides, observada na prática, e a ação analgésica da acupuntura na dor neuropática poderia ser a de normalizar a expressão do receptor de opioides enquanto aumenta a liberação de peptídeos opioides endógenos.

Observações finais

O uso de acupuntura no ambiente oncológico é uma abordagem terapêutica muito promissora para o controle de sintomas, especialmente para sobreviventes de câncer que sofrem de sequelas duradouras após o tratamento. Até o momento, a pesquisa de alta qualidade em acupuntura tem sido limitada a alguns poucos centros de excelência, sendo até mesmo difícil encontrar protocolos que tenham sido testados novamente para aumentar o nível de evidência acumulada até o momento.

É importante que a pesquisa futura se utilize dos experimentos já publicados para evitar erros sistemáticos e levar em consideração os possíveis mecanismos de ação, de modo que um marcador de resultado mais específico possa ser realizado.

Perspectivas futuras indicam estudo na ação de regulação de citocinas pró-inflamatórias e peptídeos vasodilatadores e a correlação entre o sistema opioide endógeno e o equilíbrio da serotonina-noradrenalina.

Referências bibliográficas

1. Carmady B, Smith CA. Use of Chinese medicine by cancer patients: a review of surveys. Chinese Med. 2011;6:22.

2. Cassileth BR, Van Zee KJ, Yeung KS, et al. Acupuncture in the treatment of upper-limb lymphedema: Results of a pilot study. Cancer. 2013;119(13):2455-61.

3. Tseng HS, Chan SE, Kuo SJ, et al. Acupuncture-related rapid dermal spread of breast cancer: A rare case. J Breast Cancer. 2011;14(4):340-4.

4. Fernández-Ortega P, Caloto MT, Chirveches E, et al. Chemotherapy-induced nausea and vomiting in clinical practice: impact on patients' quality of life. Support Care Cancer. 2012;20(12):3141-8.

5. Coates A, Abraham S, Kaye SB, et al. On the receiving end – patient perception of the side-effects of cancer chemotherapy. Eur J Cancer Clin Oncol. 1983;19(2):203-8.

6. de Boer-Dennert M, de Wit R, Schmitz PI, et al. Patient perceptions of the side-effects of chemotherapy: the influence of 5HT3 antagonists. Br J Cancer. 1997;76(8):1055-61.

7. NIH Consensus Conference: Acupuncture. JAMA. 1998;280(17):1518-24.

8. Shen J, Wenger N, Glaspy J, et al. Electroacupuncture for Control of Myeloablative Chemotherapy-Induced Emesis: A Randomized Controlled Trial. JAMA . 2000;284(21):2755-61.

9. Garcia MK, Graham-Getty L, Haddad R, et al. Systematic review of acupuncture to control hot flashes in cancer patients. Cancer. 2015;121(22):3948-58.

10. Nedstrand E, Wyon Y, Hammar M, et al. Psychological well-being improves in women with breast cancer after treatment with applied relaxation or electro-acupuncture for vasomotor symptom. J Psychosom Obstet Gynaecol. 2006;27(4):193-9.

11. Deng G, Vickers A, Yeung S, et al. Randomized, controlled trial of acupuncture for the treatment of hot flashes in breast cancer patients. J Clin Oncol. 2007;25(35):5584-90.

12. Frisk J, Spetz AC, Hjertberg H, et al. Two modes of acupuncture as a treatment for hot flushes in men with prostate cancer – a prospective multicenter study with long-term follow-up. Eur Urol. 2009;55(1):156-63.

13. Hervik J, Mjåland O. Acupuncture for the treatment of hot flashes in breast cancer patients, a randomized, controlled trial. Breast Cancer Res Treat. 2009;116(2):311-6.

14. Liljegren A, Gunnarsson P, Landgren BM, et al. Reducing vasomotor symptoms with acupuncture in breast cancer patients treated with adjuvant tamoxifen: a randomized controlled trial. Breast Cancer Res Treat. 2012;135(3):791-8.

15. Walker EM, Rodriguez AI, Kohn B, et al. Acupuncture versus venlafaxine for the management of vasomotor symptoms in patients with hormone receptor-positive breast cancer: a randomized controlled trial. J Clin Oncol. 2010;28(4):634-40.

16. Bao T, Cai L, Giles JT, et al. A dual-center randomized controlled double blind trial assessing the effect of acupuncture in reducing musculoskeletal symptoms in breast cancer patients taking aromatase inhibitors. Breast Cancer Res Treat. 2013;138(1):167-74.

17. Bokmand S, Flyger H. Acupuncture relieves menopausal discomfort in breast cancer patients: A prospective, double blinded, randomized study. Breast. 2013;22(3):320-3.

18. Vickers AJ, Cronin AM, Maschino AC, et al.; Acupuncture Trialists' Collaboration. Acupuncture for chronic pain: individual patient data meta-analysis. Arch Intern Med. 2012;172(19):1444-53.

19. Chien TJ, Liu CY, Chang YF, et al. Acupuncture for treating aromatase inhibitor-related arthralgia in breast cancer: a systematic review and meta-analysis. J Altern Complement Med. 2015;21(5):251-60.

20. Oh B, Kimble B, Costa DS, et al. Acupuncture for treatment of arthralgia secondary to aromatase inhibitor therapy in women with early breast cancer: pilot study. Acupunct Med. 2013;31(3):264-71.

21. Crew KD, Capodice JL, Greenlee H, et al. Pilot study of acupuncture for the treatment of joint symptoms related to adjuvant aromatase inhibitor therapy in postmenopausal breast cancer patients. J Cancer Surviv. 2007;1(4):283-91.

22. Crew KD, Capodice JL, Greenlee H, et al. Randomized, blinded, sham-controlled trial of acupuncture for the management of aromatase inhibitor-associated joint symptoms in women with early-stage breast cancer. J Clin Oncol. 2010;28(7):1154-60.

23. Mao JJ, Xie SX, Farrar JT, et al. A randomised trial of electro-acupuncture for arthralgia related to aromatase inhibitor use. Eur J Cancer. 2014;50(2):267-76.

24. Hofman M, Ryan JL, Figueroa-Moseley CD, et al. Cancer-related fatigue: the scale of the problem. Oncologist. 2007;12 Suppl 1:4-10.

25. Kuchinski AM, Reading M, Lash AA. Treatment-related fatigue and exercise in patients with cancer: a systematic review. Medsurg Nurs. 2009;18(3):174-80.

26. Molassiotis A, Bardy J, Finnegan-John J, et al. Acupuncture for cancer-related fatigue in patients with breast cancer: a pragmatic randomized controlled trial. J Clin Oncol. 2012;30(36):4470-6.

27. Molassiotis A, Bardy J, Finnegan-John J, et al. A randomized, controlled trial of acupuncture self-needling as maintenance therapy for cancer-related fatigue after therapist-delivered acupuncture. Ann Oncol. 2013;24(6):1645-52.

28. Deng G, Chan Y, Sjoberg D, et al. Acupuncture for the treatment of post-chemotherapy chronic fatigue: A randomized, blinded, sham-controlled trial. Support Care Cancer. 2013;21(6):1735-41.

29. Mendoza TR, Wang XS, Cleeland CS, et al. The rapid assessment of fatigue severity in cancer patients: Use of the brief fatigue inventory. Cancer. 1999;85(5):1186-96.

30. Smith C, Carmady B, Thornton C, et al. The effect of acupuncture on post-cancer fatigue and well-being for women recovering from breast cancer: a pilot randomised controlled trial. Acupunct Med. 2013;31(1):9-15.

31. Paterson C, Thomas K, Manasse A, et al. Measure Yourself Concerns and Wellbeing (MYCaW): An individualised questionnaire for evaluating outcome in cancer support care that includes complementary therapies. Complement Ther Med. 2007;15(1):38-45.

32. Meng Z, Garcia MK, Hu C, et al. Randomized controlled trial of acupuncture for prevention of radiation-induced xerostomia among patients with nasopharyngeal carcinoma. Cancer. 2012;118(13):3337-44.

33. Deng G, Hou BL, Holodny AI, et al. Functional magnetic resonance imaging (fMRI) changes and saliva production associated with acupuncture at LI-2 acupuncture point: a randomized controlled study. BMC Complement Altern Med. 2008;8:37.

34. Blom M, Dawidson I, Fernberg JO, et al. Acupuncture treatment of patients with radiation-induced xerostomia. Eur J Cancer B Oral Oncol. 1996;32B(3):182-90.

35. Cho JH, Chung WK, Kang W, et al. Manual acupuncture improved quality of life in cancer patients with radiation-induced xerostomia. J Altern Complement Med. 2008;14(5):523-6.

36. Pfister DG, Cassileth BR, Deng GE, et al. Acupuncture for pain and dysfunction after neck dissection: results of a randomized controlled trial. J Clin Oncol. 2010;28(15):2565-70.

37. Zhuang L, Yang Z, Zeng X, et al. The preventive and therapeutic effect of acupuncture for radiation-induced xerostomia in patients with head and neck cancer: a systematic review. Integr Cancer Ther. 2013;12(3):197-205.

38. Brami C, Bao T, Deng G. Natural products and complementary therapies for chemotherapy-induced peripheral neuropathy: A systematic review. Crit Rev Oncol Hematol. 2016;98:325-34.

39. Rostock M, Jaroslawski K, Guethlin C, et al. Chemotherapy-induced peripheral neuropathy in cancer patients: a four-arm randomized trial on the effectiveness of electroacupuncture. Evid Based Complement Alternat Med. 2013;2013:349653.

40. Schroeder S, Meyer-Hamme G, Epplée S. Acupuncture for chemotherapy-induced peripheral neuropathy (CIPN): a pilot study using neurography. Acupunct Med. 2012;30(1):4-7.

41. Bao T, Cai L, Snyder C, et al. Patient-reported outcomes in women with breast cancer enrolled in a dual-center, double-blind, randomized controlled trial assessing the effect of acupuncture in reducing aromatase inhibitor-induced musculoskeletal symptoms. Cancer. 2014;120(3):381-9.

42. Garcia MK, Cohen L, Guo Y, et al. Electroacupuncture for thalidomide/bortezomib-induced peripheral neuropathy in multiple myeloma: a feasibility study. J Hematol Oncol. 2014;7:41.

43. Cheng KJ. Neuroanatomical basis of acupuncture treatment for some common illnesses. Acupunct Med. 2009;27(2):61-4.

44. Sato A, Schmidt RF. The modulation of visceral functions by somatic afferent activity. Jpn J Physiol. 1987;37(1):1-17.

45. Sato A. Neural mechanisms of autonomic responses elicited by somatic sensory stimulation. Neurosci Behav Physiol. 1997;27(5):610-21.

46. Wang JJ, Liu XD, Qin M, et al. Electro-acupuncture of Tsusanli and Shangchuhsu regulates gastric activity possibly through mediation of the vagus-solotary complex. Hepatogastroenterology. 2007;54(78):1862-7.

47. Wyon YA, Spetz AC, Theodorsson GE, et al. Concentrations of calcitonin gene-related peptide and neuropeptide Y in plasma increase during flushes in postmenopausal women. Menopause. 2000;7(1):25-30.

48. Mao JJ, Su HI, Feng R, et al. Association of functional polymorphisms in CYP19A1 with aromatase inhibitor associated arthralgia in breast cancer survivors. Breast Cancer Res. 2011;13(1):R8.

49. Tang LW, Zheng H, Chen L, et al. Gray matter volumes in patients with chronic fatigue syndrome. Evid Based Complement Alternat Med. 2015;2015:380615.

50. Dawidson I, Angmar-Mânsson B, Blom M, et al. Sensory stimulation (acupuncture) increases the release of calcitonin gene-related peptide in the saliva of xerostomia sufferers. Neuropeptides. 1999;33(3):244-50.

51. Dawidson I, Angmar-Månsson B, Blom M, et al. Sensory stimulation (acupuncture) increases the release of vasoactive intestinal polypeptide in the saliva of xerostomia sufferers. Neuropeptides. 1998;32(6):543-8.

52. Podratz JL, Knight AM, Ta LE, et al. Cisplatin induced mitochondrial DNA damage in dorsal root ganglion neurons. Neurobiol Dis. 2011;41(3):661-8.

53. Kim JH, Min BI, Na HS, et al. Relieving effects of electroacupuncture on mechanical allodynia in neuropathic pain model of inferior caudal trunk injury in rat: Mediation by spinal opioid receptors. Brain Res. 2004;998(2):230-6.

54. Kim SK, Min BI, Kim JH, et al. Individual differences in the sensitivity of cold allodynia to phentolamine in neuropathic rats. Eur J Pharmacol. 2005;523(1-3):64-6.

55. Lau WK, Chan WK, Zhang JL, et al. Electroacupuncture inhibits cyclooxygenase-2 up-regulation in rat spinal cord after spinal nerve ligation. Neuroscience. 2008;155(2):463-8.

56. Somers DL, Clemente FR. Contralateral high or a combination of high- and low-frequency transcutaneous electrical nerve stimulation reduces mechanical allodynia and alters dorsal horn neurotransmitter content in neuropathic rats. J Pain. 2009;10(2):221-9.
57. Ko J, Na DS, Lee YH, et al. cDNA microarray analysis of the differential gene expression in the neuropathic pain and electroacupuncture treatment models. J Biochem Mol Biol. 2002;35(4):420-7.

Capítulo 32

Dismenorreia e síndrome disfórica pré-menstrual

Marcos Takeo Obara
Suzi Tsiomi Miyazato Bulgarelli

A síndrome pré-menstrual (SPM) é um conjunto de sintomas físicos, emocionais e comportamentais de caráter cíclico e recorrente que se inicia na fase lútea do ciclo menstrual e apresenta melhora após alguns dias do início do fluxo menstrual. Possui intensidade do quadro e de manifestações variável e atinge o pico um a dois dias antes do início da menstruação.

Segundo o ACOG (*American Congress of Obstetricians and Gynecologists*), os critérios diagnósticos são: a presença de um ou mais sintomas somáticos e/ou emocionais cinco dias antes do início do período menstrual, por pelo menos três ciclos menstruais consecutivos, com término depois de até quatro dias do início do período menstrual, que podem causar interferências em algumas das atividades normais. Quando se tem até três desses sintomas, a SPM é considerada leve e até quatro, moderada.

Os sintomas podem se iniciar em qualquer idade após a menarca, mas geralmente ocorrem após os 20 anos de idade, podendo ter piora da sintomatologia com a idade; em mulheres com SPM, pode haver piora dos sintomas psíquicos no período do climatério.

Os sintomas podem ser divididos em somáticos e psíquicos, apresentando predominância de um deles. Conforme a manifestação principal, eles são divididos em quatro grupos (Tabela 32.1).

Estima-se que 70% a 90% das mulheres em idade fértil apresentam algum sintoma de forma cíclica no período pré-menstrual. Dessas, 20% a 30% podem ter sintomas moderados ou severos, que podem ser classificadas como SPM. Quando os sintomas psíquicos são mais relevantes, causando grave prejuízo na vida das mulheres, denominam-se transtorno disfórico pré-menstrual (TDPM) e apresentam prevalência de 3% a 8% das mulheres em idade fértil.

TABELA 32.1. Classificação da síndrome pré-menstrual

SPM-A	SPM-H	SPM-C	SPM-D
Ansiedade	Edema	Cefaleia	Depressão
Irritabilidade	Dores abdominais	Aumento do apetite	Insônia
Tensão nervosa	Mastalgia	Preferência por doce	Choro fácil
	Ganho de peso	Fadiga	Esquecimento
		Palpitações	Confusão
		Tremores	

Fonte: Amaral VF, Vensão L, Escopelli TM, et al. Síndrome pré-menstrual e transtorno disfórico pré-menstrual: atualização. Reprod Clim. 2010;25(3):96-103.

São critérios diagnósticos para TDPM, segundo o Manual de Diagnóstico e Estatística, quinta edição (DSM-V):

A. Os sintomas devem ocorrer durante a semana anterior à menstruação, com remissão poucos dias após o início desta. Cinco ou mais dos sintomas abaixo devem estar presentes, e um deles deve ser o de número 1, 2, 3 ou 4:

1. Humor deprimido acentuado;
2. Ansiedade acentuada e tensão;
3. Acentuada labilidade emocional;
4. Raiva ou irritabilidade persistentes;
5. Interesse diminuído pelas atividades habituais;
6. Sentimento subjetivo de dificuldade de concentração;

7. Letargia, fadiga fácil ou acentuada falta de energia;
8. Alteração acentuada do apetite, excessos alimentares ou avidez por determinados alimentos;
9. Hipersonia ou insônia;
10. Sentimentos subjetivos de descontrole emocional;
11. Outros sintomas físicos, como sensibilidade ou edema das mamas, dor de cabeça, dor articular ou muscular, sensação de edema generalizado ou ganho de peso.

B. Os sintomas devem interferir ou trazer prejuízo no trabalho, na escola e nas atividades habituais ou nos relacionamentos.
C. Os sintomas não devem ser apenas exacerbação de outras doenças. (depressão, síndrome do pânico, distimia, transtornos de personalidade).
D. Os critérios A, B e C devem ser confirmados por anotações prospectivas em diário durante pelo menos dois ciclos consecutivos.
E. Os sintomas não são devidos a patologias de base ou efeito de drogas de abusos ou medicações.

Etiopatogenia

A etiopatogenia da SPM é multifatorial, havendo diversas teorias para explicar a gênese da patologia, como:

1. Fator genético;
2. Fator endocrinológico: como o desequilíbrio da concentração de estrógeno e progesterona, alteração da produção de serotonina, alteração do sistema gabaminérgico, alterações dos níveis de prolactina e alterações dos peptídeos do lobo intermediário da hipófise com alteração do hormônio alfamelanócito e das endorfinas;
3. Deficiência de vitaminas e minerais: qualquer deficiência vitamínica pode estar relacionada, mas principalmente a de vitamina B6, por ser precursora da síntese de serotonina e dos níveis de cálcio e magnésio;
4. Alterações nos níveis dos ácidos graxos essenciais pela participação no ciclo da prostaglandinas;
5. Alterações metabólicas, principalmente em relação ao metabolismo de carboidratos;

6. Fatores emocionais – nesses casos as manifestações emocionais são comuns, contudo apenas em algumas mulheres são intensas, merecendo o nome de transtorno disfórico pré-menstrual;
7. Retenção hídrica – é observada na maioria das portadoras da SPM; embora o mecanismo exato seja desconhecido, há correlações com as modificações dos níveis de estrogênio e progesterona no sistema renina-angiotensina-aldosterona e da vasopressina.

Diagnóstico

Para o diagnóstico da SPM, devemos realizar um mapa diário da sintomatologia, anotando o dia do início e do término da sintomatologia, verificando em qual fase do ciclo menstrual ocorrem os sintomas.

Os exames laboratoriais são indicados para o diagnóstico diferencial das patologias associadas.

Sintomatologia

Sintomas e sinais físicos são: edema ou ingurgitamento mamário, mastalgia, ganho de peso, distensão abdominal, cefaleia, fadiga, acne, alterações do hábito intestinal, dor articular ou muscular, dor lombar, náuseas ou cólicas abdominais (Figura 32.1).

Sintomas e sinais de origem emocional são: irritabilidade, raiva, choro fácil, agressividade, ansiedade, depressão, insônia, dificuldade de concentração, alteração da libido, aumento do apetite, predileção por comidas doces ou salgadas, oscilação do humor, depreciação da autoestima, perda do autocontrole ou confusão mental.

São diagnósticos diferenciais:
- Distúrbios psiquiátricos;
- Iatrogenia;
- Distúrbios neurológicos;
- Distúrbios endócrinos;
- Doenças da mama;
- Doenças ginecológicas;
- Distúrbios gastrointestinais;
- Fadiga crônica.

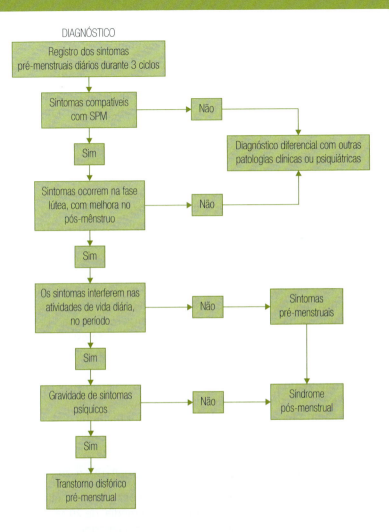

FIGURA 32.1. Fluxograma para diagnóstico de síndrome pré-menstrual e transtorno disfórico pré-menstrual.

Medicina Tradicional Chinesa

Frequentemente, a tensão pré-menstrual começa logo após a ovulação, no meio do ciclo, e piora com a aproximação da menstruação.

É considerada como início do período de recolhimento, quando a energia do organismo feminino começa a diminuir.

Nesse período, a mulher vive um padrão de estagnação de energia do Fígado, com o aparecimento de sintomas como depressão, irritabilidade, edema, obstrução do peito, sensação de bola na garganta, dores de cabeça, angústia, aumento de peso e cansaço. O pulso fica tenso.

A energia do Fígado é responsável por coordenar do movimento de Qi, fazendo o balanço entre a contração e o relaxamento, entre a expansão e o recolhimento. O Fígado é responsável pelo movimento Yang de ascensão e não pode ser solicitado o mês inteiro.

Na primeira parte do ciclo menstrual (antes da ovulação), o movimento Yang é favorecido e a mulher encontra-se mais ativa, cheia de energia e com estado emocional mais feliz, pois seu corpo e mente se encontram mais adequados às necessidades da vida externa.

Já na segunda parte do ciclo (após a ovulação), o movimento que se faz necessário é o de recolhimento e introspecção. Com isso, a energia fica retida e o Fígado, estagnado, aparecendo os sintomas descritos anteriormente. Quando a rotina e o ritmo diário da mulher acompanham esse período de recolhimento, os sintomas tendem a ser mais brandos. Por outro lado, se a mulher não diminuir seus níveis de estresse e preocupações, os sintomas descritos anteriormente podem apresentar-se de forma mais severa.

O tratamento pela acupuntura tem como objetivo suavizar e harmonizar a energia do Fígado, desfazendo a estagnação do Qi. É importante também drenar a umidade do Baço para melhorar sintomas de retenção de líquidos e edema. Outros aspectos como praticar atividade física suave e repouso nesse período também devem ser indicados.

> Pontos: BP-6, BP-4, F-3, VB-34, PC-6, IG-4, B-18 e B-20.

Os pontos de tratamento utilizados são os mesmos da literatura tradicional e o período de tratamento foi, em média, de 20 sessões em três ciclos consecutivos. Estudos com ressonância magnética funcional mostram que pacientes com SPM e TDPM apresentam atividade cerebral alterada, indicando uma possível etiologia neural. Como a acupuntura tem efeitos sobre a neuroplasticidade, essa pode ser uma das possíveis explicações para a efetividade do tratamento.

Dismenorreia

Dismenorreia é uma palavra de origem grega que significa fluxo menstrual difícil e é definida como dor em cólica, cíclica, associada a menstruação, podendo se iniciar em curto período antes do início do sangramento menstrual e estar associada a náuseas, desconforto abdominal concomitante a diarreia ou obstipação, cefaleia, lombalgia e tontura.

Estima-se que cerca de 90% das mulheres podem apresentar dismenorreia em alguma fase da vida, sendo uma queixa frequente em ginecologia, mas a incidência é variável pela falta de informação precisa, pela ampla gama de sintomatologia, e na maioria dos casos, por ser autolimitada ou com melhora após medidas não farmacológicas como calor e repouso.

Cerca de 40% a 50% das mulheres apresentam quadro moderado ou intenso, e em 10% das mulheres ele é incapacitante para suas atividades habituais, sendo um fator importante de absenteísmo escolar ou no trabalho.

A dismenorreia pode ser classificada em primária ou secundária.

Dismenorreia primária

A dismenorreia primária ocorre em pacientes com ausência de lesões orgânicas.

Na dismenorreia primária, o quadro tem início cerca de seis meses a um ano após a menarca, com o início dos ciclos ovulatórios. Em 88% dos casos, ocorre nos dois primeiros anos após a menarca.

A dor, em região hipogástrica, se inicia poucas horas antes do fluxo menstrual e persiste por 8 a 72 horas, podendo estar associada com dor irradiada para a região lombar ou membros inferiores, cefaleia, diarreia, náusea e vômito.

Estudos demonstram que o tecido endometrial de mulheres com dismenorreia apresentava maior nível de prostaglandina F2-alfa (PGF-2-alfa) e E (PGE), leucotrienos (LT), vasopressina e prostaciclinas. Essas substâncias causam, nas fibras do miometriais, hipertonia e aumento da frequência e intensidade das contrações musculares, e maior incoordenação, causando isquemia uterina transitória e dor. A vasoconstrição pelo aumento da vasopressina, associada a hipertonia uterina, aumenta temporariamente a concentração de substâncias algiogênicas nas fibras miometriais. O período álgico coincide com a liberação máxima de prostaglandinas.

Náuseas, vômitos, cólicas intestinais e aumento do número de evacuações ocorrem pela ação da PGF2-alfa sobre as fibras musculares lisas do trato gastrintestinal.

Não apresenta nenhum antecedente relevante.

Nos casos de dismenorreia primária, ao exame físico geral, a paciente pode estar normal ou apresentar palidez e sudorese secundárias à dor. O exame ginecológico não apresenta alterações. Não há alterações em exames complementares.

O quadro melhora com o uso de anti-inflamatórios não hormonais (AINHs) durante o período, sem contraindicação ao uso da medicação ou de anticoncepcionais nas pacientes com desejo de contracepção.

O mecanismo de ação dos AINHs ocorre pela inibição das cicloxigenases I e II e da isomerase redutase e pela competição com as prostaglandinas em seus sítios de ligação.

Medidas não farmacológicas podem ser utilizadas para a melhora do quadro doloroso.

Dismenorreia secundária

A dismenorreia secundária é decorrente de uma patologia orgânica que causa alterações congestivas ou inflamatórias, estando comumente associada ao diagnóstico de endometriose pélvica, leiomioma uterino, distopias uterinas, malformação genital, estenose do canal do colo do útero e outras afecções.

Na dismenorreia secundária, o quadro tem início variável em relação a menarca, frequentemente após os 25 anos de idade, podendo ocorrer dor em qualquer fase do ciclo menstrual, com intensidade variável, assim como outras sintomatologias como dispareunia, sinusiorragia ou menorragia e dor pélvica crônica.

Pode haver antecedente de doenças sexualmente transmissíveis, uso de dispositivo intrauterino (DIU), uso de tampão, história familiar de endometrioses, história de sangramento uterino anormal e cirurgia prévia.

O quadro clínico e o exame físico na dismenorreia secundária variam de acordo com a doença de base, podendo mostrar massas ou nodulações pélvicas, alterações do volume ou intervalo menstrual, corrimento vaginal anormal e dor à palpação e mobilização do útero e anexos.

As principais causas de dismenorreia secundária de origem ginecológica são: endometriose, adenomiose, congestão pélvica, doença inflamatória pélvica, congestão pélvica, aderências pélvicas, malformações uterinas e neoplasias.

Os exames complementares laboratoriais devem ser solicitados na suspeita diagnóstica de lesões inflamatórias ou infecciosas.

Os exames complementares de imagem são importantes para a pesquisa de lesões orgânicas como tumorações, malformações e lesões cicatriciais e infiltrativas.

Algumas patologias não ginecológicas podem causar algia pélvica crônica, devendo ser investigadas, como:

- Patologias gastrointestinais: síndrome do intestino irritável, doenças inflamatórias intestinais, hérnias, diarreia infecciosa, diverticulite ou colelitíase;
- Patologias urológicas: infecção urinária, cistite intersticial, litíase, pólipos ou divertículos ureterais, neoplasia ou rim pélvico;
- Patologias musculoesqueléticas: fibromialgia, coccidínia, osteoartrite, fibromiosite ou dor miofascial.

O tratamento varia de acordo com a doença de base.

Dismenorreia e acupuntura

Na Medicina Tradicional Chinesa (MTC), a dismenorreia é considerada como circulação prejudicada de Qi e Xue. A menstruação é um produto de Xue, que flui junto com Qi.

Quando ambos são abundantes e sua circulação é harmoniosa, a menstruação pode fluir livremente, não havendo nenhuma dor. Quando há obstrução, ocorre a dor.

As principais causas desse distúrbio são:

- Obstrução por umidade-frio;
- Estagnação de Qi do Gan (Fígado);
- Deficiência do Yin do Gan (Fígado) e Shen (Rim).

O princípio do tratamento da dismenorreia pela MTC baseia-se na remoção da obstrução do Qi e na ativação da circulação de Xue, de acordo com a sua etiopatogenia.

Em revisão sistemática e metanálise envolvendo mais de 1.600 pacientes de 19 ensaios controlados randomizados, foram comparados os efeitos entre estimulação de pontos de acupuntura e AINHs em casos de dismenorreia primária. Além do alívio da dor, foi detectada diminuição nos níveis séricos de PGF2-alfa nas pacientes tratadas com acupuntura.

Obstrução por umidade-frio

Habitar em moradia com umidade por período prolongado ou ficar molhada e exposta ao frio durante o período menstrual pode produzir umidade-frio, que estagna o Xue no útero, prejudica o Jiao inferior e obstrui o fluxo menstrual, causando dor.

Nesse caso, a dor se manifesta no baixo ventre, antes ou durante a menstruação, com piora quando se aplica pressão, e pode irradiar para a região lombar na fase aguda. A dor pode ser aliviada quando aplicado calor.

O fluxo menstrual é escasso, com sangue escuro, frequentemente com coágulos, sendo manifestações de estagnação e da contração, devido ao frio e à obstrução do meridiano.

A língua tem revestimento fino e branco. O pulso é profundo e tenso.

O princípio de tratamento é aquecer o frio e remover a umidade, promovendo o fluxo de Qi para aliviar a dor.

Os pontos utilizados são RM3, E28 e BP8.

O RM3 é o ponto que comunica com o útero. Moxibustão nesse ponto tem a função de regularizar o Chong Mai e Ren Mai, além de aquecer e desobstruir os colaterais uterinos.

O E28 pertence ao meridiano Yang Ming do pé. Como o meridiano Chong Mai pertence ao Yang Ming, a associação entre E28 e RM3 promove bom aquecimento e, consequentemente, analgesia.

O BP8 pode tonificar o Pi (Baço) para remover a umidade.

Podem-se acrescentar B32 e E28 em casos de dor aguda.

Se a dor irradiar para a região lombar, podem ser utilizados DM4 e B23.

Estagnação do Qi do Gan

Quando estagnado, o Qi do Gan perde a capacidade de promover a circulação de Xue, afetando o funcionamento do Chong Mai e Ren Mai. A dor se apresenta como forma de distensão.

O fluxo menstrual é escasso, frequentemente com coágulos sanguíneos, e podem ocorrer dores em mamas e hipocôndrios.

A língua é escura, com equimoses, revestimento fino e branco. O pulso é profundo e em corda.

A estagnação do Qi do Gan pode ser tratada utilizando-se RM6, F3 e BP6.

O RM6 é utilizado para regularizar o Qi e movimentar o Xue. Assim, Chong Mai e Ren Mai podem ser regularizados.

O F3 pode ser utilizado para dispersar a estagnação do Qi do Gan.

O BP6 tem a função de regular a circulação de Xue e Qi.

Deficiência do Yin de Gan e Shen

A constituição física enfraquecida ou a atividade sexual excessiva induzem à deficiência do Qi do Gan e Shen, depleção de Jing e provisão insuficiente de Xue no Chong Mai e Ren Mai.

Após a menstruação, o mar de Xue diminui progressivamente e pode chegar ao ponto de não conseguir nutrir o útero, causando dor por deficiência no baixo ventre. A dor ocorre durante ou depois da menstruação, sendo aliviada com pressão.

O sangue menstrual é róseo e fluido, com dor na região lombar, tontura, *tinnitus*, compleição pálida e desânimo.

A língua é pálida e o pulso é profundo e filiforme.

O objetivo do tratamento nesse caso é nutrir o Yin do Gan e do Shen, regulando e tonificando o Chong Mai e Ren Mai.

Os pontos que devem ser utilizados são: B18, B23, RM4, E36 e R6.

A tonificação do Gan e do Shen será feita por meio dos pontos B18, B23 e R6.

O RM4 tem a função de tonificar o Jing e Xue, nutrir o Gan e Shen, regularizando o Chong Mai e Ren Mai.

O E36 tonifica o Wei (Estômago) e o Pi (Baço), nutrindo o Qi e Xue. Quando esses são abastecidos, os colaterais do útero podem receber a nutrição adequada e Chong Mai e Ren Mai podem ser regularizados.

Bibliografia

Amaral VF, Vensão L, Escopelli TM, et al. Síndrome pré-menstrual e transtorno disfórico pré-menstrual: atualização. Reprod Clim. 2010;25(3):96-103.

Epperson CN, Steiner M, Hartlage SA, et al. Premenstrual dysphoric disorder: evidence for a new category for DSM-5. Am J Psychiatry. 2012;169(5):465-75.

Grandi G, Ferrari S, Xholli A, et al. Prevalence of menstrual pain in young women: what is dysmenorrhea? J Pain Res. 2012;5:169-74.

Hantsoo L, Epperson CN. Premenstrual dysphoric disorder: epidemiology and treatment. Curr Psychiatry Rep. 2015;17(11):87.

Kim SY, Park HJ, Lee H, et al. Acupuncture for premenstrual syndrome: a systematic review and meta-analysis of randomised controlled trials; BJOG. 2011;118(8):899-915.

Liao H, Duan G, Liu P, et al. Altered fractional amplitude of low frequency fluctuation in premenstrual syndrome: A resting state fMRI study. J Affect Disord. 2017;218:41-8.

Osayande MS, Mehulic S. Diagnosis and initial management of dysmenorrhea. Am Fam Physician. 2014;89(5):341-6.

Rapkin AJ, Lewis EI. Treatment of pré-menstrual dysphoric disorder. Women's Health. 2013;9(6):537-56.

Smith RP, Kaunitz AM. Primary dysmenorrhea in adult women: clinical features and diagnosis. UpToDate. 2017. Disponível em: https://www.uptodate.com/contents/primary-dysmenorrhea-in-adult-women-clinical-features-and-diagnosis. Acesso em: 25 ago. 2017.

Wang LG, Pai HJ. Tratado Contemporâneo de Acupuntura e Moxibustão. São Paulo: CEIMEC; 2005. p. 584-7.

Yonkers KA, Casper RF. Clinical manifestations and diagnosis of premenstrual syndrome and premenstrual dysphoric disorder. UpToDate. 2017. Disponível em: https://www.uptodate.com/contents/clinical-manifestations-and-diagnosis-of-premenstrual-syndrome-and-premenstrual-dysphoric-disorder. Acesso em: 25 ago. 2017.

Xu Y, Zhao W, Li T, et al. Effects of acupoint-stimulation for the treatment of primary dysmenorrhoea compared with NSAIDs: a systematic review and meta-analysis of 19 RCTs. BMC Complement Altern Med. 2017;17(1):436.

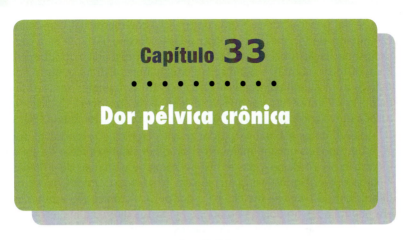

Capítulo 33

Dor pélvica crônica

Hong Jin Pai
Marcus Yu Bin Pai

Introdução

A dor pélvica crônica é um distúrbio comum e significativo em mulheres, entre as quais sua prevalência estimada é de 3,8%[1]. Muitas vezes, a etiologia da dor pélvica crônica é obscura, assim como ocorre em muitos distúrbios do trato reprodutor, sistema gastrintestinal, órgãos urológicos, sistema musculoesquelético e sistema psiconeurológico, os quais podem estar associados à dor pélvica crônica[2]. A história e o exame físico são decisivos na avaliação de uma mulher com dor pélvica crônica, e ambos devem abordar todos os potenciais sistemas que possam estar envolvidos na dor pélvica crônica, não só o sistema reprodutor[1]. Exames laboratoriais e de imagem devem ser utilizados de modo seletivo, do mesmo modo que a laparoscopia. O tratamento da dor pélvica crônica pode consistir em duas abordagens: tratar a própria dor crônica em si como um diagnóstico; tratar doenças/distúrbios que possam causar ou contribuir para a dor pélvica crônica. Essas duas abordagens não são mutuamente exclusivas e, em muitos pacientes, a melhor forma de conseguir uma terapia efetiva é usando ambas as abordagens[3].

A dor pélvica crônica é uma dor pélvica não menstrual, com duração mínima de seis meses, cuja intensidade é forte o bastante para causar incapacitação funcional ou requerer tratamento médico ou cirúrgico. É um distúrbio comum e significativo em mulheres. Estima-se que a dor pélvica crônica tenha prevalência de 3,8% entre as mulheres na faixa etária de 15 a 73 anos – maior que a prevalência de enxaqueca (2,1%) e similar à prevalência da asma (3,7%) ou da dor na coluna lombar (4,1%)[1,2].

Segundo as estimativas, a dor pélvica crônica é responsável por 10% de todos os encaminhamentos aos ginecologistas, além de ser a indicação para 12% de todas as histerectomias e para mais de 40% das laparoscopias diagnósticas ginecológicas. Nos Estados Unidos, os custos diretos com assistência médica para dor pélvica crônica são estimados em 880 milhões de dólares ao ano, e os gastos diretos e indiretos, no total, ultrapassam os 2 bilhões de dólares ao ano[4].

Em um nível individual, a dor pélvica crônica leva a anos de incapacitação e sofrimento, com perda de emprego, discórdia matrimonial e divórcio, além de numerosos contratempos médicos desagradáveis e malsucedidos. A dor pélvica é um aspecto importante na assistência médica das mulheres. Muitas vezes, a etiologia da dor pélvica crônica não é discernível[4].

Há muitos distúrbios do trato reprodutor, sistema gastrintestinal, órgãos urológicos, sistema musculoesquelético e sistema psiconeurológico que podem estar associados à dor pélvica crônica em mulheres. Ocasionalmente, apenas um desses distúrbios está presente, e o tratamento pode ser curativo[2,3].

Mais frequentemente, a dor está associada a diagnósticos graves e alguns fatores contribuidores precisam ser avaliados e tratados. Por exemplo, endometriose, síndrome do intestino irritável, má postura e estresses emocionais podem ser, todos, fatores contribuidores presentes em um único paciente. Não se sabe por que esses distúrbios levam a uma síndrome de dor crônica em algumas mulheres[3]. É possível que essas respostas diferentes sejam devidas às alterações que ocorrem nos nervos viscerais ou no processamento nociceptivo central alterado[5].

História

História obstétrica

A gravidez e o nascimento de um bebê são eventos traumáticos para o sistema musculoesquelético, especialmente nas regiões pélvica e dorsal, podendo acarretar dor pélvica crônica. Os fatores de risco históricos associados à gravidez e à dor incluem lordose lombar, parto de bebê grande, enfraquecimento muscular e condicionamento físico precário, parto difícil, parto à vácuo ou com fórceps e uso de estribos ginecológicos para o trabalho de parto. Mulheres sem história de gravidez podem ter distúrbios que causam infertilidade e dor pélvica crônica, como endometriose, doença inflamatória pélvica crônica ou doença de aderência pélvica[5].

Localização da dor

É útil fazer a paciente marcar a localização de sua dor em um mapa de dor. Os mapas de dor frequentemente revelam que a paciente apresenta outras áreas dolorosas. Por exemplo, até 60% das mulheres com dor pélvica crônica também têm cefaleias, e até 90% têm dores na coluna dorsal[3]. Há casos em que o mapa da dor pode mostrar uma distribuição de dor sugestiva de uma fonte não visceral, como uma distribuição dermatomal ou um padrão miotomal. A dor de origem visceral, contudo, não é bem localizada, por isso as pacientes têm dificuldade para distinguir se a dor abdominopélvica é de origem ginecológica, urológica ou intestinal. A dor de localização ventral e dorsal muitas vezes sugere patologia intrapélvica, enquanto apenas a lombalgia é sugestiva de origem ortopédica ou musculoesquelética[6].

Intensidade e qualidade da dor

Na prática clínica, um sistema de classificação simples com as categorias "sem dor", "dor leve", "dor moderada" e "dor intensa" é usado com frequência, apesar de não ser muito sensível a alterações mais sutis na intensidade da dor e de possivelmente não ser muito útil o seguimento das respostas das pacientes durante o tratamento. Pode ser útil perguntar qual é a duração da dor em cada ocorrência e o quanto essa dor afeta o dia a dia e as atividades da paciente. Igualmente útil seria perguntar o modo como a dor tem mudado ao longo do tempo.

Curso temporal da dor

Descobrir se a dor segue algum padrão temporal pode ser útil. O caráter cíclico das menstruações em particular sugere dor ginecológica, mas não é patognomônico de doença ginecológica. O mesmo padrão também pode ocorrer com dores de origem intestinal, urológica ou musculoesquelética. Exemplificando, a síndrome do intestino irritável frequentemente aumenta no período pré-menstrual.

Cirurgia prévia

Sem dúvida, a história de cirurgias para dor é pertinente, contudo a história cirúrgica também pode ser pertinente para outros diagnósticos além do diagnóstico específico para o qual a cirurgia foi realizada. Exemplificando, o derramamento de cálculos biliares no momento da colecistectomia aberta e laparoscópica foi relatado como causa de dor pélvica crônica em pelo menos dois casos.

História psicossocial

Uma história psicossocial é uma parte importante da anamnese, em especial as perguntas sobre depressão. A depressão é um dos vários fatores preditivos da intensidade da dor em mulheres com dor pélvica crônica, além de ser um indicador significativo da responsividade ao tratamento[5].

História de abuso

Existe uma associação significativa entre abuso físico e sexual e o desenvolvimento de dor pélvica crônica. Com a correlação entre abuso e dor crônica, e com a alta prevalência da violência doméstica, é importante perguntar às mulheres com dor pélvica crônica se elas vivem em um ambiente seguro[5]. Essa pergunta deve ser feita em um contexto privado, na ausência do cônjuge e de outras pessoas próximas à paciente. A satisfação ou insatisfação com os relacionamentos matrimoniais ou familiares, bem como o suporte, também podem ser explorados nesse momento.

Exame físico

Uma das principais metas do exame é detectar, na maior extensão possível, as localizações anatômicas de sensibilidade e correlacioná-las com as áreas de dor. Em cada área sensível ou dolorosa, deve ser perguntado à paciente se a dor produzida é a dor pela qual ela está sendo avaliada.

O exame deve avaliar os sistemas musculoesquelético, gastrintestinal, urinário e psiconeurológico, e não apenas o trato reprodutor.

Em decúbito dorsal, a incapacidade de descer as pernas completamente sem arquear a parte inferior do dorso sugere enfraquecimento abdominal e rigidez da coluna espinal lombar. A flexão ativa da perna, trazendo o joelho para o queixo, pode ser feita para deflagrar a disfunção da parte inferior do dorso e o enfraquecimento da musculatura abdominal. Os sinais do obturador e do psoas também costumam ser úteis na procura de encurtamento, disfunção ou espasmo dos músculos obturador ou iliopsoas, ou da fáscia.

É preciso pedir para a paciente apontar a área dolorosa e, então, demonstrar a intensidade com que se deve pressionar a área de máxima dor para deflagrar a sensibilidade. A palpação abdominal pelo médico então é iniciada e, a princípio, deve ser superficial, observando-se as hiperestesias ou hipersensibilidade da pele e checando os reflexos abdominais superficiais.

Em seguida, a palpação com um único dedo para a detecção da dor miofascial ou do ponto deflagrador da dor é feita de modo sistemático e cuidadoso, incluindo as áreas inguinais. Em quaisquer pontos de sensibilidade, é necessário perguntar à paciente se essa palpação reproduz ou é similar a sua dor. O teste de sensibilidade da parede abdominal pode então ser usado para distinguir entre a sensibilidade da parede abdominal (miofascial) ou os pontos-gatilho e a sensibilidade visceral. Nesse teste, enquanto a área de sensibilidade abdominal é apalpada, a paciente voluntariamente tensiona os músculos abdominais, o que é conseguido fazendo-a erguer a cabeça ou as pernas. Se a dor aumentar, isso sugere que a dor tem origem miofascial. Se a dor diminuir ou permanecer inalterada, isso sugere que a dor não tem origem miofascial.

A dor miofascial sugerida pelo teste de sensibilidade da parede abdominal pode ser devida à tensão muscular, aprisionamento de nervo, miosite viral, traumatismo ou hérnia da parede abdominal, bem como pontos-gatilho miofasciais. Pode ser justificável bloquear quaisquer pontos-gatilho da parede abdominal antes de realizar o exame pélvico.

Os componentes usuais do exame abdominal, como busca por distensão, massas abdominais, ascite, sons intestinais, entorpecimento instável, ruídos vasculares, e a apalpação para sensibilidade profunda, guarda ou rigidez não devem ser negligenciados.

Diagnóstico da causa da dor pélvica crônica

Como algumas condições distintas podem causar dor pélvica crônica, às vezes é difícil apontar a causa específica.

História e exame físico

Uma história detalhada e um exame físico do abdome e da pelve são componentes essenciais da anamnese para mulheres com dor pélvica. Em particular, o exame deve incluir a região dorsal inferior, abdome, quadril e pelve.

Exames laboratoriais, incluindo um leucograma completo, urinálise, testes para infecções sexualmente transmissíveis e um teste de gravidez podem ser recomendados, dependendo dos resultados do exame físico.

Exames diagnósticos

Rotineiramente, toda mulher com dor pélvica crônica deve ser submetida a um enema de bário e a uma série gastrintestinal superior para excluir a hipótese de doença gastrintestinal, bem como a um pielograma intravenoso para a exclusão da hipótese de doença no trato urinário, ultrassom pélvico para a exclusão da hipótese de doença ginecológica, hemograma completo e teste de velocidade de sedimentação para excluir a hipótese de infecção, e assim por diante. Isso, porém, não é eficiente nem efetivo.

Parece ser mais apropriado realizar testes diagnósticos que sejam indicados pela história e pelo exame físico e, quando os resultados venham a modificar os diagnósticos, a avaliação adicional ou o tratamento.

A laparoscopia é um exame diagnóstico importante na avaliação da dor pélvica – mais de 40% das laparoscopias diagnósticas ginecológicas são feitas para dor pélvica crônica. A endometriose e as aderências representam ao menos 85% de todos os diagnósticos laparoscópicos. É importante lembrar que uma laparoscopia negativa não é sinônimo de ausência de diagnóstico ou ausência de doença e não significa que uma mulher não tem base física para sua dor.

O uso mais discriminativo da laparoscopia, baseado cuidadosamente na história, exame físico, exames laboratoriais e achados de imagem da paciente, poderia diminuir a incidência de laparoscopias negativas de 39% para 4%[5].

Entretanto, a dor pélvica crônica é um problema multifacetado e complicado, sendo prematuro afirmar que os achados obtidos com a sensibilidade mecanicamente deflagrada no mapeamento da dor consciente sejam traduzidos diretamente em causa e cura.

Abordagem terapêutica

Na prática clínica, existem duas abordagens para o tratamento da dor pélvica crônica. Uma abordagem consiste em tratar a dor crônica em si como diagnóstico, enquanto a outra abordagem consiste em tratar as doenças ou distúrbios que poderiam causar ou contribuir para a dor pélvica crônica. Essas duas abordagens não são mutuamente exclusivas e, em muitas pacientes, a melhor forma de conseguir uma terapia eficiente é usar ambas as abordagens.

Tratamento da dor pélvica crônica

Embora não se saiba como, após quatro a seis meses de duração, a própria dor pode se tornar uma doença. Em outras palavras, nessas pacientes, a dor crônica é uma doença, e não um sintoma. Nesses casos, o tratamento da dor crônica precisa ser consistente com o atual conhecimento biológico acerca da dor[1].

O tratamento da dor crônica, diferentemente do tratamento da dor aguda, geralmente requer aceitação do conceito de controle da dor, em vez do de cura da dor. O tratamento farmacológico da dor é baseado no conhecimento de que a recepção, transmissão e percepção da dor envolvem uma série de ligações neurais e vários neurotransmissores. Esse mosaico de elementos neurais e mediadores químicos possibilita que fármacos com diferentes perfis farmacológicos e mecanismos interrompam ou diminuam a transmissão da informação dolorosa e, desse modo, minimizem a dor[3].

Os analgésicos são a base do tratamento farmacológico. Os analgésicos de ação periférica incluem o ácido acetilsalicílico, medicações anti-inflamatórias não esteroides e acetaminofeno. A experiência clínica sugere que esses analgésicos de primeira etapa são efetivos. Os potenciais efeitos colaterais associados ao uso das medicações anti-inflamatórias não esteroidais, ácido acetilsalicílico e acetaminofeno, especialmente com o uso crônico, são significativos e justificam uma observação atenta. Os opiáceos são a principal categoria de analgésicos com atividade central usados para dor. Embora o papel dos analgésicos opiáceos seja bem reconhecido no controle da dor aguda, seu uso no tratamento da dor crônica é controverso[7].

Os antidepressivos, em particular os tricíclicos, têm sido usados para tratar algumas síndromes de dor crônica. Em geral, considera-se que esses agentes melhoram a tolerância à dor, restauram os padrões de sono e minimizam os sintomas depressivos. Ainda, deve ser dito que os antidepressivos são indicados com frequência para mulheres com dor pélvica crônica, uma vez que a depressão tem ocorrido com frequência cada vez maior nos casos de dor pélvica crônica. A terapia com fármacos combinados que usa medicações com diferentes sítios ou mecanismos de ação pode aprimorar o tratamento[7].

Tratamento psicológico

De modo ideal, a avaliação psicológica realizada por um profissional especializado em psicologia da dor deveria ser parte da avaliação inicial e do tratamento de todas as pacientes com dor pélvica crônica. Mesmo quando não há suspeita de diagnóstico psicológico, é útil fornecer ao médico informações específicas sobre a paciente que possam estar relacionadas com a responsividade terapêutica e o prognóstico, e que possam ser usadas no planejamento do tratamento.

O tratamento e suporte psicológicos podem diminuir o sofrimento e a incapacitação em pacientes com dor pélvica crônica – metas que valem a pena mesmo que a gravidade da dor não seja afetada.

Centros multidisciplinares de dor

Geralmente, os centros de dor não estabelecem a "cura" como meta, e sim a conquista de níveis reduzidos de dor que permitam a retomada das atividades normais. Essa meta muitas vezes é incongruente com as metas estabelecidas para uma mulher com dor pélvica crônica, a qual permanece focada no diagnóstico e cura, por isso procura novos médicos que prestem atenção na sua percepção de um diagnóstico errado e de uma doença curável.

Fisioterapia

A fisioterapia do assoalho pélvico muitas vezes é útil para mulheres com dor miofascial abdominal e com dor no assoalho pélvico. Esse tipo de fisioterapia visa liberar a rigidez nesses músculos por meio da liberação manual das contraturas. O tratamento é dirigido para os músculos no abdome, vagina, quadril, coxas e região dorsal inferior.

Tratamento

A acupuntura tem-se destacado pelo seu efeito neuro-hormonal generalizado, envolvendo a liberação de opioides endógenos, imunoglobulinas, além do seu efeito miorrelaxante, sendo especialmente indicada na síndrome dolorosa miofascial, proporcionando alívio da dor.

Há evidências preliminares de que a acupuntura é eficaz na redução da severidade dos sintomas da dismenorreia quando em comparação a um grupo controle[8]. No entanto, uma revisão recente da Cochrane não encontrou diferenças significativas entre acupuntura real e Sham[9].

Dois estudos pequenos inclusos na revisão Cochrane encontraram que o tratamento por acupuntura possibilitou reduzir significativamente os sintomas menstruais quando comparada ao uso de anti-inflamatórios não esteroides (AINEs). A acupuntura é uma terapia relativamente segura e potencialmente eficaz no manejo de dor, sem o risco de efeitos adversos de AINEs[9].

Em 2008, uma revisão sistemática publicada no *American Journal of Obstetrics and Gynecology* encontrou que a acupuntura, quando adjuvante ao tratamento-padrão, foi superior ao tratamento-padrão isolado e fisioterapia no alívio de dores mistas pélvicas/lombares[10].

Classificação pela Medicina Tradicional Chinesa:
- Estase de Qi;
- Estase de Xue-sangue;
- Distúrbio de Gan;
- Distúrbio de Xin;
- Alteração de Zang Fu:

- Rim: relacionado à estrutura geniturinária;
- Afecção nos meridianos do Baço-Pâncreas, Rim, Bexiga ou Fígado.

Escolha dos pontos

Dor pélvica crônica

A dor pélvica crônica é caracterizada como síndrome devido aos vários sintomas concomitantes. Afecções psicoemocionais, urológicas, gastrintestinais, neurológicas, ortopédicas-musculoesqueléticas e ginecológicas podem coexistir.

Os objetivos centrais do tratamento são: aliviar a dor, tratar as causas identificáveis, restaurar a função normal, minimizar a incapacidade e prevenir a incapacitação.

Para dor na região inferior do abdome, os seguintes pontos são indicados: RM4, RM3, E36 e BP6. Caso a dor também se manifeste na área lombar, associar os pontos: B23, B25 e B40.

Lee *et al.* concluíram que a acupuntura verdadeira aliviou, percentualmente, duas vezes mais pacientes com sintomas relacionados a prostatite crônica/síndrome de dor pélvica crônica em comparação com a acupuntura Sham, após 10 semanas de tratamento. A duração dos benefícios foi 2,4 vezes maior no grupo acupuntura[11]. Outro estudo, comparando eletroacupuntura, eletroacupuntura Sham e orientação com exercícios isoladamente evidenciou alívio superior, sobretudo no sintoma doloroso, no grupo de eletroacupuntura[12].

Tratamento sistêmico

Nesta parte, dar ênfase em melhorar os aspectos psicológicos e comportamentais em associação ao tratamento da dor."

Síndrome relacionada a distúrbios do Fígado (Gan)

Estagnação de Qi do Gan (Gan Qi Yu Zhi Zheng)

- Sinais e sintomas: distensão, fluxo reverso de Qi e dor móvel na região dos hipocôndrios, anorexia, sensação de pressão no tórax, ânsia de vômito ou vômito aquoso e ácido, dor abdominal, diarreia e menstruação irregular.

- Língua vermelha com revestimento fino e pulso tenso (em corda).
- Seleção de pontos: Gan Shu (B18), Qi Men (F14), Zhi Gou (TA6), Yang Ling Quan (VB34) e Xing Jian (F2), que são aplicados com o método de redução (sedação) ou o método de harmonização.

Hiperatividade do Fogo do Gan (Gan Huo Wang Sheng)

- Sinais e sintomas: dor em distensão na cabeça e olhos, cefaleia parietal, visão turva, congestão conjuntival, edema e dor nos olhos, disforia, insônia, inquietude e irritabilidade.
- Língua vermelha com revestimento amarelo e pulso rápido e em corda.
- Seleção de pontos: Tai Chong (F3), Guang Ming (VB37), Zhong Feng (F4), Yang Fu (VB38) e Gan Shu (B18), que são aplicados com o método de redução (sedação).

Hiperatividade do Yang do Gan (Gan Yang Shang Kang)

- Tontura, tinidos; peso nas pernas, espasmo muscular e cãibras; rubor facial e garganta seca; insônia e/ou excesso de sonhos.
- Língua vermelha pouco hidratada e pulso tenso fino e rápido.
- Seleção de pontos: Qiu Xu (VB40), Li Gou (F5), Gan Shu (B18), Tai Chong (F3), Yang Ling Quan (VB34) e Qu Quan (F8), que são aplicados com o método de tonificação ou de harmonização.

Síndrome relacionada a Xin (coração)

Estagnação de Qi ou Xue no Xin (Xin Xue Yu Zhu)

- Sinais e sintomas: palpitação, sensação de pressão e dor no peito, dor no peito que irradia para as costas, sudorese e membros frios.
- Língua púrpura escura com equimoses e pulso agitado, nodoso e intermitente.
- Seleção de pontos: Da Ling (PC7), Xin Shu (B15), Jian Shi (PC5), Ju Que (RM14), Ge Shu (B17), Shen Men (C7) e Nei Guan (PC6), que devem ser aplicados com o método de sedação.

Deficiência de Qi do Xin

- Sinais e sintomas: palpitação, desânimo, sensação de opressão torácica e respiração curta, precordialgia, piora com esforço físico
- Língua pálida com revestimento fino e branco e pulso fraco e lento
- Seleção de pontos: Xin Shu (B15), Tai Yuan (P9), Shen Men (C7), Shao Chong (C9), Nei Guan (PC6) e Ju Que (RM14), que são aplicados com o método de tonificação.
- A moxibustão também deve ser aplicada.

Deficiência de Yin do Xin (Xin Yin Shu)

- Sinais e sintomas: palpitação, tontura, irritabilidade, insônia com excesso de sonhos, transpiração noturna e calor ou sensação de queimação nas palmas das mãos.
- Língua vermelha com revestimento fino e branco e pulso fino e rápido.
- Seleção de pontos: Nei Guan (PC6), Shao Chong (C9), Shen Men (C7), Xin Shu (B15) e Tai Xi (R3), que são aplicados com o método de tonificação.

Ascensão do Fogo no Xin (Xin Huo Shiang Yan)

- Sinais e sintomas: disforia, sede, erosões na mucosa bucal, urina escassa e amarela escura (amarronzada) e eventualmente hematúria.
- Língua vermelha com revestimento amarelo, inchada e rígida, e pulso rápido.
- Seleção de pontos: Tong Li (C5), Shen Men (C7), Tai Yuan (P9), Xin Shu (B15) e Wan Gu (ID4), que são aplicados com o método de sedação.

Mucosidade e Fogo turvando os orifícios do Xin (Tan Mi Xin Qiao)

- Sinais e sintomas: sensação de calor e rubor facial, impetuosidade, mudanças de humor e até mesmo delírio ou coma; comportamento violento, palpitações por medo ou susto e insônia.

- Língua vermelha com revestimento amarelo e pegajoso (gorduroso), e pulso rápido, deslizante e tenso.
- Seleção de pontos: os 12 pontos Jing (Poço), Shen Men (C7), Yin Xi (C6), Ge Shu (B17)), Daz Hui (DM14), Zu San Li (E36) e He Gu (IG4), que devem ser aplicados com o método de sedação (redução).

Síndrome relacionada a distúrbios de Shen (Rim)

Deficiência de Qi do Shen (Shen Qi Xu)

- Sinais e Sintomas: desânimo, diminuição de libido, ejaculação precoce, perda de controle urinário e fecal. enurese, lombalgia (dolorimento), tontura, fraqueza dos membros.
- Língua pálida, saburra branca, úmida, e pulso profundo e fraco.
- Seleção de pontos: Tai Xi (R3), Shen Shu (B23), Zhong Ji (RM3), Guan Yuan (RM4) e Ming Men (DM4), que devem ser aplicados com o método de tonificação.

Deficiência de Qi Yang do Shen (Shen Yang Xu)

- Sinais e sintomas: impotência e ejaculação precoce, poliúria, enurese, lombalgia (dolorimento), fraqueza nos pés e joelhos, incapacidade de permanecer em pé por longos períodos, face pálida, intolerância ao frio e membros frios.
- Língua pálida e pulso profundo, fino e fraco.
- Seleção de pontos: Tai Xi (R3), Shen Shu (B23), Fu Liu (R7), Zhong Ji (RM3), Guan Yuan (RM4) e Ming Men (DM4), que devem ser aplicados com o método de tonificação.
- A moxibustão também é indicada.

Falha do Shen na recepção do Qi (Shen Bu Na Qi)

- Sinais e sintomas: dispneia com respiração curta, lassidão, indisposição para falar, transpiração espontânea, membros frios e compleição cianótica.
- Língua pálida com revestimento branco e umidade excessiva e pulso profundo e fraco ou flutuante grande e fraco.

- Seleção de pontos: Dan Zhong (RM17), Qi Hai (RM6), Shen Shu (B23), Tai Xi (R3) e Fu Liu (R7), que devem ser aplicados com o método de tonificação.
- A moxibustão é indicada.

Deficiência do Yin do Shen (Shen Yin Xu)

- Sinais e sintomas: dolorimento na região da cintura, polução noturna, febre em ondas, boca seca, rubor malar (região zigomática), cansaço nos pés, tinidos e diminuição da audição.
- Língua vermelho-brilhante com hidratação escassa e pulso profundo e fino.
- Seleção de pontos: Fu Liu (R7), Shen Shu (B23), Tai Xi (R3), Qu Gu (RM2), Zhi Shi (B52) e Ming Men (DM4), que devem ser aplicados com o método de tonificação.
- A moxibustão não é indicada.

Yang hiperativo por deficiência de Yin no Shen (Yin Xu Yang Kang)

- Sinais e sintomas: emagrecimento ou um físico delgado, visão borrada, tinidos e diminuição da audição, insônia, comprometimento da memória, polução noturna, boca seca, dor na garganta, rouquidão, rubor malar, sudorese noturna e hemoptise.
- Língua vermelha com revestimento escasso e pulso fino e rápido.
- Seleção de pontos: San Yin Jiao (BP6), Tai Chong (F3), Tai Xi (R3), e Shen Shu (B23), que devem ser aplicados com o método de tonificação.
- A moxibustão não é indicada.

Referências bibliográficas

1. Howard FM. Chronic pelvic pain. Obstet Gynecol. 2003;101(3):594-611.
2. Baranowski AP. Chronic pelvic pain. Best Pract Research Clin Gastroenterol. 2009;23(4):593-610.
3. Vilos GA. Consensus guidelines for the management of chronic pelvic pain. J Obstet Gynaecol Can. 2005;27:869-87.

4. Ahangari A. Prevalence of chronic pelvic pain among women: an updated review. Pain Physician. 2014;17(2):E141-7.
5. Latthe P, Mignini L, Gray R, et al. Factors predisposing women to chronic pelvic pain: systematic review. BMJ. 2006;332(7544):749-55.
6. Gunter J. Chronic pelvic pain: an integrated approach to diagnosis and treatment. Obstet Gynecol Surv. 2003;58(9):615-23.
7. Stones W, Cheong YC, Howard FM, et al. Interventions for treating chronic pelvic pain in women. Cochrane Database Syst Rev. 2005;(3):CD000387.
8. Witt CM, Reinhold T, Brinkhaus B, et al. Acupuncture in patients with dysmenorrhea: a randomized study on clinical effectiveness and cost-effectiveness in usual care. Am J Obstet Gynecol. 2008;198(2):166.e1-8.
9. Smith CA, Armour M, Zhu X, et al. Acupuncture for dysmenorrhoea. Cochrane Database Syst Rev. 2016;4:CD007854.
10. Ee CC, Manheimer E, Pirotta MV, et al. Acupuncture for pelvic and back pain in pregnancy: a systematic review. Am J Obstet Gynecol. 2008;198(3):254-9.
11. Lee SW, Liong ML, Yuen KH, et al. Acupuncture versus sham acupuncture for chronic prostatitis/chronic pelvic pain. Am J Med. 2008;121(1):79-e1.
12. Lee SH, Lee BC. Electroacupuncture relieves pain in men with chronic prostatitis/chronic pelvic pain syndrome: three-arm randomized trial. Urology. 2009;73(5):1036-41.

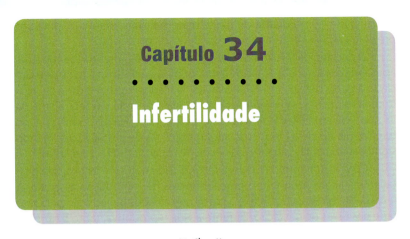

Capítulo 34
Infertilidade

Lin Chen Hau

A infertilidade é definida clinicamente, segundo a Organização Mundial de Saúde e o Comitê Internacional para Monitoramento de Tecnologias de Reprodução Assistida, como "uma doença do sistema reprodutivo definida pelo insucesso em obter uma gravidez clínica após 12 meses ou mais, tendo relações sexuais regulares e não protegidas"[1].

Ela afeta aproximadamente 12% das mulheres em idade reprodutiva (15 a 44 anos), segundo dados estatísticos nos Estados Unidos[2], porém a incidência da infertilidade difere imensamente conforme a região a ser analisada, podendo variar entre 10% e 30% dos casais em idade fértil[3].

A infertilidade é primária quando não se pode confirmar a existência prévia de alguma gestação e secundária quando há registro confiável de pelo menos uma gravidez no passado.

O conceito que estabelece o período de um ano é controverso, porque a Federação Internacional de Ginecologia e Obstetrícia considera infértil a união que não resulta em gravidez após dois anos sem uso de anticoncepção e prática de vida sexual ativa. Por outro lado, em alguns casos, um ano pode ser um tempo demasiado longo para caracterizar infertilidade, como diante de idade materna avançada ou diagnóstico prévio de alguma enfermidade impeditiva de concepção[4].

O declínio da fertilidade começa muitos anos antes da menopausa, apesar da persistência de ciclos ovulatórios. Esse declínio é mais pronunciado a partir dos 35 anos. A avaliação da reserva ovariana deve ser realizada em mulheres com idade reprodutiva avançada, ou seja, acima de 35 anos. Níveis de hormônio folículo-estimulante (FSH) > 15 mUI/mL no terceiro dia do ciclo menstrual significam níveis de gestação declinando significativamente. São raras as gestações quando FSH > 25 mUI/mL[5].

Com o aumento da idade, a fecundidade natural e as taxas de gestação declinam mesmo em procedimentos de reprodução assistida. A fertilidade feminina declina, e a partir dos 40 anos há redução pela metade das taxas de gestação. Durante a vida reprodutiva, tanto o número de oócitos se reduz rapidamente como a qualidade oocitária se altera. Nas mulheres com mais de 40 anos, as aneuploidias são mais frequentes, a taxa de aborto aumenta de duas a três vezes e as taxas de implantação após fertilização *in vitro* (FIV) se reduzem[6].

Em procedimentos de reprodução assistida, a qualidade oocitária é mais relevante do que a quantidade oocitária quando se consideram as taxas de sucesso ou a taxa de gestação. Porém, não se dispõe de nenhum método objetivo e direto que avalie a qualidade oocitária, por isso são utilizados seus marcadores indiretos, entre esses a idade. Considera-se que a idade é marcador melhor que os níveis de FSH para a obtenção tanto de gestação quanto da taxa de implantação e aborto[6].

Sabe-se que 40% das causas de infertilidade relacionam-se à mulher e 40% ao homem, e em 20% dos casos existem problemas em ambos os parceiros. Entretanto, não obstante os métodos semióticos disponíveis no presente, 10% a 20% dos casais após a investigação são rotulados como portadores de infertilidade sem causa aparente, antes denominada esterilidade sem causa aparente (ESCA)[7].

Entre os fatores femininos, segundo Speroff e Fritz, 40% das causas são representadas pelo fator tuboperitoneal, 40% pelas disfunções ovulatórias, 10% dos casos não teriam causa aparente e os 10% dos casos restantes poderiam ser explicados por "outras causas", como anormalidades da cavidade uterina e da cérvice e distúrbios imunológicos[7].

Outros distúrbios como disfunção tireoidiana, galactorreia, hirsutismo, diabetes, hipertensão, uso de fumo e drogas e outros eventos clínicos e comportamentais têm importância na gênese da infertilidade[4].

Recomenda-se iniciar a investigação de infertilidade em mulheres com:

1. Menos de 30 anos, mais de dois anos de vida sexual ativa, sem anticoncepção;
2. Mais de 30 e menos de 40 anos, mais de um ano de vida sexual ativa, sem anticoncepção;
3. Mais de 40 anos; nessa situação a procura de fatores que possam comprometer a fertilidade tem início tão logo surja o desejo de uma gravidez;
4. Independente da idade e do tempo de união, se um dos parceiros apresenta um fator impeditivo de concepção espontânea[4].

A propedêutica básica da infertilidade conjugal deverá incluir, além de anamnese do casal, o exame físico geral e ginecológico, a avaliação seminal por meio do espermograma, a normalidade ovulatória pelas dosagens hormonais [FSH, hormônio luteinizante (LH), estradiol, prolactina, hormônios tireoidianos], a normalidade estrutural e canalicular do aparelho reprodutor feminino com a ultrassonografia transvaginal (entre o terceiro e quinto dia do ciclo) e a histerossalpingografia[4].

Os tratamentos para infertilidade usando técnicas de reprodução assistida (TRAs) podem ser de baixa e de alta complexidade. As TRAs de baixa complexidade incluem o uso de indutores de ovulação para o coito programado ou por meio de inseminação intrauterina, podendo oferecer bons índices de gravidez. Fazem parte dos procedimentos de TRA de alta complexidade, a FIV convencional e a injeção intracitoplasmática de espermatozoide (ICSI), indicada principalmente para casos de obstrução tubária, má qualidade seminal e idade avançada. Na primeira, os oócitos são colocados em contato com os espermatozoides em uma placa, ocorrendo a fertilização de forma espontânea. Já na ICSI, o espermatozoide é artificialmente injetado no oócito através de uma microagulha[8].

O uso da acupuntura no tratamento de infertilidade

A acupuntura tem sido muito utilizada como tratamento para auxiliar no aumento das chances de gravidez, tanto em pacientes que têm ciclos irregulares como naquelas que serão submetidas a procedimentos de TRA de alta complexidade.

Segundo o "Tratado de Medicina Interna do Clássico do Imperador Amarelo" Huang Di Nei Jing - Su Wen, a mulher:

- "aos 4 x 7 = 28 anos, os músculos são firmes, a cabeleira atinge seu maior comprimento, é o corpo em pleno vigor;
- aos 5 x 7 = 35 anos, o rosto começa a apresentar rugas e o cabelo a cair;
- aos 6 x 7 = 42 anos, os vasos começam a enrijecer e os cabelos começam a ficar brancos;
- aos 7 x 7 = 49 anos, o Ren Mai e Chong Mai se atrofiam, a menstruação cessa e resulta a infecundidade"[9].

Portanto, a partir dos 35 anos, a mulher começa a apresentar deficiência de Qi do Rim, que é responsável pela reprodução, e aos 49 anos ela tem a última menstruação (menopausa), que leva à infecundidade.

Entre os cinco órgãos Zang na Medicina Tradicional Chinesa (MTC), o Rim (Shen), o Fígado (Gan) e o Baço (Pi) estão diretamente relacionados com a fisiologia da mulher (menstruação, reprodução, gestação, parto e lactação).

De acordo com a MTC, os quadros de infertilidade podem ser devidos a síndromes de deficiência ou de excesso. Do ponto de vista clínico, podemos ter ao menos cinco tipos de síndromes[10]:

- Deficiência do Rim (Shen);
- Deficiência de Sangue (Xue);
- Estagnação do Qi do Fígado (Gan);
- Estagnação de Sangue (Xue);
- Acúmulo de mucosidade.

Podemos correlacionar os diferentes diagnósticos da MTC com quadros clínicos observados pela medicina ocidental. Assim, quadros de disfunção erétil, ejaculação precoce, oligozoospermia e insuficiência ovariana associado a idade avançada podem ser englobados pela deficiência do Rim (Shen). Palidez, fraqueza e tonturas com ciclos menstruais longos devido a disfunções hormonais podem ser causados por deficiência de Sangue (Xue). Quadros dolorosos e ciclos menstruais irregulares, com formação de massa, como endometriose e mioma uterino, fazem parte da estagnação de Qi do Fígado (Gan) e Sangue (Xue). Obesidade e ciclos irregulares, associado a acúmulos patológicos de líquido no aparelho genital feminino, como hidrossalpinge, são descritos como resultantes do acúmulo de mucosidade. Podemos usar os seguintes pontos para tratamento:

Pontos principais:
- Guanyuan (Ren-4),
- Ponto Mu frontal de Intestino Delgado, ponto de cruzamento do Ren Mai com os três meridianos Yin do pé, relacionado com Yuan Qi, ponto de tonificação;
- Zhonji (REN-3);
- Ponto Mu frontal de Bexiga, ponto de cruzamento do Ren Mai com os três meridianos Yin do pé;
- Sanyinjiao (BP-6);
- Ponto de cruzamento dos três meridianos Yin do pé;
- Xuehai (BP-10);
- Ponto usado para patologias relacionadas ao Sangue (Xue);

Pontos Secundários:
- Guilai (E-29);
- Zigongxue (Ex-TA-1);
- Qihai (Ren-6);
- Baihui (DU-20);
- Shenshu (B-23);
- Zhishi (B-52);
- Baliao (B-31, B-32, B-33, B-34);
- Zusanli (E-36);
- Yinlinquan (BP-9).

Acupuntura e técnica de reprodução assistida

O uso da acupuntura como tratamento adjuvante na TRA aumentou em popularidade nos últimos anos, provavelmente devido ao maior número de estudos clínicos randomizados mostrando aumento na taxa de gravidez clínica e de nascidos vivos. Os mecanismos de ação da acupuntura, por meio de modelos neuroendócrinos, procuram explicar um possível efeito benéfico das agulhas sobre as chances de gravidez das mulheres em tratamento.

Primeiramente, a acupuntura poderia modular a liberação de neurotransmissores e aumentar a liberação do GnRH, que teria efeito estimulador sobre os ovários, influenciando no ciclo menstrual, na ovulação e na fertilidade[11]. Em segundo lugar, poderia inibir o tônus simpático uterino, levando à redução do Índice de Pulsatilidade (PI) das artérias uterinas em pacientes submetidas à eletroacupuntura, com isso aumentando o fluxo sanguíneo para o útero, que poderia resultar em maior receptividade endometrial ao embrião, aumentando as chances de gestação[12]. E em terceiro lugar, poderia ainda estimular a produção de opioides endógenos e melhorar a resposta biológica ao estresse, melhorando as chances de concepção[13].

Acupuntura antes e após a transferência do embrião (TE)

Paulus *et al.*, na Alemanha, em 2002, foram os primeiros a realizar um estudo clínico randomizado sobre os efeitos da acupuntura aplicada no dia da TE[14]. Eles randomizaram 160 pacientes; um grupo (n = 80) recebia sessões de acupuntura e auriculoacupuntura 25 minutos antes e 25 minutos após o término da TE. O grupo controle (n = 80), por sua vez, não recebia nenhum tratamento, só o descanso de 25 minutos após o término da TE. Foram usados os seguintes pontos de acupuntura:

- Antes da TE: PC-6, BP-8, F-3, DU-20 e E-29;
- Após a TE: E-36, BP-6, BP-10 e IG-4;
- Auricular: Shenmen, Neifenmi (endócrino), Zhigong (útero) e Naodian (cérebro).

As agulhas foram estimuladas duas vezes para obter a sensação de "DeQi", e as agulhas foram inseridas também em pontos na orelha.

Como resultado, as taxas de gravidez clínica foram maiores no grupo submetido à acupuntura (42,5%) *vs.* controle (26,3%) (p 0,03). Os autores concluíram que fazer acupuntura no dia da TE aumenta a gravidez clínica em pacientes submetidas a FIV/ICSI. Esse estudo tem servido de base para diversos outros trabalhos.

Em 2006, Westergaard *et al.*[15], na Dinamarca, randomizaram 273 pacientes em três grupos: ACU 1 (95 pacientes), ACU 2 (91 pacientes) e controle (87 pacientes).

O grupo ACU 1 foi submetido a acupuntura 25 minutos antes e 25 minutos após a TE. O grupo ACU 2 recebeu o mesmo tratamento do grupo ACU 1 e mais um tratamento de 25 minutos dois dias depois. O grupo controle fez repouso de 1 hora após a TE. Os pontos usados no ACU 1 e ACU 2:

- Antes da TE: DU-20, E-29, BP-8, PC-6 e F-3;
- Após a TE: E-36, BP-6, BP-10 e IG-4.

Foram usados os seguintes pontos no ACU 2:

Dois dias após TE: DU-20, REN-3, E-29, BP-10, BP-6, E-36 e IG-4.

A taxa de gravidez foi significantemente maior no grupo ACU 1 em relação ao grupo controle (42% vs. 28%, p < 0,044). Apesar de todas as taxas no grupo ACU 2 serem maiores que as do grupo controle não houve diferença estatística significante. Os autores concluíram que houve aumento significativo na taxa de gestação quando a acupuntura foi realizada no dia da TE, corroborando os achados de Paulus *et al.*[14].

Em outro estudo conduzido por Smith *et al.*, em 2006, foram randomizados 228 pacientes em dois grupos[16]. Um grupo foi submetido a acupuntura (n = 110) e o outro grupo (n = 118) foi submetido a acupuntura placebo usando agulha placebo de Streitberger[17]. Foi usado o mesmo protocolo de Paulus *et al.*, mas foi adicionada mais uma aplicação no nono dia após a estimulação medicamentosa. Houve diferença na taxa de gestação (31% vs. 23%), mas não foi significativa[16].

Revisão sistemática e metanálise

Com vários estudos sendo publicados, começaram também a surgir algumas revisões sistemáticas e metanálises nos últimos anos, na tentativa de compilar os resultados obtidos por esses trabalhos.

A revisão sistemática de Manheimer *et al.* (2008) avaliou se a acupuntura aumenta a taxa de gestação e de nascidos vivos quando usada como tratamento adjuvante nas pacientes submetidas a FIV. Foram incluídos sete estudos clínicos controlados e randomizados com 1.366 mulheres submetidas a FIV. Em todos os estudos, foi aplicada acupuntura nas pacientes, antes e após a TE, embora em dois estudos tenha sido incluído tratamento adicional em outros dias da FIV. O protocolo de tratamento da maioria foi baseado no estudo de Paulus *et al.*, exceto em um estudo que usou acupuntura Sham. Os autores concluíram que há evidências preliminares de que a acupuntura realizada no dia da transferência dos embriões aumenta a taxa de gestação clínica [*odds ratio* (OR): 1,65, intervalo de confiança (IC) de 95%: 1,27 a 2,14], de gestação em curso (OR: 1,87, IC de 95%: 1,4 a 2,49) e de nascidos vivos (OR: 1,91, IC de 95%: 1,39 a 2,64)[18].

Outra revisão sistemática foi publicada por El-Toukhy *et al.* (2008), incluindo 13 estudos randomizados controlados sobre acupuntura na FIV, com um total de 2.500 mulheres. Cinco estudos (877 mulheres) avaliaram o efeito da acupuntura quando realizada no momento da captação dos oócitos, mas não houve diferença estatística em relação à taxa de gestação clínica [risco relativo (RR): 1,06, IC de 95%: 0,82 a 1,37, p 0,65]. Oito estudos (1.623 mulheres) avaliaram o efeito da acupuntura realizada no dia da transferência de embriões. Uma metanálise desses estudos não mostrou diferença estatística na taxa de gravidez clínica (RR: 1,23, IC de 95%: 0,96 a 1,58) e na taxa de nascidos vivo (RR: 1,34, IC de 95%: 0,85 a 2,11). A conclusão dos autores foi que não há evidências suficientes de que a acupuntura administrada como um tratamento adjuvante à TRA melhore as taxas de gestação clínica e de nascidos vivos[19].

Os trabalhos avaliados na metanálise de El-Toukhy são praticamente os mesmos que haviam sido incluídos no estudo de Manheimer *et al.* No entanto, El-Toukhy *et al.* não excluíram um trabalho de Craig *et al.*, 2007, no qual as pacientes foram submetidas a acupuntura fora do local da TE, isto é, em uma outra clínica, podendo gerar mais estresse. Além disso, nesse trabalho, a taxa de gestação clínica foi muito maior no grupo controle (69,6%) em relação ao controle dos outros estudos (média de 28%). Com isso, pode-se ter anulado uma possível significância demonstrada pelos outros sete estudos.

A Cochrane também publicou sua revisão sistemática e metanálise em 2008, em que foram incluídos 13 estudos[20]. Os grupos controles eram muito variados e tinham desde o repouso sem intervenção, uso de pontos sem relação, pontos auriculares e uso de agulha de acupuntura Sham, descrito por Streitberger[17]. Os autores concluíram que as mulheres submetidas a acupuntura no dia da transferência embrionária aumentaram as taxas de nascidos vivos em relação ao grupo controle.

Em 2012, Zheng *et al.*, por meio de uma revisão sistemática de 24 estudos clínicos randomizados (5.807 mulheres), na qual excluíram os trabalhos em que a acupuntura placebo foi usada como controle, chegaram à conclusão de que a acupuntura aumenta as taxas de gestação clínica e de nascidos vivos nas pacientes submetidas a FIV.

Em 2013, Manheimer *et al.* fizeram uma nova revisão sistemática e metanálise para avaliar se há benefícios da acupuntura como tratamento adjuvante em pacientes submetidas a FIV na melhora da taxa de gestação clínica. Dessa vez foram incluídos 16 estudos clínicos randomizados (4.021 pacientes) comparando a acupuntura feita no dia da TE *versus* acupuntura Sham ou sem intervenção. Concluíram nessa metanálise que não houve benefício significativo no uso da acupuntura na FIV[21].

Nesse mesmo ano de 2013, a Cochrane também fez uma nova revisão sistemática e metanálise, incluindo 20 estudos (4.544 mulheres). As intervenções com acupuntura foram no momento da captação dos oócitos (seis estudos) ou no dia da transferência dos embriões (14 estudos). Havia oito estudos com grupos controles sem nenhuma intervenção, cinco estudos com analgesia convencional na captação de oócitos, seis estudos com acupuntura placebo e um estudo no qual foi agulhado local que não era ponto de acupuntura. Os pontos de acupuntura mais usados nos 20 estudos foram DU-20, IG-4, BP-6 e E-29. Dessa vez os autores chegaram à conclusão de que não havia evidências do aumento das taxas de nascidos vivos, da gestação em curso ou da gestação clínica com a acupuntura como tratamento adjuvante na FIV. Também não evidenciaram aumento da taxa de abortamentos[22].

Foi publicada por Qian *et al.*, em 2017, uma metanálise com 30 estudos (6.344 mulheres), que mostrou melhora significativa na taxa de gestação clínica (OR: 1,26, IC de 95%: 1,06 a 1,50, p 0,01). Comparando estudos feitos no ocidente e no oriente, a eletroacupuntura se mostrou com melhores resultados em estudos orientais (chineses, coreanos e japoneses)[23].

Discussão

Quando um casal infértil procura um tratamento de reprodução assistida, ele se depara com demandas médicas (uso de medicamentos, efeitos adversos dos medicamentos, vários exames ultrassonográficos) e financeiras (custo de cada procedimento), que podem desencadear sentimentos de ansiedade, angústia e frustração no percurso do tratamento. Nos tratamentos de FIV, um momento de especial expectativa e ansiedade é o período entre a transferência embrionária e o resultado por meio do exame de gonadotrofina coriônica humana beta (β-hCG), quando toda a técnica já foi realizada, restando à paciente apenas aguardar o resultado tão sonhado e desejado. Vários fatores podem determinar o sucesso ou fracasso do tratamento. O tempo e a causa da infertilidade, a resposta ovariana ao estímulo medicamentoso, a qualidade embrionária, o número de embriões transferidos e a receptividade endometrial são alguns exemplos, mas a idade da mulher é o mais importante para determinar o prognóstico do tratamento, principalmente devido à qualidade oocitária.

As frustrações dos casais e dos profissionais no percurso do tratamento, quando do insucesso na obtenção da gravidez, acabam levando a procurar procedimentos complementares. Nesse contexto, a acupuntura tem encontrado muitos simpatizantes entre pacientes e médicos que exercem a medicina reprodutiva. Como vimos, diversos estudos vêm sendo publicados em revistas importantes da área, apresentando resultados conflitantes.

Por que essas metanálises, que abordam a mesma questão, produzem resultados tão diferentes? Revisões sistemáticas e metanálises geralmente são consideradas como as ferramentas mais confiáveis para condensar as evidências existentes. Contudo, elas muitas vezes mostram diferenças em seus resultados e conclusões.

Os motivos mais comuns para essas discrepâncias são as diferenças em critérios de inclusão, métodos de pesquisa na literatura, a indicação do tratamento de FIV/ICSI, o protocolo dos estudos, o tamanho das amostras, os tipos de controle, extração de dados e análise de dados. Em particular, alguns autores discutem se o uso de acupuntura placebo (acupuntura Sham), com a agulha de Streitberger, não seria totalmente inerte, isto é, ele pode provocar algum tipo de estímulo, aumentando, assim, o risco de um viés. Portanto, é difícil chegar a uma conclusão definitiva baseada nas metanálises publicadas. Será que a acupuntura realmente aumenta as chances de nascimento de uma criança saudável após um tratamento de FIV?

Infelizmente, ainda não podemos responder a essa questão. Com base no que já foi publicado sobre o assunto, devemos concluir que os resultados ainda são controversos, embora haja indícios de possíveis benefícios da acupuntura em ciclos de reprodução assistida. Só por meio de mais estudos clínicos, em que os métodos sejam bem-padronizados, com uma seleção criteriosa de pacientes e uma padronização do grupo controle, é que poderemos, por meio de novas revisões sistemáticas, determinar se a acupuntura é realmente efetiva ou não para pacientes submetidas a FIV. Os tratamentos de reprodução assistida são caros e submetem os casais a grande estresse. A acupuntura surge como uma intervenção adjuvante segura e de baixo custo e que, possivelmente, beneficia alguns casais. Mas é fundamental esclarecer os casais quanto à realidade dos conhecimentos atuais e, assim, orientar e oferecer o melhor tratamento.

Referências bibliográficas

1. Zegers-Hochschild F, Adamson GD, de Mouzon J, et al on behalf of ICMART and WHO. The International Committee for Monitoring Assisted Reproductive Technology (ICMART) and the World Health Organization (WHO) Revised Glossary on ART Terminology, 2009. Hum Reprod. 2009;24(11):2683-9.
2. Centers for Disease Control and Prevention (CDC). National Center for Health Statistics. Infertility. Disponível em: https://www.cdc.gov/nchs/fastats/infertility.htm. Acesso em: 2 jun. 2019.
3. World Health Organization. Mother or nothing: the agony of infertility. News. WHO Bulletin. 2010;88(12):881-2.
4. Lopes J, Ferriani RA, Badalotti M, et al. Guideline para abordagem da infertilidade conjugal. Sociedade Brasileira de Reprodução Humana; 2006.
5. Souza MCB, Vitorino RL. A abordagem do casal infértil. Femina. 2008;36(10).
6. Abreu LG, Santana LF, Navarro PAAS, et al. A taxa de gestação em mulheres submetidas a técnicas de reprodução assistida é menor a partir dos 30 anos. Rev Bras Ginecol Obstet. 2006;28(1):32-7.
7. Speroff L, Fritz M. Femaly infertility. In: Speroff L, Fritz M. Clinical gynecologic endocrinology and infertility. 7th ed. Philadelphia: Lippincott Williams & Wilkins; 2005. p. 1013.
8. Kussler AP, Coitinho AS. Técnicas de reprodução assistida no tratamento da infertilidade. Rev Bras Anal Clin. 2008;40(4):313-5.
9. Veith I. The Yellow Emperor's Classic of Internal Medicine. Taipei: Southern Materials Center, Inc; 1982.
10. Auteroche B, Navailh P. Acupuntura em Ginecologia e Obstetrícia. São Paulo: Andrei; 1987.
11. Ferin M, Vande Wiele R. Endogenous opioid peptides and the control of the menstrual cycle. Eur J Obstet Gynecol Reprod Biol. 1984;18(5-6):365-73.
12. Stener-Victorin E, Waldenstrom U, Andersson SA, et al. Reduction of blood flow impedance in the uterine arteries of infertile women with electro-acupuncture. Hum Reprod. 1996;11(6):1314-7.
13. Cho ZH, Chung SC, Jones JP, et al. Newfindings of the correlation between acupoints and corresponding brain cortices using functional MRI. Proc Natl Acad Sci U S A. 1998;95(5):2670-3.

14. Paulus WE, Zhang M, Strehler E, et al. Influence of acupuncture on the pregnancy rate in patients who undergo assisted reproduction therapy. Fertil Steril. 2002;77(4):721-4.
15. Westergaard LG, Mao Q, Krogslund M, et al. Acupuncture on the day of embryo transfer significantly improves the reproductive outcome in infertile women: a prospective, randomized trial. Fertil Steril. 2006;85(5):1341-6.
16. Smith C, Coyle M, Norman RJ. Influence of acupuncture stimulation on pregnancy rates for women undergoing embryo transfer. Fertil Steril. 2006;85(5):1352-8.
17. Streitberger K, Kleinhenz J. Introducing a placebo needle into acupuncture research. Lancet. 1998;352(9125):364-5.
18. Manheimer E, Zhang G, Udoff L, et al. Effects of acupuncture on rates of pregnancy and live birth among women undergoing in vitro fertilisation: systematic review and meta-analysis. Br Med J. 2008;336(7643):545-9.
19. El-Toukhy T, Sunkara SK, Khairy M, et al. A systematic review and meta-analysis of acupuncture in in vitro fertilisation. Br J Obstet Gynaecol. 2008;115(10):1203-13.
20. Cheong YC, Hung Yu Ng E, Ledger WL. Acupuncture and assisted conception. Cochrane Database Syst Rev. 2008;(4):CD006920.
21. Manheimer E, van der Windt DA, Stafford K, et al. The effects of acupuncture on rates of clinical pregnancy among women undergoing in vitro fertilization: a systematic review and meta-analysis. Hum Reprod Update. 2013;19(6):696-713.
22. Cheong YC, Dix S, Hung Yu Ng E, et al. Acupuncture and assisted reproductive technology. Cochrane Database Syst Rev. 2013;(7):CD006920.
23. Qian Y, Xia XR, Ochin H, et al. Therapeutic effect of acupuncture on the outcomes of in vitro fertilization: a systematic review and meta-analysis. Arch Gynecol Obstet. 2017;295(3):543-58.

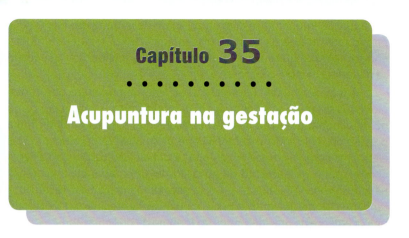

Capítulo 35
Acupuntura na gestação

Suzi Tsiomi Miyazato Bulgarelli
Ciro Blujus dos Santos Rohde

Introdução

A gravidez é o processo de desenvolvimento e crescimento de um ou mais embriões dentro do útero materno. Para que o processo ocorra e que o feto se desenvolva adequadamente, é necessário equilíbrio hormonal e imunológico.

Imunologicamente o feto é considerado um enxerto semialógeno ao organismo materno. Para que não haja rejeição pelo organismo materno, é necessário que ocorra uma modulação com a influência hormonal sobre o organismo materno.

Os hormônios da gravidez, além de preparar o organismo materno para a fecundação e a implantação do óvulo, também promovem a regulação imunológica.

A placenta é um órgão predominantemente fetal e tem funções importantes para a manutenção da vida intrauterina, promovendo trocas fisiológicas materno-fetais como as trocas gasosas, a absorção de nutrientes e a excreção de metabólitos e produtos nitrogenados. Realiza a função imunológica com a passagem de imunoglobulina G (IgG) para o feto através da barreira placentária. Realiza também a função endocrinológica que auxilia na manutenção da gravidez e a homeostase materna e fetal.

A gravidez humana normal é caracterizada por alterações fisiológicas nos sistemas neuroendócrino, hemodinâmico e renal, bem como no equilíbrio hidroeletrolítico. Especificamente, há uma diminuição na pressão arterial média e osmolalidade plasmática e um aumento nos eletrólitos corporais totais e na água. A diminuição da pressão arterial ocorre apesar do aumento da ativação do sistema renina-angiotensina-aldosterona. A vasodilatação sistêmica primária é uma característica fundamental da gravidez, e essas mudanças hemodinâmicas ocorrem precocemente na gravidez antes do término da placentação.

Os principais hormônios envolvidos na gestação são gonadotrofina coriônica humana (hCG), lactogênio placentário humano, relaxina, tireotrofina coriônica humana (tem ação semelhante à do hormônio estimulante da tireoide – TSH), corticotrofina coriônica humana [tem ação semelhante à do hormônio adrenocorticotrófico (ACTH) e estimula a suprarrenal para a esteroidogênese e a síntese de cortisol] e os hormônios esteroides (estrógeno e progesterona).

A progesterona é produzida inicialmente pelo corpo lúteo, estimulado pelo hCG e, após a oitava semana, é sintetizada pelo sinciotrofoblasto. A progesterona contribui para a manutenção da gravidez, estimula a atividade secretora do endométrio para nutrição do embrião e promove o relaxamento uterino e das demais fibras musculares lisas maternas, com diminuição do peristaltismo intestinal e dilatação ureteral. Promove também a retenção hídrica e o aumento da volemia. Estimula a hiperplasia e a hipertrofia das glândulas mamárias e, por ação central, aumenta o sono e a fome.

O estrógeno é produzido pela unidade materno-placentária-fetal e tem ação cardíaca materna com aumento do débito cardíaco e do fluxo uteroplacentário. Estimula a síntese proteica hepática, promove a hipertrofia e a hiperplasia das células miometriais e contribui para a embebição gravídica, que aumenta a frouxidão dos tecidos maternos. Conjuntamente com o hCG, é responsável pelas náuseas da gestação e, no segundo trimestre, associado ao hormônio lactogênio placentário, aumenta a resistência periférica à insulina.

Alterações otorrinolaringológicas

Uma série de queixas relacionadas a orelha, nariz e garganta são frequentes na gravidez, as quais, embora sejam transitórias, podem trazer desconforto e perda importante na qualidade de vida da mulher.

A alteração hormonal que ocorre na gestação pode resultar na mudança na homeostase da endolinfa e da perilinfa dos canais do labirinto e tem ação direta na sensibilidade dos receptores enzimáticos dos neurotransmissores, causando alteração no metabolismo basal da orelha interna, justificando os sintomas otológicos. Esses sintomas estão relacionados com a presença de edema nos tecidos da região pela alteração do gradiente osmótico das membranas e do aumento da vascularização dos tecidos.

Os sintomas mais frequentes são: vertigem, zumbido, instabilidade de marcha, sensação de plenitude do ouvido, hipacusia e algiacusia, sensação de flutuação e quedas e sangramento nasal.

A vertigem foi o sintoma mais relatado entre as gestantes (52,44%), seguida de zumbido (33%). A vertigem é mais frequente no primeiro trimestre, com redução nos segundo e terceiro trimestre, e a melhora do sintoma pode ser relacionada à habituação labiríntica. No segundo trimestre, o sintoma mais relatado foi a instabilidade e o desiquilíbrio da marcha, com tendência de aumento no terceiro trimestre, fato este atribuído ao aumento de peso e à mudança postural que ocorre com o avançar da gravidez.

As vias aéreas superiores apresentam importante mudança durante a gravidez, com edema generalizado das mucosas e aumento da vascularização, sendo frequentes as queixas de sensação de obstrução nasal e epistaxe. São relatados também o aparecimento de lesões hipervasculares como granuloma e hemangiomas em mucosa nasal e oral.

A rinite gestacional ocorre em 5% a 32% das gestantes, iniciando-se no final do primeiro trimestre com melhora após o parto. Manifesta-se com edema de mucosa e rinorreia hialina decorrente da ação estrogênica na mucosa nasal ou pela hiperatividade do sistema parassimpático. Caso haja sintomatologia importante, pode-se utilizar aerossol de corticoide nasal ou medicação anti-histamínica sistêmica. É proscrito o uso de medicações vasoativas. Durante a gestação, pode ocorrer aumento da sensibilidade da olfação, que pode piorar para os sintomas de náuseas na gravidez. Há edema da mucosa nasal e diminuição dos movimentos ciliares, que podem tornar a gestante mais vulnerável a infecções dos seios da face.

O tratamento dessas condições será discutido nos capítulos específicos.

Alterações no sistema digestório

O sistema digestório é muito afetado na gestação, apresentando sintomas como náuseas, sialorreia, refluxo gastroesofágico, obstipação intestinal, empachamento e sangramento e dor anal, relacionados a hemorroidas e fissuras anais.

Náusea e hiperêmese gravídica

Episódios de náuseas com ou sem vômitos ocorrem em mais de 90% das gestações, em torno de 57% apresentam náuseas e 27% apresentam náuseas e vômitos. Embora frequentes, nos quadros mais prolongados podem afetar a saúde da gestante, com prejuízo de suas atividades diárias e do desenvolvimento fetal.

A recorrência em gravidezes subsequentes é de 15,2% a 81%. A etiologia é desconhecida, mas existem várias teorias, incluindo: predisposição psicológica, adaptação evolutiva para proteger a mulher e o feto de alimentos potencialmente perigosos e níveis elevados de hCG e estradiol no início da gravidez. As condições com aumento da massa placentária, como gravidez molar e gestações múltiplas, estão associadas a maior risco de náuseas e vômitos.

A gravidade dos sintomas varia de paciente a paciente e geralmente atinge o pico em torno da nona semana. Algumas situações pioram as náuseas como odores, calor, umidade excessiva, ruídos, movimento físico ou visual e cansaço. Alimentos frios e frutas ácidas são mais aceitos nessa fase. Com a mudança no estilo de vida, dieta adequada e tratamento medicamentoso, a sintomatologia diminui ou regride até o final do primeiro trimestre.

Para algumas mulheres, entretanto, a condição é grave e progride para hiperêmese gravídica, que ocorre em 0,3% a 3% das gravidezes. A hiperêmese gravídica se caracteriza por vômitos persistentes não relacionados a outras causas, perda peso maior que 5% do peso pré-gestacional, distúrbio hidroeletrolítico (desidratação, hipocalemia, hiponatremia ou hipocloremia) e cetonúria; pode ocorrer também elevação na amilase, lipase e enzimas hepáticas. A hiperêmese gravídica também pode apresentar sinais e sintomas associados a desidratação grave, incluindo hipotensão ortostática, taquicardia, pele seca, alterações de humor e letargia.

São diagnósticos diferenciais: patologias infecciosas, gastroenterites, colecistites, tireoidopatias, cetoacidose diabética, hipertensão intracraniana, enxaqueca e abuso de drogas.

A sialorreia é definida como uma secreção excessiva da saliva. Ocorre principalmente no primeiro trimestre, mas em algumas gestantes pode persistir até o parto. A saliva é frequentemente espessa e amarga, causando náuseas, vômitos e perda de peso. A sensação de náusea ocorre por estimulação do nervo parassimpático da glândula salivar, que promove vasodilatação local e estimula aumento da produção de saliva.

Podemos observar as seguintes síndromes da Medicina Tradicional Chinesa (MTC) nesses casos: deficiência do Qi do Estômago (Wei), síndrome de fogo do Fígado (Gan), seja por deficiência do Gan ou por excesso de Yang do Gan e síndrome de estagnação de umidade-mucosidade devida a deficiência de Yang do Baço-Pâncreas (Pi). Essas síndromes podem gerar inversão do fluxo do meridiano Chong Mai, causando náuseas e vômitos. O principal ponto a ser utilizado é o PC6. Outros pontos importantes são ST36 e SP4. Em casos de acometimento do Gan, acrescentar LR3; o ponto ST4 também pode auxiliar nos casos de deficiência.

Refluxo gastroesofágico

O refluxo gastresofágico ocorre em 30% a 50% das gestantes, principalmente durante o último trimestre, e ocorre por diminuição do tônus do esfíncter esofágico inferior e do retardo no tempo de esvaziamento gástrico por ação do estrógeno e da progesterona e pelo aumento da pressão intra-abdominal pelo útero gravídico. O sintoma mais frequente são as queixas de azia, mas algumas gestantes podem apresentar dor torácica, tosse, sibilância, odinofagia e rouquidão. Orienta-se fazer dieta fracionada, pobre em gordura e açúcar, evitar líquidos durante a refeição e fazer repouso em decúbito elevado. A principal causa de refluxo na gestante é a estagnação de alimentos e Qi do Estômago (Wei) e/ou inversão do Qi do Wei; os principais pontos para tratamento são PC6, ST36, ST44 e SP4.

Obstipação intestinal

A obstipação intestinal é um fenômeno frequente na gestação, relacionada ao relaxamento da musculatura lisa e diminuição do peristaltismo, e em algumas gestantes pode haver piora do sintoma quando da introdução da suplementação de ferro. São orientadas medidas como aumento da ingesta de fibra, incremento do consumo de líquido e atividade física. Os pontos ST36, ST37, SP6, BL20, BL21 e BL25 podem auxiliar na obstipação da gestante, especialmente porque na gestante e pós-parto usualmente a causa da obstipação é estagnação ou deficiência de Qi e Sangue.

Hemorroidas

Devido a alterações hormonais e ao aumento da pressão intra-abdominal, a gestação é uma situação que predispõe à ocorrência de hemorroidas. Estima-se que 25% a 35% das mulheres grávidas podem apresentar hemorroidas e em 85% dos casos, no terceiro trimestre.

As hemorroidas ocorrem quando as veias hemorroidárias externas se tornam varicosas, causando prurido, ardor, edema e dor no ânus, disquesia e sangramento. Disquesia e sangramento são frequentemente os primeiros sinais de hemorroidas. É importante ressaltar que as hemorroidas não são a única causa do sangramento retal, devendo o diagnóstico ser confirmado antes de iniciar qualquer tratamento. As hemorroidas devem ser tratadas para prevenir complicações mais graves, incluindo inflamação, trombose e prolapso.

No tratamento por acupuntura pode-se observar acúmulo de mucosidade-calor e/ou estagnação de Qi e Sangue na parte baixa do corpo. Os pontos básicos de tratamento são BL30, BL57 e Ex-UE2. É necessário também fazer a diferenciação entre síndrome de excesso (sangue profuso e vermelho-vivo nas fezes, dor importante e sinais clínicos de excesso), em que podem ser adicionados os pontos BL32, BL35 e SP6; ou síndrome de deficiência (sangramento de cor escura, sensação de prolapso no ânus e sinais clínicos de deficiência), quando se podem acrescentar pontos como GV20, BL20 e ST36.

Alterações musculoesqueléticas

As alterações gravídicas causam grande impacto ao sistema musculoesquelético, levando à alteração do esqueleto axial e pélvico e da biomecânica como aumento de impacto nas articulações, hiperlordose, flexão da região cervical e movimento posterior das escápulas, compensando o deslocamento do centro de gravidade, frouxidão dos ligamentos anteriores e posteriores da coluna lombar, aumento da mobilidade da articulação sacroilíaca e sínfise púbica, frouxidão das paredes vaginais e do hiato genital e aumento da inclinação da pelve com sobrecarga na musculatura extensora do quadril, abdutores e flexor plantar do tornozelo.

A lombalgia pode ocorrer em qualquer período da gestação, sendo mais frequente na segunda metade, referida como dor que piora com a movimentação, principalmente com a flexão do tronco e melhora com o repouso. Mais frequente em região lombar baixa, com irradiação para a região posterior da coxa, e menos frequentemente para a região abdominal inferior ou anterior da coxa.

O aumento da mobilidade nas articulações pélvicas pode causar dor durante a gestação ou no pós-parto. A dor pode ocorrer em região de sínfise púbica ou em articulação sacroilíaca uni ou bilateralmente. A dor pode irradiar para a raiz da coxa ou para a região perineal. A dor sacroilíaca piora com rotação do quadril e com a compressão das cristas ilíacas.

Câimbras são contrações musculares dolorosas que ocorrem principalmente na segunda metade da gravidez, com piora à noite, que podem ser secundárias ao acúmulo de ácido lático e pirúvico. Melhoram com exercícios de alongamento, massagem e hidratação.

Coccidinia pós-parto é a dor e sensibilidade em região do cóccix que ocorre após o parto, causada por compressão do cóccix durante o parto. Há piora da dor durante a evacuação e no coito.

O tratamento por acupuntura deve ser feito conforme a síndrome Bi diagnosticada. Pontos locais da região sacral podem ser substituídos por pontos como BL62, SI2 e GV20, ou pode ser utilizada técnica escalpeana. É preciso ter em mente que, com a progressão da gestação, a dor da paciente tende a aumentar, pois a carga sobre os músculos e articulações aumenta. Portanto, é necessário orientar a paciente sobre isso e, se possível, manter seguimento até o final da gestação.

Alterações neurológicas

A síndrome do túnel do carpo é muito comum na gravidez, com incidência referida de 2% a 35%. Apresenta quadro de parestesia, hipoestesia, dor ou perda de força do primeiro, segundo e terceiro quirodáctilos resultante da compressão do nervo mediano no túnel do carpo, pelo edema e retenção de líquidos. Ocorre principalmente ao acordar, melhora com a movimentação das mãos e é bilateral em 75% dos casos.

Os sintomas podem se iniciar em qualquer período da gravidez, sendo mais evidentes no terceiro trimestre, com melhora gradualmente no pós-parto.

A paralisia facial de Bell é definida como uma paralisia do nervo facial, tipicamente envolvendo os três ramos periféricos, resultando em assimetria da expressão facial e fechamento incompleto unilateral do olho. É duas a quatro vezes mais frequente na gestante, principalmente no terceiro trimestre e na primeira semana pós-parto. Ocorre principalmente por compressão do nervo facial por edema dos tecidos adjacentes, hipercoagulabilidade causando trombose dos *vasa nervorum* ou a reativação de infecção por herpes simplex latente pela imunossupressão relativa na gravidez.

Meralgia parestésica é uma neuropatia sensitiva com quadro de disestesia na parte superior e média da face lateral da coxa e ocorre por compressão do nervo cutâneo lateral femoral quando penetra no tensor da fáscia lata no ligamento inguinal, provavelmente causada pela distensão da parede abdominal e a hiperlordose lombar. Ocorre tardiamente na gravidez e melhora cerca de três meses após o parto.

Neuropatia compressiva que ocorre no pós-parto, com incidência de 1 a 58 a cada 10.000 partos, acometendo nervo femoral (perda de força dos músculos do quadríceps femoral e perda sensitiva de face anterior e medial da coxa) ou cutâneo lateral femoral (meralgia parestésica) ou nervo peroneal (pé caído) ou menos frequentemente o nervo obturador (dor em face medial da coxa e fraqueza na adução). São fatores predisponentes a posição de litotomia ou período expulsivo prolongados, macrossomia ou má apresentação fetal e o uso de estribos em membros inferiores. O prognóstico é excelente, mas pode persistir por semanas ou meses.

O tratamento dessas doenças por acupuntura serão discutidos nos capítulos 27 – Dor Neuropática, 22 – Síndrome do Túnel do Carpo e 30 – Paralisia Facial.

Transtornos do sono na gestante

São recomendadas 7 a 9 horas de sono em 24 horas para um adulto, mas a necessidade e a duração variam com o gênero e a idade e durante a gestação.

O aumento do período de sono na gravidez está relacionado à elevação dos níveis de hCG e progesterona, que são importantes para a manutenção dela. No entanto, com o evoluir da gravidez, o sono se torna fragmentado, relacionado a alterações fisiológicas da gravidez, como desconforto musculoesquelético, azia, noctúria, contração uterina e movimentação fetal.

O transtorno de sono é associado a alterações neuroendócrinas, metabólicas e inflamatórias, com comprometimento de funções mentais, rendimento ao longo do dia, depressão, hipertensão arterial e diabetes e recentemente relacionada a eventos adversos obstétricos e neonatais.

A incidência de transtornos de sono na gestante é maior que no grupo de não gestante. Cerca de 100% das gestantes referem alteração no sono, principalmente no terceiro trimestre. Os transtornos mais encontrados na gravidez são: transtornos respiratórios relacionados ao sono, síndrome das pernas inquietas e insônia.

Transtornos respiratórios relacionados o sono são caracterizados por episódios repetitivos, parciais ou completos de obstrução de vias aéreas superiores durante o sono.

Na gestação, o aumento do nível estrogênico causando edema de mucosa e a redução da faringe, associados ao ganho de peso e à restrição do movimento do diafragma pelo útero gravídico, causam o transtorno.

Em gestantes com transtornos de sono, observa-se maior incidência de hipertensão na gravidez.

Síndrome das pernas inquietas é um fenômeno sensitivo-motor que se caracteriza por urgência em movimentar os membros inferiores causada por sensação de desconforto, que piora em períodos de repouso ou inatividade e melhora parcial ou totalmente após movimento. Na gestação, pode ocorrer nos últimos meses da gravidez, com melhora algumas semanas após o parto, mas algumas mulheres podem persistir com a sintomatologia ou apresentar novo quadro após a melhora; as causas podem ser deficiência de ferro e ferritina ou ácido fólico ou alteração no sistema dopaminérgico.

O melhor tratamento dos distúrbios do sono na gestante depende do diagnóstico acurado: em casos de deficiência de Sangue e do Xin, usar pontos como SP6 e HT7. Na hiperatividade de Fogo por deficiência de Yin, nutrir Yin com pontos como KI3, acalmar Yang do Gan com LR3 e tirar calor do Xin com HT7 e PC7. Se houver ascensão de Fogo do

Gan, LR2 pode ser adicionado. Já nas desordens do Qi do Wei, comuns na gestante, podem ser utilizados os pontos ST40, ST36 e PC6 (não utilizar pontos abdominais como CV12 ou ST25). Os pontos Shu dorsais dos órgãos relacionados no diagnóstico sempre podem ser utilizados, e o ponto Ex-HN3 (Yintang) também pode ser associado em todos os casos de distúrbio do sono.

Cefaleia

A dor de cabeça é uma desordem comum na população em geral. Entre as mulheres, a principal forma de dor de cabeça e mais sensível à variação hormonal ovariana é a enxaqueca.

Enxaqueca sem aura e enxaqueca com aura mostram um padrão clínico distinto durante a gravidez. A enxaqueca sem aura apresenta importante melhora durante o estado hiperestrogênico e pela falta da flutuação hormonal na gravidez, e apenas uma pequena parcela ainda sofre durante o terceiro trimestre, mas com quadros de menor intensidade. Por outro lado, mulheres com enxaqueca com aura não apresentam melhora ou remissão durante a gravidez, podendo até mesmo ter seu primeiro episódio de enxaqueca com aura durante a gravidez. A persistência da enxaqueca durante a gestação parece afetar os resultados neonatais, e vários estudos indicam uma ligação entre a enxaqueca e risco aumentado de desenvolver hipertensão gestacional/pré-eclâmpsia e outras complicações vasculares.

Após o parto, o aleitamento materno parece exercer ação protetora sobre a recorrência da enxaqueca, mas a cefaleia pós-parto pode ocorrer em aproximadamente 34% das mulheres. É mais comum no terceiro ao sexto dia pós-parto e está associada a história pessoal ou história familiar de enxaqueca. A dor de cabeça pós-parto, geralmente menos intensa do que a enxaqueca típica, geralmente é frontal, prolongada e associada a fotofobia, náusea e anorexia.

As causas de cefaleia secundária na gravidez são: síndromes hipertensivas associadas à gestação (eclâmpsia e pré-eclâmpsia grave, síndrome HELLP), síndrome de vasoconstrição cerebral reversível, trombose venosa, hemorragia cerebral e hipertensão intracraniana.

O tratamento de cefaleias por acupuntura será discutido no capítulo 13 – Cefaleias.

Alterações dermatológicas

Cerca de 90% das gestantes apresentam alguma alteração significativa na pele e anexos que geram impacto na vida delas. Essas mudanças ocorrem pelas complexas alterações do sistema endócrino, imunológico, metabólico e vascular durante a gravidez, sendo algumas fisiológicas e outras exacerbações de doenças de pele preexistentes.

Algumas dermatoses são específicas do período gestacional e apresentam melhora após o parto.

São mudanças fisiológicas na gravidez:

Alterações pigmentares

A hiperpigmentação ocorre na gravidez pela elevação de hormônio melanócito estimulante, estrógeno e progesterona, causando um depósito de melanina na epiderme e nos macrófagos da derme.

Inicia-se no primeiro trimestre e ocorre em áreas já pigmentadas como aréola, papila, região genital, nevos e cicatrizes recentes. A hiperpigmentação de *linea nigra* ocorre no segundo trimestre. O cloasma ou melasma ocorre em aproximadamente 45% a 75% das gestantes.

As estrias gravídicas ocorrem em cerca de 90% das gestantes, sendo mais evidentes após o sexto ou sétimo mês de gestação.

Alteração de unhas e cabelos

Devido ao estímulo estrogênico e androgênico na segunda metade da gravidez, há moderado hirsutismo e hipertricose. Cerca de 6 a 16 semanas após o parto, ocorre o eflúvio telógeno, com recobertura capilar após 3 a 12 meses.

As unhas se tornam mais frágeis, sendo frequentes as queixas de quebra e onicomicose.

Alterações vasculares

Hormônios placentários (fator de crescimento do fibroblasto), da adrenal e da hipófise ativam o fator angiogênico da gravidez, estimulando o crescimento de células do endotélio microvascular. São frequentes o aparecimento de nevos, hemangiomas, teleangectasias e eritema palmar.

Alterações vasomotoras podem ocorrer após o segundo trimestre e ocorrem por alteração no sistema adrenal e no sistema nervoso autonômico, com queixas de ondas de frio e calor, dermografismo e *livedo reticularis*.

O *granuloma gravidarum* ou epúlide gravídico é um tipo de hemangioma que acomete a mucosa gengival, relacionado a gestação, regredindo espontaneamente após o parto.

Apresenta também hiperplasia e hipertrofia gengival, que podem levar a sangramento, com maior risco de infecção e halitose, melhorando com adequada escovação e higienização oral após ingesta alimentar e episódios de vômito.

Como essas alterações não indicam gravidade e geralmente desaparecem com o fim da gestação, o tratamento por acupuntura não é mandatório. Podem ser compreendidas como alterações do Rim (Shen) e Fígado (Gan) resultantes da própria gravidez. As alterações vasomotoras, porém, podem causar grande desconforto à paciente e podem ser tratadas com pontos regulatórios como KI3, PC6, Ex-HN3 e GV20.

Alterações glandulares

Na gestação há aumento da função das glândulas écrinas com miliária, hiperidrose, disidrose e eczema, e diminuição da função glândulas apócrinas, com aumento de hidradenite supurativa, doença de Fox-Fordyce. No terceiro trimestre, há aumento da função das glândulas sebáceas. Na gravidez, há piora dos quadros de dermatite de contato, infecções fúngicas, bacterianas ou virais (condiloma acuminado). Essas condições estão associadas a quadros de umidade-mucosidade e calor; a acupuntura pode ser aplicada para melhorar função do Baço-Pâncreas (Pi) e retirar calor e umidade com pontos como LI11, ST36, ST40, SP9, Shu dorsal do Baço-Pâncreas e Estômago.

Dermatoses específicas da gravidez

São dermatoses inflamatórias pruriginosas que ocorrem exclusivamente durante a gravidez e/ou no pós-parto imediato.

Erupção atópica da gestação:
- é a mais comum na gravidez (cerca de 50% dos casos) e inicia-se precocemente, antes do terceiro trimestre, em pacientes com

antecedente pessoal ou familiar de atopia e/ou níveis elevados de IgE.

Os principais quadros clínicos são:

- Eczema na gestação: ocorre mais em primíparas, no primeiro e segundo trimestre, afetando face, pescoço, região superior do tronco e faces flexoras das extremidades;

Prurido gestacional:

- Ocorre em 1:300 gestações, em torno da 25ª a 30ª semana, com lesões papulosas eritematosas pruriginosas ou nodulares com cerca de 1 a 5 mm, em face extensora de extremidades ou região abdominal. Normalmente ocorre em pele seca.

Foliculite pruriginosa da gravidez:

- Ocorre em 1:3.000 gravidezes, no segundo e terceiro trimestre, com eritema generalizado e pápulas foliculares em região de ombros, membros superiores e tronco

Erupção polimórfica da gravidez:

- ocorre em 1:160 a 1:200 gestantes, associada com ganho de peso excessivo e distensão abrupta e excessiva do abdome, com o surgimento de estrias gravídicas, resultante da lesão de fibras elásticas e de colágeno, principalmente no final da gravidez ou no pós-parto imediato. Cursa com placas eritematosas pruriginosas, pápulas ou vesículas que se iniciam em região abdominal, poupa a área periumbilical e se estende para região inferior de mamas, raiz de coxas e membros superiores.

Pênfigo gestacional:

- Incidência de 1:50.000 gestações, no segundo ou terceiro trimestre; ocorre por produção de autoanticorpos e ativação do sistema de complemento, com lesão na junção dermoepidérmica. Inicia-se na região periumbilical e se dissemina atingindo o abdome, tronco, nádegas e membros. A doença não afeta a face, as palmas das mãos e as plantas dos pés, nem as mucosas. Cursa com pápulas e placas urticariformes muito pruriginosas, evoluindo com vesículas tensas que se rompem formando crostas.

O tratamento de dermatoses por acupuntura está detalhado no capítulo 45 – Doenças Dermatológicas. Entretanto, deve-se tomar o cuidado de evitar pontos inadequados à condição da gestante, como pontos abdominais, sacrais ou que tenham sensação "deqi" muito forte.

Colestase intra-hepática da gravidez

Tem incidência variada (de 1:1.000 a 1:10.000 das gestações) e é segunda causa de icterícia gestacional, com etiologia multifatorial, com componente genético, hormonal e ambiental. Há antecedente familiar em até 50% dos casos e antecedente pessoal de colestase em uso de contraceptivo oral. Recidiva em 60% a 70% dos casos. Inicia-se geralmente no terceiro trimestre com quadro de prurido atingindo palmas e plantas, progredindo para tronco e por todo o corpo com ausência de lesão cutânea e resolução completa 48 horas após o parto. A icterícia ocorre em 10% a 25% dos casos com resolução uma a duas semanas após o parto. Morbidade e mortalidade materna são baixas. São relatadas complicações fetais como parto prematuro, sofrimento fetal e morte súbita.

Deficiência de Yin, deficiência de Jin Ye (líquidos corpóreos) e Sangue e acúmulo de Sangue no útero após parto (prévio) são as principais causas internas segundo a MTC para o desenvolvimento da icterícia e prurido na gestação. Essas deficiências geram secura e vento internos que afetam a pele, levam à má nutrição do Fígado (Gan) e, por consequência, a estase de bile. Pode haver também envolvimento do Baço-Pâncreas (Pi) com acúmulo de umidade-mucosidade gerando calor. Entre as causas externas, pode ocorrer em casos de multiparidade gerando deficiência de Sangue. O tratamento por acupuntura consiste no tratamento dos meridianos e colaterais envolvidos; alguns pontos-chave podem ser LR3, LR8, KI3, GB34, Shu dorsal do Gan e Dan, entre outros, conforme a síndrome diagnosticada.

Intercorrências obstétricas

Denomina-se abortamento a interrupção espontânea ou induzida da gravidez antes da 20ª a 22ª semana e com o peso fetal abaixo de 500 g. O abortamento espontâneo é a complicação mais frequente da gestação, e cerca de 10% a 20% das gestações clínicas e 50% a 60% das gestações químicas evoluem com abortamento espontâneo e cerca de 80% dos abortamentos espontâneos ocorrem no primeiro trimestre. As principais causas podem ser fetais, como as alterações cromossômicas ou genéticas, e maternas, como infecções, endocrinopatias, imunológicas, trombofilias, ginecopatias, desnutrição e uso de álcool ou tabaco.

Abortamento evitável ou ameaça de aborto é caracterizado por quadro de sangramento genital leve, com cólica abdominal de pequena intensidade ou ausente e, ao exame genital, orifício interno do colo impérvio. Ao exame ultrassonográfico visibiliza-se saco gestacional regular, embrião com atividade cardíaca compatível com CCN (comprimento cabeça-nádega) e presença ou ausência de hematoma subcoriônico.

Denomina-se parto prematuro aquele que ocorre da 20ª a 22ª semana a 37ª semana incompletas e é a principal causa de morbidade e mortalidade neonatal; quanto menor a idade gestacional, maiores são as complicações neonatais. A prematuridade pode ser espontânea, que é aquela decorrente do trabalho de parto prematuro e corresponde a 75% dos partos prematuros, ou eletiva, quando há necessidade de interrupção da gravidez por causas maternas ou fetais.

Considerando a idade gestacional, pode ser:

- Prematuridade extrema: de 20 a 22 semanas até 27 semanas e 6 dias;
- Precoce: de 28 semanas até 33 semanas e 6 dias; e
- Tardia: de 34 semanas até 36 semanas e 6 dias.

O antecedente de prematuridade anterior está presente em 10% a 15% dos trabalhos de parto prematuros, e o risco aumenta quanto maior o número de prematuros anteriores e quanto menor a idade gestacional de ocorrência.

Durante o acompanhamento pré-natal, devem-se identificar precocemente os fatores de risco para prematuridade. São fatores de risco: prematuridade espontânea anterior, condições socioeconômicas, uso de drogas lícitas ou ilícitas, infecções geniturinárias, gemelaridade, polidrâmnio, malformações fetais, sangramento genital, rotura prematura de membranas ovulares, incompetência istmocervical, colo curto e estresse materno-fetal.

Denomina-se útero irritável a contratilidade uterina exacerbada sem repercussão cervical importante, geralmente relacionado a alterações emocionais.

Para a MTC, o aborto ou a ameaça de aborto podem ser clinicamente classificados em quatro síndromes distintas entre as causas maternas: deficiência de Qi do Rim (Shen), deficiência de Qi e Sangue, calor no Sangue e causas externas afetando os colaterais. Todas essas síndromes podem afetar o meridiano Chong Mai. Entre as causas fetais, pode haver deficiência da essência tanto da mãe quanto do pai ou deficiência do Qi do feto, que em outras palavras representam as malformações e outras doenças fetais. As causas de prematuridade são as mesmas, mas em menor gravidade. Existe pouca evidência da eficácia da acupuntura para evitar abortamento, porém tratar a ansiedade, dores e outras doenças da mãe pode ser uma boa estratégia para tranquilizá-la e, assim, diminuir o risco de novas ameaças de abortamento. As linhas gerais para o tratamento dessas pacientes são nutrir o Qi e o Sangue, nutrir o Qi do Rim (Shen), acalmar a mente e o feto, harmonizar Estômago (Wei) e Baço-Pâncreas (Pi) e drenar calor patogênico. Para esses efeitos, a fitoterapia chinesa pode ser uma alternativa mais interessante do que a acupuntura no caso das gestantes.

Apresentação fetal anômala

Distocia fetal é uma série de anormalidades de tamanho ou posição fetal que resulta em dificuldade do parto.

Define-se como situação fetal a orientação do eixo axial fetal em relação ao eixo uterino. Conforme a situação fetal, ele pode ser longitudinal, transversal ou oblíquo.

Define-se apresentação fetal o polo fetal que se apresenta ao estreito superior da bacia materna. Conforme a apresentação, pode ser classificada em cefálica, pélvica ou córmica.

Define-se variedade de posição a relação entre o ponto de referência do polo de apresentação fetal em relação ao ponto de referência da bacia materna.

Em torno de 95% das apresentações cefálicas no momento da expulsão encontram-se em variedade de posição occipitopúbica, não necessitando de qualquer intervenção para o desprendimento do polo cefálico, mas 5% das apresentações cefálicas podem ser consideradas anômalas, causando distocia no trabalho de parto, decorrente da persistência em variedade de posição posterior, persistência durante o período expulsivo em variedade de posição transversa, insinuação direta em variedades occipitopúbicas ou occipitossacras ou deflexão de polo cefálico.

Define-se apresentação fetal anômala aquelas que não são apresentações cefálicas fletidas ou defletidas de primeiro grau de variedade de posição anterior (Tabela 35.1).

TABELA 35.1 – Incidência de apresentação fetal anômala no termo

Apresentações fetais	Incidência
Cefálicas posteriores	5% a 10%
Pélvicas	3% a 4%
Córmicas	0,3% a 0,23%
Cefálicas defletidas de 3º grau	0,2% a 0,08%
Compostas	0,14% a 0,06%
Cefálicas defletidas de 2º grau	0,02%

A apresentação pélvica é quando o polo pélvico fetal se apresenta ao estreito superior materno, sendo classificada em: completa (25%) ou incompleta modo de nádegas (60%) ou modo de joelhos (10%) ou modo de pés (5%) (Tabela 35.2).

TABELA 35.2 – Incidência de apresentação pélvica conforme a idade gestacional

Idade gestacional (semanas)	Apresentação pélvica
21 semanas a 24 semanas	33%
25 semanas a 28 semanas	28%
29 semanas a 32 semanas	14%
33 semanas a 36 semanas	9%
37 semanas a 40 semanas	7%

Versão fetal é o nome dado à mudança de apresentação fetal que normalmente ocorre no decorrer do terceiro trimestre.

São fatores predisponentes à apresentação pélvica: prematuridade, multiparidade e relaxamento da musculatura uterina e de parede abdominal, anormalidade uterina, tumores pélvicos, malformação fetal, macrossomia fetal, placenta prévia, oligoâmnio ou polidrâmnio e brevidade de cordão umbilical.

O parto em apresentação pélvica, seja por via vaginal ou por via abdominal, apresenta maior morbimortalidade que o parto em apresentação pélvica.

A versão cefálica externa (VCE) é uma técnica não invasiva, realizada em gestações próximas do termo em grupos selecionados de gestantes, que visa converter uma apresentação pélvica ou uma situação transversa numa apresentação cefálica, objetivando aumentar a chance de parto vaginal.

Segundo a MTC, as causas maternas de apresentação fetal anômala podem ser: deficiência de Qi e Sangue, fraqueza do útero para contrair ou estagnação de Qi e Sangue. Já entre as causas fetais, podem ocorrer deficiência de Qi do feto ou malformação fetal.

O tratamento por acupuntura limita-se ao ponto Zhiyin ou Bexiga 67 (BL67). A técnica tradicional consiste na aplicação de moxibustão nesse ponto bilateralmente uma ou duas vezes ao dia, por aproximadamente 15 a 20 minutos, até ocorrer a correção da posição do feto. Acupuntura ou eletroacupuntura também podem ser aplicadas.

Pontos proibidos na gestação

A acupuntura durante a gestação é uma opção muito interessante para o tratamento das diversas condições que a gestante possa apresentar durante o processo gravídico, devido a sua boa eficácia e segurança. O fato de se evitar a administração de drogas à gestante faz com que a acupuntura seja uma opção cada vez mais procurada para o tratamento de dores, náuseas e outras patologias. Por isso, diversos artigos e revisões têm acessado a segurança da acupuntura durante a gestação, com resultados favoráveis.

Os textos antigos da MTC, entretanto, fazem referência a uma série de pontos "proibidos na gestação". Esses pontos são: LI4, LU7, SP6, BL60, BL67, GB21, pontos na região inferior do abdome (como CV3-7) e pontos da região sacral (BL27-34). Esses pontos, teoricamente, têm potencial de causar abortamento ou prejudicar o feto.

Com relação aos pontos no abdome, o risco é de penetrar o útero com o agulhamento. Até 12 semanas, considera-se possível agulhar pontos acima do umbigo. Por questões de segurança, porém, consideramos adequado evitar agulhar o abdome de gestantes em qualquer fase da gestação.

O ponto SP6 tem um interessante efeito de promover contrações uterinas e alterações cervicais durante a gestação, mas contrações uterinas leves podem ocorrer normalmente durante toda a gestação. Os demais pontos também teriam teoricamente efeito abortivo, porém uma série de ensaios clínicos, experimentos com animais e revisões demonstra claramente que isso não ocorre. Não há qualquer evidência de que os "pontos proibidos na gestação" tenham de fato qualquer efeito deletério sobre a gestação.

Dessa forma, com exceção dos pontos abdominais, recomenda-se que esse conjunto de pontos seja utilizado conforme necessidade clínica, não devendo o médico acupunturista se preocupar em demasia com efeitos adversos nesse sentido. Recomenda-se, porém, que o agulhamento da gestante seja realizado de forma a não gerar sensação "deqi" intensa, tanto para não causar dor e desconforto à paciente quanto para não causar síncope vasovagal (uma vez que essa população é mais sujeita a esse efeito, e isso faria a paciente perder a confiança no médico). É importante também o médico informar à paciente, antes de iniciar o tratamento, que ele conhece os cuidados especiais da acupuntura durante a gestação e tranquilizá-la quanto à segurança do procedimento (Tabela 35.3).

TABELA 35.3 – Cuidados especiais para acupuntura na gestação

1. Tranquilizar a paciente quanto à segurança do procedimento.
2. Posicionar a paciente da forma mais confortável possível.
3. Evitar agulhamento com forte sensação "deqi".
4. Evitar pontos abdominais.
5. Após o agulhamento, checar se a paciente está bem a cada 3 a 5 minutos durante a sessão.

Bibliografia

Bermas BL. Maternal adaptations to pregnancy: Musculoskeletal changes and pain during pregnancy and pospartum. UpToDate. 2017. Disponível em: http://www.uptodade.com/online. Acesso em: 28 ago. 2017.

Betts D, Smith CA, Hannah DG. Acupuncture as a therapeutic treatment option for threatened miscarriage. BMC Complement Altern Med. 2012;12:20.

Carr DJ. The safety of obstetric acupuncture: forbidden points revisited. Acupunct Med. 2015;33(5):413-9.

Ewies A, Olah K. Moxibustion in breech version – a descriptive review. Acunpuct Med. 2002;20(1):26-9.

Guerreiro da Silva AV, Nakamura MU, Cordeiro JA, et al. The effects of so-called 'forbidden acupuncture points' on pregnancy outcome in Wistar rats. Forsch Komplementmed. 2011;18(1):10-4.

Lindor KD, Lee RH. Intrahepatic cholestasis of pregnancy. UpToDate. 2017. Disponível em: https://www.uptodate.com/contents/intrahepatic-cholestasis-of-pregnancy. Acesso em: 22 ago. 2017.

Meems M, Truijens S, Spek V, et al. Prevalence, course and determinants of carpal tunnel syndrome symptoms during pregnancy: a prospective study. BJOG. 2015;122(8):1112-8.

Nodine PM, Matthews EE. Common sleep disorders: Management strategies and pregnancy outcomes. J Midwifery Womens Health. 2013;58(4):368-77.

Park J, Sohn Y, White AR, et al. The safety of acupuncture during pregnancy: a systematic review. Acupunct Med. 2014;32(3):257-66.

Schanler RJ, Potak DC. Physiology of lactation. UpToDate. 2017. Disponível em: https://www.uptodate.com/contents/physiology-of-lactation. Acesso em: 28 ago. 2017.

Thaxter Nesbeth KA, Samuels LA, Nicholson Daley C, et al. Ptyalism in pregnancy – a review of epidemiology and practices. Eur J Obstet Gynecol Reprod Biol. 2016;198:47-49.Vora RV, Gupta R, Mehta MJ, et al. Pregnancy and skin. J Fam Med Prim Care. 2014;3(4):320-4.

Wang LG, Pai HJ. Tratado contemporâneo de acupuntura e moxibustão: I. Fundamentos da Medicina Tradicional Chinesa. II. Diagnóstico e Tratamento. São Paulo: CEIMEC; 2005.

Yong T. Gynecology of Traditional Chinese Medicine. Shanghai: Shanghai Pujiang Education Press; 2012.

Zhang QH, Yue JH, Liu M, et al. Moxibustion for the correction of nonvertex presentation: a systematic review and meta-analysis of randomized controlled trials. Evid Based Complement Alternat Med. 2013;2013:241027.

Zhao J. Chinese Acupuncture and Moxibustion. Shanghai: Shanghai Pujiang Education Press; 2012.

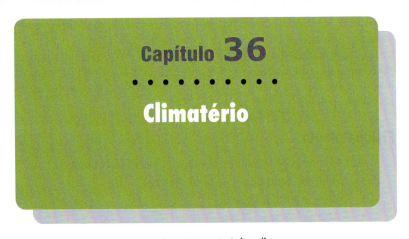

Capítulo 36
Climatério

Suzi Tsiomi Miyazato Bulgarelli
Eduardo Guilherme D'Alessandro

Definição

O climatério é o acontecimento fisiológico com maior impacto na função reprodutora e afeta também, simultaneamente, outros órgãos e sistemas. A carência estrogênica manifesta-se distintamente em cada mulher. É caracterizado por mudanças hormonais e metabólicas que, embora fisiológicas, podem causar alterações envolvendo aspectos físicos e psicossociais.

Segundo a Organização Mundial de Saúde, o **climatério** é um período de transição da vida da mulher, com duração variável, compreendida entre o final da fase reprodutiva até a senilidade. Varia dos 40 aos 65 anos. Nesse período ocorre a **menopausa**, que é o nome dado à **interrupção permanente da menstruação, sendo definida após 12 meses consecutivos de amenorreia**.

A perimenopausa é o período que abrange a fase de transição menopausal e o primeiro ano após a última menstruação, e dura cerca de cinco anos. Inicia-se após os 40 anos, com o quadro de irregularidade menstrual, associada ou não aos sintomas de hipoestrogenismo, e termina um ano após a última menstruação, sendo dividida em duas fases: a inicial, com ciclos que variam em duração, mais do que sete dias, quando comparados ao padrão habitual e na fase tardia, quando ocorre pelo menos dois ciclos alterados, com pelo menos um período de amenorreia acima de 60 dias.

Fisiopatologia

Há três etapas principais no desenvolvimento do ovário:
- A diferenciação da célula germinativa;
- O crescimento folicular;
- A atresia folicular.

As duas primeiras etapas se iniciam na fase embrionária até a 20ª semana da vida intrauterina, quando se inicia a fase de atresia.

Ao nascimento, os ovários apresentam cerca de 2.000.000 de folículos e no início da puberdade, de 300.000 a 500.000 folículos.

Quando se iniciam os ciclos ovulatórios, após a puberdade, mensalmente inúmeros folículos são recrutados no processo da ovulação, havendo um declínio na população de oócitos.

A atresia folicular pela diminuição dos folículos ovarianos leva à diminuição dos níveis de estrógeno e inibina e, por retroalimentação, à elevação de gonadotrofina [hormônio folículo-estimulante (FSH) e hormônio luteinizante (LH)], para a manutenção da foliculogênese.

Ocorre maior produção de androgênios (testosterona e androstenediona), que são convertidos em estrona.

As concentrações séricas de substância inibidora mülleriana (MIS), também conhecida como hormônio anti-mülleriano (AMH), podem ser um marcador útil que reflete o envelhecimento reprodutivo. As baixas concentrações de AMH no soro foram preditivas de resposta pobre do ovário à estimulação da gonadotropina exógena e podem marcar uma conjuntura crítica no momento da transição da menopausa.

A nomenclatura utilizada para classificar as diferentes fases da senescência reprodutiva é muito complexa. Na tentativa de definir os estágios do envelhecimento reprodutivo e seus marcadores clínicos e bioquímicos, realizou-se o *Workshop* de Etapas do Envelope Reprodutivo (STRAW) para desenvolver um sistema de estadiamento útil e revisar a nomenclatura. Esse sistema fornece definições clínicas úteis da transição na menopausa, perimenopausa, menopausa e pós-menopausa.

Estágios	-5	-4	-3	-2	-1	0	+1	+2
Terminologia	Idade Reprodutiva			Transição menopausal			Pós-menopausa	
	Inicial	Pico	Tardia	Inicial	Tardia		Inicial	Tardia
				Perimenopausa				
Duração do estágio	Variável			Variável		1 ano	4 anos	Até a morte
Ciclos menstruais	Regular ou variável	Regular	Duração dos ciclos variável > 7 dias diferente do normal	> 2 ciclos alternados e intervalo de amenorreia > 60 dias		Amenorreia		
Endócrino	FSH normal	FSH↑		FSH↑			FSH↑	

FIGURA 36.1. Evolução do ciclo reprodutivo feminino. Extraído de: Fernandes CE, Pinto M, Pompei LM. Manual de Orientação – Climatério. São Paulo: Federação Brasileira das Associações de Ginecologia e Obstetrícia (Febrasgo); 2010. p. 201.

A idade média da menopausa, definida como cessação permanente da menstruação, é por volta dos 50 anos em mulheres normais. A menopausa clínica é reconhecida após 12 meses de amenorreia. A menopausa antes dos 40 anos é considerada anormal e é referida como insuficiência ovariana primária (anteriormente chamada de insuficiência ovariana prematura).

Fatores que afetam a idade da menopausa

- Genética: Mulheres com antecedentes familiares de menopausa precoce apresentam maior incidência de menopausa precoce.
- Étnicos: Há estudos prospectivos, multiétnicos e de coorte que relatam que a menopausa natural ocorreu mais cedo entre as mulheres hispânicas e mais tardiamente em mulheres nipo-americanas quando comparadas com mulheres caucasianas.
- Tabagismo: A idade da menopausa é reduzida em aproximadamente dois anos em mulheres que fumam. O tabagismo passivo também pode ser associado com idade anterior da menopausa.

Antecedente de histerectomia com conservação ovariana

A histerectomia parece alterar a função ovariana a longo prazo, mesmo que os ovários sejam conservados.

Dados observacionais mostraram que as mulheres submetidas à histerectomia desenvolvem sintomas da menopausa e perfis hormonais da menopausa antes dos controles que não foram expostos a essa cirurgia, possivelmente devido ao comprometimento do suprimento de sangue do ovário ou a outros mecanismos ainda desconhecidos.

Sintomatologia

Para avaliação quantitativa de sintomatologia, são utilizados alguns índices, que podem servir como avaliação da melhora dos sintomas com o tratamento. Um dos mais comumente utilizados é o de Blatt e Kuppermann.

Os escores totais são classificados em leves (valores até 19), moderados (entre 20 e 35) ou intensos (maior que 35). Assim, quanto maior a pontuação obtida, mais intensa é a sintomatologia climatérica.

Irregularidade menstrual

Cerca de 90% das mulheres na perimenopausa apresentam queixas de irregula-ridade menstrual, com alteração do padrão menstrual individual, quanto à duração do ciclo, ao volume do fluxo menstrual ou à sintomatologia pré-menstrual.

O diagnóstico diferencial inclui outras patologias que podem apresentar sangramento uterino anormal, por exemplo, neoplasia de endométrio.

Sintomas vasomotores

Sintomas vasomotores, ondas de calor ou fogachos são muito comuns na peri e pós-menopausa, afetando cerca de 40% das mulheres no período de transição inicial, aumentando para 60% a 80% no período de transição tardia ou na pós-menopausal inicial.

Somente 20% a 30% procuram tratamento. Algumas desenvolvem a sintomatologia ainda no final do período reprodutivo, mas os sintomas são amenos e não requerem tratamento.

A instabilidade vasomotora é causada pela alteração do balanço entre norepinefrina e dopamina devida à diminuição do nível estrogênico.

Os fogachos são sensações transitórias com ondas de calor que se iniciam no tronco ou pescoço, subindo em direção ao rosto e à cabeça. Apresentam duração de segundos ou poucos minutos, podem ser acompanhados de transpiração profusa e, após, sensação de frio. Podem ocorrer ao longo do dia ou no período noturno, podendo ocasionar fragmentação do sono.

Ondas de calor podem ser precipitadas por estresse, calor, consumo de álcool, cafeína e alimentos picantes.

São fatores de risco a obesidade, o tabagismo, o sedentarismo, fatores étnicos e genéticos.

Mais que 80% das mulheres com ondas de calor apresentam os sintomas por mais de um ano. Quando não tratadas, os sintomas desaparecem na maioria das mulheres em quatro a cinco anos. Cerca de 9% apresentam sintomas persistentes após os 70 anos.

A diminuição do nível estrogênico leva a uma alteração no balanço entre norepinefrina e dopamina em nível hipotalâmico, com disfunção na termorregulação e instabilidade vasomotora.

Atrofia urogenital

A atrofia urogenital é mais frequente na fase tardia da perimenopausa e na pós-menopausa e está associada à diminuição do nível estrogênico, levando à diminuição do fluxo sanguíneo para a vagina e vulva.

Ao exame genital, apresenta uma mucosa fina, pálida e seca, com perda da rugosidade e turgor, diminuição da elasticidade e diminuição da lubrificação natural.

Os sintomas associados a essa atrofia, como falta de lubrificação e dispareunia, afetam de 20% a 45% das mulheres na pós-menopausa, podendo ser progressivos e se intensificar quando não tratados.

Estudos mostram que a atrofia urogenital leva à diminuição da função sexual e da qualidade de vida.

O tratamento da atrofia urogenital, além da melhora do epitélio vaginal, apresenta efeito proliferativo no epitélio uretral e da bexiga, podendo ter efeito sobre os sintomas de urgência urinária, bexiga hiperativa e risco de infecção urinária recorrente em mulheres com atrofia urogenital.

Infecção urinária recorrente

Definida como pelo menos três episódios de infecção do trato urinário (ITU) nos últimos 12 meses ou pelo menos dois episódios nos últimos seis meses.

Os principais fatores associados à infecção urinária recorrente em mulheres na pós-menopausa são prolapso vesical, cistocele, resíduo pós-miccional e incontinência urinária, associados à diminuição nos níveis de estrogênio.

Transtorno de sono

Os quadros de ondas de calor são mais comuns no período noturno que no diurno, provocando a fragmentação do sono, entretanto as pacientes referem transtornos de sono mesmo na ausência das ondas de calor.

Estima-se que a prevalência da dificuldade de sono ocorra em 32% a 40% das mulheres na transição menopausal inicial, com aumento para 38% a 46% na tardia.

É comum a ocorrência de transtornos primários de sono em mulheres na faixa de 44 a 56 anos, devido a apneia de sono e síndrome das pernas inquietas.

O tratamento das ondas de calor pode diminuir os transtornos de sono, mas é importante verificar outros fatores etiológicos, bem como transtornos de ansiedade e depressão.

Alterações emocionais

As manifestações emocionais, principalmente sintomas depressivos e de ansiedade, são frequentes na transição da perimenopausa para a pós-menopausa.

O diagnóstico de depressão é 2,5 vezes mais frequente na transição menopausal que em mulheres na pré-menopausa.

Considera-se que a flutuação estrogênica ocorrida nesse período seja um fator de risco para o aumento desses sintomas, pois é reconhecida a ação estrogênica sobre sistemas neurotransmissores como as vias serotoninérgica e dopaminérgica que regulam manifestações emocionais.

Alterações cognitivas

São frequentes as queixas de perda de memória e a dificuldade de concentração no período de transição menopausal e pós-menopausa, e elas estão relacionadas com a diminuição do nível estrogênico. O aumento da incidência de ansiedade e depressão também causa impacto negativo na função cognitiva.

Dores

Cerca de 50% a 60% das mulheres na peri ou pós-menopausa apresentam queixas de dores articulares.

São mais comuns em obesas ou com depressão, não sendo claro se estaria relacionada a deficiência estrogênica ou a doença reumatológica, mas alguns estudos referem melhora da dor quando tratadas com terapia hormonal.

Mastalgia: mastalgia ou sensibilidade mamária é queixa comum na transição menopausal inicial, com melhora na pós-menopausa, associada à variação dos níveis estrogênicos.

Cefaleia menstrual: algumas mulheres referem aumento da frequência e da intensidade durante a transição menopausal, decorrente da ampla variação hormonal.

Medicina Tradicional Chinesa (MTC)

Segundo a MTC, o climatério pode se apresentar de dois modos principais, os quais se encaixam perfeitamente nas fases de climatério inicial e tardia descritas acima.

Déficit de Yin do Rim e do Fígado

Essa seria a fase de climatério inicial descrita nos critérios para diferenciação de síndromes pela MTC.

As mulheres nessa fase apresentam sinais de exacerbação de Yang (fogo falso), com fogachos, menstruações com ciclos muitas vezes acelerados, períodos de sangramento prolongados, língua avermelhada com saburra fina, pulso rápido, porém, fino.

Esses sinais são reconhecidos como "fogo falso", pois denotam a manifestação de Yang diante de um déficit de Yin, e não de um verdadeiro excesso de Yang.

Outras síndromes podem se agrupar ao quadro basal com manifestação de mais sintomas.

Déficit de Yin do Fígado e Rim + fogo do Fígado

Nessa situação, a mulher apresenta importante irritabilidade relacionada com possibilidade de outros sintomas associados, por exemplo, cefaleia e dor em hipocôndrios.

Déficit de Yin do Fígado e Rim + fogo do Coração

Agora os sintomas relacionados ao coração estarão mais evidentes com queixas de palpitações, insônia e ansiedade.

Déficit de Yang do Rim

Essa é a fase tardia do climatério, em que a mulher passará apresentar períodos de amenorreia, com sangramentos eventuais que podem até se apresentar volumosos, porém com sangue pálido; sua língua estará pálida, com saburra fina; o pulso é profundo, fraco e fino.

Aqui se denota o quadro geral de depleção com perda de vitalidade e senescência.

Esse quadro pode estar associado a outras deficiências.

Déficit de Yang do Rim e do Baço

Com a deficiência do Yang do Baço, teremos a manifestação de inapetência, fezes amolecidas e edema em membros inferiores e, conforme a intensidade, inclusive corrimento vaginal e edema facial.

Déficit de Yang do Rim, Baço e Coração

Acrescentam-se aqui os sintomas relacionados ao déficit de Yang no coração com aparecimento de palpitações, perda de memória e sono perturbado por excesso de sonhos.

Conforme podemos notar, o diagnóstico pela MTC se baseia, de forma preponderante, na história clínica e nos sintomas apresentados pelas pacientes, e o tratamento proposto pela acupuntura se focará em dois aspectos principais:

- Harmonização do desequilíbrio (déficit de Yin x déficit de Yang);
- Controle sintomático (excesso em Coração e Fígado x deficiência em Baço e Coração).

Assim, diversas combinações de pontos podem ser prescritas visando à harmonização Yin-Yang do Rim e controle de excessos/tonificação de deficiências dos demais Zang afetados.

Como evidências científicas, podemos citar o estudo ACUFLASH, realizado na Noruega entre 2006 e 2007, em três diferentes centros (Tromsø, Bergen e Oslo), sendo, portanto, um estudo multicêntrico, pragmático, randomizado e controlado com as seguintes características:

- Grupo intervenção com 134 participantes que foram avaliadas por acupunturistas com no mínimo três anos de experiência em MTC;
- Grupo controle com 133 participantes que receberam orientações de autocuidado.

A idade média das participantes foi de 53 anos.

O tratamento com acupuntura ficou a critério dos 10 acupunturistas e suas avaliações quanto aos quadros apresentados pelas pacientes; foram preconizadas em torno de 10 sessões ao longo de 12 semanas (o número mínimo de sessões foi de seis) e o agulhamento deveria elicitar a sensação de deQi.

As orientações de autocuidados envolviam estratégias como sono e descanso adequados, técnicas de redução de estresse e ansiedade, exercitar-se com regularidade, alimentação saudável e evitar ingestão de álcool e o uso do tabaco.

O marcador de resposta principal foi o decréscimo de pelo menos 50% na frequência e intensidade das ondas de calor, o marcador secundário foi o questionário *Women's Health Questionnarie*, que cobre os seguintes aspectos:

- Humor depressivo;
- Sintomas somáticos;
- Ansiedade e medos;
- Sintomas vasomotores;
- Qualidade de sono;
- Qualidade de vida sexual;
- Sintomas menstruais;
- Memória e capacidade de concentração.

Para a análise deste trabalho[2], foram selecionados os quesitos referentes a sintomas vasomotores, qualidade do sono e sintomas somáticos, pois foram os quesitos que apresentaram maior variação entre os grupos.

Resultados:

50% das pacientes foram diagnosticadas com deficiência de Yin do Rim.

Os pontos selecionados com maior frequência foram:

- SP6;
- KID7 e KID6;
- RM4;
- HT6;
- LI4 + LR3;
- LU7.

A frequência das ondas de calor apresentou queda de 5,8/24 horas no grupo acupuntura ante uma queda de 3,7/24 horas no grupo controle, uma diferença de 2,1 (p < 0,001).

A intensidade das ondas de calor (VAS 0-10) mostrou queda de 3,2 no grupo acupuntura ante a queda de 1,8 no controle, diferença de 1,4 (p < 0,001).

Os quesitos no *Women's Health Questionnarie* apresentaram diferenças clínica e estatisticamente significantes em favor da intervenção com acupuntura, a saber:

- Sintomas vasomotores (p < 0,001);
- Qualidade de sono (p = 0,002);
- Sintomas somáticos (p = 0,011).

Conclusão

Existem evidências de que o tratamento complementar e sintomático do quadro de climatério, seja ele inicial ou tardio, por meio da acupuntura, pode trazer benefícios a mulheres que apresentam sintomas de difícil controle ou com contraindicações à reposição hormonal comumente utilizada nessa situação.

Bibliografia

Casper RF. Clinical manifestations and diagnosis of menopause. UpToDate. 2017. Disponível em: https://www.uptodate.com/contents/clinical-manifestations-and-diagnosis-of-menopause. Acesso em: 27 set. 2017.

Borud EK, Alraek T, White A, et al. The Acupuncture on Hot Flushes Among Menopausal Women (ACUFLASH) study: a randomized controlled trial. Menopause. 2009;16(3):484-93.

Borud EK, Alræk T, White A, et al. The acupuncture treatment for postmenopausal hot flushes (Acuflash) study: traditional Chinese medicine diagnoses and acupuncture points used, and their relation to the treatment response. Acupunct Med. 2009;27(3):101-8.

Fernandes CE, Pinto M, Pompei LM. Manual de Orientação – Climatério. São Paulo: Federação Brasileira das Associações de Ginecologia e Obstetrícia (Febrasgo); 2010.

Harlow SD, Gass M, Hall JE, et al.; + 10 Collaborative Group. Executive summary of the Stages of Reproductive Aging Workshop + 10: addressing the unfinished agenda of staging reproductive aging. Menopause. 2012;97(4):1159-68.

Wender MCO, Pompei LM, Fernandes CE. Consenso Brasileiro de Terapêutica Hormonal da Menopausa – Associação Brasileira de Climatério (Sobrac). São Paulo: Leitura Médica; 2014.

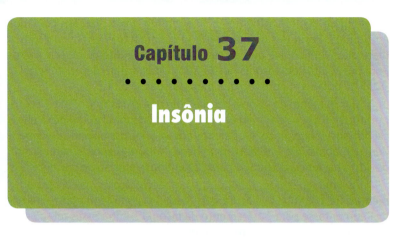

Capítulo 37

Insônia

Lidiane Midori Kumagai
Ciro Blujus dos Santos Rohde

Introdução

A insônia é um distúrbio do sono-vigília em que há insatisfação com a quantidade ou qualidade do sono[1]. É a queixa de sono mais comum e atinge cerca de 20% a 30% da população em geral[2,3].

As consequências que o sono de má qualidade pode provocar nas pessoas têm efeitos imediatos e a longo prazo sobre a saúde. Os efeitos imediatos incluem redução do bem-estar, sonolência diurna, fadiga e redução do desempenho. Quando presente cronicamente, afeta a qualidade de vida, pois compromete as funções cognitivas (prejudica a atenção e a memória)[4], aumenta os fatores de risco para o desenvolvimento de transtornos psiquiátricos (depressão, transtornos de ansiedade, suicídio, abuso ou dependência de álcool e substâncias)[1,4-6], aumenta as síndromes dolorosas[7,8], aumenta o risco de doenças cardiovasculares (hipertensão arterial e acidente vascular encefálico)[4,9-11], bem como reduz a imunidade[4,12].

Esses prejuízos provocados pela insônia são causas de maiores taxas de absenteísmo, baixa produtividade no trabalho e na escola, aumento da taxa de acidentes[13,14] e aumento dos custos dos cuidados em saúde[15]. Pesquisas demonstram que o impacto econômico da insônia é alto; verificou-se que os custos diretos e indiretos de seis meses para um adulto com insônia nos Estados Unidos eram de, em média, U$ 1.253,00 dólares maiores do que para pessoas sem insônia[15].

O tratamento da insônia baseia-se em terapia farmacológica e comportamental. O uso das medicações leva a preocupações quanto à eficácia do uso a longo prazo, seus efeitos adversos e possibilidade de dependência e abuso,[16] e a terapia cognitivo-comportamental é subutilizada devido à exigência do tempo para tratamento e adesão do paciente[17].

As limitações dos tratamentos farmacológicos e psicocomportamentais fez com que a procura pela medicina complementar e alternativa aumentasse para o tratamento da insônia[18]. Entre essas terapias, as mais utilizadas são a acupuntura, as ervas medicinais chinesas e as ervas ocidentais[19]. Entre essas diferentes modalidades de tratamento, a acupuntura é um dos procedimentos mais seguros[20-22].

Diante da prevalência e do impacto que a insônia causa na vida das pessoas, sugere-se que ela é um problema de saúde pública e requer diagnóstico preciso e tratamento eficiente[23].

Definição e epidemiologia

A insônia é um distúrbio do sono-vigília em que há insatisfação com a quantidade ou a qualidade do sono[1]. É definida como dificuldade para iniciar o sono ou mantê-lo ou despertar precoce na presença de oportunidades e circunstâncias adequadas para dormir[24].

Os sintomas da insônia são muito comuns na população, atingindo cerca de 20% a 30% das pessoas[2,3]. A prevalência da doença, de acordo com os critérios do Manual Diagnóstico e Estatístico dos Distúrbios Mentais, quarta edição (DSM-IV), é de aproximadamente 6%[25].

A incidência está aumentando no mundo. Em torno de 23,2% da população adulta nos Estados Unidos sofrem de insônia[26], entre 11,7% a 37%, nos países europeus[3] e até 45,4% na população chinesa[27].

Os diagnósticos de insônia mais frequentes são insônia primária e insônia relacionada a transtornos mentais[3,28,29].

Os fatores predisponentes são pessoas do sexo feminino com história prévia de insônia, transtorno de humor, ansiedade ou comportamento ruminante e história familiar positiva para insônia[24,30,31].

Os fatores desencadeantes ou precipitantes podem ser a morte de alguém próximo, doenças e hospitalizações, desemprego, violência, separação e outros problemas sociais e familiares[30].

Os fatores perpetuadores são as atitudes e comportamentos do estilo de vida como uso de determinadas medicações, tempo excessivo na cama, cochilos diurnos, uso excessivo de álcool, cafeína[30,32], tabagismo, pouca atividade física[24,31] e uso de celulares, *tablets* e computadores próximo da hora de dormir[30].

Classificação e fisiopatologia

A insônia pode ser classificada de acordo com a etiologia, duração, frequência e tipo dos sintomas.

A etiologia da insônia pode ser dividida em dois grandes grupos: primária, quando não tem causa direta relacionada à doença; e secundária, quando é associada a alguma doença prévia.

Quanto à duração, pode ser aguda, também chamada de transitória ou de ajustamento, quando os sintomas se manifestam por até três meses, ou crônica quando os sintomas permanecem por período maior que três meses[33].

Quanto à frequência, pode ser dividida em insônia episódica, quando os sintomas duram entre um e três meses, insônia recorrente, quando ocorrem dois (ou mais) episódios dentro do período de um ano, ou insônia aguda ou de curta duração, quando a duração é menor do que três meses[1,30].

Os tipos de insônia podem ser classificados de acordo com o momento de sua ocorrência; quando envolve a dificuldade em conciliar o sono na hora de dormir, é chamada de insônia inicial; quando se caracteriza por despertares frequentes ou prolongados durante a noite, é denominado de insônia intermediária; e quando envolve o despertar antes do horário habitual e com incapacidade para retomar o sono, é chamada de insônia terminal[1,30,34].

A etiologia e a fisiopatologia da insônia envolvem fatores genéticos, ambientais, comportamentais e fisiológicos que provocam a hiperatividade durante o período sono-vigília[35,36].

Os principais sistemas neuroquímicos envolvidos na regulação do ciclo sono-vigília são gabaérgico, histaminérgico, serotoninérgico, noradrenérgico, melatoninérgico e hipocretinérgico[30].

O mecanismo neurobiológico está relacionado à elevada taxa metabólica do organismo durante o período de sono, com elevados índices de cortisol e do hormônio adrenocorticotrófico, redução da atividade parassimpática e aumento da atividade eletroencefalográfica no período NREM (*non rapid eye movement*)[35].

Outro mecanismo da insônia são as anormalidades do ciclo circadiano e a disfunção intrínseca dos mecanismos do ciclo sono-vigília, em que há ativação excessiva do sistema reticular ativador ascendente, que inclui neurotransmissores como a hipocretina, histamina, acetilcolina, noradrenalina e serotonina, ou uma redução da atividade dos sistemas promotores de sono, como a área pré-óptica ventrolateral, o sistema melatoninérgico e o sistema neuroesteroidal não hormonal[30].

Insônia primária

De acordo com o DSM-V, a insônia conhecida anteriormente como crônica primária passou a ser denominada de transtorno da insônia e deve excluir as insônias associadas ou secundárias a outras patologias.

O transtorno de insônia é comumente definido como dificuldades de dormir que afetam o funcionamento diurno e não ocorre na presença de outro transtorno do sono, transtorno mental ou como efeito fisiológico direto de uma substância ou condição médica[37].

Devem-se excluir as insônias associadas a outras patologias e ter as seguintes características[1,30]:

A. Queixa de insatisfação com a quantidade ou qualidade do sono, associada a um (ou mais) dos seguintes sintomas:
- Dificuldade de iniciar o sono;
- Dificuldade de manter o sono, caracterizada por frequentes despertares ou problemas em retornar a dormir após o despertar;
- Despertar precoce pela manhã com dificuldade em retornar ao sono;

B. O distúrbio do sono causa clinicamente comprometimento das funções social, ocupacional, educacional, acadêmico, comportamental ou em outra área importante;

C. A dificuldade de dormir ocorre pelo menos em três noites na semana;

D. A dificuldade em dormir está presente em pelo menos três meses;

E. A dificuldade em dormir ocorre a despeito de oportunidade adequada para o sono;
F. A insônia não é melhor explicada, ou não ocorre exclusivamente durante o curso de outro transtorno do sono (narcolepsia, apneia obstrutiva do sono, transtorno do ritmo circadiano sono-vigília, parassonia);
G. A insônia não é atribuída a efeitos fisiológicos de uma substância (como abuso de drogas e medicamentos);
H. Transtorno mental coexistente e condições médicas não explicam a queixa predominante de insônia.

A Classificação Internacional dos Distúrbios do Sono descreve os critérios diagnósticos comumente utilizados e é necessária a presença dos itens A e B e pelo menos um sintoma do item C[1,30]:

A. Queixa de dificuldade em adormecer e/ou dificuldade em manter o sono e/ou sono de má qualidade;
B. A dificuldade citada acima ocorre frequentemente, apesar de adequadas oportunidades e circunstâncias para o sono;
C. Presença de pelo menos um dos seguintes sintomas diurnos associados a queixa do sono: fadiga, déficit de atenção, concentração ou memória, prejuízo no desempenho social ou profissional, presença de distúrbio de humor, queixa de sonolência diurna, redução da motivação, energia ou de iniciativa, propensão para erros ou acidentes no local de trabalho ou durante a condução, tensão, dores de cabeça ou sintomas gastrointestinais em resposta à perda de sono e preocupação com o sono.

Insônia secundária

Há diversos tipos de insônia secundária, sendo classificada de acordo com as suas causas. Segundo a Classificação Internacional dos Transtornos do Sono[30], podem ser:

A. <u>Insônia aguda:</u> caracterizada pela duração curta, usualmente menor que um mês, e presença de um fator desencadeante identificável;
B. <u>Insônia associada a transtornos mentais:</u> transtornos de humor e transtornos de ansiedade;

C. <u>Insônia associada a doenças médicas:</u> asma, hipertireoidismo, insuficiência cardíaca, síndromes dolorosas crônicas, menopausa, gravidez e doenças que acometam o sistema nervoso central;

D. <u>Insônia associada à má higiene do sono:</u> cochilos, atividades físicas e intelectuais intensas próximas ao sono e atividades como assistir TV, alimentar-se ou ler na cama;

E. <u>Insônia associada ao uso de medicamentos ou substâncias:</u> antidepressivos, benzodiazepínicos, cafeína, teofilina, pseudoefedrina, álcool, corticoides e medicações antiepilépticas;

F. <u>Insônia psicofisiológica:</u> associadas a comportamentos como a "ruminação", ansiedade associada ao sono, excesso de preocupação e condicionamento inadequado;

G. <u>Insônia paradoxal:</u> a característica essencial dessa condição é a queixa de insônia sem a presença de comprometimento diurno, ou o comprometimento é desproporcional à queixa;

H. <u>Insônia idiopática:</u> caracterizada pela presença de insônia com início na infância, com um longo tempo de evolução e impacto nas atividades diárias; sem fator precipitante;

I. <u>Insônia comportamental da infância:</u> alterações comportamentais diurnas, como a dificuldade de respeitar limites. As repercussões são comuns tanto nos pais quanto nas crianças.

Tratamento

O diagnóstico diferencial entre as alterações do sono-vigília é fundamental para o tratamento adequado, e o uso de abordagens multidisciplinares é importante para o sucesso do tratamento[1].

O tratamento da insônia é um desafio, pois baseia-se em medicamentos, orientações para higiene do sono e terapias cognitivo-comportamentais. Essas últimas demonstraram ser eficientes, porém ainda estão pouco disponíveis para atender às necessidades da população[38], e a falta de adesão dos pacientes torna-as terapias de difícil seguimento e efetividade[39].

Os fármacos utilizados para a insônia podem ser divididos em grupos: hipnóticos agonistas seletivos do receptor GABA-A (zolpidem e zopiclona), antidepressivos sedativos (amitriptilina, trazodona, doxepina, mirtazapina e agomelatina), antipsicóticos atípicos (olanzapina e quetiapina), melatonina, agonistas melatoninérgicos (ramelteon), anticonvulsivantes (gabapentina, tiagabina, pregabalina e gaboxadol), anti-histamínicos (prometazina, hidroxizina e difenidramina) e valeriana. Cada medicamento apresenta características farmacológicas definidas e diferentes entre si que motivam a prescrição no tratamento da insônia[30].

Os agonistas seletivos de receptor GABA-A (zolpidem) são as drogas de primeira escolha no tratamento farmacológico nos pacientes com transtorno de insônia. Observou-se que, além da melhora sintomática subjetiva, elas diminuem a latência para o início do sono e podem aumentar a porcentagem de sono de ondas lentas e do tempo total de sono em exames polissonográficos[30]. Essa classe de fármacos apresenta menor potencial de dependência quando comparados aos benzodiazepínicos, sendo preferidos no tratamento da insônia crônica[30].

Os benzodiazepínicos, apesar de seu uso geral estar diminuindo, ainda são frequentemente prescritos, principalmente para os idosos, e por muitas vezes eles são utilizados por longos períodos de tempo. Poucos ensaios clínicos demonstram a eficácia contínua durante longos períodos e vários estudos têm relatado um risco maior de acidentes automobilísticos, quedas, fraturas, intoxicações fatais, declínio geral no estado funcional e disfunção cognitiva. O uso crônico possui risco de desenvolver tolerância, dependência e abstinência e, depois de estabelecida a tolerância, os benzodiazepínicos pioram o sono[30].

A efetividade do tratamento farmacológico da insônia deve ser avaliada levando-se em consideração os dois objetivos primários do tratamento, que são melhorar a qualidade do sono e aliviar os prejuízos que ela causa à vida diária. O tratamento da insônia também deve levar em consideração a etiologia e as comorbidades[30].

Além desses medicamentos, existem os medicamentos fitoterápicos chineses (fórmulas tradicionais ou ervas isoladas), que são utilizados para tratar a insônia há mais de 2.000 anos na China[40]; atualmente tanto os medicamentos alopáticos quanto os fitoterápicos chineses coexistem no tratamento da insônia[41,42].

Nos últimos anos, as terapias da Medicina Tradicional Chinesa (MTC), sobretudo a acupuntura e a fitoterapia, têm crescido cada vez mais nos países das Américas e Europa como forma de tratamento complementar da insônia no mundo ocidental[43]. Esse crescimento se deve a limitações e preocupações com os atuais tratamentos disponíveis para a insônia e a busca de uma modalidade de tratamento com eficácia potencial e poucos efeitos colaterais[44].

Visão pela Medicina Tradicional Chinesa

A MTC tem sido utilizada para tratar a insônia há mais de 2.000 anos na China[45,46] e uma das técnicas mais utilizadas é a acupuntura. As teorias da MTC são utilizadas para explicar a causa e a persistência da insônia e são base para o tratamento pela acupuntura.

A insônia, pela MTC, é causada pelo desequilíbrio das funções dos órgãos internos (Zang Fu), o que leva a um distúrbio com má qualidade do sono. Os principais fatores causadores são a ansiedade, sobrecarga de tensão, perturbações emocionais, dieta inadequada e prolongamento de doenças que levam a disfunções dos órgãos internos, sobretudo do Coração (Xin), Fígado (Gan), Baço (Pi), Rim (Shen) e deficiência de Sangue (Xue)[34].

Segundo pesquisas clínicas e revisões sistemáticas, há variações no diagnóstico de MTC para a insônia[47,48] e, segundo as normas da Organização Mundial da Saúde[49], os quatro diagnósticos mais comuns foram deficiência do Coração e Baço (22,6%), hiperatividade do fogo devido à deficiência de Yin (16,3%), estagnação do Qi do Fígado transformando em fogo (10,1%) e a incoordenação Coração-Rim (6,5%).

Os padrões de insônia mais comuns são[34,47,49]:

Deficiência do Coração e Baço

A preocupação e o trabalho excessivos lesam o Coração e o Baço. O Xue do Coração insuficiente pode levar a transtornos mentais, e o Baço enfraquecido pode resultar em inapetência devido à redução de Qi e Xue. O Yin e Xue deficientes não nutrem o Coração, causando irritabilidade e insônia.

O paciente possui dificuldades para iniciar o sono, despertares frequentes e sonhos excessivos e os sintomas comuns são palpitação, fadiga, distensão abdominal e fezes amolecidas.

Ao exame, a língua é pálida, com revestimento branco e fino, e o pulso é fino e fraco.

Hiperatividade do fogo devido à deficiência de Yin

A hiperatividade do Yang devido ao Yin deficiente deixa o Shen (Mente) perturbado, causando a insônia. O paciente apresentará inquietude e despertar fácil após breve período de sono, e os sintomas comuns são sensação de calor nos cinco centros (palmas das mãos, plantas dos pés e região do precórdio), transpiração noturna e boca e garganta secas.

Ao exame, a língua é vermelha e o pulso é fino e rápido.

Estagnação do Qi do Fígado se transformando em fogo

A tensão emocional, a raiva e a depressão podem causar disfunção do Qi do Fígado, e este, em estagnação, pode transformar-se em fogo que ascende, perturbando o sono e causando cefaleia e vertigem.

Os sintomas são irritabilidade, inquietude, hiperemia ocular, gosto amargo na boca e dor em hipocôndrios.

Ao exame, a língua é vermelha, com revestimento amarelo e fino e o pulso é rápido e em corda.

Incoordenação do Coração-Rim

Esses pacientes frequentemente apresentam doenças crônicas, constituição fraca ou atividade sexual excessiva, levando à debilidade do Yin do Rim, o qual não consegue ascender para nutrir o Coração. Dessa maneira, o fogo do Coração torna-se excessivo devido à intensa estimulação das atividades mentais e não consegue descender para aquecer o Rim; o fogo, portanto, invade a mente, provocando insônia e irritabilidade.

Os pacientes apresentam palpitação, vertigem, tinidos, tontura, memória débil, emissão seminal, esterilidade, distúrbios menstruais, calvície, dor e fraqueza na região lombar e joelhos.

Ao exame, a língua terá pouca saburra branca e o pulso será profundo e fraco.

Acupuntura no tratamento da insônia

A acupuntura tem sido amplamente utilizada para tratar uma variedade de condições clínicas, particularmente as que envolvem alterações patológicas em neuroendocrinologia, como menopausa, depressão e insônia[50].

Na insônia há um desequilíbrio na privação do sono, e a acupuntura age de forma a fazer com que o ciclo sono-vigília retorne ao estado normal[51].

Muitos estudos clínicos controlados e randomizados e algumas revisões sistemáticas observaram a eficácia da acupuntura no tratamento da insônia[21,22]. Eles demonstraram que o mecanismo de ação da acupuntura é mediado por meio da liberação de neurotransmissores como a norepinefrina, melatonina, ácido gama-aminobutírico e betaendorfina[50].

Um estudo mostrou que o tratamento por acupuntura aumentou a secreção noturna de melatonina, sendo associado à melhora das medidas polissonográficas e subjetivas do sono[52], e que o aumento do ácido gama-aminobutírico e da serotonina no cérebro melhora a qualidade do sono[52,53].

Outro estudo sugeriu que o mecanismo subjacente à eficácia da acupuntura para a insônia está relacionado ao seu efeito analgésico[54]. Verificou-se que os opioides são conhecidos por melhorar o sono, atuando em vários núcleos do cérebro, incluindo o núcleo do trato solitário e *locus coeruleus*[55,56].

Uma pesquisa demonstrou, por meio de neuroimagem, que uma das ações da acupuntura ocorre no córtex insular anterior e cingulado anterior, podendo agir na prevenção da insônia[57].

Pontos de acupuntura

Os principais pontos de acupuntura utilizados para o tratamento da insônia, segundo os livros tradicionais e artigos de pesquisas clínicas, são: Baihui (GV20), Shenting (GV24), Yintang (EX-HN3), Anmian bilateral (EX-HN22), Shenmen bilateral (HT7), Sanyinjiao bilateral (SP6), Sishencong (EX-HN1), Neiguan bilateral (PC6), Taiyang (EX-HN5) e Taichong (LR3)[34,47,49].

A escolha dos pontos dependerá do diagnóstico da insônia pela MTC. Os diagnósticos mais comuns e os pontos de acupuntura para tratamento são:

Deficiência do Coração e Baço

Os principais pontos são Xinshu (BL15), Shenmen (HT7), Sanyinjiao (SP6), Pishu (BL20), Zusanli (ST36), Neiguan (PC6), Baihui (GV20), Yintang (EX-HN3), Anmian (EX-HN22), Sishencong (EX-HN1), Fengchi (GB20) e Zhongwan (CV12).

Hiperatividade do fogo devida à deficiência de Yin

Os principais pontos são Shenmen (HT7), Sanyinjiao (SP6), Shenshu (BL23), Taixi (KI13), Xinshu (BL15), Baihui (GV20), Neiguan (PC6), Zhongwan (CV12), Sishencong (EX-HN1), Qihai (CV6), Yintang (EX-HN3), Anmian (EX-HN22), Fengchi (GB20), Zhaohai (KI6) e Guanyuan (CV4).

Estagnação do Qi do Fígado se transformando em fogo

Os principais pontos são Sanyinjiao (SP6), Taichong (LR3), Shenmen (HT7), Ganshu (BL18), Zhongwan (CV12), Neiguan (PC6), Qihai (CV6), Fengchi (GB20), Guanyuan (CV4), Baihui (GV20), Xiawan (CV10), Shenshu (BL23) e Yintang (EX-HN3).

Incoordenação do Coração-Rim

Os principais pontos são Xinshu (BL15), Shenmen (HT7), Sanyinjiao (SP6), Zusanli (ST36), Neiguan (PC6), Baihui (GV20), Yintang (EX-HN3), Anmian (EX-HN22), Sishencong (EX-HN1), Taixi (KI3), Zhaohai (KI6) e Shenshu (BL23).

O número de sessões realizadas nas pesquisas varia de duas a três vezes por semana por três a quatro semanas. A duração média das sessões de acupuntura foi de 22,3 dias, e muitos trabalhos não informaram se o agulhamento foi unilateral ou bilateral[58-60].

A acupuntura auricular foi introduzida por Paul Nogier na década de 1950 e também é utilizada para o tratamento da insônia. Há uma revisão sistemática de ensaios clínicos randomizados[61] que demonstraram efeitos positivos para a melhora das horas de sono e preferência de pacientes por não usar agulhas no tratamento. Os seis pontos de acupuntura auricular mais utilizados foram Shenmen (100%), Coração (83,33%), Occipital (66,67%), Subcórtex (50%), Cérebro e Rim (cada 33,33%)[61].

Outros pontos auriculares comumente usados foram Baço, Simpático, Endócrino, Neurastenia, Estômago e Fígado[47]. Nos estudos, os pacientes foram orientados a pressionar ligeiramente os cristais ou sementes durante 5 minutos de manhã, tarde e noite, todos os dias, e removê-los após 48 horas[47,59,62].

A eletroacupuntura (EA) estimula pontos por meio de correntes elétricas por meio da inserção de agulhas nos pontos de acupuntura e pode ser utilizada para o tratamento da insônia[63]. Os métodos utilizados nas pesquisas foram variados, as agulhas foram deixadas em média por 30 minutos, sendo realizados duas vezes por semana durante quatro semanas consecutivas[64].

Estudos científicos

Entre as diferentes modalidades de tratamento para a insônia, a acupuntura é um dos procedimentos mais seguros. Existem análises sistemáticas[59,65,66] e ensaios clínicos randomizados[67-69] sobre a eficácia e a segurança da acupuntura para a insônia.

Uma revisão sistemática e metanálise da Cochrane revelou que o tratamento de acupuntura foi efetivo para melhorar a qualidade do sono, diminuir sua latência e prolongar o tempo de sono total, em comparação com o grupo controle[65]. Outras pesquisas verificaram a melhora na gravidade da insônia, alívio dos estados de ansiedade ou depressão[70] e melhora da saúde psicológica[58] e da insônia após acidente vascular encefálico[70], em comparação com o tratamento placebo.

Algumas pesquisas científicas sobre o tratamento da insônia em pacientes com câncer compararam o tratamento por acupuntura com medicamentos convencionais e demonstraram que os efeitos foram superiores com o tratamento por acupuntura[71,72]; outro estudo também demonstrou essa superioridade dos resultados em relação aos fármacos convencionais[73]. Uma dessas pesquisas clínicas randomizadas e controladas demonstrou inclusive que os efeitos são melhores na acupuntura após o término do tratamento, devido à manutenção do seu efeito, enquanto os efeitos dos fármacos convencionais diminuem imediatamente após o término do tratamento[71].

A acupuntura combinada com a medicina ocidental para tratar insônia relacionada à depressão, segundo uma revisão sistemática e metanálise, teve efeito melhor na qualidade do sono e no grau de depressão em comparação com o tratamento da medicina ocidental isolado[74].

Estudos de imagens neurofuncionais em pacientes insones demonstraram maior metabolismo cerebral tanto no período de sono quanto na vigília[35,75].

Alguns dos pontos mais utilizados na acupuntura para o tratamento da insônia são o Zusanli (ST36) e o Shenmen (HT7). Pesquisas verificaram que a inserção da agulha no Zusanli controla o sistema nervoso autônomo[76] e no Shenmen reduz a atividade simpática[77], contribuindo para a melhora dos padrões do sono. Verificou-se também que a acupuntura pode aumentar a secreção noturna de melatonina e seu efeito pode estar relacionado à transmissão dopaminérgica e gabaérgica, permitindo o desempenho no tratamento da insônia primária[52].

A EA, comparada com a acupuntura manual, demonstrou oferecer estimulação mais forte e contínua, em menos tempo de aplicação, e seus efeitos são mais rápidos e duradouros; segundo alguns autores, ela é considerada mais eficaz do que a acupuntura manual[63]. Além disso, alguns ensaios observaram que EA pode normalizar os distúrbios do sono[78], melhorar os transtornos depressivos causados pelo câncer[79] ou pós-acidente vascular cerebral[80] e pode atuar sobre a depressão ao agir nas células nervosas no hipocampo[81].

A acupuntura, em muitas pesquisas, demonstrou-se eficaz para o tratamento da insônia primária, comparada ao placebo, no uso isolado ou combinado com a terapia convencional de fármacos e associada a orientações de higiene do sono e terapia cognitivo-comportamental. Verificou-se também o benefício do tratamento da insônia associada a outras doenças como depressão, dor e câncer, e nenhum efeito adverso grave foi constatado. No entanto, é necessário realizar estudos com maior número de pacientes e com todos os métodos científicos adequados, além de revisões sistemáticas que abrangem dados da literatura na língua chinesa, uma vez que a acupuntura é uma técnica realizada pelos chineses há séculos.

Referências bibliográficas

1. American Psychiatric Association. Diagnostic and Statistical Manual of Mental Disorders (DSM-5). 5th ed. Washington, DC: American Psychiatric Association; 2013.
2. Chung KF, Yeung WF, Ho FY. Cross-cultural and comparative epidemiology of insomnia: the Diagnostic and statistical manual (DSM), International classification of diseases (ICD) and International classification of sleep disorders (ICSD). Sleep Med. 2015;16(4):477-82.
3. Ohayon MM. Epidemiology of insomnia: what we know and what we still need to learn. Sleep Med Rev. 2002;6(2):97-111.
4. Taylor DJ, Lichstein KL, Durrence HH. Insomnia as a health risk factor. Behav Sleep Med. 2003;1(4):227-47.
5. Baglioni C, Battagliese G, Feige B, et al. Insomnia as a predictor of depression: a meta-analytic evaluation of longitudinal. J Affect Disord. 2011;135(1-3):10-9.

6. Cox RC, Olatunji BO. A systematic review of sleep disturbance in anxiety and related disorders. J Anxiety Disord. 2016;37:104-29.
7. Haack M, Scott-Sutherland J, Santangelo G, et al. Pain Sensitivity and modulation in primary insomnia. Eur J Pain. 2012;16 (4):522-33.
8. Asih S, Neblett R, Mayer TG, et al. Insomnia in chronic disabling musculoskeletal pain disorders is independent of pain and depression. Spine J. 2014;14(9):2000-7.
9. Sofi F, Cesari F, Casini A, et al. Insomnia and risk of cardiovascular disease: a meta-analysis. Eur J Prev Cardiol. 2014;21(1):57-64.
10. Meng L, Zheng Y, Hui R. The relationship of sleep duration and insomnia to risk of hypertension incidence: a meta-analysis of prospective cohort studies. Hypertens Res. 2013;36(11):985-95.
11. Wu MP, Lin HJ, Weng SF, et al. Insomnia subtypes and the subsequent risks of stroke: report from a nationally representative cohort. Stroke. 2014;45(5):1349-54.
12. Irwin MR. Why sleep is important for health: a psychoneuroimmunology perspective. Annu Rev Psychol. 2015;66:143-72.
13. Leger D, Massuel MA, Metlaine A. Professional correlates of insomnia. Sleep. 2006;29:171-8.
14. Walsh JK. Clinical and socioeconomic correlates of insomnia. J Clin Psychiatry. 2004;65 (8):13-9.
15. Ozminkowski RJ, Wang S, Walsh JK. The direct and indirect costs of untreated insomnia in adults in the United States. Sleep. 2007;30(3):263-73.
16. National Institutes of Health. National Institutes of Health State of the Science Conference statement on manifestations and management of chronic insomnia in adults. Sleep. 2005;28(9):1049-57.
17. Morin CM, Bootzin RR, Buysse DJ, et al. Psychological and behavioral treatment of insomnia: update of the recent evidence (1998-2004). Sleep. 2006;29(11):1398-414.
18. Pearson NJ, Johnson LL, Nahin RL. Insomnia, trouble sleeping, and complementary and alternative medicine: analysis of the 2002 National Health Interview Survey data. Arch Intern Med. 2006;166(16):1775-82.
19. Yeung WF, Chung KF, Yung KP. The use of conventional and complementary therapies for insomnia among Hong Kong Chinese: a telephone survey. Complement Ther Med. 2014;22(5):894-902.

20. Kaptchuk TJ. Acupuncture: theory, efficacy, and practice. Ann Intern Med. 2002;136(5):374-83.

21. Cheuk DK, Yeung WF, Chung KF, et al. Acupuncture for insomnia. Cochrane Database Syst Rev. 2012;(9):CD005472.

22. Huang W, Kutner N, Bliwise DL. A systematic review of the effects of acupuncture in treating insomnia. Sleep Med Rev. 2009;13(1):73-104.

23. Wang LS, Zhao GJ. Therapeutic observation on acupuncture for insomnia with brain-activating and mind-tranquilizing needling methods separately in morning and at night. Shanghai J Acupunct Moxibustion. 2013;4:280-2.

24. NIH State-of-the-science conference statement on manifestations and management of chronic insomnia in adults. NIH Consens State Sci Statements. 2005;22(2):1-30.

25. American Psychiatric Association. Diagnostic and Statistical Manual of Mental Disorders. 4th ed. Washington, DC: American Psychiatric Association; 1994.

26. Kessler RC, Berglund PA, Coulouvrat C, et al. Insomnia and the performance of US workers: results from the America insomnia survey. Sleep. 2011;34(9):1161-71.

27. Huan WU, An-Sheng YU. Observations on the therapeutic effect of acupuncture and moxibustion on insomnia. Shanghai J Acupunct Moxibustion. 2013;6:497-8.

28. Ohayon MM. Prevalence of DSM-IV diagnostic criteria of insomnia: distinguishing insomnia related to mental disorders from sleep disorders. J Psychiatr Res. 1997;31(3):333-46.

29. Buysse DJ, Reynolds CF 3rd, Hauri PJ, et al. Diagnostic concordance for DSM-IV sleep disorders: a report from the APA/NIMH DSM-IV field trial. Am J Psychiatry. 1994;151(9):1351-60.

30. Bacelar A, Pinto Jr LR. Insônia: do diagnóstico ao tratamento. III Consenso Brasileiro de Insônia. Associação Brasileira do Sono. 1ª ed. São Paulo: Omnifarma; 2013.

31. Ohayon MM, Caulet M, Lemoine P. Comorbidity of mental and insomnia disorders in the general population. Compr Psychiatry. 1998;39(4):185-97.

32. Krieger M, Roth T, Dement WC. Principles and practice of sleep medicine. 5th ed. New York: WB Saunders; 2011.

33. American Academy of Sleep Medicine (AASM). International Classification of Sleep Disorders: Diagnostic and Coding Manual. 2nd ed. Westchester, IL: AASM; 2005.
34. Pai HJ. Insônia. In: Wang LG, ed. Tratado Contemporâneo de Acupuntura e Moxibustão. São Paulo: CEIMEC; 2005. p. 483-7.
35. Buysse DJ. Insomnia. JAMA. 2013;309(7):706-16.
36. Riemann D, Spiegelhalder K, Feige B, et al. The hyperarousal model of insomnia: A review of the concept and its evidence. Sleep Med Rev. 2010;14 (1):19-31.
37. Roth T. Insomnia: definition, prevalence, etiology, and consequences. J Clin Sleep Med. 2007;3 (5 Suppl):7-10.
38. Zachariae R, Lyby MS, Ritterband LM, et al. Efficacy of internet-delivered cognitive-behavioral therapy for insomnia – a systematic review and meta-analysis of randomized controlled trials. Sleep Med Rev. 2015;30:1-10.
39. Matthews EE, Arnedt JT, McCarthy MS, et al. Adherence to cognitive behavioral therapy for insomnia: a systematic review. Sleep Med Rev. 2013;17(6):453-64.
40. Li J, Deng T, eds. Great Dictionary of Chinese Medicine. 1st ed. Beijing: People's Medical Pulishing House; 1995.
41. Liu Y. Guideline of clinical practice in Chinese medicine: insomnia. In: Evidence-based guideline of clinical practice in Chinese medicine: internal medicine, Chinese Academy of Chinese Medical Sciences. Beijing: China Press of Traditional Chinese Medicine; 2011. p. 166-89.
42. Chinese Association of Psychiatry, Chinese Sleep Research Association. China guidelines for the prevention and treatment of insomnia. 1st ed. Beijing: People's Medical Publishing House; 2012.
43. Frass M, Strassl RP, Friehs H, et al. Use and acceptance of complementary and alternative medicine among the general. Ochsner J. 2012;12(1):45-56.
44. Xu X. Acupuncture in an outpatient clinic in China: a comparison with the use of acupuncture in North America. South Med J. 2001;94(8):813-6.
45. Wang B. The Yellow Emperor's Classic of Internal Medicine – Simple Questions. Beijing: People's Health Publishing House; 1979.
46. Li J, Deng T. Great Dictionary of Chinese Medicine. 1st ed. Beijing: People's Medical Publishing House; 1995.
47. Yeung WF, Chung KF, Poon MM. Prescription of Chinese herbal medicine and selection of acupoints in pattern-based traditional Chinese medicine

treatment for insomnia: a systematic review. Evid Based Complement Alternat Med. 2012;2012;902578.

48. Chung KF, Yeung WF, Leunga FCY, et al. Traditional Chinese medicine diagnosis and response to acupuncture for insomnia: An analysis of two randomized placebo-controlled trials. Eur J Integr Med. 2016;8(5):797-801.

49. World Health Organization (WHO). International Standard Terminologies on Traditional Medicine in the Western Pacific Region. Geneva: WHO; 2007.

50. Zhao KC. Acupuncture for the Treatment of Insomnia. Int Rev Neurobiol. 2013;111:217-34.

51. Gao L, Zhang M, Gong H, et al. Differential activation patterns of FMRI in sleep-deprived brain: restoring effects of acupuncture. Evid Based Complement Alternat Med. 2014;2014:465760.

52. Spence DW, Kayumov L, Chen A, et al. Acupuncture increases nocturnal melatonin secretion and reduces insomnia and anxiety: a preliminary report. J Neuropsychiatry Clin Neurosci. 2004;16(1):19-28.

53. Jiao Y, Han Y, Li X, et al. Comparison of body, auricular, and abdominal acupuncture treatments for insomnia differentiated as internal harassment of phlegm-heat syndrome: an orthogonal design. Evid Based Complement Alternat Med. 2015;2015:578972.

54. Lin Y. Acupuncture treatment for insomnia and acupuncture analgesia. Psychiatry Clin Neurosci. 1995;49(2):119-20.

55. Pepper CM, Henderson G. Opiates and opioid peptides hyperpolarize locus coeruleus neurons in vitro. Science. 1980;209(4454):394-5.

56. Reinoso-Barbero F, de Andres I. Effects of opioid microinjections in the nucleus of the solitary tract on the sleep-wakefulness cycle states in cats. Anesthesiology. 1995;82(1):144-52.

57. Dhond RP, Kettner N, Napadow V. Neuroimaging acupuncture effects in the human brain. J Alternat Complement Med. 2007;13(6):603-16.

58. Yin X, Gou M, Xu J, et al. Efficacy and safety of acupuncture treatment on primary insomnia: a randomized controlled trial. Sleep Med. 2017;37:193-200.

59. Yeung WF, Chung KF, Leung YK. Traditional needle acupuncture treatment for insomnia: a systematic review of randomized controlled trials. Sleep Med. 2009;10(7):694-704.

60. Yeung WF, Chung KF, Yu BY, et al. Response to placebo acupuncture in insomnia: a secondary analysis of three randomized controlled trials. Sleep Med. 2015;16(11):1372-6.
61. Chen HY, Shi Y, Ng CS, et al. Auricular acupuncture treatment for insomnia: a systematic review. J Altern Complement Med. 2007;13(6):669-76.
62. Yeung WF, Chung KF, Poon MM. Acupressure, reflexology, and auricular acupressure for insomnia: a systematic review of randomized controlled trials. Sleep Med. 2012;13(8):971-84.
63. Mayor DF, ed. Electroacupuncture: a practical manual and resource. Edinburgh: Churchill Livingstone/Elsevier; 2007.
64. Yeung WF, Chung KF, Tso KC, et al. Electroacupuncture for residual insomnia associated with major depressive disorder: a randomized controlled trial. Sleep. 2011;34(6):807-15.
65. Cheuk DK, Yeung WF, Chung KF. Acupuncture for insomnia. Cochrane Database Syst Rev. 2012;9:CD005472.
66. Huang W, Kutner N, Bliwise DL. A systematic review of the effects of acupuncture in treating insomnia. Sleep Med. 2009;13(1):73-104.
67. Yeung WF, Chung KF, Zhang SP. Electroacupuncture for primary insomnia: a randomized controlled trial. Sleep. 2009;32(8):1039-47.
68. Lee SY, Baek YH, Park SU. Intradermal acupuncture on shenmen and neikuan acupoints improves insomnia in stroke patients by reducing the sympathetic nervous activity: a randomized clinical trial. Am J Chin Med. 2009;37(6):1013-21.
69. Kong JT. Electroacupuncture in treating residual insomnia associated with depression: lessons learned. J Clin Psychiatry. 2015;76(6):818-9.
70. Lee SH, Lim SM. Acupuncture for insomnia after stroke: a systematic review and meta-analysis. BMC Complement Altern Med. 2016;16:228.
71. Song JR, Zhao YL, Peng XH, et al. Clinical randomized controlled study of using acupuncture to treat tumor patients with insomnia. J Sichuan Tradit Chin Med. 2015;33:163-4.
72. Feng Y, Wang XY, Li SD, et al. Clinical research of acupuncture on malignant tumor patients for improving depression and sleep quality. J Tradit Chin Med. 2011;31(3):199-202.
73. Shergis JL, Ni X, Jackson ML, et al. A systematic review of acupuncture for sleep quality in people with insomnia. Complement Ther Med. 2016;26:11-20.

74. Dong B, Chen Z, Yin X, et al. The Efficacy of Acupuncture for Treating Depression Related Insomnia Compared with a Control Group: A Systematic Review and Meta-Analysis. Biomed Res Int. 2017;2017:9614810.

75. Nofzinger EA, Buysse DJ, Germain A, et al. Functional neuroimaging evidence for hyperarousal in insomnia. Am J Psychiatry. 2004;161(11):2126-8.

76. Hsieh CL, Lin JG, Li TC, et al. Changes of pulse rate and skin temperature evoked by electroacupuncture stimulation with different frequency on both Zusanli acupoints in humans. Am J Chin Med. 1999;27(1):11-8.

77. Abad-Alegria F, Pormaron C, Aznar C, et al. Objective assessment of the sympatholytic action of the Nei-Kuan acupoint. Am J Chin Med. 2001;29(2):201-10.

78. Li Y, Zhong F, Yu P, et al. Electroacupuncture treatment normalized sleep disturbance in morphine withdrawal rats. Evid Based Complement Alternat Med. 2011;2011:361054.

79. Mao J, Farrar JT, Bruner D, et al. Electroacupuncture for fatigue, sleep, and psychological distress in breast cancer patients with aromatase inhibitor-related arthralgia: a randomized trial. Cancer. 2014;120(23):3744-51.

80. Man SC, Hung BH, Ng RM, et al. A pilot controlled trial of a combination of dense cranial electroacupuncture stimulation and body acupuncture for post-stroke depression. BMC Complement Altern Med. 2014;14:255.

81. Xu S, Li S, Shen X, et al. Effects of electroacupuncture on depression in a rat model. Acupunct Electrother Res. 2011;36(3-4):259-73.

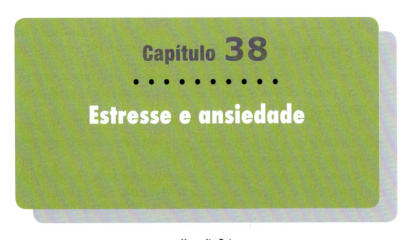

Capítulo 38

Estresse e ansiedade

Hong Jin Pai
Marcus Yu Bin Pai

Introdução

A ansiedade é definida como uma "sensação persistente vaga e desagradável de medo, apreensão, ou tensão e mal-estar" pela antecipação de perigo, algo desconhecido ou estranho[1]. Transtorno de ansiedade é uma síndrome ampla para uma série de condições, incluindo transtorno de pânico, fobias, transtorno obsessivo-compulsivo, ansiedade generalizada e transtorno de estresse pós-traumático[2,3].

O estresse pode ser definido como o resultado de um desgaste físico e mental. É considerado uma tensão física, mental ou emocional, podendo ser externo (pelo ambiente, situações sociais ou psicológicas) ou interno (como a ansiedade ou depressão)[4].

A ansiedade e o estresse passam a ser considerados patológicos quando são exagerados, desproporcionais em relação ao estímulo, interferindo na funcionalidade, nas atividades de vida diária e no conforto emocional da pessoa[3,4].

Os sintomas podem ser autolimitados ou não, de duração curta a prolongada, relacionados ao estímulo momentâneo ou não.

Diagnóstico

Sinais e sintomas

Pacientes com transtorno de ansiedade generalizada podem apresentar ansiedade ou preocupação excessiva por meses, com diversos sintomas físicos e mentais[3].

Sintomas mentais e emocionais incluem dificuldade de concentração, preocupação excessiva, medo constante, nervosismo, agitação excessiva, fadiga e irritabilidade[3,5].

Sintomas físicos são diversos e incluem palpitação, precordialgia, dores abdominais inespecíficas associadas a constipação ou diarreia (ou alternando as duas), náuseas, vômitos, tontura ou síncopes. Tensão muscular excessiva é um sintoma secundário frequente, com repercussões cervicais, principalmente[3,5].

Insônia crônica, perda na qualidade do sono e fadiga são também frequentemente reportadas em pacientes com estresse e ansiedade crônicos.

Síndrome do pânico

O transtorno de pânico caracteriza-se por ataques recorrentes inesperados de pânico, com períodos repentinos de medo intenso que podem incluir palpitações, taquicardia, sudorese excessiva, tremores, sensação de dispneia ou asfixia e sentimento de mal-estar intenso. Geralmente os sintomas podem ser físicos e cognitivos, com intensidade máxima de até 10 minutos[6].

Transtorno de ansiedade social

O transtorno de ansiedade social (ou fobia social) caracteriza-se pelo medo de situações sociais ou medo de se expor ao olhar ou julgamento de outras pessoas, com sentimento de culpa, rejeição ou medo de ofender os outros[1].

Fatores de risco

Fatores genéticos e ambientais, geralmente em combinação, podem ser fatores de risco para distúrbios de ansiedade. Alguns fatores específicos incluem:

- Timidez excessiva durante a infância;
- Sexo feminino;
- Baixo nível socioeconômico;
- Exposição a eventos estressantes durante a infância e a vida adulta;
- Distúrbios de ansiedade em familiares próximos;
- Histórico familiar de desordens mentais;
- Elevados níveis de cortisol.

Tratamento

O tratamento de distúrbios de ansiedade e estresse incluem o uso de terapias psicológicas, medicamentos, ou ambos. A abordagem psicoterápica pode incluir diversas modalidades, sem evidências robustas quanto à superioridade de cada uma delas[1].

A acupuntura e a auriculoterapia podem ser opções adjuvantes em casos moderados a grave e parte do tratamento principal para distúrbios leves[7].

Psicoterapia

A psicoterapia pode ser benéfica em indivíduos com distúrbios de ansiedade. A eficácia da psicoterapia é maior em um acompanhamento contínuo e individual, com o foco direcionado para as queixas específicas da pessoa. No entanto, pacientes com ansiedade excessiva podem ter dificuldade inicial na aceitação e aderência ao tratamento[2].

Terapia cognitivo-comportamental

A terapia cognitivo-comportamental é um tipo de psicoterapia que pode também ser benéfica. Abordam-se maneiras diferentes de pensamento, comportamento e reação a situações que podem gerar ansiedade e medo. Pode também ajudar os indivíduos a aprender e praticar habilidades sociais, importante no tratamento de ansiedade social[8].

Dois componentes da terapia cognitivo-comportamental incluem a terapia cognitiva e a terapia por exposição. A terapia cognitiva tem foco na identificação, enfrentamento e neutralização de pensamentos inadequados por trás de distúrbios de ansiedade.

A terapia de exposição tem por objetivo o confronto e o enfrentamento de medos, com um confronto direto e graduado com os objetos ou situações temidas. Pode ser aplicada com exercícios de relaxamento ou de imagens mentais.

Medicamentos

A terapia farmacológica não cura distúrbios de humor, mas pode ajudar no alívio dos sintomas. Podem ser utilizados como tratamento inicial de um transtorno de ansiedade ou em caso de falha terapêutica durante a psicoterapia. Em estudos clínicos, é frequente uma evolução melhor de pacientes que recebem o tratamento multidisciplinar com medicamentos e suporte psicológico[5].

Os medicamentos mais comuns usados para o alívio de sintomas de ansiedade e estresse incluem antidepressivos, ansiolíticos e betabloqueadores[9].

Antidepressivos

Antidepressivos são usados principalmente no tratamento de depressão, mas são também úteis no tratamento de ansiedade. O início dos efeitos terapêuticos pode levar várias semanas, e efeitos colaterais como cefaleia, náusea ou insônia podem ser comuns.

O tratamento é geralmente iniciado com doses baixas, aumentando-se a dose dos medicamentos conforme a tolerância do paciente e a evolução dos sintomas[9].

Ansiolíticos

Medicamentos ansiolíticos ajudam a reduzir sintomas de ansiedade, ataques de pânico ou medo extremo e preocupação.

Os ansiolíticos incluem os benzodiazepínicos, considerados tratamentos de primeira linha para transtorno de ansiedade generalizada. Para transtorno de pânico ou fobia social, os benzodiazepínicos são geralmente medicamentos de segunda linha[9].

Betabloqueadores

Betabloqueadores também são úteis no tratamento dos sintomas físicos de ansiedade, especialmente ansiedade social. Podem ser úteis no controle de taquicardias e palpitações, agitação e tremores em situações de ansiedade[9].

Acupuntura

Estudos sugerem que a acupuntura pode ser um tratamento útil para ansiedade e estresse agudo e crônico[7]. Roccia e Rogora encontraram que a combinação de acupuntura sistêmica e auriculoterapia resultou em maior relaxamento em pacientes com transtornos de ansiedade crônicos[10].

Wang *et al.* encontraram que a auriculoterapia com inserção de agulhas bilateralmente no ponto Shenmen resultou em melhora no nível de ansiedade, se comparado ao grupo Sham. Segundo os autores, um efeito de relaxamento foi encontrado já após 30 minutos da inserção das agulhas[11].

Liu *et al.*, em um estudo controlado, randomizado com 240 pacientes com transtorno de ansiedade generalizado e síndrome do pânico, realizaram de um a quatro tratamentos com acupuntura, consistindo de 10 sessões cada. Os pontos utilizados foram ST36 (Zusanli), PC6 (Neiguan), ST25 (Tianshu), LR3 (Taichong), BL23 (Shenshu), GV4 (Mingmen), LI11 (Quchi), além de quatros pontos de auriculoterapia MA-IC (Xin), MA-SC (Shen), Coração (Shenmen) e MA-IC3 (Neifenmi). Segundo os autores, o tratamento combinado de acupuntura e terapia psicológica foi mais eficaz na melhora dos sintomas clínicos, com 52,5% de alívio, se comparado a 20% no grupo acupuntura e 26,3% no grupo de terapia[12].

Diagnóstico pela Medicina Tradicional Chinesa

Síndrome de estagnação de Qi do Coração: Angústia no peito, sensação de opressão no peito, sensação de nó na garganta. Desânimo, paciente acorda cansado. Dor peitoral que piora com ansiedade.

Explicação pela MTC: estase de Qi no peito, em que Qi e Xue não podem circular na região peitoral, pode causar a sensação de opressão no peito, dor ou angústia.

Nessa síndrome, podemos ter dois grupos fundamentais:
- tipo de excesso → de causa aguda: estagnação de Qi, de Xue ou ambos podem evoluir para "fogo" ou "calor"

Tratamento:

- PC6, RM17, E36, F3.

Em situação do tipo deficiência → de evolução crônica com sintomas de fraqueza que são da síndrome de deficiência de Qi, Xue, que afeta coração e rim.

PC6, RM17, B15, B23, R3, RM4, Ex-HN3.

Quando em estação de frio: o ambiente frio se torna como Qi perverso frio de origem exógena, resultando nos seguintes sintomas: dispneia, dor fixa e/ou tosse com secreção líquida, corpo rígido. Piora com o frio.

- Língua normal com saburra branca e fina.
- Pulso: profundo e duro.

Tratamento:

- RM17, B13/B15, PC6, RM4, R3.

Em caso de síndrome de estagnação de Qi de Fígado

O indivíduo apresenta sintomas de agitação, raiva ou emoção contida provocando irritabilidade ou angústia, insônia com sono agitado. Sensação de falta de ar, opressão no peito que sente alívio ao respirar fundo.

Alguns podem sentir palpitação, náusea, distensão abdominal, cansaço e dor no corpo inteiro. Em situação prolongada, pode causar desânimo ou depressão:

- Língua seca ou vermelha seca;
- Pulso: em corda.

Tratamento:

- F3, SJ6, VB34, RM17, RM12. Opcionalmente, B18, B20, B23.

Se tiver sintomas do fogo do Fígado como crise de raiva, acrescentar F3.

Se tiver palpitação (arritmia), cefaleia pulsátil, que pode acompanhar de tontura e desconforto neurovegetativo, boca seca, constipação e oligúria escura, que são sintomas de vento do Fígado: acrescentar F3 e VB20, DM20.

Em caso de síndrome de estagnação de Qi de Coração:

- Ansiedade, excesso de preocupação com sintomas de palpitação, dispneia, opressão no peito que melhore com suspiro. Sensação de peso na região cervical. Insônia em que a pessoa

acorda várias vezes durante o sono. Pode acompanhar dor, azia na região epigástrica e dor no peito.
- Língua: ponta vermelha seca.
- Pulso: superficial e forte.

Tratamento:
- RM17, PC6 (ou C7), RM12, E36, (BP6 ou R3).
- C6 + RM12 – anorexia nervosa.
- Se tiver sintomas de ansiedade forte, palpitação forte, dor no peito e dispneia, boca seca, constipação e oligúria, e aumento de desconforto neurovegetativo, os quais são sintomas de fogo do Coração.
- Podem frequentemente provocar fogo/vento do Fígado e, vice-versa.

Tratamento:
- PC7, C6, RM17, RM12, B15, F2, DM20, DM14.

Mucosidade no peito

O indivíduo apresenta sintomas de mente confusa, tensa e fala sem conexão, raciocínio confuso, sensação de opressão ou aperto, palpitação e dor no peito, com bastante secreção esbranquiçada, tosse e dispneia, que pioram com esforço, acompanhados de cansaço ou sonolência.

Muitas vezes tem anorexia, náusea, distensão abdominal, diarreia; em casos graves, pode ter edema nos membros inferiores.
- Língua grande inchada ou edemaciada, com saburra branca espessa.
- Pulso – há vários tipos em função de manifestações clínicas.

Tratamento:
- PC6 ou IG4;
- B13, B15, B20, B23;
- RM17, RM12, E36, R3.

Mucosidade – calor

- O indivíduo apresenta secreções amareladas, agitação, e pode ter sensação de calor no peito.

Em caso de tipo de Estagnação de Xue:
- Dor no peito tipo agulhada e em local fixo, ou dor forte com irradiação até a região dorsal ou braço;
- Opressão no peito com dispneia, palpitação;
- lábios escuros;
- Língua: vermelha e escura ou púrpura, saburra fina ou ausente;
- PULSO-forte, arrítmico ou profundo.

Tratamento:
- E18, E36, RM17, RM4, R3. Transfixação de agulha do SJ6 em direção ao PC6.

Em caso de estagnação de *Qi* por mucosidade (*Tan Qi Yu Zu*).

O indivíduo apresenta: depressão emocional, ansiedade crônica.

Solilóquios, descontrole emocional, desconfiança e insegurança, anorexia e descuido com a higiene pessoal.

Língua: revestimento pegajoso.

Pulso: deslizante e em corda.

Tratamento:

IG4, F3, PC6, RM17, RM12, RM4, E36, BP6.

Análise

1. A depressão mental leva à estagnação de *Qi* do *Gan* e, consequentemente, à disfunção dele, podendo afetar o funcionamento do *Pi* e do *Wei* em transportar e transformar. O acúmulo de umidade produz mucosidade. Desse modo, a situação clínica da mucosidade é agravada pela estagnação do *Qi*, que bloqueia os orifícios limpos e provoca distúrbios na mente, podendo se manifestar como depressão emocional, apatia, demência, discurso incoerente etc.
2. A língua com revestimento pegajoso e o pulso deslizante e em corda são sinais de bloqueio no *Jiao* Mediano por mucosidade e umidade e estagnação de *Qi* por mucosidade.

Se tiver síndrome de deficiência de *Pi* (Baço-Pâncreas) e *Xin* (Coração).

Quando apresentar as seguintes manifestações de sinais e sintomas:
- Queixas principais: sonolência, desânimo, confusão mental, embotamento, palpitação, melancolia, compleição opaca e pálida;

- Sintomas e sinais secundários: cansaço no corpo e nos membros, inapetência;
- Língua: pálida com revestimento branco;
- Pulso: filiforme e fraco.

Tratamento:

PC6 , RM12, RM4, BP6, R3, E36, IG4.

Análise

1. Preocupação excessiva ou transtorno depressivo prolongado podem lesar o *Xin* e o *Pi* e acarretar desgaste de *Qi* e *Xue* do *Xin*, o qual não é nutrido adequadamente, resultando em transe, confusão mental, embotamento, palpitação, medo e melancolia, e tendência ao choro com aflição.
2. O *Qi* e o *Xue* são incapazes de nutrir a face, que se manifesta com compleição pálida e sem brilho.
3. O desgaste de *Qi* e a deficiência de *Xue*, causada por disfunção do *Pi* em transportar e transformar, originam cansaço dos membros e inapetência.
4. A língua pálida com revestimento branco e o pulso filiforme e fraco são sinais de deficiência tanto do *Xin* como do *Pi* e de deficiência de *Qi* e *Xue*.

Referências bibliográficas

1. Kalisch R, Wiech K, Critchley HD, Seymour B, O'Doherty JP, Oakley DA, et al. Anxiety reduction through detachment: subjective, physiological, and neural effects. Anxiety. 2006;17(6).
2. Smith JC, Bradley MM, Lang PJ. State anxiety and affective physiology: effects of sustained exposure to affective pictures. Biol Psychol. 2005;69(3):247-60.
3. Wittchen HU. Generalized anxiety disorder: prevalence, burden, and cost to society. Depress Anxiety. 2002;16(4):162-71.
4. McEwen BS. Physiology and neurobiology of stress and adaptation: central role of the brain. Physiol rev. 2007;87(3):873-904.

5. Lader M. Generalized anxiety disorder. Encyclopedia of Psychopharmacology. 2015:699-702.

6. Bouton ME, Mineka S, Barlow DH. A modern learning theory perspective on the etiology of panic disorder. Psychol Rev. 2001;108(1):4-32.

7. Pilkington K, Kirkwood G, Rampes H, Cummings M, Richardson J. Acupuncture for anxiety and anxiety disorders – a systematic literature review. Acupunct Med. 2007;25(1-2):1-10.

8. Deacon BJ, Abramowitz JS. Cognitive and behavioral treatments for anxiety disorders: A review of meta-analytic findings. J Clin Psychol. 2004;60(4):429-41.

9. Bystritsky A, Khalsa SS, Cameron ME, Schiffman J. Current diagnosis and treatment of anxiety disorders. P T. 2013;38(1):30-57.

10. Roccia L, Rogora GA. Acupuncture and relaxation. Minerva Med. 1976;67(29):1918-20.

11. Wang SM, Kain ZN. Auricular acupuncture: a potential treatment for anxiety. Anesth Analg. 2001;92(2):548-53.

12. Liu GZ, Zang YJ, Guo LX, Liu AZ. Comparative study on acupuncture combined with behavioral desensitization for treatment of anxiety neuroses. Am J Acupunct. 1998;26(2-3):117-20.

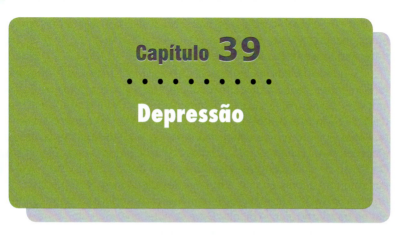

Ciro Blujus dos Santos Rohde

Introdução

A depressão, ou transtorno depressivo maior, é uma doença com prevalência crescente em nossa sociedade. Muitas vezes subdiagnosticada, pode trazer grande sofrimento para o paciente e prejuízo tanto para o indivíduo quanto para a sociedade. Frequentemente, o médico acupunturista se vê diante de pacientes deprimidos, que podem procurar tratamento por acupuntura devido ao quadro depressivo em si ou por outras doenças como dores crônicas, por exemplo.

É muito importante saber distinguir, porém, o indivíduo doente daquele com alterações de humor naturais da vida humana. A presença de emoções positivas e negativas faz parte do nosso dia a dia, e é essencial que todos os tipos de emoção sejam presentes em nosso cotidiano. Os sentimentos de tristeza e raiva, por exemplo, são naturais e sua presença não significa que o paciente esteja deprimido. Por outro lado, com frequência indivíduos com depressão não procuram assistência médica devido ao quadro depressivo, mas apresentam ao médico acupunturista queixas como insônia ou dores. É preciso avaliar o impacto do campo emocional do paciente em suas atividades diárias e que tipo de situação desencadeia a emoção trazida pelo paciente.

Segundo a Medicina Tradicional Chinesa (MTC), temos sete emoções fundamentais: alegria, tristeza, preocupação, medo, pavor, raiva e ira. Essas emoções são normais e são experimentadas pelo indivíduo normal em seu dia a dia quando exposto a situações que possam desencadear esses sentimentos. Quando vemos, entretanto, um excesso de qualquer uma dessas emoções, nesse momento sim estamos diante de um processo patológico. O excesso de qualquer uma dessas sete emoções pode ser visto em um paciente com depressão, com a ressalva de que "excesso de alegria" corresponde a um quadro de mania ou hipomania, característica encontrada apenas no transtorno afetivo bipolar. Deve-se notar que aqui estamos falando de emoções puras, fisiológicas e, porque não dizer, muitas vezes instintivas; isso significa que a psiquiatria da MTC é absolutamente orgânica, não levando em conta os significados das construções mentais do paciente.

Quadro clínico e diagnóstico

De acordo com o Manual Diagnóstico e Estatístico de Transtornos Mentais, quinta edição (DSM-V), para o diagnóstico de depressão, o paciente deve apresentar, por pelo menos duas semanas, alterações psíquicas e fisiológicas como as descritas a seguir:

- *Alterações psíquicas:* o paciente pode apresentar *humor deprimido*, em que experimenta sentimentos de tristeza, irritabilidade, culpa e autodesvalorização. Esse é o sintoma psíquico mais comum. Pode ainda apresentar *anedonia* (perda da capacidade de sentir prazer), *fadiga e astenia* e *diminuição da capacidade de concentração*. *Ideação suicida* também pode estar presente;
- *Alterações fisiológicas:* como sintomas fisiológicos, o paciente pode se queixar de *alterações do sono*, sendo mais comum a insônia, mas também é possível que ocorra hipersonolência; *alterações do apetite* e *alterações da libido*.

Entre todos os sintomas acima relacionados, é obrigatória a presença de humor deprimido e/ou a perda de interesse e prazer para a realização do diagnóstico de transtorno depressivo maior. Os sintomas relacionados devem causar sofrimento ao paciente e prejuízo social, profissional ou em outras áreas importantes para ele. Os sintomas não podem ser causados por outra condição médica, abuso de substância ou transtornos do espectro da esquizofrenia ou transtorno psicótico. Por fim, o paciente não pode ter apresentado qualquer episódio de mania ou hipomania em sua vida.

Tratamento

O tempo de tratamento usualmente dura de seis meses a dois anos, mas pode se estender por períodos muito mais longos. A seguir, listamos as principais formas de tratamento da medicina contemporânea.

Inibidores seletivos da recaptação de serotonina

São as drogas de primeira escolha para o tratamento. Esses medicamentos inibem seletivamente a recaptação de serotonina sem afetar a recaptação de noradrenalina ou dopamina; também não têm efeito sobre receptores colinérgicos, histaminérgicos ou adrenérgicos. Alguns exemplos dessa classe são a fluoxetina, a paroxetina e o citalopram.

Venlafaxina

Inibe receptores pré-sinápticos de recaptação de serotonina e noradrenalina. É comumente usada em casos de depressão associada a dores crônicas.

Duloxetina

Inibe a recaptação de serotonina e noradrenalina, com pequena atuação sobre receptores muscarínicos e histamínicos. Apresenta boa ação tanto sobre transtornos de humor quanto sobre casos de dor crônica.

Bupropiona

Atua sobre os sistemas noradrenérgico e dopaminérgico, e é muito utilizada em casos de cessação de tabagismo.

Tricíclicos

Realizam bloqueio pré-sináptico da recaptura de norepinefrina, serotonina e, em menor nível, dopamina. Realizam bloqueio de receptores colinérgicos, histaminérgicos e adrenérgicos, podendo causar diversos efeitos colaterais. Exemplos são a amitriptilina, imipramina e nortriptilina. Também possuem bom efeito em pacientes com dores crônicas.

Terapias elétricas e eletromagnéticas

A eletroconvulsoterapia pode ser utilizada em casos graves, como na depressão psicótica ou casos refratários à medicação, com bons resultados. Essa é uma forma de tratamento que, embora seja impactante, tem boa eficácia. Recentemente foram desenvolvidas novas formas de estímulo cortical e cerebral profundo por meio do uso de corrente elétrica, como a estimulação elétrica transcraniana (tDCS) e a estimulação magnética transcraniana (TMS), com resultados promissores.

Psicoterapia

A psicoterapia sempre pode ser de grande auxílio ao paciente com depressão, sendo muitas vezes parte importante do tratamento. O médico deve questionar o paciente sobre o interesse dele em realizar esse tipo de tratamento e, se necessário, encaminhá-lo.

Mudança de hábitos de vida

Hábitos de vida saudáveis como alimentação adequada, higiene do sono e atividade física regular também devem ser estimulados. Na MTC, enfatizam-se as atividades de baixo impacto como Tai Chi Chuan ou Ioga, porém é importante notar que, além dos efeitos fisiológicos da atividade física, as atividades em grupo proporcionam interação social, que pode auxiliar muito a boa evolução do paciente. Além disso, a meditação ou *mindfulness* também pode ser recomendada.

Depressão conforme a Medicina Tradicional Chinesa

Algumas síndromes distintas podem ser encontradas nos pacientes com diagnóstico de depressão. Na MTC, a origem da depressão é interna, como consequência de desordens emocionais. Sendo, segundo a MTC, o Fígado o órgão responsável pelo controle das emoções e também pela regulação do fluxo do Qi, um excesso de emoções negativas pode afetar suas funções, ocasionando quadro de Estagnação do Qi. A princípio, essa estagnação é uma síndrome de excesso, apresentando sintomas como humor deprimido, inquietação, irritabilidade, suscetibilidade ao choro, sensação de opressão torácica e *globus histericus*. Caso esse quadro de estagnação do Qi não seja tratado de forma rápida, ele pode evoluir para uma síndrome de deficiência e afetar os Zang Fu. Quando o Fígado não consegue dispersar o Qi estagnado, este ataca o Baço-Pâncreas, afetando sua função de absorção e transformação, diminuindo a formação de Qi e Sangue. Com o tempo, isso pode gerar deficiências de Qi, Sangue, Yin e Yang, além de desordens em Zang Fu relacionados. A seguir, apresentamos as síndromes mais frequentemente encontradas e seu modo de tratamento por acupuntura.

Estagnação do Qi do Fígado (Gan)

Transtornos emocionais recorrentes ou deficiências prévias como deficiência do Rim (Shen), de Yin do Gan, de Qi ou de Sangue podem levar à estagnação do Qi do Gan. A estagnação do Qi do Gan, por sua vez, pode afetar tanto o Baço-Pâncreas (Pi) quanto o Coração (Xin) ou, ainda, gerar fogo ou ascensão do Yang do Gan.

Essa estagnação, por si só, causa sintomas como tristeza, irritabilidade, labilidade emocional, astenia, insônia, *globus histericus*, sensação de opressão torácica e dores difusas. O pulso é em corda e pode-se observar ingurgitamento das veias da base da língua.

O tratamento da estagnação do Qi do Gan pura consiste no agulhamento de pontos do meridiano Jue Yin do pé (Fígado) e Shao Yang do pé (Vesícula Biliar), como LR-2, LR-3, GB-40, GB-34 e GB-21. O ponto GV-20 pode ser acrescentado, já que se conecta também ao meridiano do Fígado; pontos Shu dorsais do Fígado e da Vesícula Biliar também podem ser usados. A utilização de pontos dos meridianos Jue Yin da mão (Pericárdio), como PC-6, podem ser utilizados caso o paciente tenha sintomas no Jiao médio ou superior; o mesmo pode ser feito com pontos do meridiano Shao Yang da mão (Triplo Aquecedor) a depender dos sintomas encontrados. A técnica dos cinco frontais, da acupuntura escalpeana de Wen, também é uma boa opção terapêutica. A associação de eletroacupuntura é recomendada sempre e deve ser feita com uso de baixa frequência de estimulação, como 2 Hz.

Em alguns pacientes, a estagnação do Qi do Fígado pode sofrer transformação em fogo, gerando quadro de hiperatividade do fogo do

Fígado. Esses pacientes podem apresentar, além dos sintomas acima descritos, sintomas como irritabilidade e explosões de fúria, cefaleia, olhos avermelhados, zumbido, constipação, dor e distensão em hipocôndrios, refluxo gástrico, língua vermelha com saburra amarela e pulso rápido e em corda. O tratamento desses pacientes pode ser feito com os mesmos pontos acima relacionados, tomando-se o cuidado de utilizar técnica de sedação ou eletroacupuntura de baixa frequência. Pontos como PC-6, LR-2, LR-3, GV-20 e Ex-HN3 são indicados.

Ocasionalmente, porém, esses pacientes apresentarão outras síndromes concomitantes causando ou resultando da estagnação do Qi do Gan, como discutido acima. Essas síndromes devem ser tratadas conjuntamente com a estagnação do Qi do Gan.

Estagnação de Sangue

O paciente deprimido com estagnação de Sangue apresentará sintomas como humor deprimido, irritabilidade, insônia, dificuldade de concentração e problemas de memória, cefaleia, dor torácica não anginosa, língua púrpura e com pontos escuros, pulso duro ou agitado. O tratamento consiste em promover o fluxo de Sangue e dissipar sua estase e regular o Qi; além dos pontos relacionados ao Fígado, esses pacientes podem se beneficiar de pontos do Coração, Estômago e Baço-Pâncreas como HT-7, ST-36 e SP-6.

Acúmulo de Umidade-Mucosidade

Esse paciente, além dos sintomas de estagnação de Qi, apresenta quadro de *globus histericus*, com dificuldade de deglutição e/ou dificuldade para cuspir. A língua tem saburra branca pegajosa e o pulso pode ser escorregadio. Devem ser acrescentados pontos como PC-6, ST-36, ST-40, CV-12 e outros pontos do meridiano Vaso Concepção (Ren Mai).

Deficiência do Coração e Baço-Pâncreas

A cronicidade da estagnação do Qi pode gerar os quadros de deficiência, conforme discutido acima. Nesse caso, o paciente apresenta insônia, dificuldade de manter a atenção, problemas de memória, desconfiança e timidez, palpitações, diminuição do apetite e aparência opaca. Pode apresentar fezes amolecidas. A língua é pálida com saburra branca fina e o pulso é filiforme. Deve-se dar atenção aos meridianos do Baço-Pâncreas e Coração, com técnica de tonificação ou eletroacupuntura.

Deficiência do Yin do Coração

Esse paciente apresenta agitação, insônia e/ou excesso de sonhos, palpitação, calor nos cinco centros, suores noturnos, sensação de boca seca, língua vermelha e ressecada e pulso rápido e filiforme. No tratamento desse paciente, deve-se dar atenção aos meridianos do Coração e Pericárdio; por tratar-se de uma deficiência de Yin, pontos do Vaso Concepção e do meridiano do Rim podem ser considerados, como CV-3, CV-4 e KI-3.

Deficiência do Yin do Fígado

A estagnação do Qi do Fígado pode, com o tempo, consumir o Yin desse órgão, gerando essa síndrome. Além dos sintomas de estagnação do Qi, esse paciente pode queixar-se de agitação, irritabilidade, vertigem, zumbido, cefaleia, sensação de olhos secos e fotofobia ou visão borrada, sensação de distensão na face. Pode apresentar também calor nos cinco centros e suor noturno se associada a deficiência de Yin de outros órgãos. Ao exame físico, apresenta face e olhos avermelhados, língua vermelha e ressecada, o pulso é filiforme e duro, podendo ser rápido. O tratamento combina os pontos utilizados para estagnação do Qi do Fígado, com cuidado apenas ao utilizar o LR-2, com pontos de tonificação do Yin.

Confusão mental

Essa é uma condição aguda, cuja descrição se assemelha à "confusão mental" quando diagnosticada pelo método da medicina ocidental, e pode evoluir a partir de qualquer um dos quadros citados anteriormente. No caso, o paciente apresenta agitação, logorreia ou timidez, labilidade emocional, pensamentos persecutórios; língua pálida e pulso duro. Caso se queira tratar o paciente por acupuntura, pontos do meridiano do Coração e do Vaso Governador devem ser utilizados; porém deve-se notar que o tratamento por acupuntura não deve, nesses casos, se sobrepor aos tratamentos convencionais medicamentosos.

Mecanismos de ação da acupuntura no tratamento da depressão

Uma série de mecanismos diferentes pode estar relacionada à melhora dos quadros depressivos ao se realizar tratamento por acupuntura. Discutiremos aqui brevemente alguns desses mecanismos.

Uma série de artigos demonstra diferentes mecanismos de liberação de serotonina como consequência do tratamento por acupuntura, tanto perifericamente quanto no sistema nervoso central. Perifericamente, ocorre liberação de serotonina por mastócitos como consequência do agulhamento; a estimulação manual ou eletroestimulação dos pontos aumenta a taxa de degranulação dos mastócitos, com consequente aumento da liberação de serotonina. A liberação central de serotonina ocorre por meio da estimulação do periaqueduto cinza, que fica no mesencéfalo. O estímulo da acupuntura gera liberação de betaendorfina pelas células descendentes do hipotálamo, que estimula o periaqueduto cinza a gerar liberação, via sistema descendente, de serotonina e noradrenalina no corno dorsal da medula. Ainda sobre a serotonina, sabe-se que em indivíduos com depressão e transtornos de ansiedade, existe aumento da expressão do transportador de serotonina (SERT) no núcleo dorsal da rafe. Yang *et al.* demonstraram que o agulhamento do ponto ST-41 pode diminuir a expressão desse transportador nessa região cerebral.

O estímulo da acupuntura pode, ainda, causar redução da atividade de todo o sistema límbico (que normalmente está aumentada no paciente deprimido). Esse efeito guarda pouca relação com o ponto utilizado, sendo mais proeminente quando o paciente confia no médico, tendo relação também com o toque do acupunturista.

Outro aspecto interessante é a atividade da acupuntura sobre o *default mode network* (DMN), ou rede neural em estado-padrão. O DMN é um conjunto de áreas cerebrais que, no indivíduo saudável, estão ativadas durante o repouso ou durante atividades passivas, mas que são desativadas durante atividades cognitivas. Essa rede compreende áreas como a área pré-frontal anterior medial, giro cingulado, pré-cúneo, amígdala, hipocampo e para-hipocampo. Em pacientes com depressão, essas áreas não só permanecem ativadas durante as atividades cognitivas, mas também podem apresentar aumento de atividade. O estímulo por acupuntura, desde que acompanhado pela sensação *deqi*, diminui a atividade anormal dessas áreas, auxiliando na regulação desse sistema.

Outros mecanismos são discutidos no capítulo 10 – Mecanismos de Ação da Acupuntura. É importante observar que, conforme as descrições acima, os efeitos centrais regulatórios da acupuntura ocorrem por meio do agulhamento de pontos especialmente distais, como ST-36, LR-3, PC-6 e LI-4, sem, porém, apresentar grande especificidade com o decorrer do tratamento. Já efeitos reguladores associados ao funcionamento do aparelho digestório ou sintomas autonômicos (palpitações e sensação de calor, por exemplo) decorrem do agulhamento de pontos especificamente relacionados aos sistemas descritos pela MTC. O grande diferencial do médico acupunturista em tratar o paciente com diagnóstico de depressão ou outro transtorno psiquiátrico é justamente saber combinar esses pontos para cada paciente em especial.

Conclusão – O papel da acupuntura no tratamento de pacientes com transtorno depressivo maior

Ao receber um paciente com depressão, o médico acupunturista deve orientá-lo a manter tratamento com o médico psiquiatra e, se possível, associar outras formas de tratamento, como psicoterapia, e mudanças de hábito de vida, como atividade física e boa alimentação. Não há evidências de que a acupuntura possa ser utilizada como tratamento exclusivo para o tratamento de depressão, mas sim como tratamento adjuvante. A utilização dos medicamentos da medicina de ervas chinesa, os fitoterápicos, também pode ser de grande auxílio no tratamento desses pacientes.

O uso da acupuntura, em especial a eletroacupuntura, provou ser capaz de melhorar os sintomas do paciente tanto no que se refere às alterações psíquicas quanto às alterações fisiológicas. Revisões sistemáticas e metanálises sugerem o uso concomitante da acupuntura com o tratamento medicamentoso; a associação da acupuntura com tricíclicos e inibidores seletivos da recaptação da serotonina (ISRSs) mostrou-se mais eficaz do que o uso isolado desses medicamentos, com melhora mais rápida dos sintomas. Apesar de ser importante o diagnóstico sindrômico conforme a MTC e o uso de pontos associados, os pontos PC-6, LR-3, GV-20, Ex-HN3 e ST-36 foram usados em uma série de estudos diferentes, todos resultando em bom efeito central e melhora de sintomas para esses pacientes independentemente da síndrome da MTC encontrada.

Bibliografia

American Psychiatric Association. Manual diagnóstico e estatístico de transtornos mentais. 5ª ed. Porto Alegre: Artmed; 2014.

Bosch P, Noort MVD, Staudte H, et al. Schizophrenia and depression: A systematic review of effectiveness and working mechanisms behind acupuncture. Explore(NY). 2015;11(4):281-91.

Chae Y, Chang DS, Lee SH, et al. Inserting needles into the body: a meta-analysis of brain activity associated with acupuncture needle stimulation. J Pain. 2013;14(3):215-22.

Chan YY, Lo WY, Yang SN, et al. The benefit of combined acupuncture and antidepressant medication for depression: A systematic review and meta-analysis. J Affect Disord. 2015;176:106-17.

Dimitrov N, Atanasova D, Tomov N, et al. Acupuncture causes serotonin release by mast cells. Rom J Morphol Embryol. 2017;58(3):961-8.

Hui KK, Liu J, Marina O, et al. The integrated response of the human cerebro-cerebellar and limbic systems to acupuncture stimulation at ST36 as evidenced by fMRI. Neuroimage. 2005;27(3):479-96.

Hui KKS, Marina O, Liu J, et al. Acupuncture, the limbic system, and the anticorrelated networks of the brain. Auton Neurosci. 2010;157(1-2):81-90.

Liu Y, Feng H, Mo Y, et al. Effect of soothing-liver and nourishing-heart acupuncture on early selective serotonin reuptake inhibitor treatment onset for depressive disorder and related indicators of neuroimmunology: a randomized controlled clinical trial. J Tradit Chin Med. 2015;35(5):507-13.

Lufen W. Diagnostics of traditional Chinese medicine. Shanghai: Shanghai University of Traditional Chinese Medicine Press; 2000.

Lundeberg T, Lund I, Näslund J. Acupuncture – Self-appraisal and the reward system. Acupunct Med. 2007;25(3):87-99.

Samuels N, Gropp C, Singer SR, et al. Acupuncture for psychiatric illness: A systematic review. Behav Med. 2008;34(2):55-64.

Smith CA, Armour M, Lee MS, et al. Acupuncture for depression. Cochrane Database Syst Rev. 2018;3):CD004046.

Wang LG. Tratado contemporâneo de acupuntura e moxibustão – I. Fundamentos da Medicina Tradicional Chinesa, II. Diagnóstico e Tratamento. São Paulo: CEIMEC; 2005.

Wen TS. Manual Terapêutico de Acupuntura. Barueri, Manole; 2008.

White A, Cummings M, Filshie J. Introdução à Acupuntura Médica Ocidental. São Paulo: Roca; 2013.

Yanfu Z. Internal Medicine of Traditional Chinese Medicine. Shanghai: Shanghai University of Traditional Chinese Medicine Press; 2002.

Yang TY, Jang EY, Ryu Y, et al. Effect of acupuncture on lipopolysaccharide-induced anxiety-like behavioral changes: involvement of serotonin system in dorsal raphe nucleus. BMC Complement Altern Med. 2017;17(1):528.

Zhang ZJ, Chen HY, Yip KC, et al. The effectiveness and safety of acupuncture therapy in depressive disorders: Systematic review and meta-analysis. J Affect Disord. 2010;124(1-2):9-21.

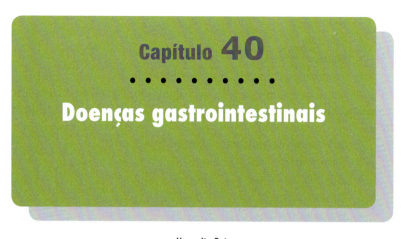

Capítulo 40
Doenças gastrointestinais

Hong Jin Pai
Marcus Yu Bin Pai

Introdução

As doenças gastrointestinais (GIs) se referem a doenças envolvendo o trato gastrointestinal (TGI), o qual engloba esôfago, estômago, intestino delgado, intestino grosso e reto, além dos órgãos auxiliares da digestão, que são o fígado, vesícula biliar e pâncreas[1].

Os distúrbios TGIs incluem condições como constipação, síndrome do intestino irritável (SII), hemorroidas, fissuras anais, abscessos perianais, fístulas anais, infecções perianais, doenças diverticulares, colite, pólipos colônicos e câncer[2]. Muitos desses distúrbios podem ser prevenidos ou minimizados mantendo um estilo de vida saudável e a prática de bons hábitos intestinais[1].

As **queixas envolvendo o TGI superior** incluem:
- Dor torácica;
- Dor abdominal crônica e recorrente;
- Dispepsia;
- Caroço na garganta;

- Halitose;
- Soluços;
- Náusea e vômitos;
- Ruminação.

Algumas queixas envolvendo o TGI superior representam doenças funcionais (nenhuma causa fisiológica é encontrada após uma avaliação extensiva).

As **queixas envolvendo o TGI inferior** incluem:
- Constipação;
- Diarreia;
- Gases e inchaço;
- Dor abdominal;
- Dor ou sangramento retal.

Assim como as queixas envolvendo o TGI superior, as queixas relacionadas com o TGI inferior resultam de doença fisiológica ou representam algum distúrbio funcional (quando nenhuma anormalidade radiológica, bioquímica ou patológica é encontrada após uma avaliação extensiva). As causas dos sintomas funcionais são obscuras. Evidências sugerem que os pacientes com sintomas funcionais podem ter perturbações de motilidade, nocicepção ou ambas (percebem como sendo desconfortáveis certas sensações como distensão luminal, que as outras pessoas não consideram angustiantes)[3].

Nenhuma função corporal é mais variável e sujeita a influências externas do que a defecação. Os hábitos intestinais variam de forma considerável de um indivíduo para outro e são afetados pela idade, fisiologia, dieta e influências culturais. Algumas pessoas se preocupam de forma injustificada com os hábitos intestinais.

Na sociedade ocidental, a frequência normal da defecação varia de duas a três vezes ao dia a duas a três vezes por semana. As alterações na frequência das evacuações, bem como na consistência, volume ou composição das fezes (presença de sangue, muco, pus ou excesso de material gorduroso), podem indicar doença[3].

Diagnóstico

Na anamnese, devem-se identificar a localização e a qualidade dos sintomas, bem como quaisquer fatores agravantes e aliviadores.

A dor abdominal é uma queixa do TGI frequente. Determinar a localização da dor pode ajudar a estabelecer o diagnóstico. Uma dor no epigástrio pode refletir problemas no pâncreas, estômago ou intestino delgado. A dor no quadrante direito superior pode refletir problemas no fígado, vesícula biliar e ductos biliares, como colecistite ou hepatite. A dor no quadrante direito inferior pode indicar inflamação do apêndice, íleo terminal ou ceco, sugerindo apendicite, ileíte ou doença de Crohn. A dor no quadrante esquerdo inferior pode indicar diverticulite ou constipação. A dor no quadrante inferior, seja esquerdo ou direito, pode indicar colite, ileíte ou etiologias ovarianas (nas mulheres).

Fazer perguntas sobre a irradiação da dor pode ajudar a esclarecer o diagnóstico. Por exemplo, uma dor que irradia para o ombro pode refletir colecistite, porque a vesícula biliar pode irritar o diafragma. Uma dor que irradia para o dorso pode refletir pancreatite. Pedir aos pacientes para descreverem o caráter da dor e seu aparecimento (súbito, como na dor resultante de perfuração visceral ou gravidez ectópica rompida) pode ser útil para diferenciar as causas.

Os pacientes devem ser interrogados sobre as alterações na alimentação e evacuação. Com relação à alimentação, é preciso avaliar sintomas como disfagia, perda do apetite e presença de náusea e vômito. Se os pacientes estiverem vomitando, deve-se perguntar a eles qual a frequência e por quanto tempo eles notaram a presença de sangue ou material com aspecto de "café moído" sugestivo de sangramento GI. Do mesmo modo, é necessário perguntar aos pacientes sobre o tipo e a quantidade de líquidos que eles têm tentado beber, caso estejam, e se eles conseguiram mantê-los baixos.

Com relação à evacuação, é necessário perguntar aos pacientes quando ocorreu a última evacuação, qual é a frequência das evacuações e se essa frequência representa alguma alteração em relação à frequência típica. É mais útil obter informação quantitativa e específica sobre os movimentos intestinais do que apenas perguntar se os pacientes estão constipados ou têm diarreia, porque as pessoas usam esses termos de forma bastante variável.

É também importante avaliar a cor e a consistência das fezes, e também sinais sugestivos de sangramentos do TGI, como escurecimento das fezes ou aspecto sanguinolento ou mucoide. Aos pacientes que relatam ter observado sangue nas fezes, é necessário perguntar se o sangue estava cobrindo as fezes, misturado às fezes ou se foi eliminado sem fezes.

No caso das mulheres, é importante obter uma história ginecológica, porque distúrbios ginecológicos e obstétricos podem se manifestar com sintomas GI.

Sintomas inespecíficos associados, como febre ou perda de peso, devem ser avaliados. A perda de peso é um sintoma associado que pode indicar um problema mais grave, como câncer, e o clínico deve ser levado a realizar uma avaliação mais extensiva.

Os pacientes relatam seus sintomas de diversas maneiras, dependendo de sua personalidade, do impacto da doença em suas vidas e das influências socioculturais. Por exemplo, náusea e vômito podem ser minimizados ou relatados de forma indireta por um paciente gravemente deprimido, mas também podem ser relatados de forma drasticamente urgente por um paciente histriônico.

Entre os elementos importantes da história médica pregressa, estão os distúrbios GIs previamente diagnosticados, cirurgia abdominal prévia, e uso de drogas e substâncias que possam causar os sintomas [p. ex., anti-inflamatórios não esteroides (AINEs), álcool].

Doenças funcionais

Muitas vezes, nenhuma anormalidade estrutural ou fisiológica que seja objetivamente mensurável para os sintomas GIs é encontrada após uma extensiva avaliação. Diz-se que esses pacientes têm doença funcional, a qual responde por 30% a 50% dos encaminhamentos aos gastrenterologistas. A doença funcional pode se manifestar com sintomas envolvendo os TGIs superior e/ou inferior[3].

Os distúrbios funcionais GIs são distúrbios da interação intestino-cérebro. Evidências sugerem que os pacientes afetados apresentam hipersensibilidade visceral, uma perturbação nociceptiva em que os indivíduos experimentam desconforto causado por sensações (p. ex., distensão luminal, peristaltismo) que outros indivíduos não percebem como sendo angustiantes. Os distúrbios funcionais são classificados de acordo com os sintomas em relação a uma combinação não só de hipersensibilidade visceral, como também de perturbação da motilidade com alteração da microbiota, da função da mucosa e imune, e do processamento no sistema nervoso central[3].

Em alguns pacientes, condições psicológicas como ansiedade (com ou sem aerofagia), transtorno da conversão, distúrbio de sintoma somático ou transtorno da patologia da ansiedade (antigamente denominado hipocondríase) estão associados a sintomas GIs[4]. Teorias psicológicas sustentam que alguns sintomas funcionais podem satisfazer certas necessidades psicológicas. Por exemplo, alguns pacientes com doença crônica derivam benefícios secundários da condição de estarem doentes. Para esses pacientes, o êxito do tratamento dos sintomas pode levar ao desenvolvimento de outros sintomas[5].

Queixas funcionais GIs podem ser difíceis de entender e tratar, e as incertezas podem levar à frustração e a atitudes de julgamento. Uma interação médico-paciente efetiva diminui o comportamento do paciente de buscar assistência médica.

Deve-se evitar solicitar exames repetidos ou receitar triagens com múltiplos fármacos a pacientes insistentes que apresentam queixas inexplicáveis, porque isso pode promover sintoma de ansiedade e comportamento de buscar assistência médica.

No devido tempo, novas informações podem direcionar a avaliação e o manejo. As queixas funcionais às vezes são apresentadas em casos de pacientes com doença fisiológica (p. ex., úlcera péptica, esofagite); tais sintomas podem não diminuir mesmo que a doença fisiológica seja tratada.

Exame físico

O exame físico poderia começar com a inspeção da orofaringe, para avaliar a hidratação, úlceras ou possível inflamação.

A inspeção do abdômen com o paciente em decúbito dorsal pode mostrar uma aparência convexa, se houver a presença de obstrução intestinal, ascite ou, em casos raros, uma massa ampla. A auscultação para acessar os sons intestinais e determinar a presença de ruídos deve ser realizada em seguida. A percussão deflagra hiper-ressonância (timpania) na presença de obstrução intestinal e entorpecimento na presença de ascite, podendo determinar a extensão do fígado. A palpação deve ser feita sistematicamente, começando de forma suave para identificar áreas de sensibilidade e, então, quando tolerado, mais profundamente para localizar massas ou organomegalia.

Quando um abdômen está dolorido, é necessário avaliar o paciente em busca de sinais peritoneais, como guarda e rebote. A guarda (defesa) é uma contração voluntária dos músculos abdominais que ocorre de forma discretamente mais lenta e mais sustentada do que o recuo voluntário rápido exibido pelos pacientes ansiosos. O rebote é um recuo distinto, com a retirada vigorosa da mão do examinador.

A área inguinal e todas as cicatrizes cirúrgicas devem ser apalpadas em busca de hérnias. O exame do toque retal com pesquisa de sangue oculto nas fezes e (em mulheres) o exame pélvico completam a avaliação do abdômen.

Exames

Pacientes com sintomas agudos inespecíficos (p. ex., dispepsia, náusea) e um exame físico não significativo raramente requerem exames. Os achados sugestivos de doença significativa (sintomas de alerta) devem levar imediatamente a avaliações adicionais:

- Anorexia;
- Anemia;
- Sangue nas fezes (macroscópico ou oculto);
- Disfagia;
- Febre;
- Hepatomegalia;
- Dor que desperta o paciente;
- Náusea e vômito persistente;
- Perda de peso.

Tratamento

O tratamento de doenças funcionais é variado e depende do diagnóstico[4].

Os distúrbios funcionais são aqueles em que o TGI parece normal, mas não está funcionando adequadamente. São os problemas que mais comumente afetam o TGI (incluindo o cólon e o reto). A constipação e a SII são dois exemplos comuns.

Muitos fatores podem perturbar o TGI e sua motilidade (ou habilidade de manter o movimento), incluindo[1,2]:

- Consumir dieta pobre em fibras;
- Não se exercitar o bastante;
- Viagens ou outras mudanças na rotina;

- Consumir derivados do leite em grandes quantidades;
- Estresse;
- Resistir à urgência em defecar;
- Resistir à urgência em defecar, devido à dor de hemorroidas;
- Uso excessivo de laxante (amolecedores de fezes) que, com o passar do tempo, enfraquecem a musculatura intestinal;
- Tomar antiácidos contendo cálcio ou alumínio;
- Tomar certos medicamentos (em especial, antidepressivos, comprimidos de ferro e analgésicos fortes, como os narcóticos);
- Gravidez.

Constipação

A constipação implica dificuldade para evacuar e movimentos intestinais pouco frequentes (menos de três vezes por semana) ou incompletos. A constipação geralmente é causada por um conteúdo inadequado de material indigerível ou fibras na dieta, ou pela quebra da dieta ou rotina regular.

A constipação faz a pessoa fazer força para defecar, podendo levar a fezes pequenas e duras e às vezes acarretar problemas anais, como fissuras e hemorroidas.

Algumas medidas iniciais no tratamento da constipação incluem:
- Aumento da quantidade de fibras consumidas;
- Adequação de dieta, aumento de ingesta hídrica;
- Prática regular de exercícios.

Síndrome do intestino irritável

A SII (também chamada cólon espástico, cólon irritável ou estômago nervoso) é uma condição em que a musculatura colônica se contrai com mais frequência do que nas pessoas sem SII. Certos alimentos, fármacos e estresse emocional são alguns fatores que podem deflagrar a SII.

Os sintomas de SII incluem:
- Dor abdominal e cólicas;
- Excesso de gases;
- Inchaço;

- Mudança de hábitos intestinais, como fezes mais duras ou moles, ou urgência em defecar maior que o normal;
- Alternação entre constipação e diarreia.

O tratamento inclui:

- Evitar cafeína;
- Aumentar o conteúdo de fibras na dieta;
- Monitorar quais alimentos deflagram a SII (e evitar esses alimentos);
- Minimizar o estresse ou aprender diferentes formas de lidar com o estresse;
- Tomar medicamentos às vezes, conforme prescrito pelo seu prestador de assistência médica.

Diagnóstico pela Medicina Tradicional Chinesa

Dor epigástrica

1. **Deficiência do Pi e Wei e agressão por frio patogênico exógeno**

   A deficiência do Pi e do Wei propicia a instalação de frio exógeno, o que agrava a fraqueza constitucional, provocando efeito de estagnação do Wei e originando dor.

   Principais manifestações

   Dor na região epigástrica aliviada por digitopressão e calor.

   Sinais e sintomas

   Sensação de frio nos quatro membros, apatia, fraqueza e regurgitação aquosa.

   Língua

   Normal ou pálida com revestimento branco ou ausente.

   Pulso

   Profundo e lento.

2. **Dieta Irregular**

   Dieta irregular e excesso de alimentos crus e frios prejudicam o Wei, resultando em dor epigástrica.

   Principais manifestações

   Dor epigástrica com sensação de plenitude e distensão agravada pela digitopressão, eructação e regurgitação.

Sinais e sintomas secundários
Inapetência com dor agravada após a alimentação e vômito.
Língua
Revestimento espesso e pegajoso.
Pulso
Profundo e forte ou escorregadio.

3. Qi do Gan atacando o Wei
Transtorno emocional, preocupação e raiva causam estagnação de Qi do Gan, que não consegue desempenhar sua função de regularizar o fluxo de Qi, causando dor.

Principais manifestações
Dor epigástrica intermitente irradiando para a região do hipocôndrio e eructação frequente.
Sinais e sintomas secundários
Náusea, vômito, regurgitação aquosa e ácida, distensão e plenitude epigástrica.
Língua
Revestimento branco ou amarelado.
Pulso
Profundo e em corda.

Evidências clínicas

Nos últimos anos, evidências clínicas quanto a benefícios e eficácia da acupuntura em diversas áreas vêm aumentando. No entanto, se comparadas a outras áreas, as evidências da acupuntura para patologias GIs não são tão robustas, com poucas pesquisas sobre os efeitos e mecanismos da acupuntura para essas patologias[6].

A maioria dos estudos clínicos randomizados para patologias GIs investiga a eficácia do ponto PC6 para náuseas e vômitos[7]. O restante dos estudos foca principalmente em doenças GIs funcionais, como a SII, dispepsia e doença do refluxo gastroesofágico[6,8,9].

Alguns estudos experimentais sugerem que a acupuntura tem efeito na diminuição da motilidade gástrica e duodenal, por modular nervos simpáticos por reflexos espinais, e no aumento na motilidade pelo estímulo do nervo vago e reflexos supraespinais[8,10].

Dispepsia e gastroparesia

Um ensaio clínico randomizado avaliou a eficácia da acupuntura no tratamento sintomático da dispepsia funcional, melhora na qualidade de vida, além de avaliar comparativamente pontos em diferentes meridianos (Estômago, Vesícula Biliar, pontos de alarme) e agulhamento em pontos não específicos e Sham. Os pesquisadores encontraram melhora na qualidade de vida e sintomas da dispepsia principalmente nos pacientes que receberam agulhamento em pontos específicos do meridiano do Estômago, com melhora sustentada por 4 e 12 semanas. Os pacientes desse grupo foram agulhados nos seguintes pontos: ST42, ST40, ST36 e ST34. Os pacientes do grupo Vesícula Biliar receberam o agulhamento nos pontos GB40, GB37, GB34 e GB36[11].

Constipação crônica

Uma metanálise publicada em 2012 avaliou 15 estudos com 1.052 pacientes no total e concluiu que a acupuntura e a moxibustão foram eficazes no tratamento da constipação crônica. No entanto, a maioria dos estudos apresentava baixa qualidade metodológica e riscos moderados de vieses[12].

Síndrome do intestino irritável

As evidências da acupuntura no tratamento da SII são conflitantes. Um ensaio clínico randomizado de 2012 avaliou 233 pacientes com SII crônica, com duração média de 13 anos dos sintomas. Os pacientes foram divididos em dois grupos: um recebeu 10 sessões semanais de acupuntura associada ao tratamento-padrão, e outro recebeu apenas o tratamento-padrão. Os pacientes foram acompanhados por até 12 meses. Os pesquisadores encontraram benefício nos sintomas da SII, além de benefícios a longo prazo, após 6, 9 e 12 meses[13].

Tratamento pela acupuntura

Dor epigástrica é um sintoma habitual, caracterizado pela rápida instalação e crises frequentes na região epigástrica. Os principais fatores etiológicos são: dieta irregular, agressão por frio patogênico externo, deficiência nutricional do Wei e fogo do Gan atacando o Wei.

O tratamento visa regularizar o Qi, harmonizar o Wei e aliviar a dor.

Dor epigástrica resultante de úlcera péptica, gastrite, distúrbios neurovegetativos, tumores, doenças do fígado e vesícula biliar e distúrbios pancreáticos na medicina ocidental podem ser tratados conforme o tratamento proposto neste capítulo.

Princípio de tratamento

Regularizar a circulação do Qi, harmonizar o Wei e cessar a dor.

Seleção de pontos

Pontos principais: Zhong Wen (CV12), Zu San Li (ST36), Nei Guan (PC6) e Gong Sun (SP4).

Acrescentar para:
- Agressão de frio ao Wei: Qi Hai (CV6);
- Retenção alimentar: Nei Ting (ST44);
- Ataque do Wei pelo Qi do Gan: Tai Chong (LR3);
- CV12, ponto Mu frontal do Wei, e E36, ponto He (Mar) inferior do Wei, associados podem regularizar o Qi e cessar a dor;
- Acupuntura e moxibustão em RM6 podem harmonizar o Wei;
- ST44 pode ser utilizado para resolver a estagnação e cessar a dor;
- LR3 pode ser adicionado para regularizar o Gan, harmonizar o Wei e interromper a dor;
- Para ataque de frio ao Wei, agulhar CV12, ST36, PC6 e SP4 perpendicularmente 0,5 a 1,0 cun e aplicar moxibustão. Aplicar método de tonificação. Reter as agulhas por 30 minutos;
- Para retenção alimentar, agulhar ST44, PC6 e SP4 perpendicularmente 0,5 a 1,0 cun e aplicar método de sedação. Agulhar CV12, ST36 com o método de tonificação;
- Para o Qi de Gan atacando o Wei, agulhar PC6, SP4 e LR3, com método de sedação. Agulhar CV12 e ST36, com método de tonificação.

Dor abdominal

Dor abdominal é um sintoma frequentemente encontrado na prática clínica. Refere-se à dor na região abdominal e no baixo-ventre.

O princípio de tratamento dessa desordem consiste em aquecer o Jiao Mediano, dispersar o frio e harmonizar o Pi e o Wei.

Na medicina ocidental, a dor abdominal resultante de gastrenterite aguda e crônica, espasmos (cólicas) GIs e distúrbio psicossomático podem ser tratados conforme apresentado neste capítulo.

Etiopatogenia

- Frio patogênico atacando o sistema digestório ou ingestão em excesso de alimentos frios e crus provoca a disfunção do Jiao Mediano. O frio tem a propriedade de contração e estagnação, portanto sua presença no abdome causa dor.
- Deficiência do Yang constitucional em geral ou deficiência de Yang do Pi prejudicam a transformação e o transporte dos alimentos e líquidos, que causa estagnação de frio e umidade no abdome, originando dor.
- Retenção de alimentos, ou ingestão exagerada de alimentos, ou consumo excessivo de alimentos gordurosos ou condimentados ou ingerir bebidas alcoólicas em demasia causam disfunção da digestão e provocam dor abdominal.

Tratamento

Princípio de tratamento

Aquecer o Jiao Mediano, dispersar o frio, harmonizar o Pi e o Wei.

Seleção de pontos

Pontos principais: Zhong Wan (CV12) e Zu San Li (ST36).
Acrescentar para:
- Acúmulo de frio patogênico: Gong Sun (SP4) e moxibustão em Shen Que (CV8);
- Deficiência de Yang do Pi: Pi Shu (BL20), Qi Hai (CV6) e Zhong Men (LR13);
- Retenção de alimentos: Tian Shu (ST25), Qi Hai (CV6) e Nei Ting (ST44);
- CV12, ponto Mu frontal, e ST36, ponto He (Mar) inferior do meridiano do Estômago podem ser utilizados juntos para harmonizar o Pi e o Wei. Quando combinados com SP4, tonificam as funções do Pi e Wei, aquecem e promovem o fluxo de

Qi. Todos esses pontos podem ser utilizados para aquecer o Jiao Mediano, eliminar frio e ter efeito analgésico;

- Se os pontos principais são associados com BL20, BL21, CV6 e LR13, reforçam o Qi do Jiao Mediano e fortalecem e harmonizam o Yang do Pi e Wei;
- Quando os pontos principais são associados com ST25, CV6 e ST44, podem melhorar a digestão, regularizar o Qi e cessar a dor.

Constipação

Em razão das diferentes etiopatogenias, a constipação pode ser diferenciada em quatro tipos: devido ao calor, à estagnação de Qi, à deficiência de Qi e Xue e ao frio. A constipação pode ser manifestação de várias doenças agudas ou crônicas, ou simplesmente um sintoma habitual ou funcional. Este capítulo pode servir de referência seja para a diferenciação, seja para o tratamento das diferentes causas de constipação.

Etiopatogenia

Constipação por calor: o excesso constitucional de Yang, o consumo excessivo de alimentos condimentados e a ingestão exagerada de álcool podem diminuir o Jin Ye, levando ao ressecamento das fezes, causando constipação.

Constipação por estagnação de Qi: depressão emocional ou inatividade física podem ocasionar estagnação de Qi, prejudicando o trânsito funcional do Da Chang. Isso provoca estagnação retenção do resíduo, originando constipação.

Constipação por deficiência de Qi e Xue

A deficiência de Qi e Xue pode ser ocasionada por esforço excessivo ou após doença ou parto. A insuficiência de Qi resulta em fraqueza na transmissão efetuada pelo Da Chang; já a deficiência de Xue impede o umedecimento do Da Chang, provocando constipação.

Constipação por Frio

A debilidade constitucional e a senilidade resultam em deficiência de Yang Qi no Jiao Inferior, que produz calor em quantidade insuficiente, resultando na formação de frio. Consequentemente, o Yang Qi estagnado dificulta a distribuição de Jin Ye. A disfunção do Da Chang na transmissão ocasiona constipação.

Tratamento

Princípio de tratamento

O princípio geral do tratamento é umedecer e estimular o movimento do Da Chang. O tratamento suplementar tem os seguintes objetivos, em caso de constipação por:

- Calor: promover o fluxo de Qi, resolver a estagnação e eliminar o calor;
- Estagnação de Qi: regularizar e promover a circulação do fluxo de Qi;
- Deficiência de Qi e Xue: tonificar o Qi e o Yin;
- Acúmulo de frio: aquecer o Yang e dispersar o frio.

Seleção de pontos

- Pontos principais: Tian Shu (ST25), Shang Ju Xu (ST37) e Zu San Li (ST36).

Acrescentar para constipação por:

- Calor: Qu Chi (LI11), He Gu (LI4) e Nei Ting (ST44);
- Estagnação de Qi: Xing Jian (LR2), Qi Hai (CV6) e Yang Ling Quan (GB34);
- Deficiência de Qi e Xue: Pi Shu (BL20), Wei Shu (BL21), Da Chang Shu (BL25), Guan Yuan (CV 4) e San Yin Jiao (SP6);
- Frio: Qi Hai (CV6), Shen Shu (BL23) e Guan Yuan (CV4).

Explanação

- ST 25, ponto Mu frontal do Da Chang, pode ser utilizado para promover o fluxo de Qi do Da Chang e é o ponto principal para tratar constipação e diarreia.
- ST 37, ponto He (Mar) inferior do Da Chang, utilizado para regularizar o Qi do Da Chang.

- ST36, o ponto He (Mar) do meridiano do Estômago é frequentemente utilizado para tratar doenças do Wei e do Da Chang.
- LI 11, LI4 e ST44 são indicados principalmente para eliminar calor do Wei e do Da Chang.
- LR2 e GB34 são utilizados para acalmar o Gan e o Dan. Quando combinados com o CV6, podem promover o fluxo de Qi e dispersar a estagnação. BL20, BL21, BL25, CV4 e SP6 podem ser associados para tonificar o Pi e o Wei, reforçar o Qi e promover a produção de Xue. CV6, BL23 e CV4 podem ser utilizados para tonificar o Shen, ativar o Qi e restaurar o Yang.

Outras terapias

Fitoterapia

Utilizar as seguintes plantas para a constipação por:
- Calor: Ma Zi Ren Wan (Pílula de Fructus Cannabis);
- Estagnação de Qi: Liu Mo Tang (Decocção de Seis Drogas);
- Deficiência de Qi e Xue: Bu Zhong Yi Qi Tang (Decocção para Tonificar o Jiao Mediajo e Beneficiar o Qi Vital) e Run Chang Wan (Pílula para Umedecer o Da Chang);
- Frio: Ji Chuan Jian (Decocção de Ji Chuan).

Referências bibliográficas

1. Shaheen NJ, Hansen RA, Morgan DR, et al. The burden of gastrointestinal and liver diseases, 2006. Am J Gastroenterol. 2006;101(9):2128-38.
2. Everhart JE, Ruhl CE. Burden of digestive diseases in the United States part I: overall and upper gastrointestinal diseases. Gastroenterology. 2009;136(2):376-86.
3. Drossman DA. The functional gastrointestinal disorders and the Rome III process. Gastroenterology. 2006;130(5):1377-90.
4. Thompson WG, Longstreth GF, Drossman DA, et al. Functional bowel disorders and functional abdominal pain. Gut. 1999;45(Suppl 2):II43-7.
5. Collins BS, Thomas DW. Chronic abdominal pain. Pediatr Rev. 2007;28(9):323-31.

6. Fireman Z, Segal A, Kopelman Y, et al. Acupuncture treatment for irritable bowel syndrome. Digestion. 2001;64(2):100-3.
7. Ezzo JM, Richardson MA, Vickers A, et al. Acupuncture-point stimulation for chemotherapy-induced nausea or vomiting. Cochrane Database Syst Rev. 2006;(2):CD002285.
8. Yoveline A, Abdullah M, Darmawan G, et al. Acupuncture in the management of functional dyspepsia. Indonesian Journal of Gastroenterology, Hepatology, and Digestive Endoscopy. 2012;13(1):49-55.
9. Takahashi T. Acupuncture for functional gastrointestinal disorders. J Gastroenterol. 2006;41(5):408-17.
10. Yin J, Chen JD. Gastrointestinal motility disorders and acupuncture. Auton Neurosci. 2010;157(1):31-7.
11. Ma TT, Yu SY, Li Y, et al. Randomised clinical trial: an assessment of acupuncture on specific meridian or specific acupoint vs. sham acupuncture for treating functional dyspepsia. Aliment Pharmacol Ther. 2012;35(5):552-61.
12. Du WF, Yu L, Yan XK, et al. [Met-analysis on randomized controlled clinical trials of acupuncture and moxibustion on constipation]. Zhongguo Zhen Jiu. 2012;32(1):92-6.
13. MacPherson H, Tilbrook H, Bland JM, et al. Acupuncture for irritable bowel syndrome: primary care based pragmatic randomised controlled trial. BMC gastroenterol. 2012;12:150.

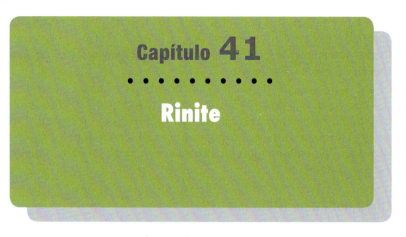

Rinite

Flora Hanako Kirino Vicentini

Introdução

A rinite alérgica (RA) é considerada a doença crônica mais frequente no mundo, atingindo cerca de 400 milhões de indivíduos em todas as faixas etárias, mas com início predominando em adolescentes e adultos jovens. Embora não esteja entre as doenças respiratórias de maior gravidade, é um problema global de saúde pública, porque afeta a qualidade de vida dos pacientes, podendo levar à fadiga, dificuldade de atenção e aprendizagem e a outros distúrbios sistêmicos como a apneia do sono, dificultando o controle da asma. A prevalência tem aumentado ao longo dos anos e provavelmente é subestimada, pois muitos indivíduos não a reconhecem como uma doença e não procuram atendimento médico. Por outro lado, os profissionais de saúde negligenciam a rinite. Ainda assim, a RA encontra-se entre as 10 razões mais frequentes para a procura de atendimento primário à saúde.

A RA apresenta estreita relação com a asma e o estudo ISAAC (*International Study on Asthma and Allergies in Childhood*) mostrou que aproximadamente 80% dos pacientes asmáticos têm RA. Asma e RA estão associadas por aspectos epidemiológicos, fisiopatológicos e pela semelhança no tratamento, podendo ser consideradas manifestações de uma mesma entidade nosológica.

É a inflamação da mucosa do revestimento nasal em consequência da reação de hipersensibilidade mediada por anticorpos IgE a alérgenos específicos, caracterizada por sintomas como obstrução nasal, rinorreia aquosa, espirros, prurido nasal, sintomas oculares, tais como prurido e hiperemia conjuntival, reversíveis espontaneamente ou com tratamento.

Diagnóstico de rinite alérgica

O diagnóstico da RA é basicamente clínico, com avaliação dos sintomas e presença de antecedentes familiares e pessoais de outras doenças alérgicas como dermatite atópica, alergia alimentar e asma, além do exame clínico geral e das fossas nasais. Presença de prega transversal no dorso do nariz e prega de Dennie-Morgan (pregas na região infraorbitária), assim como de "olheiras", sugere o quadro de prurido nasal e estase vascular. A rinoscopia anterior se faz muito útil, observando-se a coloração da mucosa nasal, que pode variar de pálida até uma coloração violácea; os cornetos inferiores encontram-se edemaciados e hipertrofiados; com presença de secreção aquosa e clara. A determinação de imunoglobulina E (IgE) específica a alérgenos por testes cutâneos ou no soro também pode auxiliar no diagnóstico.

Tratamento

Medidas gerais como a remoção e a prevenção do contato com alérgenos relevantes e irritantes do aparelho respiratório devem ser recomendadas, apesar da baixa adesão e resultados conflitantes sobre a eficácia delas. Higiene nasal com solução fisiológica é indicada para a prevenção de complicações como infecções bacterianas.

Terapêutica farmacológica é frequentemente necessária, com a introdução de anti-histamínicos tópicos ou orais, descongestionante tópico (< 10 dias) ou oral, associados a uma baixa dose de corticoide intranasal (nos casos intermitente moderada/grave e persistente leve/moderada/grave).

Os anti-histamínicos fornecidos pelo Sistema Único de Saúde são os de primeira geração, tais como o hidroxizina e a dextroclorfeniramina, que possuem uma estrutura química mais simples, são lipossolúveis e, portanto, passam a barreira hematoencefálica, vindo a provocar sonolência, dificuldade de aprendizado e alterações no apetite.

Existem os anti-histamínicos de segunda geração que têm pouco efeito sedativo, pois têm uma estrutura química mais complexa e atravessam pouco a barreira hematoencefálica. São a loratadina, cetirizina, levocabastina, azelastina, epinastina, ebastina, fexofenadina.

Os corticoides intranasais constituem o tratamento de primeira escolha para as formas persistentes de RA. Porém, o uso prolongado nos pacientes que requerem tratamento por muitos anos e a necessidade de associação de esteroides por outras vias tornam maiores as possibilidades de supressão do eixo hipotálamo-hipófise-adrenal e de retardo de crescimento estatural em crianças.

TABELA 41.1. Classificação da RA segundo ARIA (*Allergic Rhinitis and its Impact on Asthma*)

Duração dos sintomas:

1 – Intermitente
  < 4 dias por semana ou
  < 4 semanas
2 – Persistente
  ≥ 4 dias por semana ou
  ≥ 4 semanas

Intensidade dos sintomas:

1 – Leve – todos os critérios abaixo:
  Sono normal
  Atividades diárias, esportivas e de recreação normais
  Atividades normais na escola e no trabalho
  Sem sintomas incômodos
2 – Moderada a grave – um ou mais critérios abaixo:
  Sono anormal
  Interferência em atividades diárias, esportivas e de recreação
  Dificuldades na escola e no trabalho
  Sintomas incômodos

A Medicina Tradicional Chinesa, por meio da acupuntura e da fitoterapia, vem conquistando espaço diante desse cenário, dada a importância epidemiológica da RA e o fato de possuir pouco ou nenhum efeito colateral, com bons resultados no tratamento dessa patologia.

Diagnóstico segundo a Medicina Tradicional Chinesa

A RA é proveniente de invasão de vento-frio, deficiência do Qi do Pulmão, do Baço-Pâncreas e do Yang do Rim.

Os sintomas de invasão de vento-frio são: espirros, tosse, secreção nasal clara e aquosa, obstrução nasal, ausência de febre ou febre baixa, ausência de sede, urina clara, rigidez cervical, ausência ou não de sudorese.

O pulso pode ser superficial e a língua tem revestimento normal ou branco.

Tratamento segundo a Medicina Tradicional Chinesa

O princípio do tratamento é expelir o vento e tonificar o Qi do Pulmão, por meio da acupuntura e fitoterapia.

Pontos de acupuntura:

- LI20, Ex-HN3 (Yin Tang), Ex-HN8 (Bi Tong), GV23, LI4, ST36, BL13, LU9 e LU7.

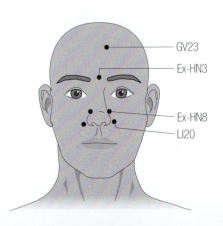

FIG. 41.1

- LI20 – No sulco nasolabial, abaixo da linha do nariz.
- Ex-HN3 (Yin Tang) – Ponto médio entre as sobrancelhas.
- Ex-HN8 (Bi Tong) – Na região lateral do nariz, no limite superior do sulco nasolabial.
- GV23 – Na linha longitudinal mediana, um tsun posterior à margem anterior do cabelo.

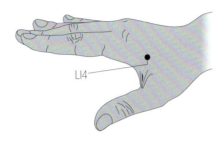

FIG. 41.2

- LI4 – Dorso da mão, entre o primeiro e o segundo metacarpos, no ponto médio no lado radial do primeiro músculo interósseo; com o polegar e o indicador afastados, fica no meio da linha entre o primeiro e o segundo metacarpos, no ponto médio; com os dedos fechados, o ponto se localiza entre o primeiro e o segundo metacarpos, no ponto mais alto.

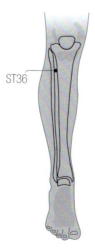

FIG. 41.3

- ST36 – Três tsun abaixo da patela, entre o músculo tibial anterior e o músculo extensor longo dos dedos.

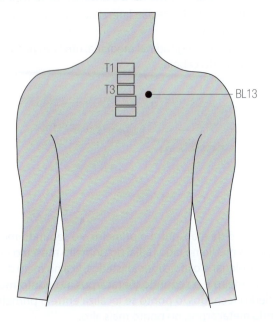

FIG. 41.4

- BL13 – Numa linha paralela à linha longitudinal mediana, 1,5 tsun lateral à borda inferior do processo espinhoso da terceira vértebra torácica (T3).

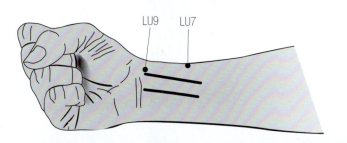

FIG. 41.5

- LU9 – Face ventral e radial na altura da prega do punho entre os tendões do músculo abdutor longo do polegar e extensor radial do carpo.
- LU7 – Lado radial do antebraço, 1,5 tsun acima da prega do punho, entre os tendões do músculo abdutor longo do polegar e do músculo braquiorradial.

Auriculoterapia:

- Naso externo e interno, Adrenal, Endócrino, Região Frontal, Pulmão, Baço, Fígado, Rim.

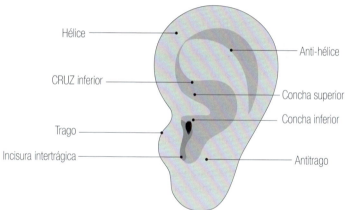

FIG. 41.6

1 – Nariz interno
2 – Nariz externo
3 – Adrenal
4 – Endócrino
5 – Pulmão
6 – Frontal
7 – Baço
8 – Fígado
9 – Rim

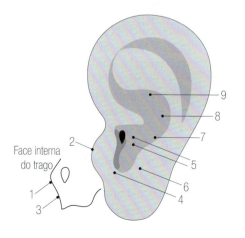

FIG. 41.7

1 – Nariz interno – na face interna do trago.

2 – Nariz externo – na região anterior ao trago, formando um triângulo com os pontos da adrenal e do ápice do trago.

3 – Adrenal – na face interna do trago, na sua porção mais inferior.

4 – Endócrino – superfície interna da incisura do intertrago.

5 – Pulmão – área superior e inferior do ponto do Coração (no centro da concha inferior).

6 – Frontal – na metade inferior do antitrago, no lado externo.

7 – Baço – lateral e inferior ao ponto do Estômago (no início da raiz da hélice), na orelha esquerda.

8 – Fígado – na superfície lateral da concha superior, acima do ponto do Estômago, na orelha direita.

9 – Rim – abaixo do início da cruz inferior da anti-hélice.

Outros pontos usados em alguns trabalhos: GV14, GV20, BL17, BL18, BL20, BL23, GB20, LI11 e SP10.

GV14 – Na linha longitudinal da coluna, entre os processos espinhosos de C7 e T1.

GV20 – Na linha vertical mediana da cabeça, 5 tsun posterior à linha anterior do cabelo.

BL17 – Numa linha paralela à linha longitudinal mediana, 1,5 tsun lateral à borda inferior do processo espinhoso da sétima vértebra torácica (T7).

BL18 – Numa linha paralela à linha longitudinal mediana, 1,5 tsun lateral à borda inferior do processo espinhoso da nona vértebra torácica (T9).

BL20 – Numa linha paralela à linha longitudinal mediana, 1,5 tsun lateral à borda inferior do processo espinhoso da 11ª vértebra torácica (T11).

BL23 – Numa linha paralela à linha longitudinal mediana, 1,5 tsun lateral à borda inferior do processo espinhoso da segunda vértebra lombar (L2).

GB20 – Abaixo da borda inferior do osso occipital, na depressão entre os músculos esternocleidomastóideo e trapézio.

LI11 – Extremidade radial da prega do cotovelo quando fletido, no músculo braquiorradial.

SP10 – 2 tsun acima da borda da patela, na borda do músculo vasto medial.

Bibliografia

Auteroche B, Navailh P. O Diagnóstico na Medicina Chinesa. São Paulo: Organização Andrei; 1992.

Chen Y, Jin K, Yu M, et al. Efficacy of Acupuncture on moderate and severe allergic rhinitis. Zhonqquo Zhen Jiu. 2015;35(4):339-43.

Chen S, Wang J, Bai P, et al. Moderate and severe persistent allergic rhinitis treated with acupuncture: a randomized controlled trial. Zhonqquo Zhen Jiu. 2015;35(12):1209-13.

Ibiapina CC, Sarinho ESC, Camargos PAM, et al. Rinite Alérgica: aspectos epidemiológicos, diagnósticos e terapêuticos. J Bras Pneumol. 2008;34(4):230-40.

Liu GW. Tratado contemporâneo de acupuntura e moxibustão. São Paulo: CEIMEC; 2005.

MacDonald JL, Cripps AW, Smith PK, et al. The anti-inflamatory effects of acupuncture and their relevance to allergic rhinitis: a narrative review and proposed model. Evid Based Complement Alternat Med. 2013;2013:591796.

Netter FH. Netter: Atlas de Anatomia Humana. Rio de Janeiro: Elsevier; 2008.

Shy ME, ed. Neuropatias periféricas. In: Goldman L, Schafer AI. Cecil Medicina. Rio de Janeiro: Elsevier; 2014. p. 1865-71.

Wen TS. Manual Terapêutico de Acupuntura. Barueri: Manole; 2008.

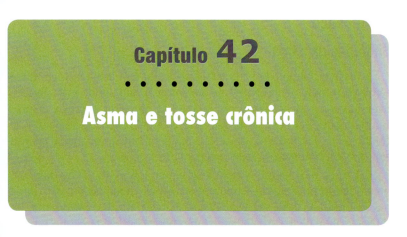

Hong Jin Pai
Marcus Yu Bin Pai

Introdução

A asma é uma doença inflamatória crônica dos pulmões e afeta crianças, jovens e adultos. Os sintomas clássicos incluem falta de ar, aperto no peito, tosse e chiado[1]. A meta do tratamento é diminuir a intensidade dos sintomas e possibilitar uma vida ativa normal. Isso é conseguido em parte com o tratamento, ajustado para cada indivíduo, e em parte com o ensino dos gatilhos da patologia e tratamento e prevenção de crises[2]. As causas da asma não são bem definidas, por isso a cura em geral é inalcançável, ainda que às vezes seja conseguida em casos de asma ocupacional. Os fatores ocupacionais são responsáveis por cerca de um em cada seis casos de asma em adultos na faixa etária ativa[3].

A asma é a doença crônica mais comum em crianças, nos países desenvolvidos, afetando em torno de 12% das crianças e jovens com menos de 18 anos de idade. É mais comum em indivíduos do sexo masculino com menos de 15 anos de idade[4].

Diagnóstico

Sintomas da asma

Tosse e chiado – Em crianças, os sintomas da asma incluem tosse e chiado. A tosse geralmente é seca e entrecortada, sendo mais perceptível quando a criança está dormindo e nas primeiras horas da manhã. Também pode ser deflagrada pelo esforço e pela exposição ao ar frio. O chiado é um barulho alto e "musical", em geral ouvido quando a criança expira e comumente com auxílio de um estetoscópio[1].

A tosse e o chiado tendem a vir e ir ao longo do dia ou da noite, dependendo do grau de estreitamento da via aérea no pulmão. Pode haver ainda falta de ar, sensação de aperto ou compressão no tórax e dor torácica. Além da tosse ou chiado, uma criança pode relatar que "o peito ou o estômago está doendo"[5].

Os sintomas da asma muitas vezes se desenvolvem nas crianças antes dos 5 anos de idade, embora às vezes seja difícil diagnosticar a asma em bebês e crianças em fase de engatinhar. Até 1/3 das crianças com menos de 3 anos de idade apresentará tosse e chiado com resfriados, mas muitas delas não chegam a desenvolver asma[3]. Dessa forma, o diagnóstico em geral é estabelecido quando o paciente continua tendo episódios recorrentes após completar 3 anos de idade. A comprovação da existência de obstrução reversível, vista com mais frequência durante um episódio agudo, ajuda a estabelecer o diagnóstico[5].

O diagnóstico de asma em geral tem três estágios:
- Análise da história médica;
- Exame físico;
- Realização da prova de função pulmonar e outros testes.

Diagnóstico da asma

O diagnóstico da asma em crianças exige uma revisão cuidadosa da história médica atual e passada da criança, bem como a realização de um exame físico. Às vezes, é necessário realizar testes especializados para estabelecer o diagnóstico de asma e excluir outras possíveis causas dos sintomas. Muitas crianças com asma parecem completamente normais[3,4].

- Teste de espirometria – A espirometria mede o fluxo e o volume de ar expirado após a criança realizar uma respiração muito profunda e exalar o ar de maneira forçada. Se houver obstrução do fluxo de ar, o teste poderá ser repetido depois que a criança usar um inalador ou nebulizador (broncodilatador) para asma, para confirmar que a obstrução é reversível (uma característica da asma)[3].

- Teste de broncoprovocação – Pode ser recomendado para diagnosticar a asma. Esse teste é projetado para causar o estreitamento das vias aéreas em crianças com asma. Os testes mais comuns incluem a inalação de uma agente (p. ex., metacolina) que causa broncoconstrição, exercícios na esteira ou exercício na bicicleta ergométrica, ou respirar ar frio[6].
- Testes adicionais – Outros testes podem ser recomendados com o intuito de garantir que outra condição não seja a causa da tosse ou chiado apresentado por uma criança. Esses testes podem incluir radiografia do tórax, teste de cloreto no suor (para fibrose cística), deglutição de bário (para refluxo gastresofágico), deglutição de bário modificado (para aspiração) e teste cutâneo ou sanguíneo (para alergias e problemas imunológicos)[5,6].

Tratamento

Controlando os gatilhos da asma

Os fatores que iniciam e pioram os sintomas da asma são chamados gatilhos. A identificação e a evitação dos gatilhos da asma são etapas essenciais na prevenção das exacerbações asmáticas.

Em geral, os gatilhos comuns da asma são classificados nas seguintes categorias:

- Alérgenos (incluindo poeira, pólen, mofo, baratas, camundongos, gatos e cães);
- Infecções respiratórias;
- Irritantes (como fumaça de cigarro, compostos químicos e odores ou gases fortes);
- Atividade física, em especial respirando ar frio;
- Alguns medicamentos, conhecidos como betabloqueadores;
- Estresse emocional;
- Ciclo menstrual, em algumas mulheres.

Medicações controladoras de asma

Crianças com asma persistente precisam tomar medicação diariamente para manter a asma sob controle, mesmo que não haja manifestação de sintomas de asma ativa em um determinado dia.

As medicações tomadas diariamente para asma são chamadas fármacos "de controle prolongado" e atuam diminuindo a inflamação (ou edema) das pequenas vias aéreas, com o passar do tempo[5].

Glicocorticoides inalatórios – Os glicocorticoides inalatórios atuam diminuindo o inchaço e a sensibilidade dos tubos brônquicos, reduzindo, assim, a reatividade excessiva dessas vias aos deflagradores de asma. O tratamento regular com medicação à base de glicocorticoide inalatório pode diminuir a frequência dos sintomas (e a necessidade de broncodilatadores inalatórios), melhorar a qualidade de vida e minimizar o risco de uma crise asmática grave[7].

Modificadores de leucotrieno – Uma categoria de medicações chamadas modificadores de leucotrieno às vezes é usada como alternativa aos glicocorticoides inalatórios em doses baixas para crianças com asma persistente branda. No entanto, os modificadores de leucotrieno em geral não são tão efetivos quanto os glicocorticoides inalatórios[7].

Broncodilatadores de ação prolongada – Os broncodilatadores de ação prolongada (também chamados beta-agonistas de ação prolongada ou BAAP) são broncodilatadores que produzem um efeito mais duradouro (pelo menos 12 horas) do que aquele produzido pelos beta-agonistas de ação de curta duração, usados como medicações para alívio[7].

Diagnóstico pela Medicina Tradicional Chinesa

Asma e dispneia

Dispneia é a doença caracterizada por respiração rápida e curta, realizada com esforço e pode até mesmo apresentar batimento das asas do nariz ou respiração com a boca aberta. Os ombros podem estar arqueados, e o paciente pode apresentar dificuldade para deitar.

Asma é a dispneia que apresenta ruído de respiração ofegante na garganta. A dispneia pode ser de dois tipos: deficiência e excesso.

A dispneia do tipo excesso é caracterizada por respiração rápida e rude, com ruído alto e alívio após a expiração, e é geralmente causada por fatores patogênicos no Fei acarretando estagnação de Qi do Fei.

A dispneia do tipo deficiência à caracterizada por respiração baixa, fraca, curta e desarmônica, com tempo de expiração maior que o de inspiração, resultado da deficiência de Qi do Fei e do Shen e perda da força para inspirar e expirar.

Respiração curta

O fôlego curto é manifestado como uma respiração fraca e suspiros e refere-se a inspirar profundamente com a sensação de plenitude e pressão no peito. É geralmente causado pela disfunção do Gan em garantir e regular o fluxo suave do Qi e Xue devido a alterações emocionais.

Tosse

A tosse é um dos principais sintomas das doenças do Fei. O estado das doenças pode ser diferenciado de acordo com o som da tosse e outros sintomas simultâneos. Assim, tosse com som baixo e débil, catarro branco e nariz obstruído são sintomas de síndrome causada pela exposição ao vento-frio.

Os sintomas de vento-calor no Fei são tosse com som baixo, catarro amarelo espesso, dificuldade de expectorar, garganta seca e dolorida e expiração de ar quente pelo nariz.

Tosse com som baixo e pesado, com catarro e fácil expectoração são sintomas devidos ao frio ou umidade, ou à síndrome de retenção de mucosidade.

Os sintomas de deficiência do Fei são tosse com catarro claro e espumoso, perda da força para expectorar e respiração curta com tosse.

Tosse seca sem catarro, ou com pequena quantidade de catarro pegajoso, deve-se à secura-calor e a fogo-calor.

Tossir com dificuldade significa bloqueio de Qi do Fei. Tosse paroxística consiste no estado em que a tosse começa e continua sem parar, tornando-se tão crítica que o paciente pode apresentar hemoptise. É um sintoma de síndrome de excesso do Fei.

Tratamento conforme orientação da MTC

Doenças como asma e tosse têm relação com Fei (Pulmão). Devem-se coletar os sinais e sintomas do paciente na ocasião da consulta, classificar o tipo de síndrome e escolher os pontos recomendados.

Em geral, não se aplica o uso de moxabustão, porque a fumaça liberada poderia causar mais crises.

Para tratamento de tosse, usar: EX-DL1 (Ding Chuan), DM14 (Da Zhui) e IG4 (He Gu).

Deve-se associar o tratamento conforme a orientação dos pontos da síndrome.

Síndromes:

Deficiência de Yin do Fei (Fei Yin Xu)

- Sinais e sintomas: tosse sem expectoração ou com expectoração escassa e densa (espessa), hemoptise, febre séptica vespertina, rubor malar, transpiração noturna, boca e garganta secas e rouquidão.
- Língua vermelha com revestimento escasso ou ausente e pulso rápido e fino.
- Seleção de pontos: Ying Xiang (IG20), Tai Yuan (P9), Yu Ji (P10) e Fei Shu (B13), que devem ser aplicados com o método de tonificação ou de harmonização.
- Em geral, a moxibustão não é indicada.

Deficiência de Qi do Fei (Fei Qi Xu)

- Sinais e sintomas: tosse fraca, respiração curta ou cansada, expectoração fina, diluída (não espessa), transpiração espontânea, fadiga, indisposição para falar e compleição pálida.
- Língua pálida com revestimento branco e pulso fraco.
- Seleção de pontos: Ying Xiang (IG20), Tai Bai (BP3), Pi Shu (B20), Tai Yuan (P9), Fei Shu (B13) e Dan Zhong (RM17), que devem ser aplicados com o método de tonificação.
- A moxibustão está indicada.

Invasão do Fei pelo vento-frio (Feng Han Xu Fei)

- Sinais e sintomas: aversão ao frio, febre moderada, cefaleia, dores generalizadas, ausência de transpiração (anidrose), obstrução nasal, coriza e tosse com expectoração fina (diluída).

- Língua com revestimento branco e pulso superficial e tenso.
- Seleção de pontos: Ying Xiang (IG20), He Gu (IG4), Lie Que (P7), Tai Yuan (P9), Fei Shu (B13), Chi Ze (P5) e Qu Chi (IG11), que devem ser aplicados com o método de sedação (dispersão).

Acúmulo de calor no Fei (Re Xie Yong Fei)

- Sinais e sintomas: tosse com expectoração espessa e pegajosa, dispneia com batimento das asas do nariz, dor e opressão torácica, febre, sede, sinusite, epistaxe, hemoptise e inflamação na garganta (faringite, laringite, amigdalite).
- Língua vermelha com revestimento amarelo e pulso rápido.
- Seleção de pontos: Ying Xiang (IG20), Shao Shang (P11), Chi Ze (P5), Fei Shu (B13), Feng Long (E40) e He Gu (IG4), que são aplicados com método de sedação (dispersão, redução).
- Recomenda-se usar agulha trifacetada para provocar sangramento em Shao Shang e Chi Ze.

Obstrução do Fei por mucosidade (flegma) (Tan Shi Zu Fei)

- Sinais e sintomas: tosse com expectoração espessa e profusa, dispneia, respiração ruidosa devida à secreção na garganta, tórax congesto, dificuldade para respirar quando deitado e náusea.
- Língua vermelha com revestimento amarelo e gorduroso e pulso deslizante (escorregadio).
- Seleção dos pontos: os pontos do meridiano do Pulmão Shao Shang (P11), Chi Ze (P5) e Kong Zui (P6) devem ser aplicados com o método de sedação (dispersão).
- A tonificação deve ser aplicada no Fei Shu (B13), no Tai Bai (BP3), ponto Yuan (Fonte) do meridiano do Baço e no Feng Long (E40), ponto Luo (Conexão) do meridiano do Estômago.
- A Moxibustão deve ser aplicada, assim como o método de harmonização.

Síndromes do meridiano do Pulmão (Tai Yin da Mão)

- Obstrução do meridiano do Pulmão por vento-frio (Feng Han Bi Zu Jing);

- Sinais e sintomas: dor no ombro e dorso, dolorimento ou esfriamento na área de referência anatômica do trajeto do meridiano, ou seja, na face medial anterior dos membros superiores.
- Seleção dos pontos: são selecionados pontos do meridiano Tai Yin da mão (Pulmão) e pontos locais.
- Deve ser usado o método de sedação (dispersão) associado com moxibustão.
- IG4 (He Gu), P5 (Chi Ze), P1 (Zhong Fu), P3 (Tian Fu), IG20 (Ying Xiang), RM4 (Guan Yuan), Dan Zhong (RM17), RM20 (Hua Gai) e VB20 (Feng Chi).

Acúmulo de calor patogênico no meridiano do Pulmão (Re Yong Jing Mai)

- Sinais e sintomas: edema e dor na garganta, epistaxe e sensação de calor no centro da região palmar.
- Seleção dos pontos: Shao Shang (P11), Shang Yang (IG1), Er Jian (IG2) e Chi Ze (P5) devem ser aplicados com agulha trifacetada para provocar sangramento.
- He Gu (IG4) deve ser aplicado com o método de sedação.

Nos casos de causa de origem emocional

Síndrome de estagnação de Qi de Fígado

Agitação, raiva ou emoção contida provocando irritabilidade ou angústia, insônia com sono agitado. Sensação de falta de ar, opressão no peito que sente alívio ao respirar fundo. Alguns podem sentir palpitação, náusea, distensão abdominal, cansaço e dor no corpo inteiro. Em situação prolongada, pode causar desânimo ou depressão,

- Língua: seca ou vermelha seca.
- Pulso: em corda.
- Tratamento: EX-HN3 (Yin Tang), F3 (SJ6, VB34), RM17, RM12, B18, B20 e B23.

Síndrome de fogo do Fígado

Dispneia sem ou com pouca secreção, causada pela raiva, emoções fortes:

- Palpitação (arritmia), dor precordial;
- Cefaleia pulsátil que pode se acompanhar de tontura e desconfortos neurovegetativos, boca seca, constipação e oligúria escura;
- EX-HN3 (Yin Tang), PC6, F3, RM17, RM21, B13, B15 e P6.

Síndrome de estagnação de Qi de Xin (Coração)

Ansiedade, excesso de preocupação com sintomas de opressão no peito que melhoram com suspiro. Sono fragmentado.

- Palpitação, dor precordial.
- Dispneia.
- Pode se acompanhar de dor, azia na região epigástrica e dor no peito.
- Língua: ponta vermelha, seca.
- Pulso: superficial e forte.
- Tratamento: EX-HN3 (Yin Tang), RM17, PC6 (C7), RM12, E36 (BP6 ou R3); ponto extra EX-DL1 (Ding Chuan).

Referências bibliográficas

1. Bateman E, Hurd SS, Barnes PJ, et al. Global strategy for asthma management and prevention: GINA executive summary. Eur Respir J. 2008;31(1):143-78.
2. Centers for Disease Control and Prevention (CDC). Vital signs: asthma prevalence, disease characteristics, and self-management education: United States, 2001-2009. MMWR. 2011;60(17):547.
3. Rabe KF, Adachi M, Lai CK, et al. Worldwide severity and control of asthma in children and adults: the global asthma insights and reality surveys. J Allergy Clin Immunol. 2004;114(1):40-7.
4. Masoli M, Fabian D, Holt S, et al. The global burden of asthma: executive summary of the GINA Dissemination Committee report. Allergy. 2004;59(5):469-78.
5. Bacharier LB, Strunk RC, Mauger D, et al. Classifying asthma severity in children: mismatch between symptoms, medication use, and lung function. American J Respir Crit Care Med. 2004;170(4):426-32.

6. Urbano FL. Review of the NAEPP 2007 Expert Panel Report (EPR-3) on asthma diagnosis and treatment guidelines. J Manag Care Pharm. 2008;14(1):41-9.
7. Chung KF, Wenzel SE, Brozek JL, et al. International ERS/ATS guidelines on definition, evaluation and treatment of severe asthma. Eur Respir J. 2014;43(2):343-73.

Capítulo 43
Incontinência urinária de esforço

Marcos Takeo Obara

A incontinência urinária de esforço (IUE) é definida pela *International Continence Society* como perda involuntária de urina devida a um esforço físico, espirro ou tosse[1]. Estima-se que até 50% das mulheres podem apresentar pelo menos um grau mínimo de IUE em algum momento da vida.

Sua causa pode estar na fraqueza dos músculos pélvicos que dão suporte à bexiga ou em lesão do esfíncter uretral. Algumas pacientes acabam indo ao banheiro muitas vezes para manter a bexiga sempre vazia e diminuir a chance de acidentes. Outro hábito muito comum é evitar fazer exercícios físicos ou andar.

Em casos mais severos, nas mulheres, pode haver prolapso da bexiga, útero ou intestino. Apesar de ocorrer com mais frequência em mulheres que tiveram partos vaginais, pode ocorrer também naquelas que tiveram filhos por cesariana ou até mesmo em nulíparas. Nos homens, a IUE é geralmente causada por cirurgias ou traumatismos de próstata e uretra.

A IUE pode gerar impacto negativo na qualidade de vida das mulheres. Há muita preocupação ou medo de ficar em situações embaraçosas devido à perda de urina em público. A vida sexual e os relacionamentos podem ser afetados, causando a perda de autoestima. No extremo desse desconforto psicológico, as pacientes podem apresentar até quadros depressivos mais graves[2].

Para estabelecer o diagnóstico de IUE, além da anamnese e exame físico, são recomendados alguns exames complementares, dessa forma excluindo outras patologias, por exemplo, infecções ou fístulas. Exame de urina, medida de resíduo miccional, ultrassom, exame urodinâmico e até cistoscopia podem auxiliar no diagnóstico de IUE. O exame mais simples é o teste de esforço, no qual a paciente, com a bexiga parcialmente cheia, é orientada a tossir, ficar de pé ou fazer algum esforço para avaliar se há perda urinária e sua intensidade.

Existem muitas formas de tratamento, mas poucas são realmente efetivas. Fisioterapia, medicamentos e até cirurgias em casos mais graves estão na lista das possibilidades de tratamento.

Acupuntura

A acupuntura pode ser um método de tratamento efetivo para aliviar os sintomas da IUE. A associação com eletroacupuntura pode ter bons resultados na intensidade da perda urinária.

Pontos utilizados: BL33 e BL35 bilateralmente, com estimulação elétrica (eletroacupuntura) com frequência de 50 Hz e intensidade de 1 a 5 mA.

Para avaliar o efeito da eletroacupuntura em relação ao placebo (Sham), Liu *et al.* realizaram um estudo clínico randomizado, multicêntrico, em 12 hospitais na China, em 504 pacientes com IUE[3]. Nos pacientes que receberam o tratamento com eletroacupuntura, foram utilizados os pontos BL33 (localizado no terceiro forame sacral) e BL35 (localizado 0,5 *cun* lateral à extremidade do cóccix). Para o BL33, logo após a inserção da agulha, esta deve ser inclinada 30° a 45° na direção inferomedial. Para o BL35, a agulha deve ser inclinada ligeiramente na direção superolateral. Após a inserção e o direcionamento das agulhas, estas devem ser manipuladas e aprofundadas até a sensação do Qi. Em seguida, dois pares de eletrodos são acoplados nas agulhas para a realização da estimulação elétrica, com frequência de 50 Hz e intensidade de 1 a 5 mA. O tempo total é de 30 minutos. As pacientes receberam sessões três vezes por semana, durante seis semanas consecutivas, num total de 18 sessões. As pacientes que receberam o tratamento por acupuntura Sham tiveram pontos inseridos em 1 *cun* lateral ao BL33 e 1 *cun* horizontal ao BL35. O preparo do procedimento foi semelhante ao do grupo com acupuntura verdadeira, mas sem inserir a agulha, sensação do Qi ou estimulação elétrica.

Depois do período de seis semanas de tratamento, a eletroacupuntura da região lombossacral mostrou eficiência na redução de perda urinária nas pacientes, em relação à acupuntura Sham. Os benefícios persistiram por 24 semanas após o tratamento. Resultados semelhantes já haviam sido observados por Xu *et al.*[4] em uma amostragem menor de pacientes. Uma diminuição de 50% ou mais na quantidade de urina perdida é considerada como benefício clínico. Nesse estudo, mais de 64% das participantes relataram ter diminuído em pelo menos 50% a quantidade de urina perdida. Os resultados são semelhantes aos encontrados em pacientes submetidas a 12 semanas de treinamento para reforço muscular do assoalho pélvico e uso de duloxetina[5,6]. O nível de satisfação das pacientes também foi similar entre acupuntura e as outras terapias citadas acima.

Os mecanismos da acupuntura para o tratamento da IUE ainda não são compreendidos. A deficiência intrínseca do esfíncter uretral e a hipermobilidade uretral devidas ao enfraquecimento dos músculos do assoalho pélvico são as principais possibilidades de fisiopatologia. A estimulação elétrica do assoalho pélvico pode levar ao aumento da pressão de fechamento uretral. Eletroacupuntura envolvendo a região lombossacral pode causar contração muscular e simular um treinamento físico, e ambas as técnicas são eficazes no tratamento de IUE[7]. Outra possível causa de IUE é a denervação do assoalho pélvico. A eletroacupuntura pode estimular S3 via BL33 e o nervo pudendo via BL35, facilitando a reinervação e fortalecendo os músculos do assoalho pélvico[8].

Referências bibliográficas

1. Abrams P, Cardozo L, Fall M, et al; Standardisation Sub-Commitee of the International Continence Society. The standardisation of terminology in lower urinary tract function: report from standardization sub-committee of the International Continence Society. Urology. 2003;61(1):37-49.

2. Sinclair AJ, Ramsay IN. The psychosocial impact of urinary incontinence in women. Obstet Gynaecol. 2011;13(3):143-8.
3. Liu Z, Liu Y, Xu H, et al. Effect of Electroacupuncture on Urinary Leakage Among Women With Stress Urinary Incontinence – A Randomized Clinical Trial. JAMA. 2017;317(24):2493-501.
4. Xu H, Liu B, Wu J, et al. A Pilot Randomized Placedo Controlled Trial of Electroacupuncture for Women with Pure Stress Urinary Incontinence. PLoS One. 2016;11(3): e0150821.
5. Sar D, Khorshid L. The effects of pelvic floor muscle training on stress and mixed urinary incontinence and quality of life. J Wound Ostomy Continence Nurs. 2009;36(4):429-35.
6. Lin AT, Sun MJ, Tai HL, et al. Duloxetine versus placebo for treatment of women with stress predominant urinary incontinence in Taiwan: a double-blind, randomized, placebo-controlled trial. BMC Urol. 2008;8:2.
7. Yamanishi T, Yasuda K, Sakakibara R, et al. Pelvic floor electrical stimulation in the treatment of stress incontinence: an investigational study and a placebo controlled double-blind trial. J Urol. 1997;158(6):2127-31.
8. Wanh S, Zhang S. Simultaneous perianal ultrasound and vaginal pressure measurement prove the action of electrical pudendal nerve stimulation in treating female stress incontinence. BJU Int. 2012;110(9):1338-43.

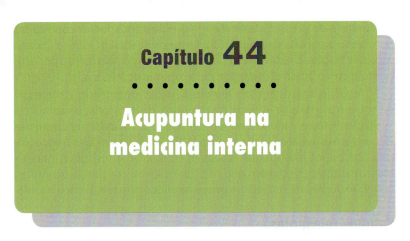

Eduardo Guilherme D'Alessandro

Hipertensão arterial sistêmica essencial

A hipertensão arterial sistêmica (HAS) essencial é a doença cardiovascular mais comum, com prevalência de aproximadamente 26% na população adulta, ou seja, afetando em torno de 1 bilhão de pessoas no mundo, e sua prevalência e incidência tendem a aumentar com o envelhecimento da população. A HAS é o maior fator de risco crônico para a mortalidade, havendo correlação clara entre a HAS e diversas outras doenças cardiovasculares como acidente vascular cerebral (AVC), infarto do miocárdio e doença renal crônica[1-3].

A estratégia para controle da HAS, evitando os seus efeitos deletérios na saúde da população, envolve necessariamente mudanças de estilo de vida com evidências positivas para a perda de peso, redução no consumo de sódio, exercícios aeróbicos por 30 minutos na maioria dos dias da semana, diminuição no consumo de bebidas alcoólicas e dietas específicas para a redução da pressão arterial (PA)[4-6].

Além das estratégias dietéticas e de atividade física, outras modalidade de intervenção não farmacológicas podem apresentar benefício no controle da pressão sistêmica e alguns estudos foram conduzidos para testar a eficácia da acupuntura nesse contexto. Em 1996, a Organização da Nações Unidas (WHO)[7] chegou a incluir o tratamento por acupuntura como possível estratégia para controle de HAS inicial.

Atualmente existem três grandes revisões sistemáticas e metanálises sobre o uso da acupuntura para o controle da HAS; todas se voltaram à avaliação de testes randomizados e controlados e todas identificaram três estudos em especial com alta qualidade. Devido à disparidade metodológica com outros estudos que acabaram entrando nas revisões e metanálises, os autores concluíram que não há evidência conclusiva quanto ao benefício do tratamento, porém existem indícios de sua influência na HAS.

Estudos relevantes

Flachskampf et al.[8] realizaram um teste randomizado, controlado com Sham (acupuntura falsa), em 160 pacientes, que foram divididos em dois grupos. O primeiro (n = 83) foi submetido a agulhamento individualizado baseado na teoria da Medicina Tradicional Chinesa (MTC) e o segundo (n = 77), a acupuntura Sham, definida como agulhamento de pontos de acupuntura não relacionados com o controle da PA.

Os pacientes apresentavam uma média de idade em torno de 60 anos e já estavam em uso de medicação anti-hipertensiva. A intervenção se deu de modo intenso, com sessões de tratamento realizadas cinco vezes por semana nas duas primeiras semanas e, então, três vezes por semana nas cinco seguintes. As medidas de resposta foram medição de PA por 24 horas após seis semanas de tratamento, bem como medidas isoladas de PA durante o dia e durante a noite no mesmo tempo (seis semanas). O seguimento se deu aos três e seis meses após a intervenção.

Os resultados mostraram diminuição significativa na PA média durante a medição de 24 horas no grupo da acupuntura baseada em MTC em comparação com o grupo Sham {6,4 mmHg [intervalo de confiança (IC) de 95%: 3,5 a 9,2] na sistólica e 3,7 mmHg [IC de 95%: 1,6 a 5,8] na diastólica}. Apesar da resposta inicial, os resultados se perderam no seguimento após três meses da intervenção.

Yin et al.[9] realizaram um estudo randomizado, duplo-cego, controlado com placebo. Apenas 30 pacientes foram incluídos, sendo 15 no grupo de acupuntura com pontos individualizados e 15 no grupo placebo com agulhamento superficial (mínimo). Os pacientes já se encontravam em uso de medicação anti-hipertensiva ou, então, realizando medidas de mudança de estilo de vida. A intervenção foi mais econômica, com sessões a cada três a quatro dias durante oito semanas. A resposta foi medida de PA após as oito semanas e o seguimento se deu após quatro e seis semanas da intervenção. Apesar de pequeno, houve diferença significativa entre os grupos, com o grupo submetido a acupuntura apresentando diminuição de 136,8/83,7 para 122,1/76,8 mmHg.

Finalmente, o terceiro e maior estudo, o *Stop Hypertension With the Acupuncture Research Program* (SHARP)[10], realizado nos Estados Unidos, incluiu 192 pacientes com hipertensão não tratada. Setenta e seis participantes do estudo foram aleatoriamente designados para um de três grupos de tratamento: acupuntura tradicional chinesa (individualizada), acupuntura em pontos pré-selecionados (padronizados) ou acupuntura Sham invasiva (punção em locais que não são considerados pontos de acupuntura), com duas sessões semanais por seis a oito semanas. A avaliação foi feita após 10 semanas, 6 e 12 meses. O resultado na redução da linha de base de PA após 10 semanas não foi significativamente diferente entre os braços ativos (tratamento padronizado e individualizado) e o braço de acupuntura Sham.

Possíveis mecanismos de ação

Segundo a MTC, a hipertensão seria causada por fatores emocionais, fraquezas constitucionais, má alimentação e excesso de esforço gerando desequilíbrios entre Yin e Yang no Fígado, Baço e Rim.

Os mecanismos pelos quais a acupuntura seria útil nesse contexto são a regulação do equilíbrio entre Yin e Yang, reforço do Qi (energia vital) e expulsão de fatores patogênicos[11]. Assim, os acupunturistas precisam avaliar adequadamente as causas subjacentes da hipertensão para indicar técnicas apropriadas de acupuntura[12].

A eficácia da acupuntura depende do uso adequado de técnicas que são sofisticadas, incluindo ângulo, profundidade, manipulação e retenção da agulha[13]. O uso de diferentes técnicas por diferentes profissionais pode afetar os resultados.

Segundo a medicina ocidental, os mecanismos de ação da acupuntura não são claros, porém algumas evidências sugerem que a acupuntura pode afetar o sistema renina-angiotensina intrarrenal, bem como o sistema nervoso simpático e o sistema endócrino[14].

Teoricamente, a acupuntura poderia diminuir a hipertensão por meio da modulação da atividade de neurônios pré-simpáticos cardiovasculares na medula[15]. Alguns estudos mostraram que a acupuntura inibe a ativação de neurônios no núcleo arqueado do hipotálamo, nos núcleos cinzentos periaquedutais ventrolaterais e no núcleo da rafe na medula, resultando em uma atividade reduzida de neurônios simpáticos pré-motores na medula rostral ventrolateral[16]. Quanto ao sistema endócrino, a acupuntura aparentemente é capaz de gerar diminuição na renina plasmática, aldosterona, angiotensina II, norepinefrina e serotonina[16].

TABELA 44.1. Diagnósticos segundo a MTC e pontos utilizados no estudo SHARP[10]

Ascenção do fogo do fígado	Ascenção do Yang do fígado com deficiência do Yin do Rim	Obstrução por fleuma e umidade	Deficiência de Yin e Yang	Deficiência de Qi e Sangue causando ascensão do Yang do Fígado
GB 20	BL 18	BL 20	BL 23	BL 18
GB 21	BL 23	BL 64	CV 04	BL 20
GB 34	GB 20	CV 12	CV 06	BL 23
GB 43	GV 20	GB 20	GB 20	CV 04
GV 20	HT 07	GV 20	GV 04	CV 06
LI 04	KI 03	LI 04	GV 20	GB 20
LI 11	LI 04	LI 11	KI 03	GV 20
LR 02	LI 11	LR 03[a]	LI 04	HT 07
LR 03[a]	LR 03[a]	PC 06	LI 11	KI 03
ST 36	SP 06	SP 06	LR 03[a]	LI 04
ST 44	Yin Tang	ST 08	SP 06	LI 11
Tai Yang		ST 36	ST 36	LR 03[a]
		ST 40		ST 36

Abbreviations of acupuncture points follow Cheng [54]. [a]Option to needle toward KI 01.

Conclusão

No âmbito do tratamento de HAS, existem algumas evidências que sugerem benefício do tratamento adjuvante (concomitante) de acupuntura para pacientes que já estejam em uso de anti-hipertensivos; para aqueles que ainda não iniciaram tratamento farmacológico, outras modalidades de intervenções não farmacológicas como exercícios físicos e dieta apresentam melhores evidências de utilidade.

Arritmias cardíacas

Como arritmia cardíaca, é denominado um grupo de condições em que o batimento cardíaco é irregular, muito rápido ou mesmo lento demais. Os principais tipos de arritmia são os batimentos prematuros, a taquicardia supraventricular, a arritmia ventricular, bloqueios de condução e bradiarritmia.

Entre os batimentos prematuros, estão os batimentos prematuros atriais e os ventriculares. Taquicardias supraventriculares incluem fibrilação atrial *flutter* atrial e taquicardia supraventricular paroxística. As arritmias ventriculares incluem fibrilação ventricular e taquicardia ventricular[17,18]. Atualmente, as terapias-padrão para as arritmias cardíacas são drogas antiarrítmicas (DAs), cardioversão, ablação por radiofrequência ou dispositivos eletrônicos implantáveis[19-21].

As DAs são frequentemente utilizadas e apresentam bons resultados no controle de arritmias, no entanto existem preocupações quanto a eventual ação pró-arrítmica e frequentes efeitos colaterais (por exemplo, boca seca, tontura, problemas de visão, dano renal). Além disso, a utilidade das demais abordagens depende fortemente do tipo de arritmia e da doença subjacente, tendo seu uso limitado por indicações rigorosas e alto custo.

O uso da acupuntura no tratamento de "palpitações" tem registro em diversas passagens de livros e manuais históricos clássicos chineses. Testes atuais com cobaias animais demonstraram controle de arritmias cardíacas por meio de modulação de sistema nervoso autônomo e do sistema endócrino[22].

Duas revisões sistemáticas e metanálises publicadas em 2017[23,241,2]. Novamente, devido à disparidade metodológica com outros estudos que acabaram entrando nas revisões e metanálises, os autores concluíram que não há evidência conclusiva quanto ao benefício do tratamento, porém existem indícios de sua influência no controle de arritmias, notadamente no tratamento adjuvante para extrassístoles ventriculares e supraventriculares em comparação com DAs apenas e nos casos de taquicardia sinusal sem tratamento medicamentoso.

Ambas as metanálises identificaram um estudo em particular com alta qualidade metodológica, que mostrou diminuição na frequência cardíaca 30 minutos após a sessão de acupuntura em casos de taquicardia sinusal[25] e três estudos[26-28] que encontraram evidências positivas para o uso complementar de acupuntura ao tratamento com DAs (propafenona, metoprolol, mexiletina). A metanálise desses três estudos mostrou benefício significativo na taxa de resposta [risco relativo (RR), 1,19, IC de 95%: 1,05 a 1,34; p = 0,005; I2 = 13%, p = 0,32]. A análise de sensibilidade desses estudos mostra a manutenção de benefício (RR, 1,23, IC de 95%: 1,07 a 1,41; p = 0,003; I2 = 0%, p = 0,50).

Infelizmente, tais ensaios clínicos foram realizados na China e publicados em periódicos chineses, e os relatos transcritos acima são as únicas informações a que este autor teve acesso, ficando os artigos originais de difícil acesso nas bases de dados comumente utilizadas no ocidente.

Pontos sugeridos para tratamento:
- PC6 + HT7 + CV17
- PC6 + HT7 + BI15

Referências bibliográficas

1. Kearney PM, Whelton M, Reynolds K, et al. Global burden of hypertension: analysis of worldwide data. Lancet. 2005;365(9455):217-23.

2. Lawes CM, Vander Hoorn S, Rodgers A; International Society of Hypertension. Global burden of blood-pressure-related disease, 2001. Lancet. 2008;371(9623):1513-8.

3. Lewington S, Clarke R, Qizilbash N, et al.; Prospective Studies Collaboration. Age-specific relevance of usual blood pressure to vascular mortality: a meta-analysis of individual data for one million adults in 61 prospective studies. Lancet. 2002;360(9349):1903-13.

4. Chobanian AV, Bakris GL, Black HR, et al.; National Heart, Lung, and Blood Institute Joint National Committee on Prevention, Detection, Evaluation, and

Treatment of High Blood Pressure; National High Blood Pressure Education Program Coordinating Committee. The Seventh Report of the Joint National Committee on Prevention, Detection, Evaluation, and Treatment of High Blood Pressure: the JNC 7 report. JAMA. 2003;289(19):2560-72.

5. National Institute for Health and Clinical Excellence. Hypertension: clinical management of primary hypertension in adults. Disponível em: http://www.nice.org.uk/guidance/CG127. Acesso em: 8 abr. 2013.

6. Mancia G, Laurent S, Agabiti-Rosei E, et al.; European Society of Hypertension. Reappraisal of European guidelines on hypertension management: a European Society of Hypertension Task Force document. J Hypertens. 2009;27(11):2121-58.

7. World Health Organization. Acupuncture: review and analysis of reports on controlled clinical trials. 1996. Disponível em: http://whqlibdoc.who.int/publications/2002/9241545437.pdf. Acesso em: 8 abr. 2013.

8. Flachskampf FA, Gallasch J, Gefeller O, et al. Randomized trial of acupuncture to lower blood pressure. Circulation. 2007;115(24):3121-9.

9. Yin C, Seo B, Park HJ, et al. Acupuncture, a promising adjunctive therapy for essential hypertension: a double-blind, randomized, controlled trial. Neurol Res. 2007;29 Suppl 1:S98-103.

10. Macklin EA, Wayne PM, Kalish LA, et al. Stop Hypertension with the Acupuncture Research Program (SHARP): results of a randomized, controlled clinical trial. Hypertension. 2006;48(5):838-45.

11. Micozzi MS. Celestial Healing: Energy, Mind and Spirit in Traditional Medicines of China, and East and Southeast Asia. London: Singing Dragon; 2011.

12. Jian L, Xuyin L. Treatment by stage according to identifying syndrome for primary hypertension. World Journal of Integrated Traditional and Western Medicine. 2006;3:178-80.

13. Chang X. Needling Techniques for Acupuncturists: Basic Principles and Techniques. London: Singing Dragon; 2011.

14. Zhou W, Longhurst JC. Neuroendocrine mechanisms of acupuncture in the treatment of hypertension. Evid Based Complement Alternat Med. 2012;2012:878673.

15. Zhou W, Fu LW, Tjen-A-Looi SC, et al. Afferent mechanisms underlying stimulation modality-related modulation of acupuncture-related cardiovascular responses. J Appl Physiol (1985). 2005;98(3):872-80.

16. Guo ZL, Longhurst JC. Expression of c-Fos in arcuate nucleus induced by electroacupuncture: relations to neurons containing opioids and glutamate. Brain Res. 2007;1166:65-76.

17. National Heart, Lung, and Blood Institute. Types of Arrhythmia. Disponível em: http://www.nhlbi.nih.gov. Acesso em: 8 nov. 2016.

18. Martin C, Matthews G, Huang CL. Sudden cardiac death and Inherited channelopathy: the basic electrophysiology of the myocyte and myocardium in ion channel disease. Heart. 2012;8(7):536-43.

19. Priori SG, Blomström-Lundqvist C, Mazzanti A, et al.; ESC Scientific Document Group.. 2015 ESC guidelines for the management of patients with ventricular arrhythmias and the prevention of sudden cardiac death: The Task Force for the Management of Patients with Ventricular Arrhythmias and the Prevention of Sudden Cardiac Death of the European Society of Cardiology (ESC). Endorsed by: Association for European Paediatric and Congenital Cardiology (AEPC). Eur Heart J. 2015;36(41):2793-867.

20. Blomström-Lundqvist C, Scheinman MM, Aliot EM, et al.; American College of Cardiology; American Heart Association Task Force on Practice Guidelines; European Society of Cardiology Committee for Practice Guidelines. Writing Committee to Develop Guidelines for the Management of Patients With Supraventricular Arrhythmias. ACC/AHA/ESC guidelines for the management of patients with supraventricular arrhythmias – executive summary: a report of the American College of Cardiology/American Heart Association Task Force on Practice Guidelines and the European Society of Cardiology Committee for Practice Guidelines (Writing Committee to Develop Guidelines for the Management of Patients with Supraventricular Arrhythmias). Circulation. 2003;108(15):1871-909.

21. January CT, Wann LS, Alpert JS, et al. 2014 AHA/ACC/HRS guideline for the management of patients with atrial fibrillation: executive summary. J Am Coll Cardiol. 2014;64:e1-e76.

22. Kang XZ, Xia Y. [Acupuncture therapy for arrhythmia and other cardiac disorders: clinical and laboratory investigation]. Zhen Ci Yan Jiu. 2009;34(6):413-20.

23. Liu J, Li SN, Liu L, et al. Conventional acupuncture for cardiac arrhythmia: A systematic review of randomized controlled trials. Chin J Integr Med. 2018;24(3):218-26.

24. Li Y, Barajas-Martinez H, Li B, et al. Comparative effectiveness of acupuncture and antiarrhythmic drugs for the prevention of cardiac arrhythmias: A

systematic review and meta-analysis of randomized controlled trials. Front Physiol. 2017;8:358.

25. Li H. The transient effect of acupoint selection of Linggui Bafa on sinus tachycardia. Chin Acupunct Moxibust (Chin). 2003;23:132-4.

26. Liu LY, Li ZP. Observation on the clinical curative effect of propafenone with acupuncturing Neiguan on frequent ventricular premature beat. Chin J Integr Tradit West Med Intens Crit Care (Chin). 1999;6:65-6.

27. Zhong CH. Observations on the efficacy of combined acupuncture and medicine in treating ventricular premature beat without organic heart disease. Shanghai J Acupunct Moxibust (Chin). 2008;27:15-6.

28. Wang F, Zhou L, Xia LM, Jiang XP. Clinical observations on acupuncture point injection plus medication for the treatment of coronary heart disease-caused ventricular premature beats. Shanghai J Acupunct Moxibust (Chin). 2012;31:96-7.

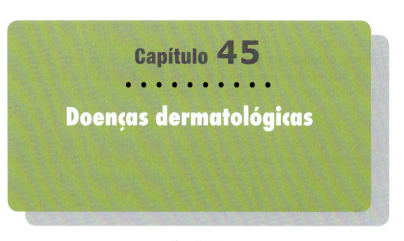

Capítulo 45

Doenças dermatológicas

Chen Mei Zoo
Márcia Maria Ozaki Reguera

Introdução

Na Medicina Tradicional Chinesa (MTC), a fitoterapia tem papel mais preponderante que a acupuntura no tratamento das patologias dermatológicas.

Os maiores benefícios do uso isolado da acupuntura no tratamento das doenças dermatológicas são observados principalmente no alívio do prurido e na melhora do estado emocional e da qualidade de sono desses pacientes. Dessa forma, podemos interromper um ciclo de piora das lesões decorrentes da coçadura e do desequilíbrio emocional, contribuindo para um controle mais efetivo dessas afecções, que geralmente são crônicas e recidivantes.

Atualmente, na literatura médica, encontramos uma quantidade muito pequena de publicações científicas relacionando acupuntura e doenças dermatológicas. É importante ressaltar que as afecções dermatológicas, no âmbito da MTC, apresentam melhores respostas terapêuticas com o uso da fitoterapia.

Neste capítulo abordaremos três patologias dermatológicas prevalentes no nosso dia a dia, que cursam com prurido como um dos seus sintomas e/ou apresentam o estresse emocional como fator desencadeante ou de piora do quadro, e que, portanto, podem apresentar alguma melhora com o uso isolado da acupuntura como coadjuvante.

Para fins didáticos, dividiremos este capítulo em duas partes. Na primeira parte, serão descritos os quadros clínicos e o tratamento dessas afecções segundo a medicina ocidental. Na segunda parte, abordaremos os padrões sindrômicos da MTC nos quais essas patologias podem se apresentar e as prescrições de acupuntura correspondentes.

Dermatite atópica

É uma manifestação eczematosa crônica e recidivante, frequentemente associada à asma e/ou rinite alérgica (30%) e, eventualmente, urticária (15%). Caracteriza-se também por xerose e prurido intenso. O diagnóstico é clínico e pode-se observar elevação dos níveis de imunoglobulina E (IgE), principalmente nos casos que apresentam manifestações atópicas respiratórias.

Na criança, a afecção caracteriza-se por placas eritêmato-descamativas agudas e subagudas que podem acometer todo o corpo, poupando o maciço centro facial. No adolescente e adulto, predomina a liquenificação nas áreas flexurais, dobras cubitais, poplíteas e região cervical.

No tratamento atópico, cuidados gerais como banhos rápidos em água morna (3 a 5 minutos), vestuário de algodão, uso frequente de emolientes e ambiente livre de poeira são importantes para evitar o agravamento do quadro evolutivo e a prevenção das recidivas.

O arsenal medicamentoso utilizado no controle da dermatite atópica consiste principalmente em corticosteroides tópicos, tacrolimo/pimecrolimo, anti-histamínicos e emolientes reparadores da barreira cutânea. Os antibióticos tópicos ou sistêmicos devem ser utilizados quando houver a presença de infecção secundária, pois ela é um importante fator de exacerbação da doença.

Para as formas mais graves ou resistentes, podemos ainda utilizar imunomoduladores sistêmicos como a talidomida e a gamainterferona, fototerapia e imunossupressores como a ciclosporina e a azatioprina. Quando necessário, pode-se recomendar psicoterapia e até hospitalização.

Segundo a MTC, a dermatite atópica pode ser decorrentes dos seguintes padrões:

- Vento-calor;
- Deficiência de sangue;
- Secura;
- Calor no sangue;
- Deficiência de Yin;
- Excesso de calor;
- Umidade;
- Umidade-calor.

Urticária

O quadro clínico da urticária é caracterizado pelo aparecimento súbito de pápulas e placa eritêmato-edematosas, denominadas de urticas, que são bastante pruriginosas e de duração efêmera. É considerada de caráter agudo quando desaparece em alguns dias, ou torna-se crônica quando sua duração ultrapassa seis semanas.

As causas mais comuns de urticária são: drogas, alimentos, inalantes, parasitoses em geral, infecções, doenças sistêmicas, agentes físicos, contactantes e fatores psicogênicos.

A terapêutica baseia-se, primeiramente, na identificação e no afastamento do agente causal. No tratamento medicamentoso, prescrevemos principalmente corticosteroides injetáveis ou orais e anti-histamínicos. Nos casos de urticárias crônicas, também podemos utilizar os antidepressivos tricíclicos, os betabloqueadores e os cromoglicatos.

Os padrões envolvidos na etiopatogenia das urticárias são:

- Vento-frio;
- Vento-calor;
- Deficiência de sangue;
- Calor no sangue.

Psoríase

É uma doença eritêmato-descamativa de evolução crônica, consequente a um aumento da velocidade do ciclo evolutivo de queratinócitos, com períodos de remissão. Geralmente, as lesões não são pruriginosas. No entanto, observa-se frequentemente uma correlação do estresse psicológico com o desencadeamento e a exacerbação das lesões psoriáticas.

A forma clínica mais comum é a psoríase em placas (90% dos casos), que se caracteriza por placas eritêmato-descamativas bem-delimitadas, de tamanhos variados, que acometem simetricamente a face extensora de membros, principalmente joelhos e cotovelos, couro cabeludo e região sacra. As demais formas são: pustulosa, eritrodérmica, ungueal, eruptiva ou gutata, invertida e artropática.

O diagnóstico da psoríase é eminentemente clínico. A histopatologia não é específica, mas é sugestiva, e torna-se útil para afastar algum diagnóstico diferencial.

Dependendo da forma da psoríase, da extensão do quadro e de fatores como idade, ocupação e condições gerais de saúde, podemos optar entre as diversas modalidades de tratamento atualmente disponíveis: corticoides tópicos, coaltar, método de Goeckerman, antralina, calcipotriol, PUVA, metotrexato, etretinato e ciclosporina A.

Os padrões correlacionados à psoríase segundo a MTC são:

- Estagnação de QI e sangue;
- Calor no sangue;
- Deficiência de Yin;
- Excesso de calor;
- Umidade-calor.

Nesta parte, abordaremos as manifestações clínicas dos padrões e sua etiopatogenia segundo a MTC, e os pontos de acupuntura que podem ser utilizados.

Vento-Frio

As lesões por vento-frio apresentam-se rosadas ou esbranquiçadas e têm pouco eritema. O prurido piora com a exposição ao vento ou o contato com o frio e melhora com o aquecimento. O paciente pode apresentar aversão ao vento e ao frio e ausência de sede.

Pulso: superficial e lento.

Língua: pálida com saburra fina e branca.

Princípio de tratamento: dissipar o vento e eliminar o frio.

Acupuntura: GV14, TE10, SP10, GB39, LI11, PC3 e BL40. Usar método de sedação.

Moxabustão: LI4, TE4, LI11. LR2, SP36, SP10 e SP6.

Vento-calor

As lesões dermatológicas relacionadas a esse padrão são de caráter agudo, de aparecimento súbito e de localização variável e móvel, podendo ou não apresentar eritema e calor.

O prurido é móvel e piora com a exposição ao vento e ao calor. Há aversão ao calor, podendo apresentar sede.

É frequentemente associado a reações alérgicas: alérgenos aéreos e de contato, alimentos, álcool, drogas.

Pulso: superficial e rápido.

Língua: vermelha com saburra fina e amarelada.

Princípio de tratamento: eliminar o calor, expelir o vento, regularizar o Qi defensivo e nutritivo, estimular a função dispersora do pulmão, libertar o exterior

Acupuntura: GV14, GB20, GB31, BL2, BL10, BL13, LU7, LI4 e TE5. Usar método de sedação.

Caso o paciente apresente debilidade na sua resistência, podemos também tonificar os seguintes pontos: BL13, BL20, BL23, ST36, KI7 e LU7.

Nos casos de prurido intenso, podemos ainda acrescentar: PC7 e HT7 para sedar o paciente.

Deficiência de sangue

Nesse padrão, a pele apresenta-se cronicamente pálida, ressecada e áspera, e pode estar fina ou descamativa; pelos finos, acinzentados e secos. Pode vir acompanhado de fadiga e tontura.

Pode levar à invasão da pele pelo vento, sendo comum a associação com vento-calor. Nesse caso, observaremos reagudização das lesões com piora do quadro clínico.

Pulso: fino, agitado.

Língua: pálida, fina e seca.

Princípio de tratamento: dispersar o vento-calor e tonificar o sangue, nutrir o sangue e o Yin, fortalecer o baço.

Se houver combinação de deficiência de sangue com deficiência do Yin, tanto o sangue como o Yin devem ser tonificados.

Acupuntura: ST36, SP6, SP10, LR8, BL17, BL20 e BL43. Usar método de tonificação.

Se houver prurido muito intenso, podem-se acrescentar: HT7 e BL15. Utilizar o método de sedação.

Se houver invasão de vento-calor, sedar também os pontos LU7 e LI4.

Secura

Observamos, nesse padrão, pele seca e áspera, que pode estar vermelha, quente e pruriginosa. Pode apresentar sede e boca seca.

Pode ser decorrente do uso excessivo de detergentes e de outros produtos químicos que removem a oleosidade natural da pele, da exposição a aquecedores e do clima seco.

Geralmente, esse padrão costuma ser secundário à deficiência do sangue, à interiorização do vento-calor, à deficiência do Yin ou ao fogo.

Pulso: fino; pode estar rápido.

Língua: seca; pode estar vermelha.

Princípio de tratamento: nutrir o Yin, eliminar o calor, expelir o vento, tonificar o sangue e tonificar o Rim.

Acupuntura: BL22, BL23, SP6, SP10, KI3, KI6, LU5, LI4 e TE6. Utilizar método de tonificação.

Para sedar o calor, podemos ainda acrescentar: KI2 e LU10.

Excesso de calor, calor no sangue, deficiência de Yin

As lesões dermatológicas desses padrões se assemelham entre si e frequentemente apresentam-se secas, vermelhas e quentes; podem referir também ardência e dor. O prurido mostra-se presente e intenso na maioria dos casos.

O excesso de calor é o precursor do calor no sangue.

O calor no sangue pode ser decorrente da progressão do vento-calor ou pode surgir da deficiência de Yin ou do excesso de calor em um ou mais órgãos.

A deficiência de Yin apresenta ainda dois principais fatores associados, que são o calor e a secura.

Pulso: cheio, rápido; pode ser em corda.

Língua: vermelha ou enegrecida.

Princípio de tratamento: tonificar o Yin e dispersar o calor no(s) sistema(s) afetado(s); remover estase do sangue.

Acupuntura: BL40, SP6, SP10, LI4 e LI11. Utilizar o método de sedação.

Para excesso de calor, podemos realizar a sangria dos pontos nascentes Jing: LU11, PC9, HT9, SP1, LR1 e KI1, e dos pontos mananciais Ying: LU10, PC8, HT8, SP2, LR2 e KI2 dos órgãos Yin.

Nos casos de deficiência de Yin, pode-se ainda tonificar os pontos: LR8, KI3 e KI6.

Umidade, umidade-calor

Nesse padrão, estão enquadradas as lesões exsudativas ou vesicobolhosas, podendo apresentar eritema ou ardência se for do tipo calor-umidade.

Pode surgir da combinação de deficiência do Qi do baço ou da estagnação do Qi nos meridianos ou ser decorrente da invasão por agentes patogênicos externos.

Pulso: escorregadio, vazio ou cheio, pode ser rápido.

Língua: pálida ou vermelha, saburra gordurosa,

Princípio de tratamento: tonificar o baço para resolver a umidade, remover a estagnação do Qi e drenar a umidade-calor.

Acupuntura: CV3, CV6, SP6, SP9, ST40, LI4 e TE6. Utilizar o método de sedação.

Para resolver a umidade, devemos tonificar o baço, acrescentando: SP3, SP6, ST36 e BL20.

Para umidade-calor, podemos também sedar os pontos: BL39, BL40, GB34, GB41 e LR5.

Estagnação de sangue e Qi

As afecções dermatológicas decorrentes da estagnação de sangue e Qi apresentam lesões purpúricas, resistentes a tratamento e, portanto, mais propensas a se tornarem crônicas.

A estagnação é considerada como fator de resistência de doenças como a psoríase. A estagnação também gera o acúmulo de umidade, calor e fogo nos meridianos e sistemas afetados.

Pulso: em corda ou retardado.

Língua: púrpura, podendo apresentar saburra amarelada e gordurosa.

Princípio de tratamento: tonificar Qi e sangue, regularizar Qi e sangue, remover umidade, eliminar o calor.

Acupuntura: CV6, CV17, BL13, BL15, BL17, BL18, SP1, SP4, SP6, SP8, ST40, LR1, LR3, GB34, LI4, LI10, PC6 e TE6.

Bibliografia

Charlesworth EM, Beltrani VS. Pruritic dermatoses: overview of etiology and therapy. Am J Med. 2002;113(9A):25-33.

Iliev E. Acupuncture in Dermatology. Clin Dermatol. 1998;16(6):659-88.

Sampaio APS, Rivitti AR. Dermatologia. São Paulo: Artes Médicas; 1998.

Shen DH, Wu XF, Wang N. Manual of Dermatology in Chinese Medicine. Seattle: Eastland Press; 1995.

Yihou X. Dermatology in Traditional Chinese Medicine. St. Albans: Donica Publishing Ltd; 2004.

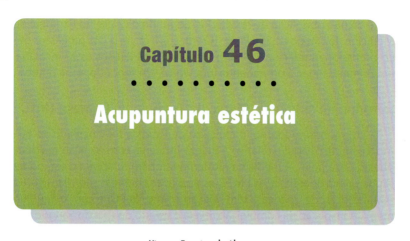

Capítulo 46

Acupuntura estética

Vicente Faggion de Alencar
Ciro Blujus dos Santos Rohde

Conceito e implicações éticas

A estética, no seu sentido estrito, é o ramo da filosofia cujo objetivo é o estudo da natureza da beleza, sua criação, percepção e as emoções envolvidas. Para Aristóteles, a essência do belo seria alcançada apenas em conjunto com o que é bom e verdadeiro, ou seja, em acordo com valores morais[1]. As entidades médicas no Brasil, entretanto, não reconhecem a estética como especialidade médica, já que a prática médica é exclusivamente uma prestação de serviços de meios, e a beleza seria um resultado[2]. Por outro lado, temos o exemplo da Lei nº 12.802, de 2013, que dá a paciente mastectomizada o direito de cirurgia de reconstrução de mama. Isso ocorre devido à importância da estética na saúde e na qualidade de vida das pacientes que sofreram com câncer[3]. Nesse exemplo, percebemos a importância da estética para o ser humano, como elemento na saúde psíquica e nas relações sociais.

Um médico pode atuar em qualquer área da medicina, inclusive em procedimentos ditos estéticos, mas deve informar o paciente dos riscos e da não obrigação de resultados. Segundo o Conselho Regional de Medicina do Estado de São Paulo (Cremesp), a maioria dos processos ético-profissionais relacionados a procedimentos estéticos está vinculada, em primeiro lugar, a propaganda indevida e, em segundo, a má prática[4].

Introdução: estética e Medicina Tradicional Chinesa (MTC)

No mundo moderno, o conceito de estética foi vinculado ao termo "cosmético", aquilo relativo à beleza humana, com atenção maior as questões da pele[5]. A medicina moderna também relaciona o estado de saúde com a aparência[6]. Na MTC, as erupções cutâneas são vistas como manifestação de doença e têm relação com o Wei Qi e com o Fei (Pulmão)[7]. A inspeção da compleição revela o estado do Qi e do Sangue nos órgãos internos[6,7].

Esse escopo das afecções da pele de característica estética está incluso na área de cirurgia da MTC, que abrange bolhas, feridas, doenças dermatológicas e lesões traumáticas, doenças geralmente que ocorrem na superfície do corpo. Essas afecções têm origem nos seis fatores patogênicos exógenos, sete fatores patogênicos internos (emoções), dieta inadequada, exaustão sexual, traumas externos e fatores locais[8]. Segue abaixo uma descrição das afecções de natureza estética mais comumente tratadas com acupuntura.

Considerações anatômicas sobre a face

A região da face possui diversos elementos anatômicos e é rica em estruturas nobres (Figura 46.1). Assim, o conhecimento detalhado de sua anatomia é fundamental para qualquer abordagem, sem provocar lesões inadvertidas. Além da pele, de espessura variável, temos as mucosas e o sistema musculoaponeurótico superficial (SMAS): rede fibromuscular contínua e consistente abaixo do tecido subcutâneo, que recobre e une os músculos da expressão facial. O SMAS possui septos fibrosos que distribuem a contração da musculatura da mímica para a face. Os vinte pares de músculos faciais são inervados pelo VII par craniano, e sua localização superficial permite influência sobre a pele. Os movimentos repetidos desses músculos são o principal fator responsável pelo padrão das rugas dinâmicas da face, que se tornam inevitáveis ao longo dos anos. Além do nervo facial, deve-se lembrar do V par craniano, nervo trigêmeo, predominantemente sensitivo e que também inerva os músculos da mastigação. A artéria e a veia faciais e seus ramos merecem destaque, pois devem ser evitados[9].

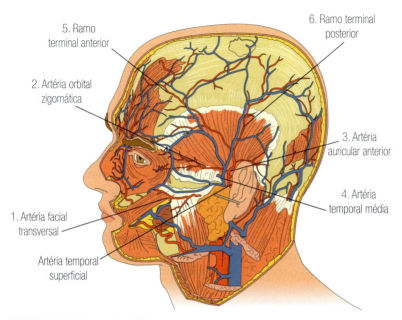

FIGURA 46.1. Principais artérias e veias da face.

Rugas e envelhecimento da pele facial

Conceito/etiologia

A combinação de efeitos gravitacionais, doenças genéticas (síndrome de Ehler-Danlos), fotoenvelhecimento (radiação ultravioleta), alteração do peso corporal, etilismo e tabagismo, diabetes, insuficiência renal crônica, trauma facial e paralisia facial contribui para o envelhecimento da pele da face[10]. O próprio envelhecimento cutâneo se caracteriza por perda de colágeno, achatamento da junção dermoepidérmica e apagamento das papilas dérmicas[11]. Aparecem rugas e linhas finas de expressão, perda da elasticidade da pele, hiperpigmentação e redução da quantidade de tecido adiposo subcutâneo[10].

Propedêutica

Desde o Renascimento, artistas já exploravam a estética facial, percebendo as "proporções clássicas" e as simetrias (Figura 46.2). Um exemplo é a proporção áurea 1:1,618. A análise antropométrica e cefalométrica faz parte desse processo. A face pode ser dividida em terços superior, mesofacial e inferior. A documentação fotográfica também é importante[10,11].

Terço superior da face: compreende regiões frontais, supercílios e nariz. Nessa região, os músculos frontais (elevadores) se contrapõem aos músculos prócero, corrugador e orbicular dos olhos (abaixadores). Os frontais, ao contraírem, elevam os supercílios e causam rugas transversas na fronte. Os frontais também perdem tônus com o envelhecimento, promovendo a queda dos supercílios em resposta à gravidade. Os corrugadores aproximam os supercílios medialmente e provocam rugas verticais glabelares. O prócero é responsável pelas rugas da região glabelar e nasal.

Terço médio da face: os músculos da mímica do terço médio são orbicular dos olhos, elevador do lábio superior da asa do nariz, elevador do ângulo da boca e zigomático maior e menor. O ligamento zigomático tem papel antigravitacional importante nessa região, assim como o SMAS, que liga o terço médio com a margem anterior do masseter. O SMAS emerge do sulco nasogeniano e, junto com os músculos da mímica, se liga ao orbicular da boca, onde não há quase subcutâneo. A tração gerada pelo SMAS e pelo tônus dos músculos da mímica tem efeito estético sobre o sulco nasogeniano. Por outro lado, a estrutura fibrogordu-

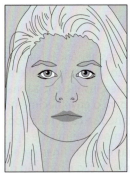 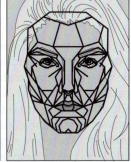 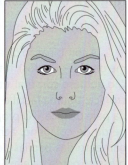

FIGURA 46.2. Avaliação da simetria facial e efeito da simetria na estética facial.

rosa lateral ao sulco, com o envelhecimento, sofre ação da gravidade e desce, aprofundando-o.

Terço inferior da face: inclui os músculos orbicular da boca, risório, platisma, depressor do ângulo da boca, depressor do lábio inferior, mentual e masseter. Nessa região, o envelhecimento causa acentuação do sulco mentolabial e aparecimento de bandas do platisma e rugas periorais pela hipotonia dos músculos.

Tratamento de rugas da face

Para o tratamento de rugas faciais, é importante determinar os músculos agonistas e antagonistas relativos àquele tipo de ruga que se deseja diminuir (Figura 46.3). Rugas frontais transversais: ocorrem devido à contração do músculo frontal e à fraqueza dos músculos orbicular, corrugador e prócero. São indicadas a sedação dos pontos GB-14 e TE-23 e a tonificação dos pontos BL-2 e Ex-HN4 (Yuyao). No caso de rugas frontais e glabelares verticais, tonificam-se os pontos GB-14 e TE-23 e sedam-se os pontos BL-2 e Ex-HN4. As rugas perioculares (chamadas pés

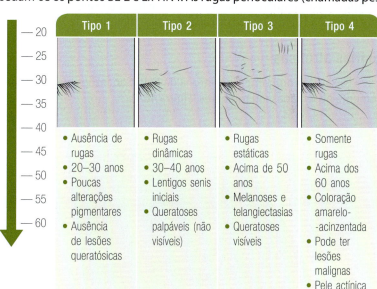

T. M. Callaghan & K.-P. Wilhe. Int. J. Cosmet Sci (2008) 30, 323–332.

FIGURA 46.3. Classificação de Glogau de rugas.

de galinha) se devem à contração do músculo orbicular ocular: indica-se sedação de TE-23 (direcionada medialmente e superiormente), GB-1, Ex-HN-7 (Qiuhou), Ex-HN-5 (Taiyang) e ST-4 (agulha direcionada superiormente para atingir o músculo zigomático).

Rugas e acentuação do sulco nasogeniano: tonificar ST-7, ST-4, ponto extra Jiachengjiang, par de pontos extras 1 cun laterais ao CV23.

Rugas peribucais: nas rugas peribucais superiores, sedam-se os pontos LI-19 e ST-4, direcionando as agulhas medialmente. Para rugas peribucais inferiores, seda-se Jiachengjiang e tonificam-se os antagonistas ST-7, ST-4, direcionados lateralmente, e o ST-3. Eventualmente, os pontos CV-24 e GV-26 também podem ser usados.

Rugas paranasais ou "de antipatia": são devidas à contração excessiva do músculo elevador da asa nasal e do lábio superior e ao enfraquecimento dos músculos orbicular ocular, orbicular oral e zigomático. Indicam-se a sedação do Ex-HN-8, LI-20 e ST-3 e a tonificação de ST-4, LI-19 e Ex-HN-7.

Na eletroacupuntura, utiliza-se corrente alternada menor ou igual a 10 mA, com as frequências de sedação e tonificação respectivamente de: 15 a 50 Hz; 2 a 10 Hz; o tempo de cada sessão geralmente é de 10 minutos[12].

Estrias atróficas

Faixas de enrugamento e atrofia da pele. São lesões mais frequentemente observadas em mulheres (Figura 46.4).

FIGURA 46.4. Estrias localizadas em abdome direito.

Etiologia: ocorrem na gravidez, obesidade, síndrome de Cushing, nos tratamentos sistêmicos com corticoides e hormônio adrenocorticotrófico (ACTH) e nos tratamentos tópicos com corticoides.

Patogenia: as estrias surgem em condições de hiperextensibilidade da pele, como no aumento de peso corporal, solicitação por exercícios físicos e gravidez. Pela histologia, observam-se: atrofia da epiderme, redução das fibras elásticas, alteração do colágeno na derme e ausência de anexos cutâneos.

Quadro clínico: as estrias se iniciam eritêmato-purpúricas e depois ficam despigmentadas. As estrias distribuem-se na região lombossacral e coxas, nas mulheres jovens. Na gravidez, se localizam nas faces laterais e anterior do abdome, coxas e mamas. Nas doenças endócrinas, surgem no abdome, nádegas, coxas e pregas axilares[13].

Tratamento: o estímulo da acupuntura, manual ou elétrico, promove uma reação inflamatória aguda local[12]. Esse processo inflamatório é logo contido pela própria reação do organismo pela acupuntura, que inclui redução da inflamação, do estresse oxidativo[10] e da reação à histamina[14] nos tecidos locais. Por isso, há início precoce da fase proliferativa do processo de cicatrização com proliferação de fibroblastos, angiogênese e epitelização.

As agulhas são inseridas intradermicamente ao longo das estrias e estimuladas[12].

Melasma

Melasma ou cloasma é uma melanodermia da face, mais frequente em mulheres, geralmente, com mais de 25 anos, após gestação ou terapia hormonal (Figura 46.5).

Etiologia: predisposição genética (é mais frequente em indivíduos de pele mais escura); gestação; estímulo hormonal de estrogênios e progestogênios; exposição solar; cosméticos derivados do petróleo ou que contenham drogas fotossensibilizantes.

Patogenia: num contexto de estímulo à melanogênese, os raios ultravioleta aumentam a atividade dos melanócitos, provocando a pigmentação da pele.

Quadro clínico: manchas castanho-claras a castanho-escuras, localizadas geralmente em regiões malares, até mesmo região frontal, labial superior e masseter. Variam de intensidade, de pigmentação discreta até causar máscara desfigurante que leva a problemas psicológicos.

Diagnóstico diferencial: atentar apenas para a melanodermia de contato e a melanodermia tóxica, a qual tem distribuição mais difusa sobre a face e pescoço.

Tratamento: a fotoproteção é um fator fundamental sobe o qual o paciente deve ser orientado[13].

Pela acupuntura, o método terapêutico inclui os acupontos: LI-4, LI-11, SP-6, ST-36 e BL-12. Aplicar método de sedação com agulhas filiformes, duas a três vezes, com retenção por 20 a 30 minutos. Auriculoterapia: estimular os pontos Fígado, Baço, Estômago, Rim, Endócrino e Glândula Adrenal[15].

Também podem ser utilizados pontos locais, com estímulo elétrico, por exemplo: ST-3, ST-4, ST-5, ST-6, SI-18, SI-17 GB-14 e Ex-HN3. A técnica de cercamento da lesão pode ser usada nas manchas refratárias ao tratamento[12].

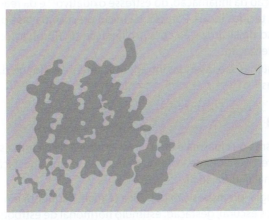

FIGURA 46.5. Melasma em região malar.

Celulite

O nome popular celulite na verdade se refere à lipodistrofia ginecoide, ou também chamada paniculopatia fibroesclerótica. Inicialmente, imaginava-se que a celulite era uma reação básica do tecido conectivo diante de agressões traumáticas, tóxicas, infecciosas e endócrinas[11]. Essa reação teria três fases: primeira: congestão com um infiltrado flácido e dor; segunda: hiperplasia, fibrose e exsudato – há aspecto nodular; terceira: esclerose e atrofia cicatricial. Atualmente, a celulite é classificada como uma doença da hipoderme, a paniculite não lipogranulomatosa. É um processo distrófico da derme e hipoderme.

Sua etiologia é complexa e sua fisiopatologia multifatorial.

Uma herança genética multifatorial determina não só a obesidade, mas também morfologias, como: depósito de tecido adiposo nos quadris, na forma de "pneu", nas ancas, tórax e braços, e na região glútea. A ação hormonal é o fator de início da lipodistrofia ginecoide. O hiperestrogenismo pode ter diversas causas: conversão da androstenediona em estrona no tecido gorduroso, tumores ovarianos secretores, redução do *clearance* de estrona, iatrogenia por administração de estrogênios, entre outras. O estrógeno estimula a hipertrofia das células adiposas pelo aumento da enzima lipoproteína lipase (LPL). A LPL, junto com a insulina, estimula a lipogênese. O estrógeno também atua sobre o fibroblasto e sobre o *turnover* de macromoléculas, alterando as propriedades da matriz extracelular. Há retenção de íons, aumento da pressão osmótica intersticial e edema. O estrógeno também promove a redução do fluxo sanguíneo venoso e aumenta a permeabilidade dos vasos linfáticos. Consequentemente, aumenta a pressão do líquido intersticial e há edema localizado, dando início à primeira fase da celulite, já mencionada. Fatores ambientais como dieta hipercalórica e hiperlípidica, assim como sedentarismo, contribuem para esse processo. Condições como a gestação, doenças pélvicas, o próprio ciclo hormonal mensal, obstipação intestinal e compressão externa por roupas e cintos devem ser consideradas fatores contribuintes[11].

O quadro clínico da lipodistrofia ginecoide pode ser classificado em quatro graus: I – não há alteração na inspeção, entretanto, à palpação, sente-se empastamento localizado na pele; II – observam-se pequenas ondulações na pele; III – durante a inspeção, há claramente áreas de retração e de nodulações; IV – nessa fase há maior sofrimento cutâneo. Além das nodulações e ondulações, já podem ser vistos poros dilatados e microvarizes[12] (Figura 46.6).

O primeiro passo do tratamento é a dieta hipocalórica (redução de carboidratos e gorduras) e rica em fibras, associada a maior aporte hídrico. A literatura da medicina estética cita diversas terapias, como intradermoterapia, drenagem linfática, lipoaspiração e aplicação tópica de lipolíticos. A acupuntura se aplica nas técnicas de subincisão – consiste em agulhar a hipoderme e causar um hematoma controlado em região de lipodistrofia crônica, previamente anestesiada, é claro. Há liberação da fibrose presente na hipoderme, e o processo de cicatrização do hematoma elimina aquela região afetada.

A acupuntura também está presente na eletrolipólise: a passagem de corrente elétrica de baixa intensidade diretamente no tecido adiposo por meio de agulhas transdérmicas. Há ação anti-inflamatória, vasodilatação e aumento local do metabolismo. O estímulo da eletroacupuntura também atua no sistema neuromuscular e neurovegetativo, e reduz o estresse e o apetite. Há evidência de lipólise devido à presença de glicerol na urina de pacientes submetidos ao procedimento. Na literatura, utilizam-se intensidades de correntes baixas, até 30 mA. Entretanto, a experiência do autor recomenda corrente alternada de intensidade menor, até 10 mA. A intensidade de corrente é determinada pela sensibilidade do paciente, com o cuidadoso ajuste pelo médico. As agulhas são aplicadas localmente a critério do médico, entretanto, devem-se levar em conta os princípios de eletroterapia: eletrodos paralelos distribuem sua corrente em uma área maior, enquanto com eletrodos contrapostos a corrente se concentrará numa área menor. Contraindicações da eletroacupuntura: insuficiência cardíaca ou renal, portadores de marca-passo cardíaco, trombose venosa profunda, epilepsia, gestação e usuários de anticoagulantes.

As agulhas são colocadas tanto de forma oblíqua (para atingir a hipoderme) como perpendicularmente à pele ou paralelamente às fibras musculares (para estimular a musculatura). Recomenda-se usar a eletroacupuntura em sedação (alta frequência – 50 a 100 Hz) para o estímulo do tecido adiposo. Para o tecido muscular, é recomendado usar baixas frequências (4 a 50 Hz). Não devem ser inseridas diretamente

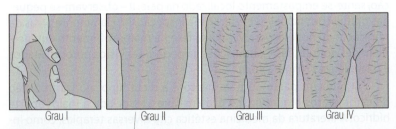

FIGURA 46.6. Classificação da celulite.

em lesões cutâneas como soluções de continuidade, eczemas e acne. Técnicas auxiliares que podem ser aplicadas localmente são: a ventosa deslizante e a moxabustão[11,12] (Figura 46.7).

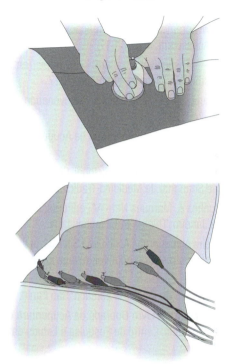

FIGURA 46.7. Aplicação de ventosa e aplicação de eletroacupuntura.

Referências bibliográficas

1. Estética. Disponível em: https://pt.wikipedia.org/wiki/Est%C3%A9tica. Acesso em: 8 set. 2017.

2. Conselho Regional de Medicina do Estado de São Paulo. Departamento Jurídico. Parecer Interno nº 241/2016. Disponível em: http://www.cremesp.org.br/pdfs/sre/parecer_interno_241.pdf. Acesso em: 8 set. 2017.

3. Sociedade Brasileira de Mastologia. Disponível em: http://www.sbmastologia.com.br/index.php?option=com_flippingbook&view=book&id=12:saiba-

tudo-sobre-o-cancer-de-mama&catid=3:cartilhas&Itemid=960. Acesso em: 8 set. 2017.

4. Conselho Regional de Medicina do Estado de São Paulo. Cremesp na Mídia. Médico sem especialidade lidera processos em plástica e estética. Disponível em: http://www.cremesp.org.br/?siteAcao=SaladeImprensa&acao=crm_midia&id=462. Acesso em: 8 set. 2017.

5. Cosmetology. Disponível em: https://en.wikipedia.org/wiki/Cosmetology#Esthetician. Acesso em: 8 set. 2017.

6. Barret JB. Acupuncture and facial rejuvenation. Aesthet Surg J. 2005;25(4):419-24.

7. Wang LG, editor. Tratado Contemporâneo de Acupuntura e Moxabustão. São Paulo: CEIMEC; 2005.

8. Yachun Z. Cirurgia da Medicina Tradicional Chinesa. Shanghai: Editora da Universidade de Shanghai de Medicina Tradicional Chinesa.

9. Gemperli R, Munhoz A, Marques Neto AA, editores. Fundamentos da cirurgia plástica. Rio de Janeiro: Thieme Publicações Ltda., 2015.

10. Lima LP, de Oliveira Albuquerque A, de Lima Silva JJ, et al. Electroacupuncture attenuates oxidative stress in random skin flaps in rats. Aesthetic Plast Surg. 2012;36(5):1230-5.

11. Maio M, editor. Tratado de Medicina Estética. São Paulo: Roca, 2004.

12. Nakano MAY, Yamamura Y. Livro Dourado da Acupuntura em Dermatologia e Estética. 2ª ed. São Paulo: Centro de Pesquisa e Estudo da Medicina Chinesa; 2008.

13. Sampaio SAP, Rivitti EA. Dermatologia. 3ª ed. São Paulo: Artes Médicas; 2007.

14. Pfab F, Hammes M, Bäcker M, et al. Preventive effect of acupuncture on histamine-induced itch: A blinded, randomized, placebo-controlled, crossover trial. J Allergy Clin Immunol. 2005;116(6):1386-8.

15. Shaozhi L, Xiaohong T. Chinese Therapeutic Method of Acupoints. Changsha: Hunan Science & Technology Press; 2006.

Capítulo 47
Acupuntura nas doenças oftalmológicas

Gilvano Amorim Oliveira
Ciro Blujus dos Santos Rohde

Introdução

A aplicabilidade da acupuntura em afecções oftalmológicas é tão antiga quanto a própria acupuntura. Uma gama de condições oftalmológicas parece poder ser melhorada com a acupuntura, embora careçamos de explicação de seus efeitos aos moldes da ciência moderna. A literatura registra mais de 500 casos tratados com acupuntura, entre os quais podemos citar retinose pigmentar, miopia patológica, catarata, afacia, ambliopia, glaucoma, blefaroespasmo, conjuntivites, dor ocular, hiposfagma, lacrimejamento excessivo, pterígio, ptose palpebral, olho seco, hordéolo e retinopatia diabética. De modo geral, parece haver melhora da acuidade visual central com a acupuntura, sem necessariamente melhorar o campo visual ou a visão de cores. Parece que a mácula é um sítio mais sensível que o restante da retina ao tratamento com acupuntura e eletroacupuntura (EA). Neste capítulo destacamos algumas condições para discutir do ponto de vista etiopatogênico e terapêutico segundo a Medicina Tradicional Chinesa (MTC).

Glaucoma

Uma das interpretações do glaucoma segundo a MTC reporta-o como manifestação de fogo no fígado. O aumento do fogo do fígado provoca cefaleia, tontura, rubor facial e dor ocular e impede a drenagem do humor aquoso. O tratamento deve incluir os pontos GV20, GV26, LI11, KI3, LR2 ou LR3, Yuyao, BL1 e TE23. A literatura registra que a aplicação de eletroacupuntura em coelhos pode reduzir a pressão intraocular e os níveis de dopamina e norepinefrina no humor aquoso. Paralelamente se observou aumento de 8 vezes dos níveis de endorfina no humor aquoso. A redução da pressão intraocular não foi registrada no caso de administração prévia de naloxona ou foi menor em olhos simpatectomizados. O uso de naloxona prévio em olhos de coelhos impediu a hipotensão ocular induzida por eletroacupuntura (EA). Dentre outros efeitos oculares da EA se observou redução da produção de humor aquoso e dos níveis de catecolaminas, além de aumento dos níveis de endorfina. Tais achados sugerem ação da acupuntura e EA na pressão intraocular e que opióides e/ou receptores de opiáceos estão envolvidos na modulação da hidrodinâmica ocular. Estudos ainda deverão ser realizados, mas estes fatos podem apontar a validação da acupuntura como ferramenta terapêutica adjuvante no tratamento do glaucoma.

Conjuntivites

Sob o termo "conjuntivites", se nomina uma gama heterogênea de condições que têm por lastro a inflamação da conjuntiva. Entre os agentes etiológicos mais comuns, citamos vírus, bactérias e atopias. Segundo a MTC, as conjuntivites podem ser por calor ou vento. A conjuntivite por calor se dá por invasão de calor ou por deficiência do Fei. O acometimento do Fei leva a um estado de plenitude do Yang do Gan. O Yang do Gan sobe e, ao ascender, inflama a conjuntiva. Essa inflamação não é acompanhada de prurido. A invasão de fator patogênico vento na superfície corporal ocorre pelos poros cutâneos. Como os poros da pele são regidos pelo Fei, haverá plenitude do Yang do Gan. O vento é causa de prurido. Assim, a conjuntivite por vento será pruriginosa. O vento pode ser interno, trazendo umidade do Pi, que se manifestará por secreção na superfície ocular. O tratamento consiste na estimulação dos pontos LU9, LU5, LR3, GB14, BL2, LI4, ST36, GB39 e LI4 para conjuntivites por calor; LI4, GB20, LU9, GV14, BL2, LR3, ST44 e GB39 para conjuntivites por invasão de vento e LI4, GB20, BL13, LU9, LR3, GB39, ST36, LI11 e ST4 para conjuntivites por vento interno.

Dor ocular

A dor ocular é um dos mais complexos temas da prática clínica em oftalmologia. Trata-se de síndrome multifatorial, cuja sintomatologia nem sempre traz uma relação linear entre achados patológicos, particularmente de superfície ocular. Hoje receptores de superfície ocular, como os receptores vaniloides, são reconhecidos na aferência da dor ocular. Sabe-se que a dor ocular crônica segue os moldes no sistema nervoso central da dor crônica de qualquer outra etiologia. A dor ocular pode se manifestar como pontada, dor em peso, dor contínua e seus equivalentes como ardência e queimação. Segundo a MTC, a dor ocular pode se dar por invasão de calor ou pela combinação de calor e vento, vento interno ou deficiência de Xue no Gan. A fisiopatologia da algia ocular por invasão de vento e calor envolve plenitude do Yang do fígado de modo semelhante ao que descrevemos para conjuntivites. A invasão de vento tem aspecto sazonal no outono-inverno (vento-secura-frio) por agravar o excesso de Yang do fígado, particularmente se houver deficiência do Yin do Shen (que tem o frio entre suas causas). Vento interno pode surgir da deficiência do Yin do Gan. Emoções reprimidas associadas à deficiência de Yin do Shen consomem o Yin do Gan. Nesse caso, o Yang que se eleva aos olhos produz dor ocular em peso, referida como retro-ocular, irradiando para a região periorbital e fronte. Esse relato de dor profunda é um achado típico de Zang Yin. A dor ocular por vento interno se faz acompanhar de cefaleia, tontura, zumbidos, tremores, parestesias e língua trêmula. A dor ocular por deficiência de Xue no Gan se caracteriza por dor vaga, contínua, normalmente bilateral, visão turva, olho seco e pálido e, frequentemente, conjuntivocálase. Pode haver associação com glaucoma. Devem-se notar sintomas e sinais sistêmicos de deficiência de Xue do Gan, como perda de peso, tontura, insônia, perda de memória, ansiedade, depressão e palidez de pele e fâneros. A cartografia dos pontos na terapêutica da dor ocular inclui: LI4, LI11, GB20, GV14, GB34 e LR3 para dor ocular por invasão de vento-calor; KI3, CV7, BL18, LR14, GB34, BL23, BL2 e KI7 na dor ocular por vento-secura-frio; KI3, KI7, LR3, GB34, LI11, LI4, GB20, ST2 e BL2 para dor ocular por vento interno e BL18, LR3, GB34, LR8, CV14, SP10, BL17, BL23, EX-HN3 e ST2 na dor ocular por deficiência de Xue do Gan.

Hiposfagma

Hiposfagma ou hemorragia subconjuntival é um quadro decorrente da ruptura de um vaso, mormente venoso, da superfície conjuntival, gerando o extravasamento hemático na região subconjuntival. Impressiona por causar comumente hemorragias extensas, mas trata-se de condição benigna, de bom prognóstico, sem afetar a acuidade visual. Na visão da MTC, o hiposfagma é decorrente de fogo e calor que se alojam na região subconjuntival. O fogo-calor do Gan pode ser observado em situações em que haja invasão de vento-calor no Gan ou por influência de calor no Xin. A síndrome de falso calor no Gan, por deficiência do Yin do Shen, pode ser causa de pequenos hiposfagmas, frequentemente temporais. Os pontos que podem ser lembrados para o tratamento dessa condição incluem LR3, LI4, GB14, GB34, KI3, ST36 e BL2.

Pterígio

Pterígio e pinguécula são excreções triangulares da conjuntiva equatorial, justalimbar, normalmente temporal. Se o ápice do triângulo estiver voltado para a pupila, haverá tendência de crescimento tecidual horizontal, com a extensão da lesão. Nesse caso estaremos diante de pterígio. A pinguécula tem o ápice voltado para a carúncula conjuntival e evolui com o espessamento da lesão. Essas formações conjuntivais são interpretadas na MTC como resultantes de deficiência do Yin do Shen ou por plenitude do Yang do Shen. A proposta de tratamento abarca os pontos KI3 e KI7 e moxabustão em KI1, LR3, LI4, BL2 e ST3.

Olho seco

O olho possui, em sua superfície, um filme trilaminar, formado por mucina, água e lipídios, que, entre outras, tem a função de lubrificar a superfície ocular, reduzindo ao máximo o atrito do deslizar da pálpebra sobre a superfície ocular e evitando o ressecamento dos olhos. Um quadro sindrômico se desenvolve quando há deficiência funcional do filme lacrimal. Esse quadro é visto hoje num complexo enfeixamento de condições clínicas denominado DISO – doenças inflamatórias da superfície ocular. Os principais sinais e sintomas do olho seco são ardência, lacrimejamento, sensação de corpo estranho, hiperemia ocular, dor ocular e redução da acuidade visual. A MTC aponta o envolvimento da deficiência do Yang Qiao Mai ou do Yang do Shen na gênese do olho seco. Essas alterações associadas ou isoladas bloqueariam a subida do fluxo das águas até os olhos. O tratamento se faz com associação de KI3, KI7, CV6, BL62, BL2, GB14, GV20 e ST4.

Terçol e calázio

Terçol e calázio representam um processo infeccioso de bordas palpebrais. Para a MTC, não há diferenciação entre hordéolo e calázio. O que importa é a localização, na pálpebra superior ou na pálpebra inferior. Essas lesões na pálpebra superior são causadas por calor no pulmão ou baço ou deficiência do Qi do Pi, com acúmulo local de umidade. Já na pálpebra inferior, são decorrentes de excesso de umidade e calor no PI ou Wei, secundário à plenitude do Yang do Gan. O tratamento decorre dessas situações e devem ser considerados os seguintes pontos: GB34, LR3, LI4, LI11, LR14, LU9, GV14, BL2, ST3, SP3 e BL20 para calor no Pi e no Fei; BL20, LR13, SP3, BL18, LI4, LR3, GV14, ST2, ST36 e GB34 para deficiência do Qi do Pi; e, finalmente, LI4, LR3, LI11, GV14, ST37, CV12, SP3, ST36, BL2 e GB14 para umidade-calor no Wei ou Pi.

Erros refracionais

Há relatos na literatura de melhora da acuidade visual de pacientes míopes e présbitas submetidos à acupuntura. Esse efeito ainda é incerto e efêmero. Destacamos a clássica fórmula "Yangbai" (GB14), "Zanzhu" (BL2) e "Sibai" (ST2), que é capaz de melhorar a acuidade visual de pacientes míopes que podem alcançar acuidade 20/20 temporariamente. Como pontos com efeitos isolados, destacamos o GB37 (Guangming) para miopia e o TE23 (Shizhucong) para presbiopia.

Bibliografia

Almeida WS, Pinto HMS, Ferro FAR. Acupuntura como tratamento na cefaleia: estudo de revisão. Amazônia Sci Health. 2015;3(3):41-5.

Borowsky ANDE. Atualização no diagnóstico e tratamento das conjuntivites Highlights on conjunctivitis diagnosis and treatment. Rev AMRIGS. 2007;51(3):222-5.

Cricent SV. Localização anatômica dos pontos de acupuntura. 2ª ed. Barueri, SP: Manole; 2011.

Dabov S, Goutoranov G, Ivanova R, et al. Clinical application of acupuncture in ophthalmology. Acupunct Electrother Res. 1985;10(1-2):79-93.

Díaz MÁ, Pérez MAT, Casado IT, et al. Aplicación de la acupuntura en pacientes con glaucoma crónico simple descompensado Application of the acupuncture in patients with not compensated simple chronic glaucoma. Mediciego. 2013;19(2).

Duarte ACG, Cuiabano EB, Alvim HDS, et al. Síndrome do olho vermelho: diagnóstico e tratamento clínico. J Bras Med. 1995;69(1):101-12.

Ewert H, Schwanitz R. Influencia de la acupuntura sobre la presión ocular y el cumplimiento terapéutico de los pacientes con hipertensión ocular o glaucoma primario de ángulo abierto: Primeros resultados de un estudio prospectivo controlado de seguimiento a largo plazo. Rev Int Acupunt. 2008;2(4):212-9.

Fonseca EC, Arruda GV, Rocha EM. Olho seco: etiopatogenia e tratamento. Arq Bras Oftalmol. 2010;73(2):197-203.

Fucks C. Atlas de acupuntura. Barueri, SP: Manole; 2005.

Holanda AGS, Ventura AG, Mattos MAG, et al. Alterações oculares relacionadas à exposição solar em adultos moradores do Arquipélago de Fernando de Noronha. Rev Bras Oftalmol 2001;60(9):651-6.

Lima CG, Veloso JC, Tavares AD, et al. Método citológico e histopatológico no diagnóstico das lesões da conjuntiva: estudo comparativo. Arq Bras Oftalmol. 2005;68(5):623-6.

Liu H, Lü Y, Dong Q, et al. Treatment of adolescent myopia by pressure plaster of semen impatientis on otoacupoints. J Tradit Chin Med. 1994;14(4):283-6.

López MNB, García CCJ, Vázquez CC, et al. Tratamiento acupuntural de urgencia para el control de la presión intraocular en el glaucoma. MEDISAN. 2007;11(2).

Marfurt CF, Kingsley RE, Echtenkamp SE. Sensory and sympathetic innervation of the mammalian cornea. A retrograde tracing study. Invest Ophthalmol Vis Sci. 1989;30(3):461-72.

Mattos AC. O emocional na medicina chinesa. Notandum. 2012.

Nascimento MF, Wanzeler ACV, Sousa RLF, et al. Calázio e características demográficas dos portadores em uma amostra populacional. Rev Bras Oftalmol. 2015;74(4):222-4.

Niemtzow RC, Kempf KJ, Johnstone PA. Acupuncture for xerophthalmia. Med Acupunct. 2002;13(3):21-2.

Oliveira GA. Evaluation of accommodation capacity in a presbyopic patient undergoing stimulation of Sizhukong acupuncture point (TH 23) – Case report. Adv Ophthalmol Vis Syst. 2018;8(1):00261.

Oliveira RMS. Principais pontos de tratamento dos meridianos (Jing Luo). São Carlos: ETERF – Escola Técnica de Reabilitação Física Curso de Acupuntura; 2004.

Pérez López J. Efecto inmediato de la acupuntura sobre la visión borrosa en pacientes miopes: aplicación de la formula yangbai (vb14), zanzhu (v2), sibai (e2) [tese]. México: Escuela Nacional de Medicina y Homeopatia; 2010.

Poletti A, Poletti JE, Franzini S. Oftalmologia em medicina tradicional chinesa e acupuntura. São Paulo: Andrei; 1984.

Ribas-Silva RC, Thierbach DL, Camilotti BM, et al. Acupuntura sistêmica no tratamento de anemias. Rev Bras Ter Saúde. 2012;2(2):38-43.

Rolim APQ. Prevalência de doenças palpebrais no ambulatório do serviço de oftalmologia do Hospital Universitário da Universidade Federal de Santa Catarina [trabalho de conclusão de curso]. Florianópolis: Universidade Federal de Santa Catarina; 2004.

Robbio Troyano L, Aguila de la Coba R, Pérez Carballás F. Conjuntivitis alérgica crónica y acupuntura: comunicación preliminar. Rev Cuba Med. 1986;25(2):112-7.

Rom E. Sensory stimulation for lowering intraocular pressure, improving blood flow to the optic nerve and neuroprotection in primary open-angle glaucoma. Acupunct Med. 2013;31(4):416-21.

Santos C, Alves S, Azevedo A, et al. Olho vermelho. Jornadas do Internato Médico do Hospital Prof. Dr. Fernando Fonseca, EPE; 2011

Schein OD, Tielsch JM, Munõz B, et al. Relation between signs and symptoms of dry eye in the elderly. A population-based perspective. Ophthalmology. 1997;104(9):1395-401.

Slongo A, Silvério-Lopes S, Santos P. Tratamento da síndrome de Sjogren com acupuntura auricular – estudo de caso. Revista Interdisciplinar de Estudos em Saúde. 2013;2(1):39-50.

Southall MD, Li T, Gharibova LS, et al. Activation of epidermal vanilloid receptor-1 induces release of proinflammatory mediators in human keratinocytes. J Pharmacol Exp Ther. 2003;304(1);217-22.

Val'kova IV, Niurenberg Olu. [Use of electroacupuncture reflexotherapy in myopia]. Vestn Oftalmol. 1989;105(1):33-5.

Wang LG, Pai HJ. Tratado contemporâneo de Acupuntura e Moxibustão. CEIMEC. São Paulo; 2005.

Wen TS. Manual terapêutico de acupuntura. Barueri, SP: Manole; 2008.

Wong S, Ching R. The use of acupuncture in ophthalmology. Am J Chin Med. 1980;8(1-2):104-53.

Yamamura Y, Yamamura ML. Propedêutica energética – inspeção e interrogatório. 1ª ed. São Paulo: Editora Center AO; 2010.

Zhang J, Xuemei L. Medicina Tradicional Chinesa: padrões e prática. São Paulo: Roca; 2013.

Capítulo 48

Acupuntura no processo de envelhecimento

Yolanda Maria Garcia

Vantagens e desvantagens do uso da acupuntura no paciente idoso

O indivíduo que hoje é idoso é tipicamente portador de várias doenças crônicas, diferentes entre si, porém coexistindo e interferindo simultaneamente em sua condição de saúde. Esse fenômeno é chamado de comorbidade. A comorbidade pode estar presente em qualquer fase da vida, mas seu aparecimento é muito mais provável em indivíduos de idade avançada, que não só ficaram por mais tempo sujeitos ao desenvolvimento de doenças, sejam elas de natureza inicialmente agudas, mas que não evoluíram bem e acabaram por se cronificar, sejam doenças crônicas desde o início. Também são indivíduos que começaram a receber atenção à saúde em épocas em que o conhecimento sobre o assunto ainda não abrangia tudo o que se sabe nos dias de hoje e que, portanto, não tiveram acesso a tratamentos eficientes, seja do ponto de vista preventivo, seja curativo. A evolução do conhecimento médico permitiu um impressionante aumento da longevidade dos seres humanos, mas ao mesmo tempo gerou um grande número de idosos com altos índices de comorbidades e de fragilidade. A presença de comorbidades tende a complicar o regime terapêutico, na medida em que o tratamento de uma doença pode se constituir em causa de piora de outra coexistente, deixando o responsável pelo tratamento diante de dilemas terapêuticos importantes.

Uma consequência importante da comorbidade, que pode também ser chamada de multimorbidade, é a chamada polifarmácia (em inglês *polypharmacy*). A polifarmácia se junta à multimorbidade e às modificações fisiológicas do processo de envelhecimento para produzir consequências inconvenientes: dificuldade de reconhecimento dos quadros clínicos e risco muito aumentado de efeitos colaterais de drogas e de interações medicamentosas. Todos esses fatores colocam indivíduos idosos muito mais próximos do risco de iatrogenia, uma grande preocupação no manejo do paciente idoso. Mesmo, porém, que não exista a situação da polifarmácia, o manuseio farmacológico do indivíduo idoso tem particularidades importantes. A farmacologia das drogas se modifica durante o processo de envelhecimento e também como consequência das doenças habituais desse perfil etário. As modificações possíveis abrangem absorção, metabolismo, distribuição e sítios de ação. Tais modificações serão diferentes para diferentes perfis de pacientes, e o envelhecimento acarreta uma heterogeneidade das respostas da população. As diferentes drogas e grupos de drogas também sofrem modificações específicas. Porém, de forma geral, pode-se generalizar essas modificações dentro da ideia de que existe um provável aumento da dose mínima necessária e da dose máxima tolerada da maioria dos fármacos, ou seja, ocorre um estreitamento da janela farmacológica para a maioria dos medicamentos.

Outro aspecto que ganha relevância nesse cenário é o chamado cuidado paliativo, também conhecido como cuidado proporcional. Ao contrário do que se imaginava bem recentemente, a ênfase no controle dos sintomas desagradáveis e na garantia do bem-estar do paciente não deve ser uma providência a ser tomada apenas no momento em que esse indivíduo enfrenta uma doença incurável e avançada e tem a perspectiva de morrer em um curto espaço de tempo. A atenção do médico, e dos outros membros da equipe de saúde, deve incluir o controle de sintomas desagradáveis e o conforto e o bem-estar do paciente ao longo de todo o seu tratamento.

Em tal contexto, a utilização das técnicas de acupuntura, no universo da Medicina Tradicional Chinesa (MTC), pode trazer diversas vantagens relevantes para a população idosa. É um grupo que tipicamente se beneficia muito das abordagens não medicamentosas em seus tratamentos, e isso não se limita a tratamentos não convencionais. Abordagens por meios físicos, exercícios e modificações dietéticas ou de hábitos de vida tornam-se ferramentas preciosas no manuseio do paciente idoso. O tratamento por acupuntura tem grande potencial de controle de sintomas, sem o risco dos efeitos colaterais habituais dos medicamentos convencionais ou de interações medicamentosas. Não há qualquer descrição de que o tratamento por acupuntura interfira de forma negativa nos tratamentos da medicina ocidental, mas há evidências sugestivas de que possa servir como adjuvante para determinados tratamentos. A acupuntura também se presta ao controle de sintomas de origem obscura ou desconhecida, já que os diagnósticos da MTC se baseiam exclusivamente em sintomas e sinais e sempre terão uma proposta terapêutica. Esse aspecto da acupuntura, por outro lado, pode ser um potencial problema para o paciente. Sinais e sintomas são alertas da presença de doença e fazer com que eles desapareçam com técnicas de acupuntura não significa que a doença tenha sido efetivamente tratada ou que não haja outros recursos que mereçam ser utilizados para o cuidado efetivo do paciente. Por esse motivo, o tratamento clínico tem que ser feito necessariamente por um médico que esteja apto a fazer o diagnóstico de acordo com os parâmetros da medicina ocidental e possa distinguir se, mesmo com o quadro clínico controlado, o paciente necessita de uma melhor investigação ou de outro tratamento.

Outro obstáculo para o uso de acupuntura na população idosa é uma resposta mais lenta do que se observa no adulto jovem. Desse ponto de vista, a acupuntura se comporta como outras terapêuticas para o idoso, por exemplo, a fisioterapia ou a reabilitação nutricional. É importante que o médico acupunturista compare as respostas de seu tratamento por acupuntura em um paciente idoso com o de outros idosos e com outras abordagens feitas em idosos, para perceber que essa resposta mais lenta e essa necessidade de maior esforço no tratamento é uma característica do paciente, e não um problema da acupuntura.

Pacientes idosos que não tenham em seu perfil cultural a tradição da acupuntura podem se sentir menos inclinados a aceitar esse tipo de tratamento; porém, nos casos em que o objetivo seja tratar dor, a rapidez da analgesia possa ser um fator de aceitação de uma terapêutica não familiar.

As chamadas terapêuticas complementares ou alternativas passaram a ser avaliadas e reconhecidas nos meios científicos ocidentais no final do século XX, embora de forma muito limitada. Posteriormente, com a associação entre essas práticas e a medicina convencional, passaram a ser conhecidas também como integrativas.

Os motivos que levam os indivíduos a procurarem as práticas integrativas incluem: insatisfação com os resultados da medicina ortodoxa e com o relacionamento médico-paciente na medicina ocidental, e preferência pela forma como os terapeutas alternativos lidam com o paciente, que tende a ser mais atenciosa, cuidadosa, individualizada, dedicando maior tempo e oferecendo mais informações. Também parece se relacionar com uma tendência moderna de voltar a atenção a um cuidado holístico e voltado para a natureza, além do acesso a uma variedade maior de informações e valores. Terapêuticas não convencionais podem assumir o papel psicológico das religiões organizadas, oferecendo a promessa de prevenir doenças ou promover o bem-estar geral, tratar dor e condições de saúde específicas e suplementar o papel da medicina convencional. Sua prática é considerada segura, mas complicações são possíveis se não forem respeitados os cuidados prescritos não só pela MTC, mas também da medicina moderna.

O processo de envelhecimento sob a visão da biologia moderna

O processo de envelhecimento é um fenômeno mais bem-compreendido nos anos mais recentes, quando um maior número de pessoas conseguiu chegar a idades mais avançadas e ser diretamente observado. Há até os dias atuais uma dificuldade em estabelecer a diferença entre o processo de envelhecimento fisiológico e as doenças comuns dessa fase da vida. Progressivamente, fenômenos identificados como parte do envelhecimento passaram a ser considerados como doenças frequentes do envelhecimento. Um dos aspectos importantes desse processo é a perda gradual da capacidade de manutenção da homeostase. Essa perda só se torna relevante quando é tão intensa que chega a ser funcionalmente significante. A possibilidade de avaliar indivíduos durante seu próprio processo de envelhecimento mostrou que essas mudanças são menos drásticas do que parecem ser quando se fazem comparações de grupos de indivíduos de diferentes gerações. A perda de capacidade de homeostase fica mais evidente quando o idoso é submetido a uma sobrecarga mais intensa. Uma das características do idoso é ter manifestações clínicas menos intensas de doença.

Acredita-se que não se conheça uma forma de interferir no processo fisiológico de envelhecimento. Dessa forma, o tratamento deverá levar em conta não só a doença, mas também as limitações da resposta do idoso. O conceito atual é de que parte do comportamento clínico de um indivíduo idoso seja determinado por sua genética e parte seja consequência da forma como cuidou de sua saúde ao longo de sua vida, de seus hábitos e de fatores agressivos do ambiente onde viveu. Essa visão do processo de envelhecimento coincide, em grande parte, com os textos clássicos da MTC, conforme veremos mais adiante.

As teorias atuais sobre o processo de envelhecimento pertencem a uma de três categorias: acúmulo de danos em proteínas responsáveis pela estrutura das células, regulação de genes específicos ou depleção de células indiferenciadas.

O processo de envelhecimento na visão da MTC

O processo de envelhecimento não costuma receber atenção individualizada nos textos clássicos da MTC, mas informações a respeito podem ser encontradas nos textos que descrevem os seus princípios. A leitura cuidadosa desses textos permite notar que muito do que se reconhece hoje como fisiologia do envelhecimento já estava descrito nesses textos antigos, embora em uma linguagem compatível com a cultura chinesa e com a época em que foram escritos. Eles contêm diversas informações que nos permitem entender como a MTC explica os fenômenos do envelhecimento.

A compreensão do Qi, um conceito de difícil tradução, é um dos exemplos. Descreve a inter-relação entre os seres humanos e o universo. Ao mesmo tempo em que é único, assume diferentes formas. O Jing, ou essência, é dividido em pré-celestial, pós-celestial e do rim. A essência pré-celestial é formada pela reunião da energia dos pais que vai nutrir o embrião e o feto durante a gestação. A única forma de preservar essa essência ao longo da vida é por meio de bons hábitos, boa alimentação e exercícios regulares. A essência pós-celestial é formada a partir do Qi obtido por meio da alimentação e da respiração. A essência do rim é derivada da essência pré e pós-celestial e pode ser reposta por esta. A essência é a base do crescimento, desenvolvimento e reprodução. Controla o crescimento dos ossos na infância, dentes, cabelos, desenvolvimento normal do cérebro e maturação sexual. Depois da puberdade, controla a fertilidade e a reprodução. Seu declínio natural ao longo da vida leva ao declínio natural da energia sexual e da fertilidade. O rim é a casa do poder da vontade (Zhi). O rim forte se manifesta por um poder da vontade forte e uma mente clara e decidida. Se o rim é fraco, faltará poder da vontade e a mente será facilmente distraída dos seus objetivos.

O portão da vitalidade (Ming Men) seria o papel do rim direito e a morada da mente, relacionado ao Qi original, enquanto o rim esquerdo é o rim real. Essa descrição foi modificada na dinastia Ming, quando o portão da vitalidade passou a ser descrito como ocupando um espaço entre os dois rins, um órgão de água e fogo, residência do Yin e do Yang, o mar da essência e que determina vida e morte.

O portão da vitalidade é considerado a raiz do Qi original; se o fogo do portão da vitalidade for deficiente, haverá uma deficiência geral de Qi e sangue. É a fonte de calor para todos os órgãos internos; se o fogo do portão da vitalidade declina, todos os órgãos serão prejudicados, levando a cansaço, depressão, falta de vitalidade, negatividade e sensação de frio. Por ser responsável por aquecer o aquecedor inferior e a bexiga, se o seu fogo for fraco, os fluidos vão se acumular, provocando umidade ou edema. O calor é essencial para as funções do estômago e baço-pâncreas para auxiliar a digestão; se o fogo do portão da vitalidade for deficiente, haverá diarreia, cansaço, sensação de frio e membros frios. O fogo do portão da vitalidade é essencial para harmonizar a função sexual e aquecer a essência do útero; em caso de deficiência, haverá impotência e infertilidade no homem e infertilidade na mulher. Por auxiliar a função do rim de receber o Qi, a deficiência do fogo do portão da vitalidade causará falta de ar, asma, rigidez no peito e mãos frias. Como auxilia o coração na função de abrigar a mente, a deficiência do fogo do coração provocará depressão, infelicidade e falta de vitalidade.

A descrição acima mostra como a MTC define os mesmos fenômenos reconhecidos hoje como o processo do envelhecimento em um contexto cultural diferente. Assim como a medicina moderna, a MTC descreve a influência da nossa informação genética (chamada pela MTC de essência pré-celestial) na forma como ocorre o nosso processo de envelhecimento. Descreve também a influência do nosso estilo de vida, hábitos e tipo de alimentação na forma como será nossa saúde no final da vida, da mesma forma que a medicina convencional. Seguindo o mesmo raciocínio, a MTC propõe a adoção de bons hábitos de vida para garantir uma boa saúde nas idades mais avançadas, assim como a medicina moderna convencional. O comportamento clínico típico do indivíduo idoso se encaixa no que a MTC chama de síndrome de deficiência, que pode ser deficiência de Qi, do Xue (sangue), do Yin ou do Yang dos diversos órgãos descritos como partes do nosso corpo. As descrições feitas pela MTC colocam em destaque a inter-relação estreita entre todos os componentes do nosso organismo, assim como a gerontologia moderna enfatiza a necessidade de compreender o funcionamento conjunto e integrado do corpo humano.

O tratamento do idoso pela MTC e acupuntura

Como em qualquer outra fase da vida, a utilização dos conceitos da MTC para tratar o indivíduo idoso depende de uma propedêutica similar à da medicina moderna, mas que será interpretada segundo os parâmetros da MTC e levará ao tratamento segundo os seus princípios. É importante lembrar que o diagnóstico da medicina ocidental é sempre necessário e que caberá ao médico responsável definir uma estratégia de tratamento que utilize os recursos mais interessantes para o paciente, sejam eles da MTC ou da medicina ocidental. Por isso, é indispensável que, mesmo com a proposta de usar acupuntura, o diagnóstico ocidental seja estabelecido e o tratamento ocidental, identificado.

Um exemplo importante é a possibilidade de utilizar acupuntura nos pacientes portadores de síndromes demenciais, altamente prevalentes em idosos, com um sério impacto sobre o paciente e as pessoas com quem se relaciona socialmente. Os tratamentos convencionais atuais são meramente sintomáticos. Os experimentos de avaliação do uso de acupuntura para esse tipo de doença são ainda bastante iniciais e restritos a animais, embora os resultados indiquem um bom potencial de resposta ao tratamento por acupuntura.

Acidentes vasculares encefálicos são outro exemplo de doença de alta prevalência em idosos. Como na maioria dos diagnósticos, há estudos sugestivos de que o tratamento por acupuntura possa ser uma ferramenta bastante útil no tratamento das sequelas, porém os estudos disponíveis são ainda restritos a amostras pequenas e são necessários estudos maiores e metodologicamente mais rígidos. Pesquisas voltadas para a fisiologia básica e aplicada apresentam respostas semelhantes, assim como estudos sobre insônia e sintomas depressivos.

Doenças crônicas associadas a dor e a comprometimento funcional também são um diagnóstico comum em idosos. Há evidências claras de que acupuntura é uma ferramenta adequada para tratamento adjuvante, ou eventualmente principal para controle de dor, embora o impacto sobre funcionalidade ainda não tenha sido alvo de estudos amplos, assim como o comportamento específico do idoso. A moxabustão, outra ferramenta da MTC muito próxima da acupuntura, é frequentemente bem-indicada pela MTC para idosos, porém faltam estudos científicos mais amplos e randomizados. Periódicos especializados em dor, ou de temática mais geral, tendem a ser mais críticos em relação aos resultados de estudos sobre acupuntura e MTC, enquanto os especializados em medicina complementar têm um olhar mais otimista em relação a esse tipo de resultado. Sintomas típicos do climatério e pós-menopausa são avaliados da mesma forma pela literatura médica moderna. O uso de técnicas de acupuntura em cuidados paliativos é também considerado uma opção segura e interessante, sem efeitos adversos relevantes descritos. Por outro lado, sintomas de doença cardiovascular aterosclerótica, como *angina pectoris*, foram pouco estudados, mas os resultados parecem ser limitados.

As técnicas de tonificação são indicação frequente quando o paciente é idoso. Como já comentado, as síndromes de deficiência são mais comuns nessa fase da vida. De acordo com os sintomas, pode-se identificar quais órgãos estão afetados e que técnica pode ser utilizada para tratá-los. Sintomas de deficiência de rim e coração são bastante comuns. A moxabustão é uma técnica com grande potencial de ser útil em idades mais avançadas, porém sua avaliação pela metodologia científica moderna é ainda bastante limitada e seu mecanismo de ação, mal explicado.

Bibliografia

Deng H, Shen X. The Mechanism of Moxibustion: Ancient Theory and Modern Research. Evid Based Complement Alternat Med. 2013;2013:379291.

Dong B, Chen Z, Yin X, et al. The Efficacy of Acupuncture for Treating Depression-Related Insomnia Compared with a Control Group: A Systematic Review and Meta-Analysis. Biomed Res Int. 2017;2017:9614810.

Fu C, Zhao N, Liu Z, et al. Acupuncture Improves Peri-menopausal Insomnia: A Randomized Controlled Trial. Sleep. 2017;40(11).

Huang KY, Liang S, Yu ML, et al. A systematic review and meta-analysis of acupuncture for improving learning and memory ability in animals. BMC Complement Altern Med. 2016;16(1):297.

Kane RL, Ouslander JG, Abrass IB, et al. Clinical implications of the aging process. In: Kane RL, Ouslander JG, Abrass IB, et al., editors. Essentials of Clinical Geriatrics. 7ª ed. New York: McGraw-Hill; 2013. chapter 1.

Kane RL, Ouslander JG, Abrass IB, et al. Chronic disease management. In: Kane RL, Ouslander JG, Abrass IB, et al., editors. Essentials of Clinical Geriatrics. 7ª ed. New York: McGraw-Hill; 2013. chapter 4.

Lee SH, Lim SM. Acupuncture for insomnia after stroke: a systematic review and meta-analysis. BMC Complement Altern Med. 2016;16:228.

Li A, Wei ZJ, Liu Y, et al. Moxibustion Treatment for Knee Osteoarthritis: A Systematic Review and Meta-Analysis. Medicine (Baltimore). 2016;95(14):e3244.

Li X, Wang R, Xing X, et al. Acupuncture for Myofascial Pain Syndrome: A Network Meta-Analysis of 33 Randomized Controlled Trials. Pain Physician. 2017;20(6):E883-E902.

Lombard DB, Miller RA, Pletcher SD. Biology of aging and longevity. In: Halter JB, Ouslander JG, Studenski S, et al. Hazzard's: Geriatric Medicine and Gerontology. 7ª ed. New York: McGraw-Hill; 2008.

Seema J, Flaherty JH. Complementary and alternative medicine. In: Halter JB, Ouslander JG, Studenski S, et al. Hazzard's: Geriatric Medicine and Gerontology. 7ª ed. New York: McGraw-Hill; 2008.

Swedish Council on Health Technology Assessment. Treatment of Insomnia in Adults: A Systematic Review. Stockholm: Swedish Council on Health Technology Assessment (SBU); 2010.

Uchida S. Cholinergic vasodilative system in the cerebral cortex: effects of acupuncture and aging. J Acupunct Meridian Stud. 2014;7(4):173-9.

Wu X, Chung VC, Hui EP, et al. Effectiveness of acupuncture and related therapies for palliative care of cancer: overview of systematic reviews. Sci Rep. 2015;5:16776.

Yu C, Ji K, Cao H, et al. Effectiveness of acupuncture for angina pectoris: a systematic review of randomized controlled trials. BMC Complement Altern Med. 2015;15:90.

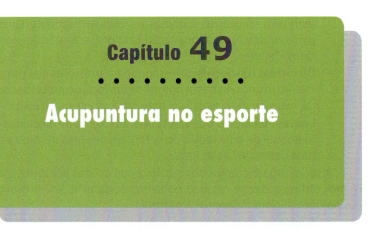

Capítulo 49

Acupuntura no esporte

Liaw Wen Chao

Este capítulo é dedicado à descrição das lesões de partes moles em decorrência de sobrecarga mecânica – relacionadas à prática esportiva – e à consequente abordagem por meio da acupuntura e da eletroacupuntura (EA).

As lesões do esporte estão geralmente associadas a um processo mal adaptativo da matriz celular, ligadas a fenômenos inflamatórios e de reparação tecidual resultantes de trauma ou sobrecarga de músculos, tendões e ligamentos.

Essas lesões podem ser classificadas segundo o seu modo de instalação, mecanismo de lesão e ritmo de reparação tecidual.

- **Lesões agudas:** caracterizada por seu início abrupto, são decorrentes de eventos traumáticos recentes, como estiramentos, entorses e contusões. Esses eventos macrotraumáticos geralmente evoluem para um processo eficaz de recuperação da integridade anatômica e funcional das estruturas envolvidas.
- **Lesões crônicas:** de instalação mais lenta, são frequentemente resultantes de eventos microtraumáticos, não apresentam

regressão efetiva de sintomas ou evoluem satisfatoriamente para um processo de reparação funcional e anatômica dos tecidos afetados.
- **Distúrbios funcionais:** correspondem a alterações que comprometem o funcionamento normal de um local ou processo corporal, mas sem dano estrutural detectável ao exame do atleta.
- **Lesões mecânicas ou estruturais:** alterações do funcionamento normal de uma região do corpo, decorrentes de dano estrutural detectável ao exame.

A sobrecarga mecânica dos tecidos pode ocorrer por vários mecanismos distintos, dentre os quais podemos destacar as lesões provocadas por mecanismos de *overuse* e *overtraining*.

- **Síndrome de *overuse*:** são lesões produzidas ou agravadas por movimentos repetitivos sobre músculos, tendões, ligamentos e articulações, sem haver necessariamente aumento de resistência, resultando em microtraumas sobre essas estruturas e aumentando o potencial de fadiga do atleta (Figura 49.1). Pode ser prevenida evitando-se o treinamento repetitivo, de alta intensidade em curto espaço de tempo (*too much, too soon and too fast*).

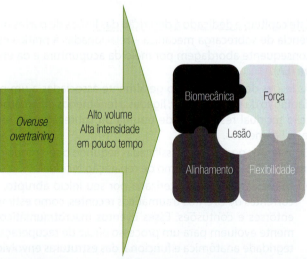

FIGURA 49.1. Principais mecanismos da lesão do esporte: contato físico, sobrecarga mecânica, vulnerabilidade estrutural, redução de flexibilidade, desequilíbrio muscular.

- **Síndrome de *overreaching* e *overtraining*:** *Overreaching* é uma condição aguda relacionada ao aumento excessivo de volume, intensidade e frequência do treino, que pode levar à síndrome de *overtraining* se não for devidamente diagnosticada e tratada. Entre os sintomas do *overtraining*, podemos incluir a fadiga ou sensação de "baixa" energia, risco aumentado de lesão ou doença, insônia e elevação da frequência cardíaca. Nas duas situações, o atleta pode apresentar sinais de desgaste físico e emocional, mau desempenho esportivo e perda de motivação para o exercício. A condição de *overreaching*, sendo resultante de um ritmo de treino intensificado, é muitas vezes considerada normal para os atletas de elite – devido ao tempo relativamente curto necessário para a sua recuperação (aproximadamente duas semanas) e à possibilidade de um efeito supercompensatório (Figura 49.2). Como o tempo necessário para se recuperar da síndrome de *overtraining* é considerado muito mais longo (meses a anos), pode não ser apropriado comparar as duas condições.

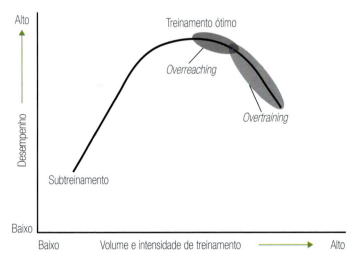

FIGURA 49.2. Curva de desempenho *vs.* volume e intensidade de treinamento. A condição de *overreaching*, apesar de estar relacionada com a melhora do desempenho, pode também levar à síndrome de *overtraining* se não for apropriadamente avaliada.

A sobrecarga mecânica provocada por postura inadequada ou por traumas de repetição sobre as cadeias cinéticas induz o organismo a iniciar um processo de reparação, conhecido como **ciclo acumulativo de lesões** (Figura 49.3).

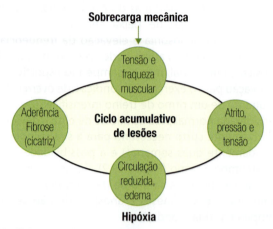

FIGURA 49.3. Ciclo acumulativo de lesões: a sobrecarga tecidual provoca danos microestruturais que levam à alteração das cadeias cinéticas e à formação de tensão e espasmo musculares por meio da ativação de mecanismos de proteção do corpo.

Como consequência desse trauma tecidual, forma-se um processo inflamatório que ativa os mecanismos de proteção contra a dor no atleta, que aumenta a tensão muscular, provocando o espasmo da musculatura. Esse espasmo leva à formação de áreas de aderência, comprometendo a elasticidade normal do tecido, que, por sua vez, pode acarretar alterações estruturais permanentes (fibrose).

A resposta inflamatória ao trauma inicia-se pela lesão vascular dos tecidos submetidos à sobrecarga mecânica excessiva ou repetitiva, caracterizada pela presença dos cinco sinais cardinais da inflamação (Figura 49.4).

A perda de função está geralmente associada à diminuição da *performance*, causada por lesão direta dos tecidos afetados, inibição pela dor e redução da mobilidade e amplitude de movimento.

Essa condição mal adaptativa que afeta as cadeias musculares de movimento, ao longo do tempo, pode aumentar a sobrecarga mecânica sobre os tecidos, sendo esse um mecanismo facilitador para o surgimento de novas lesões.

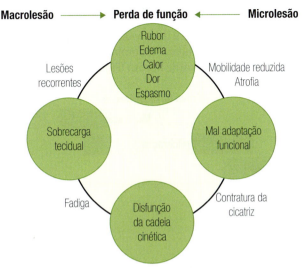

FIGURA 49.4. Resposta tecidual inadequada ao trauma, resultando em processo mal adaptativo à inflamação, disfunção da cadeia cinética e risco aumentado para novas lesões.

Fases da reparação tecidual

O processo de cura implica o restabelecimento da capacidade funcional e integridade estrutural, seguindo um sistema ordenado de reparação tecidual.

Fase 1: resposta inflamatória vascular aguda

Início a partir do momento da lesão com a ativação de mediadores vasoativos, fatores quimiostáticos e ativação de plaquetas. Aumento da permeabilidade vascular e do edema que acompanha o processo de inflamação celular. Essa fase dura de três a cinco dias.

Fase 2: reparação e regeneração

Inicia-se 48 horas após o momento da lesão e dura em média de seis a oito semanas. Nota-se nessa fase a presença de macrófagos pluripotentes e fibroblastos, e depósito de colágeno do tipo III dentro da matriz de fibrina. A partir de então ocorre a formação do tecido de granulação.

Fase 3: fase de maturação e remodelação

Redução da celularidade e da atividade de síntese, aumento da organização da matriz extracelular. Predominância de colágeno do tipo I, maturação e formação da cicatriz fibrosa (Figura 49.5).

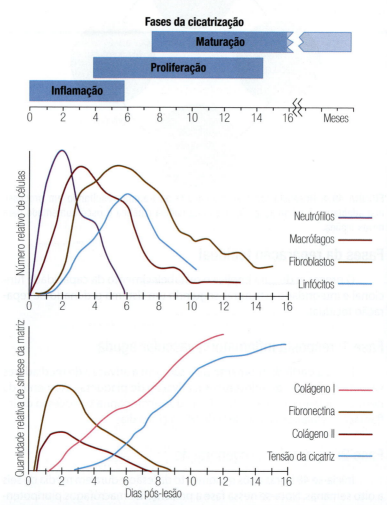

FIGURA 49.5. As fases da cicatrização tecidual: inflamatória, proliferativa, maturação e remodelação do tecido conjuntivo.

Perfil de reabilitação na lesão aguda

O tratamento da lesão aguda é geralmente direcionado ao controle da dor e do processo inflamatório associado. A instalação da dor geralmente ocorre no momento da lesão ou após um curto espaço de tempo, e o sucesso do tratamento depende da abordagem correta durante o processo de reabilitação[1-3].

Destaca-se a presença de um **período vulnerável de relesão**, que se inicia quando o atleta retorna à atividade física antes do momento ideal de reparação tecidual, impulsionado pelo alívio da dor – que atinge um patamar abaixo do limiar de tolerância – até a recuperação funcional e estrutural do atleta (Figura 49.6).

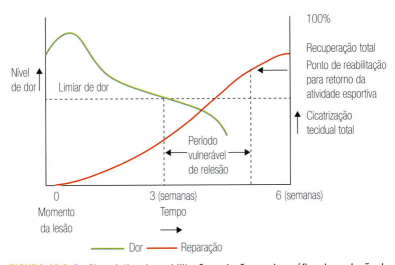

FIGURA 49.6. Perfil evolutivo de reabilitação na lesão aguda: gráfico de evolução da dor *vs.* processo de reparação tecidual. O período vulnerável de relesão corresponde ao intervalo entre o alívio de dor e a recuperação funcional do atleta.

A manifestação de dor nesse processo pode sofrer influência de medidas terapêuticas paralelamente adotadas. O uso de medicamentos de efeito analgésico sem a devida abordagem dos fatores causais ou danos teciduais infligidos ao atleta durante o processo de lesão, por exemplo, pode aumentar o intervalo do período vulnerável para relesão (Figura 49.7).

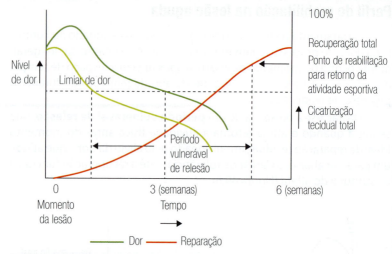

FIGURA 49.7. Medidas que afetam o comportamento do gráfico evolutivo da dor podem aumentar o intervalo correspondente ao período vulnerável de relesão.

Perfil de reabilitação na lesão crônica

O processo de reabilitação nas lesões crônicas deve levar em consideração o histórico de tratamentos anteriores do atleta, que pode incluir a sobrecarga mecânica por ciclos de treinamento abusivo ou inadequado. O período de vulnerabilidade para lesões novas ou recorrentes geralmente estará alargado.

A ocorrência de microtraumatismos subclínicos durante todo esse processo pode resultar em dano à integridade das estruturas envolvidas e risco de perda percentual permanente de função (Figura 49.8)

Mecanismos de ação da eletroacupuntura

A ação principal da analgesia induzida por acupuntura se faz por meio da liberação de neuropeptídeos opioides e não opioides – secundária à despolarização de terminações nervosas de fibras mielinizadas do tipo Aδ. Essa despolarização pode ser realizada por meio de acupuntura manual e EA de alta ou baixa frequência (Figura 49.9).

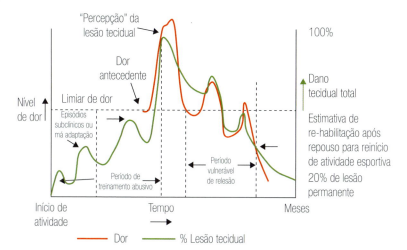

FIGURA 49.8. Perfil evolutivo de reabilitação na lesão crônica. Os ciclos abusivos de treinamento, associados a danos microtraumáticos podem acarretar sequelas parciais permanentes.

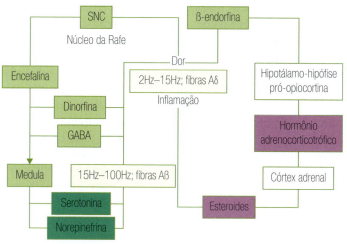

FIGURA 49.9. Eletroestimulação de alta e baixa frequência e seus efeitos na dor e inflamação.

A partir da ativação de receptores periféricos, esse estímulo é conduzido aos centros medulares, encefálicos e do eixo hipotálamo-hipofisário.

Na medula espinhal, os estímulos nociceptivos serão modulados por meio da ação da encefalina (EA de 2 e 15 Hz) e dinorfina (EA de 100 Hz), mediante a inibição pré-sináptica. A associação das frequências de 2 ou 15 Hz com a frequência de 100 Hz – conhecida como estimulação denso-dispersa – pode ativar simultaneamente a presença desses dois peptídeos e, consequentemente, o efeito analgésico[4,5]. Esses mecanismos serão mais bem explicados no capítulo 50 – Eletroacupuntura.

Por sua vez, a ativação do sistema central de modulação de dor no mesencéfalo resulta na liberação de serotonina e norepinefrina nos sistemas descendentes.

A eletroestimulação de baixa frequência (2 e 15 Hz) ativa simultaneamente o eixo hipotálamo-hipofisário, resultando na liberação da ß-endorfina no líquor e na circulação periférica, e o córtex da suprarrenal, induzindo a liberação do cortisol por meio da ação do ACTH (hormônio adrenocorticotrófico).

Conclusão

A acupuntura e a EA podem ser empregadas, com bons resultados, na abordagem das lesões funcionais agudas ou crônicas relacionadas à prática de atividades físicas com sobrecarga mecânica ou planejamento de treino inadequado.

A EA permite o ajuste preciso dos parâmetros de estimulação elétrica e consequentes bons resultados no controle da dor e da inflamação. Entre esses parâmetros, podemos citar como de maior importância a frequência e a intensidade do estímulo e a largura do pulso.

Em vista do período refratário observado na estimulação das fibras nervosas, Han et al.[6] determinaram uma linha de corte de 100 Hz para descrever a alta frequência em EA. Seguindo essa linha de raciocínio, as frequências de 1 a 4 Hz foram escolhidas como baixa frequência. Plotando em uma escala logarítmica, o ponto médio entre 2 e 100 Hz seria em torno de 15 Hz. Portanto, 2, 15 e 100 Hz são comumente empregados como as configurações-padrão para EA de baixa, média e alta frequência, respectivamente, em ensaios clínicos e pré-clínicos.

A resposta terapêutica da acupuntura é obtida a partir de dois efeitos: o efeito psicológico e o efeito fisiológico. Este último é, por sua vez, determinado por uma série de fatores, relacionados com a localização e o posicionamento das agulhas, a correta aplicação dos parâmetros de estimulação elétrica nos tecidos e a quantidade e o cronograma das sessões (Figura 49.10). É provável que a soma desses fatores possa contribuir de fato para a maximização do efeito fisiológico e do resultado do tratamento.

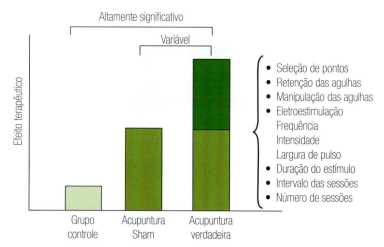

FIGURA 49.10. A resposta terapêutica da acupuntura é composta pela soma dos efeitos psicológicos e funcionais do tratamento. O efeito funcional, por sua vez, é determinado pela correta adoção dos parâmetros utilizados.

A abordagem das lesões relacionadas ao esporte deve preferencialmente ser feita por equipe multidisciplinar. Considerando o atendimento do paciente desde o estágio inicial da lesão[1], podemos sugerir que a atuação dos profissionais envolvidos seja feita por etapas, conforme ilustrado na Figura 49.11.

Nas lesões estruturais, geralmente mais complexas e que podem envolver outros processos no diagnóstico e conduta terapêutica para que o atleta possa atingir o estado de recuperação plena, a acupuntura pode atuar como coadjuvante no tratamento, promovendo analgesia pré e pós-operatória – e assim reduzindo o consumo de medicamentos analgésicos e anti-inflamatórios –, inativação de pontos-gatilho miofasciais[7], entre várias possibilidades.

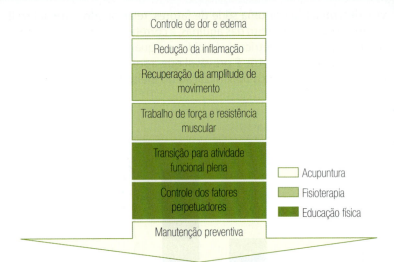

FIGURA 49.11. Fluxograma para abordagem multiprofissional no tratamento das lesões relacionadas ao esporte.

Referências bibliográficas

1. Leadbetter WB. Soft tissue athletic injury. In: Fu FH, Stone DA, editors. Sports injuries: mechanisms, prevention, treatment. Baltimore: Williams & Wilkins; 1994. p. 733-80.

2. Leadbetter WB. Aging effects upon repair and healing of athletic injury. In: Gordon SL, Gonzalez-Mestre X, Garrett WE Jr, editors. Sports and exercise in midlife. Park Ridge, IL: American Academy of Orthopaedic Surgeons; 1993. p. 177-233.

3. Leadbetter WB, Buckwalter JA, Gordon SL. Sports-induced inflammation: clinical and basic science concepts. Park Ridge, IL: American Academy of Orthopaedic Surgeons; 1990.

4. Han JS. Central neurotransmitters and acupuncture analgesia. In: Pomeranz B, Stux G, editors. Scientific Bases of Acupuncture. Berlin: Springer-Verlag: 1989. p. 7-34.

5. Hsieh CL, Kuo CC, Chen YS, et al. Analgesic effect of electrical stimulation of peripheral nerves with different electric frequencies using the formalin test. Am J Chin Med. 2000;28(2):291-9.

6. Han, JS. Acupuncture analgesia: Areas of consensus and controversy. Pain. 2011;152(3 Suppl):S41-8.

7. Melzack R, Stillwell DM, Fox EJ. Trigger points and acupuncture points for pain: correlations and implications Pain. 1977;3(1):3-23.

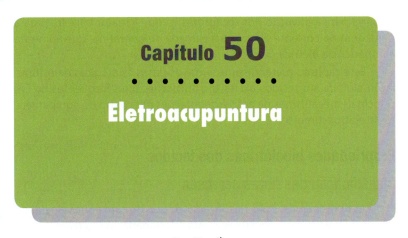

Capítulo 50

Eletroacupuntura

Liaw Wen Chao

As funções do cérebro são reguladas por mensageiros químicos que incluem a participação de neurotransmissores e neuropeptídios.

Estudos recentes mostraram que a eletroacupuntura (EA), técnica que inclui o uso de estimulação elétrica com frequências determinadas, aplicada em agulhas inseridas em certos locais do corpo (pontos de acupuntura), pode facilitar a liberação de neuropeptídios específicos no sistema nervoso central (SNC), produzindo efeitos fisiológicos específicos e até mesmo ativando mecanismos de autocura.

Essa constatação sugere que neuropeptídios podem ser mobilizados por meio de estimulação elétrica periférica para benefício da saúde ou tratamento de diversas condições clínicas[1].

Diferentes parâmetros de eletroestimulação tecidual produzem resultados distintos, específicos para o resultado terapêutico que se pretende obter. A possibilidade de programação desses parâmetros em um equipamento de eletroestimulação permite que esses resultados possam ser reproduzidos com fidelidade. E a aplicação dos estímulos diretamente nas agulhas reduz a quantidade total de carga necessária para a ativação dos receptores, já que a maior barreira para a passagem da corrente elétrica é a camada de queratina, que aumenta a impedância elétrica da pele.

Este capítulo pretende apresentar as bases fisiológicas da estimulação elétrica em tecidos excitáveis, aplicações mais frequentes na EA, principais mecanismos de ação e orientações para o uso do equipamento de eletroestimulação.

Propriedades bioelétricas dos tecidos

Classificação das fibras nervosas

As fibras nervosas são classificadas de acordo com a sua velocidade de condução (V), que, por sua vez, está relacionada ao seu diâmetro (Ø) e à presença (ou não) da bainha de mielina. Seguindo esse raciocínio, as fibras grossas e mielinizadas apresentam as maiores velocidades de condução, e as fibras finas e não mielinizadas apresentam as menores velocidades de condução.

O potencial de ação (PA) pode se propagar em dois sentidos principais: da periferia em direção ao SNC (via aferente) ou a partir do SNC em direção à periferia (via eferente).

Atualmente dois sistemas de classificação das fibras nervosas – em função de seu diâmetro e velocidade de condução – são adotados como referência (Figura 50.1).

O primeiro sistema, descrito por Joseph Erlanger (1874-1965) e Herbert Gasser (1888-1963) – ganhadores do Prêmio Nobel de 1944 –, se aplica às fibras nervosas sensoriais (aferentes) e motoras (eferentes).

O segundo sistema, descrito por David Lloyd (1911-1985) e Carlton Hunt (1918-2008) em 1943, se aplica apenas às fibras sensoriais.

Potencial de repouso da membrana

É a diferença de potencial elétrico, expressa em mV (milivolts), gerada pelo gradiente de concentração de íons Na^+ e K^+ de uma membrana semipermeável.

Como a membrana celular é bem mais permeável ao K^+ do que ao Na^+, o potencial de repouso é próximo ao potencial de equilíbrio do K^+.

FIGURA 50.1. (a) Classificação de Gasser: todas as fibras nervosas periféricas; (b) Classificação de Lloyd: somente fibras sensoriais.

Esquema 1[a]	Esquema 2[b]	Diâmetro (µm)	Velocidade de condução (m/s)	Tipo de fibra nervosa
A alfa	Ia	12-20	72-120	Aferente primária do fuso neuromuscular
	Ib	12-20	72-120	Órgão tendinoso de Golgi
		12-20	72-120	Eferente muscular esquelética
A beta	II	6-12	36-72	Aferente de tato e pressão
		5-12	20-72	Aferente secundária do fuso neuromuscular
A gama		2-8	12-48	Eferente do fuso neuromuscular
A delta	III	1-5	6-30	Aferente de dor e temperatura
B		< 3	2-18	Eferente pré-ganglionar
C	IV	< 1	< 2	Aferente de dor e temperatura
		< 1	< 2	Eferente pós-ganglionar

Devido à diferença de potencial encontrada, podemos dizer que a membrana celular se encontra polarizada. Na maioria dos neurônios em repouso, o potencial de repouso da membrana varia entre -30 e -90 mV (Figura 50.2b).

Se esse potencial de repouso se tornar mais positivo, podemos dizer que a membrana estará despolarizada (Figura 50.2c).

Se, por outro lado, o potencial de repouso se tornar mais negativo, podemos então dizer que a membrana estará hiperpolarizada (Figura 50.2a).

Potencial de ação

São variações rápidas do potencial de repouso que ocorrem na membrana de células excitáveis, quando a entrada de íons Na^+ na célula ultrapassa a saída de íons K⁺. Para que esse fenômeno ocorra, é preciso que a despolarização inicial atinja o limiar de despolarização (LD), normalmente ao redor de 15 mV em relação à tensão da membrana polarizada.

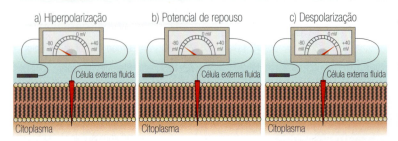

FIGURA 50.2. Potencial de repouso da membrana (b). Com a variação da diferença de potencial, a membrana pode estar (c) despolarizada ou (a) hiperpolarizada.

Período refratário

Tempo de recuperação necessário para que uma membrana excitável esteja pronta para receber um segundo estímulo, após retornar ao seu estado de repouso (Figura 50.3). Dessa forma, limita-se a frequência de potenciais de ação.

Durante o período refratário absoluto, os canais de Na⁺ estão inativos (comporta rápida aberta e comporta lenta fechada), portanto um novo estímulo não conseguirá deflagrar outro PA nesse intervalo (efeito tudo ou nada), não importa a intensidade do estímulo aplicado. O período refratário absoluto tem a duração de cerca de 1 a 2 ms.

O período refratário relativo é o intervalo imediatamente posterior ao período refratário absoluto, quando alguns dos canais de Na⁺ já retornaram ao estado de repouso ativável (comporta rápida fechada e comporta lenta aberta), e a membrana eleva o seu LD. Nessa fase, é necessária uma corrente de maior intensidade para que ocorra uma nova despolarização. O início de um segundo PA é inibido, mas estímulos supralimiares conseguem gerar potenciais de ação. A transição entre os dois períodos ocorre aproximadamente quando a repolarização do PA atinge o potencial limiar excitatório – quando as comportas lentas do canal de Na⁺ começam a se abrir.

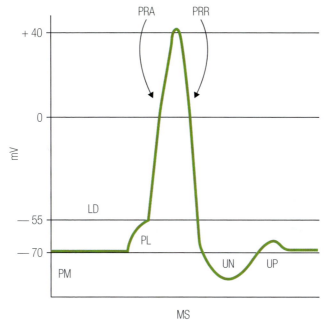

FIGURA 50.3. Potencial de ação e suas fases. (Krueger-Beck et al., 2011).
Legenda: mV = 10-3V; PM = potencial de membrana; LD = limiar de despolarização; PL = potencial local; PRA = potencial refratário absoluto; PRR = período refratário relativo; UN = estado ulterior negativo; UP = estado ulterior positivo.

Acomodação e adaptação neuronal

A célula pode aumentar seu LD em função do tempo, a partir de um incremento lento de amplitude a nível sublimiar. Esse fenômeno, que ocorre antes da primeira despolarização da célula, é chamado de acomodação.

Um receptor neuronal, diante de um estímulo contínuo ou repetitivo, alcança o seu platô e tem sua frequência de potenciais de ação reduzidas em função do tempo, tanto no tecido nervoso periférico como no central. Essa alteração de sensibilidade da célula nervosa é conhecida como adaptação ou habituação, quando ocorre o aumento do seu LD sem a necessidade de se deflagrarem novos potenciais de ação.

Resistência, impedância e capacitância

Na prática clínica, as propriedades bioelétricas das células e tecidos fornecem subsídios para a aplicação de diversas modalidades de corrente elétrica.

As correntes aplicadas nos tecidos biológicos sofrem influência não só pela resistência do tecido, mas também pela sua capacitância.

Resistência (R) é uma propriedade dos condutores que se refere à oposição relativa ao movimento de partículas carregadas eletricamente. Inversamente, a facilidade relativa com a qual partículas elétricas se movem em um meio é chamada condutância (G).

Capacitância é a propriedade de armazenamento de carga de um sistema de condutores e isolantes. Os sistemas capacitivos em geral tendem a bloquear correntes contínuas, mas permitem a passagem de correntes alternadas – quanto mais alta for a sua frequência, mais fácil será a passagem pelo sistema.

O termo impedância (Z) se refere à oposição relativa às correntes alternadas, assim como a resistência se refere à oposição relativa às correntes contínuas.

A impedância é dependente da natureza capacitiva dos tecidos biológicos, e sua magnitude é inversamente proporcional à frequência da estimulação aplicada – quanto mais alta a frequência, mais baixa a impedância do tecido.

Lei de Ohm

O físico e matemático alemão Georg Simon Ohm (1789-1854) postulou duas leis que determinam a resistência elétrica dos condutores, a partir de suas pesquisas sobre células eletroquímicas – dispositivos capazes de transformar energia química em energia elétrica –, também conhecidas como pilhas de Volta.

Primeira lei de Ohm

Em um condutor ideal, a razão entre a diferença de tensão (V) entre dois pontos e a corrente elétrica (I) que flui entre eles é constante. Essa constante é conhecida como resistência elétrica (R).

Matematicamente, essa lei afirma que V = R x I, onde V é a diferença de tensão expressa em volts, R é a resistência expressa em ohm e I é a corrente em amperes (Figura 50.4).

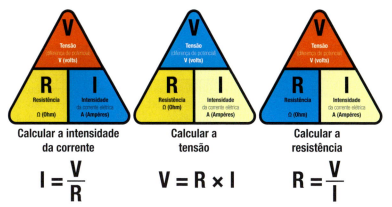

FIGURA 50.4. A primeira lei de Ohm pode ser expressa como uma função da corrente, da tensão aplicada ou da resistência.

Mais tarde, suas experiências com diferentes comprimentos e espessuras de fios elétricos foram cruciais para que ele postulasse a segunda lei de Ohm.

Segunda lei de Ohm

A resistência elétrica de um material é diretamente proporcional ao seu comprimento e inversamente proporcional à sua área de secção transversal, variando de acordo com o material do qual ele é constituído.

Equipamento de eletroacupuntura

O estimulador para EA (Figura 50.5) consiste em um aparelho eletrônico portátil, que gera estímulos elétricos para sensibilizar pontos eletrorreativos reconhecidos pela acupuntura, sendo composto basicamente por:

- Fonte de alimentação, AC-DC ou bateria;
- Circuitos osciladores, responsáveis pela geração dos parâmetros de frequência, largura de pulso (LP) e tempo de aplicação;

- Circuito modulador, responsável pela modificação dos pulsos;
- Circuito amplificador, para comandar a intensidade do estímulo; e
- Etapas de saída implementadas com fonte controlada de corrente ou tensão. A quantidade de saídas pode variar de um equipamento para outro.

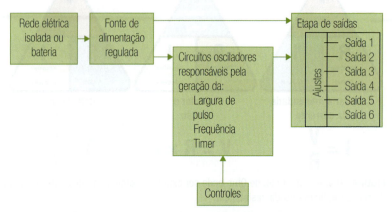

FIGURA 50.5. Diagrama representando um eletroestimulador, composto por uma fonte de alimentação, circuitos osciladores, moduladores e amplificadores, e saídas.

Equipamentos que geram estímulos em fonte de tensão

De acordo com a primeira lei de Ohm, se a tensão aplicada é constante, a resistência e a intensidade sofrerão variações inversamente proporcionais. Raciocinando em termos de prática clínica, por exemplo, se a resistência de um determinado tecido diminuir, a intensidade do estímulo deverá aumentar, possivelmente gerando certo grau de desconforto físico ao paciente (Figura 50.6A).

Equipamentos que geram estímulos em fonte de corrente

A intensidade de corrente se mantém praticamente constante, de maneira que existe uma variação diretamente proporcional entre a tensão aplicada e a resistência (Figura 50.6B). A intensidade da corrente é controlada pelo usuário, e não pela mudança da impedância, possibilitando melhor controle sobre os resultados terapêuticos.

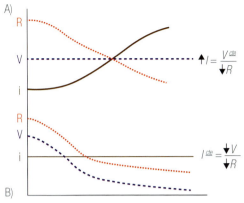

FIGURA 50.6. Variação de parâmetros na lei de Ohm. (A) Tensão é constante. (B) Intensidade de corrente é constante.

Parâmetros da estimulação elétrica por corrente pulsada

Com relação ao sentido do fluxo de cargas, as correntes pulsadas podem ser unidirecionais (Figura 50.7) ou bidirecionais, e podem ser constituídas por corrente contínua, alternada ou por uma mistura das duas correntes em um determinado período de tempo. Os dois sentidos do fluxo de carga definem os semiciclos respectivamente positivo e negativo.

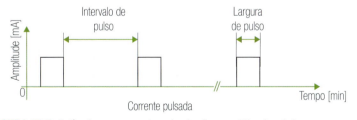

FIGURA 50.7. Estímulo por corrente pulsada: fluxo unidirecional de cargas.

O estímulo bidirecional é o mais utilizado (Figura 50.8), porque pode ser produzido com média resultante zero, consequentemente minimizando os efeitos de eletrólise de agulha e tecidos.

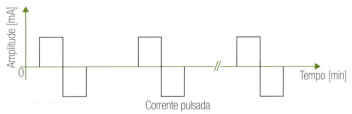

FIGURA 50.8. Estímulo por corrente pulsada: fluxo bidirecional de cargas.

Tipos de onda

Com relação ao aspecto morfológico, as formas de onda podem ser simétricas ou assimétricas.

Onda bidirecional simétrica

Todos os parâmetros dos semiciclos positivo e negativo (morfologia, amplitude e duração) são idênticos. Esse estímulo é considerado não polarizado (Figura 50.9A).

Onda bidirecional assimétrica e balanceada

Os parâmetros dos semiciclos positivo e negativo são diferentes, mas o estímulo, sendo balanceado, também é considerado não polarizado (Figura 50.9B).

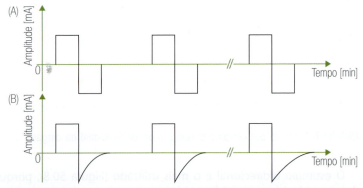

FIGURA 50.9. Estímulo de corrente pulsada bidirecional e balanceada: (A) simétrica; (B) assimétrica.

Onda bidirecional assimétrica e desbalanceada

O estímulo polarizado raramente é utilizado em função dos efeitos eletrolíticos (Figura 50.10).

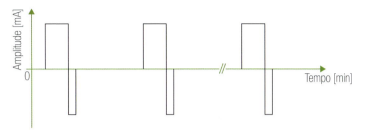

FIGURA 50.10. Estímulo de corrente pulsada bidirecional assimétrica e desbalanceada.

Anatomia da forma de onda

Tempo de semiciclo: tempo decorrido entre o início e o final de um semiciclo do pulso.

Intervalo intrapulso: tempo decorrido entre os semiciclos de um mesmo pulso.

Largura de pulso: tempo decorrido entre o início e o final dos semiciclos de um pulso.

Tempo interpulso: intervalo entre dois pulsos sucessivos (Figura 50.11).

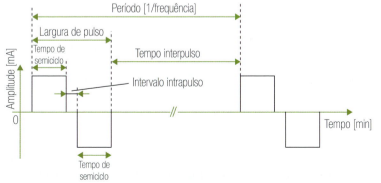

FIGURA 50.11. Tempos e intervalos definidos em um estímulo de corrente pulsada.

Tempo de subida e descida: o tempo de subida corresponde ao intervalo de tempo entre o início até a amplitude máxima do semiciclo. O tempo de descida, portanto, corresponde ao tempo entre o pico de amplitude e o final do semiciclo (Figura 50.12).

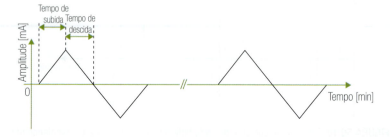

FIGURA 50.12. Tempo de subida e descida em um estímulo de corrente pulsada.

Parâmetros de eletroestimulação: frequência

Para a estimulação por corrente pulsada, a frequência corresponde à taxa de repetição do estímulo, expressa em pulsos por segundo (pps) ou, como é mais convencionalmente utilizado, em ciclos por segundo (Hz).

- Com o objetivo de obter melhor efeito terapêutico, o equipamento de EA geralmente permite a programação de diferentes formas de onda:
- Contínua – a forma de onda contínua pode ser de baixa (dispersa) ou de alta (densa) frequência (Figuras 50.13A e B);
- Mista – forma de onda que utiliza duas frequências consecutivamente: a primeira sequência de estímulos é aplicada na frequência F1 durante o intervalo de tempo T1, e a segunda sequência de estímulos é aplicada na frequência F2 durante o intervalo T2. Também é conhecida como forma de onda denso--dispersa (Figura 50.13C);
- Intermitente – também chamada de forma de onda tipo *burst*, é composta por grupos de pulsos (F1>0, T1>0) interrompidos por pequenos períodos de tempo (F2=0, T2>0), que se repetem em intervalos regulares (Figura 50.13D).

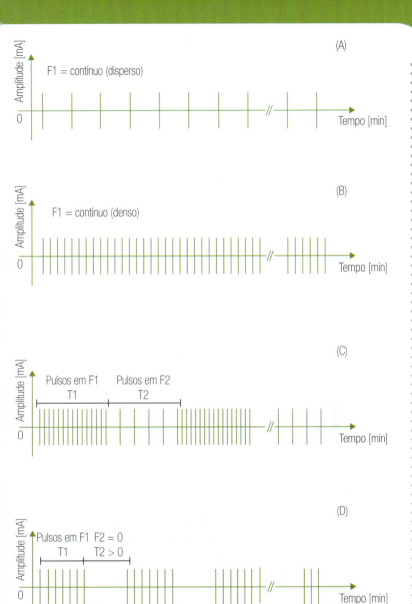

FIGURA 50.13. Formas de onda. (A) contínua dispersa; (B) contínua densa; (C) mista ou denso-dispersa; (D) intermitente ou tipo *burst*.

Parâmetros de eletroestimulação: largura de pulso

A LP corresponde à duração de um único pulso, expressa em microssegundos (μs). É um parâmetro que, associado à amplitude de pulso, permite o cálculo da quantidade de carga que passa pelo tecido a cada estímulo.

Os mecanismos neurais de analgesia relacionados à LP são dependentes da despolarização de diferentes tipos de fibra. As estimulações elétricas com LP de 2 a 50 μs são percebidas pelo paciente, mas não provocam dor (nível sensorial). Estimulações elétricas acima de 150 μs podem provocar contração muscular e ativar fibras aferentes do tipo Aδ (nível motor). A despolarização da fibra do tipo C com estimulação elétrica acima de 1 ms produz sensação de dor (nível nocivo) e não é alvo da EA.

Para a escolha da duração de pulso de melhor eficácia terapêutica, devemos procurar utilizar o parâmetro da cronaxia obtida a partir da curva de intensidade-duração específica para cada tipo de fibra.

Curva de intensidade-duração

Os termos *cronaxia* e *reobase* foram inicialmente descritos pelo neurocientista francês Louis Lapicque (1866-1952), no seu artigo "*Définition expérimentale de l'excitabilité*", publicado em 1909.

Numa curva de intensidade-duração (Figura 50.14), a reobase é definida como o estímulo elétrico de amplitude mínima para despolarizar uma célula excitável quando se aplica um pulso de longa duração (300 ms), ou seja, é a menor intensidade de corrente necessária para iniciar a estimulação de músculos e nervos.

A cronaxia é um parâmetro de excitabilidade definida como a menor duração de pulso necessária para deflagrar um PA, com um estímulo equivalente ao dobro da amplitude da reobase – e que permite a escolha da LP ideal para estimular qualquer tecido excitável.

No entanto, existem dois outros parâmetros elétricos utilizados para descrever um estímulo: energia e carga – e a energia mínima para a ativação de uma fibra nervosa ocorre com a duração do pulso equivalente à cronaxia.

Os valores da cronaxia e da reobase variam de acordo com a excitabilidade do tecido, como acontece com as fibras mielinizadas A e B, as fibras não mielinizadas do tipo C e o músculo desnervado (Figura 50.15).

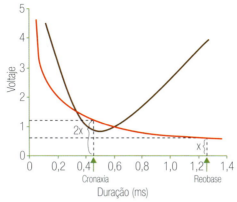

FIGURA 50.14. Curva de intensidade-duração com definição dos parâmetros de reobase e cronaxia.

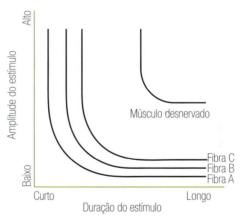

FIGURA 50.15. Curva de intensidade-duração comparando a excitabilidade das fibras nervosas periféricas e o músculo desnervado. Quanto menor a cronaxia, maior a excitabilidade da fibra.

O diâmetro do axônio é inversamente proporcional à cronaxia, ou seja, quanto maior o diâmetro do axônio, menor a duração do pulso elétrico necessário para despolarizar a célula, e maior será a excitabilidade da fibra (Figura 50.16). Já a reobase apresenta uma relação inversamente proporcional à duração do pulso – quanto menor a duração do pulso, maior a amplitude de estímulo necessária.

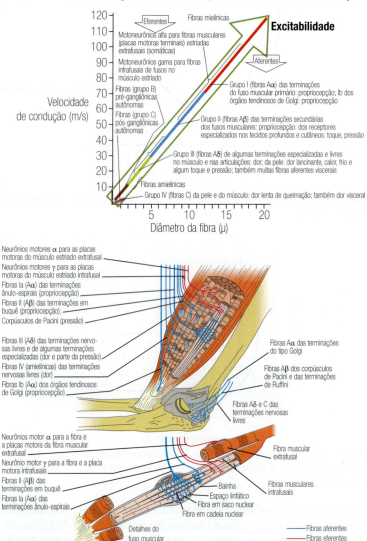

FIGURA 50.16. Classificação das fibras nervosas por tamanho e velocidade de condução, e sua localização anatômica. A excitabilidade aumenta proporcionalmente ao aumento do diâmetro.

Parâmetros de eletroestimulação: intensidade do estímulo

A intensidade do estímulo é um parâmetro controlado pelo usuário, que deve levar em consideração o grau de conforto relatado pelo paciente diante da eletroestimulação. Numa determinada curva de intensidade-duração, a intensidade guarda uma relação inversa com a duração do pulso: quanto maior a largura do pulso, menor a intensidade necessária para produzir a despolarização da fibra, e vice-versa.

O limiar sensitivo (LS) foi identificado como a primeira sensação de passagem da corrente ao aumento da intensidade, e limiar motor (LM), como a mínima contração muscular detectada e o limiar doloroso (LD), ao se atingir a menor sensação de dor.

A intensidade da eletroestimulação pode ser utilizada nos três níveis de estimulação. O efeito de analgesia induzida pelo nível sensitivo frequentemente não persiste após o término da sessão, enquanto a analgesia induzida entre os limiares motor e doloroso pode durar horas. Segundo Romita *et al.* (1997), a eletroestimulação com 2 ou 5 ms provavelmente excita as fibras aferentes do tipo C e, em seguida, ativa os sistemas endógenos de inibição de dor, enquanto a eletroestimulação com 200 μs pode ativar as fibras Aδ

Parâmetros de eletroestimulação: tempo de aplicação

O tempo de estimulação numa sessão de EA deve levar em consideração fatores relacionados ao desconforto relatado pelo paciente, como dores no local da aplicação, hipersensibilidade ou mal-estar relacionado ao uso da corrente elétrica, entre outros.

A duração-padrão em geral varia entre 10 e 30 minutos. Frequentemente, alguns minutos após o início da sessão, o paciente pode se adaptar ao estímulo elétrico – com declínio gradual na sua resposta. Para manter a estimulação próxima aos limiares desejados (sensitivo ou motor), deve-se proceder ao ajuste da intensidade.

Entretanto, o efeito analgésico da EA pode ser gradualmente atenuado até finalmente desaparecer após estimulações prolongadas ou repetitivas. Esse fenômeno é conhecido como **tolerância à eletroacupuntura**.

Estudos realizados sobre esse tema demonstraram redução no número de receptores opioides após repetitivas sessões de EA. Além disso, a tolerância à EA está relacionada à liberação de peptídeos antiopioides como a colecistoquinina (CCK-8), orfanina FQ e angiotensina II.

Mecanismos de ação da eletroacupuntura

Entre os vários possíveis usos da EA, os mais amplamente reconhecidos são efeitos analgésicos e anti-inflamatórios – sobre lesões teciduais persistentes (inflamatório), lesão do nervo (neuropático), câncer e dor visceral, entre outros.

O mecanismo de ação da analgesia induzida pela EA está fortemente ligado à presença de peptídeos opioides endógenos no SNC. Uma evidência direta dessa afirmação é relatada por Han (1987). O teste da latência para o reflexo de retirada da cauda (*tail flick latency*) foi realizado em ratos submetidos a EA com frequências de 2, 15 e 100 Hz. A frequência de 2 Hz produziu um incremento equivalente a sete vezes a presença de met-encefalina, mas não da dinorfina A. Contrastando esse resultado, a EA de 100 Hz produziu um aumento de duas vezes na liberação de dinorfina A, mas não de met-encefalina. Paralelamente, a EA de 15 Hz produziu a ativação parcial tanto de dinorfina quanto de encefalina.

Estudos sequenciais demonstraram que a EA de 2 Hz também está relacionada com a liberação de ß-endorfina e endomorfina (Figura 50.17).

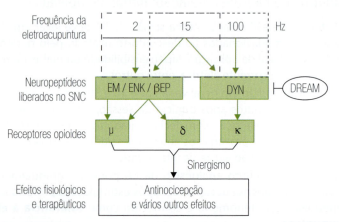

FIGURA 50.17. Peptídeos opioides e seus receptores envolvidos na analgesia por EA em diferentes frequências: 2, 15 e 100 Hz. A ativação da frequência de 15 Hz produz parcialmente efeitos semelhantes às frequências baixa (2 Hz) e alta (100 Hz).

Para a obtenção do melhor efeito analgésico, pode-se utilizar a forma de onda mista, ou denso-dispersa – alternando-se F1=2 Hz e F2=100 Hz a cada 3 s (T1=T2=3s). O efeito analgésico resultante é superior do que aquele produzido individualmente pela baixa ou alta frequência (Figura 50.18).

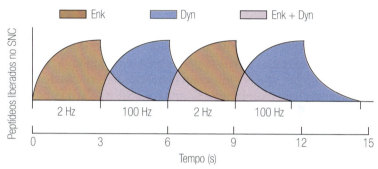

FIGURA 50.18. Efeito analgésico sinérgico obtido pela estimulação alternada de baixa (2 Hz) e alta (100 Hz) frequências.

A EA de alta frequência (> 100 Hz) tem efeito analgésico rápido, por meio da despolarização de fibras nervosas mielinizadas de grosso calibre, porém essa analgesia é de curta duração. A estimulação de baixa frequência, por sua vez, produz alívio mais duradouro nas dores de origem inflamatória, assim como nas dores de origem neuropática (alodinia/hiperalgesia).

A EA também pode ativar mecanismos não opioides de analgesia, como aqueles mediados por serotonina e norepinefrina, glutamato e receptores NMDA, ácido γ-aminobutírico (GABA) e dopamina – porém ainda são poucos os estudos que foram publicados com modelos animais de dor inflamatória e neuropática persistentes.

A dor geralmente tem dois aspectos: o sensorial/discriminativo e o aspecto emocional. A EA tem ação inibitória tanto nas dimensões sensorial como afetiva da dor, produzindo efeitos analgésicos envolvendo vários núcleos do cérebro, como o núcleo magno da rafe, *locus coeruleus*, núcleo arqueado, área pré-óptica, habênula, núcleo *accumbens*, núcleo caudado, área septal e amígdala.

Precauções e contraindicações para o uso da eletroacupuntura

Precauções

A acupuntura pode trazer grandes benefícios para pacientes gestantes, entretanto o uso da estimulação elétrica deve ser autorizado pelo obstetra responsável.

Pacientes portadores de coagulopatias ou em uso de medicamentos anticoagulantes devem estar monitorados laboratorialmente.

Estudos realizados com acupuntura e EA direcionados a pacientes em tratamento por câncer mostraram benefícios na redução do uso de medicamentos para o controle de sintomas e efeitos colaterais do tratamento – como dor nociceptiva e neuropática, náuseas e vômitos, insônia e boca seca. O uso de estimulação elétrica é recomendado, mas deve ser informado e discutido com a equipe médica do paciente, para minimizar riscos terapêuticos.

Contraindicações relativas

Pacientes inseguros ou apreensivos com o uso da eletroestimulação. Esclarecer todas as dúvidas e obter autorização expressa antes de prosseguir com o tratamento.

Portadores de doença valvular cardíaca e prótese valvar devem obter o consentimento do cardiologista antes de serem submetidos a tratamento por EA.

Evitar o uso de estimulação elétrica próximo a próteses ou implantes metálicos.

Contraindicações absolutas

- Pacientes portadores de marca-passo cardíaco.
- Pacientes com dificuldades cognitivas.
- Áreas de feridas infectadas ou lesões dermatológicas.
- Portadores de epilepsia em atividade.

Bibliografia

Biella G, Sotgiu ML, Pellegata G, et al. Acupuncture produces central activations in pain regions. Neuroimage. 2001;14(1 Pt 1):60-6.

Choi B, Kang J, Jo U. Effects of electroacupuncture with different frequencies on spinal ionotropic glutamate receptor expression in complete Freund's adjuvant-injected rat. Acta Histochem. 2005;107(1):67-76.

Cui L, Ding Y, Zeng J, et al. Spinal glutamate transporters are involved in the development of electroacupuncture tolerance. Int J Mol Sci. 2016;17(3):357.

Han JS. Acupuncture and endorphins. Neurosci Lett. 2004;361(1-3):258-61.

Han JS. Acupuncture: neuropeptide release produced by electrical stimulation of different frequencies. Trends Neurosci. 2003;26(1):17-22.

Han JS, Terenius L. Neurochemical basis of acupuncture analgesia. Annu Rev Pharmacol Toxicol. 1982;22:193-220.

Knihs FC. Eletroacupuntura: uma proposta de equipamento [dissertação]. Florianópolis: Universidade Federal de Santa Catarina; 2003. 101p.

Krueger-Beck E, Scheeren EM, Nogueira-Neto GN, et al. Potencial de ação: do estímulo à adaptação neural. Fisioter Mov. 2011;24(3):535-47.

Langevin HM, Churchill DL, Fox JR, et al. Biomechanical response to acupuncture needling in humans. J Appl Physiol (1985). 2001;91(6):2471-8.

Napadow V, Makris N, Liu J, et al. Effects of electroacupuncture versus manual acupuncture on the human brain as measured by fMRI. Hum Brain Mapp. 2005;24(3):193-205.

NIH Consensus Conference. Acupuncture. JAMA. 1998;280(17):1518-24.

Robinson AJ, Snyder-Mackler L. Eletroterapia e teste eletrofisiológico. 3a ed. Porto Alegre: Artmed; 2010.

Wang SM, Kain ZN, White P. Acupuncture analgesia: I. The scientific basis. Anesth Analg. 2008;106(2):602-10.

Wang Y, Zhang Y, Wang W, et al. Effects of synchronous or asynchronous electroacupuncture stimulation with low versus high frequency on spinal opioid release and tail flick nociception. Exp Neurol. 2005;192(1):156-62.

Zang R, Lao L, Ren K, et al. Mechanisms of acupuncture-electroacupuncture on persistent pain. Anesthesiology. 2014;120(2):482-503.

Zhao ZQ. Neural mechanism underlying acupuncture analgesia. Prog Neurobiol. 2008;85(4):355-75.

Zhou SL, Zhang XL, Wang JH. Comparison of electroacupuncture and medical treatment for functional constipation: a systematic review and meta-analysis. Acupunct Med. 2017;35(5):324-31.

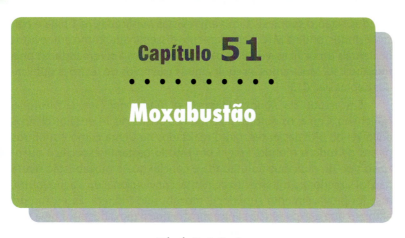

Capítulo 51

Moxabustão

Yolanda Maria Garcia

Introdução

Moxabustão é uma das técnicas descritas pela Medicina Tradicional Chinesa (MTC) para a estimulação dos pontos de acupuntura. A moxabustão produz um estímulo por calor na superfície da pele. A forma tradicional de produzir esse calor é por meio da queima de uma planta, a *Artemisia vulgaris*. Essa planta é facilmente encontrada na China. Ela é colhida e processada, sendo posteriormente utilizada pura ou em associação com outras ervas que também tenham propriedades terapêuticas descritas pela MTC[1].

Na literatura científica moderna, há artigos a respeito do uso e da eficácia da moxabustão para diversas indicações terapêuticas, porém ainda se esbarra em um grande problema: a qualidade metodológica dos estudos e as amostras pequenas.

Moxabustão e literatura científica moderna

Há um número razoável de estudos disponíveis na literatura científica moderna para avaliação do tratamento por moxabustão. Esses estudos estão disponíveis tanto em revistas publicadas na China e países vizinhos, onde a MTC é amplamente disseminada, como em revistas ocidentais específicas, voltadas para as patologias a serem tratadas pela moxabustão. Mostramos a seguir alguns exemplos de revisões publicadas depois de 2013.

Em estudo da *Jiangxi University of Traditional Chinese Medicine*, Nanchang, China, os autores fazem uma revisão de 14 ensaios clínicos envolvendo 637 pacientes, tanto realizados na China como em outros países de todo o mundo. Esse é um estudo bastante específico quanto ao tipo de moxabustão utilizada e conclui que a moxabustão direta não foi superior ao tratamento ocidental convencional ou à acupuntura, mas foi provavelmente superior à moxabustão indireta. Esses autores afirmam que a experiência clínica mostra que a moxabustão é uma técnica bastante útil no tratamento da asma, mas que há uma carência de ensaios clínicos mais adequados que demonstrem isso[2].

Uma publicação de dois autores, membros do Departamento de Obstetrícia e Ginecologia do *Japanese Red Cross Katsushika Maternity Hospital*, em Tóquio, afirma que os tratamentos orientais, citando especificamente a moxabustão, além de acupuntura e acupressão, podem ser uma contribuição importante para o tratamento de gestantes e puérperas com quadros depressivos. Porém, esse estudo, tipicamente, envolve um pequeno número de pacientes, poucas sessões, controle de qualidade pobre, ou seja, é metodologicamente limitado[3].

Revisão de literatura realizada pelas equipes do *Guangzhou University of Chinese Medicine*, em Guangzhou, Guangdong, China, e do *Guangdong Hospital of Traditional Chinese Medicine*, em Guangzhou, Guangdong, China, procurou analisar o efeito da moxabustão sobre a insônia. Nesse artigo, os autores afirmam que a insônia é uma queixa comum e de difícil tratamento. Afirmam que a terapia por moxabustão apresenta algumas vantagens relevantes em relação ao tratamento pela medicina ocidental. Nessa metanálise de ensaios clínicos randomizados, foram avaliadas a segurança e a segurança dessa terapêutica. A moxabustão não apresentou efeitos colaterais graves, e o nível de efeitos adversos foi baixo. Os autores concluíram que, devido à falta de evidências científicas adequadas, é difícil determinar a eficácia e a segurança da moxabustão para a insônia primária. Isso é devido ao alto risco de viés metodológico nos estudos incluídos, às amostras pequenas e à pouca informação sobre os efeitos adversos. Para esses autores, a moxabustão deveria ser considerada como uma nova opção terapêutica para o tratamento da insônia, e ensaios clínicos mais rigorosos deveriam ser feitos[4].

Outra revisão, realizada por membros de seis centros diferentes – *Hong Kong Institute of Integrative Medicine* da *Chinese University of Hong Kong*, em Hong Kong, *Jockey Club School of Public Health and Primary Care* da *Chinese University of Hong Kong*, em Hong Kong, *Comprehensive Cancer Trials Unit* da *Chinese University of Hong Kong*, em Hong Kong, *Chinese Medicine Department* do *Hong Kong Hospital Authority*, em Hong Kong, *Big Data Decision Analytics Research Centre* da *Chinese University of Hong Kong*, em Hong Kong, e *Department of Medicine & Therapeutics* da *The Chinese University of Hong Kong*, em Hong Kong –, procurou avaliar o efeito da acupuntura e da moxabustão, além da estimulação elétrica transcutânea de nervos, no tratamento paliativo de pacientes com câncer, partindo da informação de que sua eficácia e segurança são controversas. A qualidade das 23 revisões sistemáticas incluídas foi considerada satisfatória pelo *Methodological Quality of Systematic Reviews Instrument*. Foram encontradas evidências de que a acupuntura tem efeito sobre a sensação de fadiga, náuseas e vômitos induzidos por quimioterapia e leucopenia em pacientes com câncer. As evidências são contraditórias para o controle da dor, ondas de calor e soluços, e também quanto à melhora da qualidade de vida. Segundo esses autores, as atuais evidências são insuficientes para apoiar ou refutar o potencial da acupuntura e terapias relacionadas no controle da xerostomia, dispneia, linfedema ou na melhora do bem-estar psicológico. Não foram verificados efeitos colaterais relevantes. Por isso, os autores concluíram que a acupuntura e técnicas correlatas devem ser consideradas como uma forma complementar de cuidado paliativo para o câncer, em particular nas situações em que as soluções convencionais sejam limitadas[5].

Estudo realizado pelo *Centre for Complementary Medicine Research*, *University of Western Sydney*, na Austrália, avaliou os principais aspectos do uso da acupuntura e moxabustão para promover a modificação da apresentação do feto em termo de gestação, da apresentação pélvica para a apresentação cefálica. Por se tratar de uma casuística pequena, de acordo com os autores, os resultados positivos obtidos, tanto do ponto de vista da segurança quanto da eficácia, sugerem que essas técnicas sejam potencialmente eficazes e seguras e que há subsídios suficientes para que se proponham protocolos com casuísticas maiores, assim como para outras formas de melhorar as condições de parto[6].

Estudo feito pela *Shanghai University of Traditional Chinese Medicine*, em Shanghai, China, e pelo *Shanghai Research Center of Acupuncture and Meridians*, Shanghai, China, descreve a moxabustão como, segundo a MTC, tendo um duplo efeito, de tonificar e de purificar, com base em dois aspectos: sua ação no sistema de meridianos e os papéis da moxa e do fogo. Por outro lado, os trabalhos modernos de pesquisa sobre o mecanismo de ação da acupuntura se relacionam principalmente com os efeitos térmicos, da radiação e ação farmacológica da moxa e seus produtos de combustão. Resultados experimentais mostram efeitos teciduais, propriedades físicas e farmacológicas da moxabustão e dos pontos de acupuntura, porém, segundo os autores, há ainda muitas informações necessárias para a plena compreensão dos mecanismos da moxabustão[7].

Estudo do *College of Korean Medicine* da *Daejeon University*, em Daejeon, Republic of Korea, e do *Clinical Trial Center* do *Dunsan Korean Medical Hospital da Daejeon University*, em Daejeon, Republic of Korea, avaliou a qualidade dos estudos clínicos controlados utilizando as ferramentas *STandards for Reporting Interventions in Clinical Trials Of Moxibustion* (STRICTOM) e *Risk of Bias* (ROB). Os autores perceberam a necessidade de delinear *guidelines* para a criação de protocolos e apresentação de resultados de novos ensaios clínicos sobre moxabustão, para que se obtenham estudos mais rigorosos e com alto grau de confiabilidade[8].

Revisão do *Department of Orthopedics* do *Tianjin Medical University General Hospital*, Heping District, Tianjin, China, procurou determinar se a aplicação de moxabustão é um tratamento eficiente para a osteoartrite de joelhos. Chegou-se à conclusão de que a moxabustão pode aliviar os sintomas da osteoartrite de joelhos, porém estudos mais rigorosos e randomizados são necessários[9].

Revisão realizada pelos pesquisadores do *Shuguang Hospital* da *Shanghai University of Traditional Chinese Medicine*, em Shanghai, China, e do *Shanghai Public Health Clinical Center*, em Shanghai, China, avaliou o tratamento da síndrome do intestino irritável pela moxabustão em comparação com o tratamento farmacológico. Chegaram à conclusão de que boa parte dos sintomas típicos da síndrome apresentam melhora significativamente maior com moxabustão isoladamente, quando comparada com o tratamento medicamentoso. No entanto, também afirmam que estudos mais robustos e com casuísticas maiores são necessários[10].

Estudo da *Shanghai University of Traditional Chinese Medicine*, em Shanghai, China, e do *Key Laboratory of Acupuncture-Moxibustion and Immunological Effects* da *Shanghai University of Traditional Chinese Medicine*, em Shanghai, China, procurou verificar o mecanismo de ação da moxabustão no controle da dor abdominal associada à síndrome do intestino irritável. Essa forma de controle desse tipo de quadro é usada há muitos anos na China, porém não se conhece com exatidão seu mecanismo de ação. Ensaios clínicos têm demonstrado que esse é um tratamento eficaz, seguro e barato. A própria fisiopatologia da síndrome do intestino irritável não é completamente compreendida, assim como o mecanismo de ação da moxabustão no seu controle. Um dos obstáculos é a falta de um bom modelo abdominal da síndrome[11].

Um estudo efetuado pelos pesquisadores da *Faculty of Physical Education* da *Shandong Normal University*, em Jinan, China, investigou os efeitos da moxabustão em pontos gatilho na dor muscular de surgimento tardio. O resultado indicou diferença estatisticamente significante, favorável à moxabustão, embora os autores façam a ressalva de que esse é um estudo piloto[12].

O *Department of Cardiology* do *Guanganmen Hospital* da *China Academy of Chinese Medical Sciences*, em Beijing, China, e o *Centre for Evidence-Based Chinese Medicine* da *Beijing University of Chinese Medicine*, em Beijing, China, publicou uma revisão sistemática sobre a eficácia da estimulação do ponto Rim 1 (K1) com *Artemisia vulgaris*, em comparação com medicação anti-hipertensiva. Chegou-se à conclusão de que houve um efeito benéfico dessa intervenção na redução da pressão arterial, em comparação ao uso de medicação anti-hipertensiva, mas que os resultados podem ter sido influenciados pelas diferenças entre as metodologias utilizadas nos estudos[13].

Como podemos concluir depois da leitura dos estudos acima, a moxabustão é uma técnica bastante importante na MTC. Percebe-se também que já há um número razoável, mas não grande, de estudos utilizando parâmetro científicos modernos para a avaliação da eficácia e da segurança da utilização da moxabustão. No entanto, a maioria desses estudos esbarra em questões metodológicas, como casuísticas pequenas, falta de controles adequados e cegos ou de rigor adequado no desenho dos estudos. Ainda assim, os autores, especialmente os orientais, recomendam o uso da técnica, principalmente pela sua segurança, embora proponham que novos estudos, metodologicamente mais rigorosos, sejam realizados.

Método de tratamento com moxabustão

Os princípios do tratamento por acupuntura e moxabustão incluem a regularização dos fluxos de Qi e Xue nos meridianos, o que pode ser feito tonificando as deficiências e sedando os excessos, para assim fortalecer o Qi vital, e reequilibrando o Yin-Yang para manter a homeostase[14].

A moxa, nome japonês da *Artemisia vulgaris*, também chamada de *mugwort* em inglês, passa por um processo de secagem e moagem para chegar à apresentação utilizada para ser queimada, produzir calor sobre os pontos de acupuntura e, assim, ter o efeito terapêutico pretendido. A aplicação de moxa pode ser feita de forma direta ou indireta[1].

A moxa, depois de seca e moída, pode ser moldada manualmente no formato de um cone. Cones de 2 cm de base são considerados grandes, com 1 cm são considerados médios e com 0,5 cm são considerados pequenos. A lã de moxa também pode ser moldada e embalada em papel em formato de um bastão. É possível combinar outras ervas no bastão de moxa, com a finalidade de obter outros efeitos terapêuticos além do básico. Existe também uma forma de bastão de moxa fortemente comprimido, que assume o aspecto de carvão e produz uma quantidade mínima de fumaça e cheiro. Essa forma, embora bem mais difícil de manusear, produz muito menos problemas para a utilização em locais pouco ventilados ou onde o cheiro da queima da artemísia possa ser inconveniente. A duração da aplicação deve ser de 1 a 5 minutos, podendo excepcionalmente chegar a 12 minutos.

Mais recentemente foram propostas formas alternativas de aquecer os pontos de acupuntura, por meio de outras fontes de calor, usando, por exemplo, energia elétrica, ou aplicando uma pasta de artemísia ao ponto e aquecendo-a externamente em seguida. Essas técnicas, porém, têm eficácia inferior à da moxa tradicional[1].

Moxa direta

A forma direta é a aplicação de um cone de moxa diretamente sobre o ponto de acupuntura na pele. A moxa indireta é a aplicação pela aproximação da pele, porém sem tocar nela, mas aquecendo o local. O cone de moxa pode ser pequeno, médio ou grande e geralmente é moldado com os dedos a partir da moxa seca, também chamada de lã de moxa. A moxabustão de grau I, que é de intensidade leve, deve apenas produzir eritema na pele e não deixa cicatrizes, o que é mais aceitável nas sociedades ocidentais. A moxabustão de grau II é mais intensa e produz também o aparecimento de vesículas, é mais dolorosa e deixa cicatrizes. É mais aceita no oriente, onde esses procedimentos já fazem partes das diversas culturas locais, mas, mesmo lá, é reservada para casos excepcionais. O número de cones utilizados deve variar, em geral, de três a sete.

Moxa indireta

Existem várias formas de aplicação indireta de moxa, que é a forma de tratamento em que a moxa não toca a pele do paciente. Pode ser feita com a utilização de um bastão de moxa, que será apenas aproximado da pele, mas sem tocá-la diretamente. Mesmo que a moxa não toque a pele, podem ocorrer queimaduras, principalmente caso a pele seja muito sensível, por isso é importante acompanhar com cuidado a intensidade do calor produzido e a reação local da pele. Existe também um grande número de dispositivos para fixar o bastão de moxa próximo ao ponto onde ela deve ser aplicada, sem que seja necessário que o acupuntor fique segurando o bastão com a mão. Outras formas de moxa indireta são a interposição de fragmentos vegetais, como gengibre, alho ou sal grosso entre o cone de moxa e a pele (alguns autores consideram a interposição de um fragmento de vegetal como moxa direta). Pode-se também aplicar uma quantidade de moxa no cabo da agulha de acupuntura, aquecendo o ponto de acupuntura no seu centro de forma mais precisa. Nesse caso é importante proteger a pele do paciente para que, caso durante a queima um fragmento de moxa incandescente se desprenda e caia, não produza uma queimadura na pele do paciente[1].

Princípios básicos da aplicação de moxabustão

Essa forma de estimulação dos pontos de acupuntura é principalmente uma técnica de tonificação. O período de aplicação deve ser mais longo nas síndromes de deficiência e frio, no inverno e nos climas mais frios, nos pontos do dorso e do abdômen e nos adultos e jovens. De forma oposta, deve ser mais curta nas síndromes de excesso ou calor, no verão e nos climas mais quentes, nos membros e no peito, na cabeça e no pescoço, nos idosos e nas crianças. Para cada diagnóstico particular e cada ponto de acupuntura indicado teremos a descrição da indicação e da forma de aplicação da moxabustão. Deve-se ter em mente que pacientes com síndromes de deficiência em fase muito avançada devem ser tratados com cuidado, o que significa que devem ser tratados inicialmente com uma tonificação mais suave, que pode ser intensificada à medida que o tratamento evolui e o paciente progride.

Referências bibliográficas

1. Wen TS. Manual Terapêutico de Acupuntura. Barueri, SP: Manole; 2008.
2. Xiong J, Liu Z, Chen R, et al. Effectiveness and safety of heat-sensitive moxibustion on bronchial asthma: a meta-analysis of randomized control trials. J Tradit Chin Med. 2014;34(4):392-400.
3. Suzuki S, Tobe C. Effect of Acupressure, Acupuncture and Moxibustion in Women With Pregnancy-Related Anxiety and Previous Depression: A Preliminary Study. J Clin Med Res. 2017;9(6):525-7
4. Sun YJ, Yuan JM, Yang ZM. Effectiveness and safety of moxibustion for primary insomnia: a systematic review and meta-analysis. BMC Complement Altern Med. 2016;16:217.
5. Wu X, Chung VC, Hui EP, et al. Effectiveness of acupuncture and related therapies for palliative care of cancer: overview of systematic reviews. Sci Rep. 2015;5:16776.
6. Smith CA, Betts D. The practice of acupuncture and moxibustion to promote cephalic version for women with a breech presentation: Implications for clinical practice and research. Complement Ther Med. 2014;22(1):75-80.
7. Deng H, Shen X. The Mechanism of Moxibustion: Ancient Theory and Modern Research. Evid Based Complement Alternat Med. 2013;2013:379291.
8. Kim SY, Lee EJ, Jeon JH, et al. Quality Assessment of Randomized Controlled Trials of Moxibustion Using STandards for Reporting Interventions in Clinical Trials of Moxibustion (STRICTOM) and Risk of Bias (ROB). J Acupunct Meridian Stud. 2017;10(4):261-75.
9. Li A, Wei ZJ, Liu Y, et al. Moxibustion Treatment for Knee Osteoarthritis: A Systematic Review and Meta-Analysis. Medicine (Baltimore). 2016;95(14):e3244.
10. Tang B, Zhang J, Yang Z, et al. Moxibustion for Diarrhea-Predominant Irritable Bowel Syndrome: A Systematic Review and Meta-Analysis of Randomized Controlled Trials. Evid Based Complement Alternat Med. 2016;2016:5105108.

11. Huang R, Zhao J, Wu L, et al. Mechanisms Underlying the Analgesic Effect of Moxibustion on Visceral Pain in Irritable Bowel Syndrome: A Review. Evid Based Complement Alternat Med. 2014;2014:895914.
12. Meng D, Xiaosheng D, Xuhui W, et al. Effects of Suspended Moxibustion on Delayed Onset Muscle Soreness: A Randomized Controlled Double-Blind Pilot Study. J Sports Sci Med. 2017;16(2):203-8.
13. Yang X, Xiong X, Yang G, et al. Effectiveness of Stimulation of Acupoint KI 1 by Artemisia vulgaris (Moxa) for the Treatment of Essential Hypertension: A Systematic Review of Randomized Controlled Trials. Evid Based Complement Alternat Med. 2014;2014:187484.
14. Wang LG, Pai HJ. Tratado Contemporâneo de Acupuntura e Moxibustão. São Paulo: CEIMEC; 2005. p. 343-51.

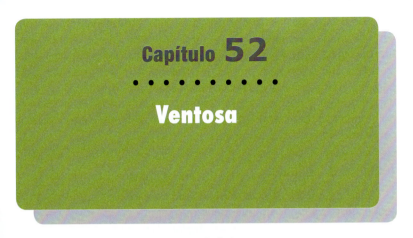

Márcia Maria Ozaki Reguera
Chen Mei Zoo

A terapia de ventosa (拔 罐 療 法 *bá guàn liáo fǎ*)

É uma terapia na qual uma ventosa é presa à superfície da pele para causar congestão local por meio da pressão negativa no seu interior, que pode ser conseguida com o vácuo gerado pela retirada mecânica ou por resfriamento térmico do ar aprisionado sob o copo. É usada para restaurar o fluxo de Qi (氣) no local de aplicação.

Histórico

Existem relatos históricos relacionados ao tratamento com ventosa em várias partes do mundo, como na Europa, na Ásia e no Oriente Médio. Sua origem é muito antiga e controversa. Há uma menção no famoso Papiro Egípcio Ebers (1550 a.C.); faz parte da medicina tradicional chinesa, da medicina tradicional indiana e da medicina tradicional coreana.

No Canon de medicina de Avicenas (médico persa), encontramos a descrição do uso de ventosa como parte do tratamento de patologias da região da coluna.

Heródoto, um historiador grego (400 a.C.). descreve terapia com ventosa úmida e seca para tratamento de dores de cabeça, falta de apetite, má digestão, desmaio, drenagem de abscessos, narcolepsia e outros.

Hipócrates também pregava os tratamentos à base de ventosas para doenças musculoesqueléticas localizadas no dorso e nas extremidades, queixas ginecológicas, faringites, doenças auriculares e doenças pulmonares. É popular no Egito, Índia, países árabes e países asiáticos como o Japão, a China e a Coreia.

Técnicas de aplicação

Existem várias técnicas dependendo da patologia a ser tratada. A seguir, descreveremos algumas delas.

Na técnica da ventosa seca, esta é colocada sobre a pele limpa, podendo ser retirada em seguida ou deixada por cerca de 10 minutos ou até que se forme um hematoma. Pode ser usada também para a retirada de leite.

Quando a ventosa é realizada com sangria, podem ser utilizados dois métodos. No primeiro, faz-se a assepsia no local, coloca-se ventosa, faz-se punção na pele com agulhas triangulares e, em seguida, coloca-se novamente a ventosa, depois se faz nova assepsia. No segundo método, faz-se a limpeza local seguida de punção com agulha, colocação de ventosa e nova assepsia após a retirada dela.

No caso de uso de ventosa para drenagem de abcesso, faz-se limpeza local, seguida de pequenas incisões, usa-se a ventosa para facilitar a drenagem do puz e faz-se limpeza posterior.

A ventosa com agulha é usada quando se faz ventosa nos pontos de acupuntura que estão agulhados.

A ventosa deslizante é usada com tópicos lubrificantes que facilitam a movimentação da ventosa na pele, geralmente seguindo as linhas dos meridianos, sendo realizada até que o local fique hiperemiado.

A ventosa com ervas só pode ser feita com ventosa de bambu, nas quais as ervas são aquecidas. Existem também as ventosas com água morna, em que o bambu fica com dois terços de água aquecida.

Tipos de ventosa

Ventosa de bambu com diâmetro entre 3 e 7 cm e profundidade entre 8 e 10 cm. A borda deve ser cuidadosamente manufaturada.

Ventosa de vidro, que, por ser transparente, torna mais fácil controlar a congestão local, além de poder ser esterilizada.

Ventosa de plástico com vácuo é a mais prática de manejar.

Ventosa de silicone é mais fácil de adaptar sobre locais irregulares como os joelhos.

Indicações

A função da ventosa é aquecer e promover o livre fluxo de Qi e sangue nos meridianos, dispersando o frio e a umidade, sendo indicada para o tratamento de síndromes Bi (síndromes de impedimento). É importante para restaurar o equilíbrio entre Yin e Yang, fortalecendo a resistência do corpo, expulsando os fatores patogênicos e promovendo a circulação sanguínea para aliviar a dor.

Também ajuda a extrair o sangue do corpo, que pode ser nocivo e, por sua vez, a superar os efeitos adversos potenciais, levando ao bem-estar fisiológico.

Na medicina tradicional chinesa, a ventosa deslizante desempenha o papel de drenagem e funciona como massagem para os tecidos profundos.

Além disso, a pressão negativa age aumentando a circulação sanguínea local e com isso aliviando a tensão muscular dolorosa. Também melhora a microcirculação, promovendo o reparo das células endoteliais capilares, a aceleração da granulação e a angiogênese nos tecidos regionais. Isso ajuda a normalizar o estado funcional do paciente e o relaxamento muscular progressivo.

Uma das possíveis explicações para o alívio da dor é a diminuição periférica e local de substância P quando utilizamos sangria e ventosa.

A ventosa é descrita como adjuvante no tratamento de dores osteomusculares, melhora da qualidade de vida, tratamento de doenças crônicas como hipertensão e tratamento de náuseas e vômitos.

Cuidados

A seguir, os principais cuidados que devem ser tomados no manuseio das ventosas.

Local de aplicação

Os efeitos secundários da ventosa geralmente incluem eritema, edema e equimose em um arranjo circular característico. A maioria das alterações cutâneas locais melhora em algumas semanas.

Complicações agudas

O manuseio da ventosa pode induzir lesão celular epidérmica e dano vascular dérmico em termos de abrasão, equimose e púrpura.

Pode ocorrer a formação de bolhas no local se a pele estiver fragilizada (crianças, idosos, uso de corticotereapia sistêmica), se a ventosa ficar por longo tempo ou por excesso vácuo.

Hematomas, desprendimento de trombos e dissecção de vasos podem ocorrer se a ventosa for colocada sobre grandes vasos ou se a ventosa for manipulada sobre eles, se a ventosa dor aplicada sobre locais com trombose, ou em caso de pacientes com distúrbio de coagulação.

Paniculites (inflamação do tecido gorduroso) também podem ser causadas pelo uso de ventosa. Queimaduras na pele podem ocorrer quando há falhas na técnica usada, principalmente quando se faz uso de calor para produzir o vácuo.

As medidas de higiene devem ser rigorosas devido ao risco de infecção, que aumenta sempre que ocorrer escarificação da pele ou pequenas incisões. A terapia com ventosas úmidas aumenta o risco de infecções da pele. Há relatos na literatura de abcesso epidural associado a ventosa mais acupuntura e infecção cutânea por micobacteriose.

Não se deve fazer uso de ventosa sobre qualquer lesão cutânea local, lembrando que existem muitas doenças dermatológicas que cursam com fenômeno de Koebner (aparecimento de novas lesões em locais de trauma cutâneo); na literatura encontramos relatos de desenvolvimento desse fenômeno em pacientes com psoríase.

Complicações crônicas

Ventosa com sangria muito frequente pode provocar anemia, e esta pode levar a uma cardiomiopatia; pode também ativar doenças autoimunes e provocar alteração do sistema de coagulação e anticoagulação por meio da diminuição do nível de fibrinogênio.

Raramente se observam na pele distúrbios de coloração como o eritema *ab igne*, hipercromias pós-inflamatórias, hipocromias, cicatrizes e queloides.

A ventosa não é indicada em grupos especiais de pacientes como pediatria, geriatria, pessoas muito obesas ou magras, gravidez e mulheres menstruadas.

Bibliografia

AlBedah A, Khalil M, Elolemy A, et al. The Use of Wet Cupping for Persistent Nonspecific Low Back Pain: Randomized Controlled Clinical Trial. J Altern Complement Med. 2015;21(8):504-8.

Al Bedah AM, Khalil MK, Posadzki P, et al. Evaluation of Wet Cupping Therapy: Systematic Review of Randomized Clinical Trials. J Altern Complement Med. 2016;22(10):768-77.

Aleyeidi NA, Aseri KS, Matbouli SM, et al. Effects of wet-cupping on blood pressure in hypertensive patients: a randomized controlled trial. J Integr Med. 2015;13(6):391-9.

Al Jaouni SK, El-Fiky EA, Mourad SA, et al. The effect of wet cupping on quality of life of adult patients with chronic medical conditions in King Abdulaziz University Hospital. Saudi Med J. 2017;38(1):53-62.

Al-Rubaye K. The clinical and histological skin changes after the cupping therapy (Al-Hijamah) J Turk Acad Dermatol. 2012;6:1-7.

Baghdadi H, Abdel-Aziz N, Ahmed NS, et al. Ameliorating Role Exerted by Al-Hijamah in Autoimmune Diseases: Effect on Serum Autoantibodies and Inflammatory Mediators. Int J Health Sci (Qassim). 2015;9(2):207-32.

Birol A, Erkek E, Kurtipek GS, et al. Keloid secondary to therapeutic cupping: an unusual complication. J Eur Acad Dermatol Venereol. 2005;19(4):507.

Blunt SB, Lee HP. Can traditional "cupping" treatment cause a stroke? Med Hypotheses. 2010;74(5):945-9.

Chua S, Chen Q, Lee HY. Erythema ab igne and dermal scarring caused by cupping and moxibustion treatment. J Dtsch Dermatol Ges. 2015;13(4):337-8.

Cui S, Cui J. [Progress of researches on the mechanism of cupping therapy]. Zhen Ci Yan Jiu. 2012;37(6):506-10.

Farhadi K, Choubsaz M, Setayeshi K, et al. The effectiveness of dry-cupping in preventing post-operative nausea and vomiting by P6 acupoint stimulation: A randomized controlled trial. Medicine (Baltimore). 2016;95(38):e4770.

Fruchtman Y, Dardik R, Barg AA, et al. Spinal Epidural Hematoma Following Cupping Glass Treatment in an Infant With Hemophilia A. Pediatr Blood Cancer. 2016;63(6):1120-2.

Ghaffari F, Naseri M, Movahhed M, et al. Spinal Traumas and their Treatments According to Avicenna's Canon of Medicine. World Neurosurg. 2015;84(1):173-7.

Iblher N, Stark B. Cupping treatment and associated burn risk: a plastic surgeon's perspective. J Burn Care Res. 2007;28(2):355-8.

Kang YM, Komakech R, Karigar CS, et al. Traditional Indian medicine (TIM) and traditional Korean medicine (TKM): aconstitutional-based concept and comparison. Integr Med Res. 2017;6(2):105-13.

Kim KH, Kim TH, Hwangbo M, et al.Anaemia and skin pigmentation after excessive cupping therapy by an unqualified therapist in Korea: a case report. Acupunct Med. 2012;30(3):227-8.

Lee HJ, Park NH, Yun HJ, et al.Cupping therapy-induced iron deficiency anemia in a healthy man. Am J Med. 2008;121(8):e5-6.

Lee JH, Cho JH, Jo DJ. Cervical epidural abscess after cupping and acupuncture. Complement Ther Med. 2012;20(4):228-31.

Lee JS, Ahn SK, Lee SH. Factitial panniculitis induced by cupping and acupuncture. Cutis. 1995;55(4):217-8.

Lee SJ, Chung WS, Lee JD, et al. A patient with cupping-related post-inflammatory hyperpigmentation successfully treated with a 1,927 nm thulium fiber fractional laser. J Cosmet Laser Ther. 2014;16(2):66-8.

Lee SY, Sin JI, Yoo HK, et al. Cutaneous Mycobacterium massiliense infection associated with cupping therapy. Clin Exp Dermatol. 2014;39(8):904-7.

Lin CW, Wang JT, Choy CS, et al. Iatrogenic bullae following cupping therapy. J Altern Complement Med. 2009;15(11):1243-5.

Mataix J, Belinchón I, Bañuls J, et al. [Skin lesions from the application of suction cups for therapeutic purposes]. Actas Dermosifiliogr. 2006;97(3):212-4.

Mehta M, Dhapte V. Cupping therapy: A prudent remedy for a plethora of medical ailments. J Tradit Complement Med. 2015;5(3):127-34.

Moon SH, Han HH, Rhie JW. Factitious panniculitis induced by cupping therapy. J Craniofac Surg. 2011;22(6):2412-4.

Nimrouzi M, Mahbodi A, Jaladat AM, et al. Hijamat in traditional Persian medicine: risks and benefits. J Evid Based Complementary Altern Med. 2014;19(2):128-36.

Park TH. Keloid on scapular area secondary to therapeutic dry cupping. Int Wound J. 2015;12(5):615.

Peng CZ, How CK. Bullae secondary to prolonged cupping. Am J Med Sci. 2013;346(1):65.

Rozenfeld E, Kalichman L. New is the well-forgotten old: The use of dry cupping in musculoskeletal medicine. J Bodyw Mov Ther. 2016;20(1):173-8.

Sohn IS, Jin ES, Cho JM, et al. Bloodletting-induced cardiomyopathy: reversible cardiac hypertrophy in severe chronic anaemia from long-term bloodletting with cupping. Eur J Echocardiogr. 2008;9(5):585-6.

Tian H, Tian YJ, Wang B, et al. Impacts of bleeding and cupping therapy on serum P substance in patients of postherpetic neuralgia]. Zhongguo Zhen Jiu. 2013;33(8):678-81.

Tuncez F, Bagci Y, Kurtipek GS, et al. Suction bullae as a complication of prolonged cupping. Clin Exp Dermatol. 2006;31(2):300-1.

Turtay MG, Turgut K, Oguzturk H. Unexpected lumbar abscess due to scarification wet cupping: a case report. Complement Ther Med. 2014;22(4):645-7.

Vender R, Vender R. Paradoxical, Cupping-Induced Localized Psoriasis: A Koebner Phenomenon. J Cutan Med Surg. 2015;19(3):320-2.

Weng YM, Hsiao CT. Acquired hemophilia A associated with therapeutic cupping. Am J Emerg Med. 2008;26(8):970.e1-2.

Yu RX, Hui Y, Li CR. Köebner phenomenon induced by cupping therapy in a psoriasis patient. Dermatol Online J. 2013;19(6):18575.

Yao Y, Hong W, Chen H, et al. Cervical spinal epidural abscess following acupuncture and wet-cupping therapy: A case report. Complement Ther Med. 2016;24:108-10.

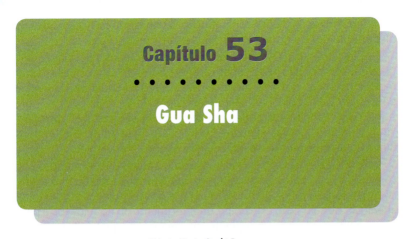

Capítulo 53

Gua Sha

Márcia Maria Ozaki Reguera
Chen Mei Zoo

Gua Sha (刮痧) pinyin: guā shā

Na Medicina Tradicional Chinesa (MTC), a doença é definida como um desequilíbrio entre o Yin e o Yang. Podem se usadas várias ferramentas para manter e devolver o equilíbrio ao corpo.

Inicia-se com a correção da dieta, melhora do estilo de vida e exercícios que englobam atividade física, respiratória e mental, tais como o Tai Chi Chuan e o Qi Gong. Essas correções são importantes para manter uma vida saudável e prevenir doenças.

Podemos fazer uso de medicamentos como a fitoterapia e de tratamentos como massagem (tuiná), acupuntura, moxa, ventosa e guasha.

A parte mais externa do corpo, local em que podemos aplicar a técnica de guasha, pode ser dividida em 12 zonas ou regiões cutâneas, também conhecida por "Shi Er Pi Bu", que é a área superficial cutânea dos meridianos principais e seus colaterais, locais em que ocorre a dispersão do Qi, segundo a MTC.

A distribuição das 12 zonas cutâneas tem como base os limites da distribuição dos meridianos principais e seus colaterais.

Clinicamente, o Qi das regiões cutâneas das mãos e dos pés conecta-se entre si, por isso as 12 zonas cutâneas também são conhecidas por regiões cutâneas dos seis meridianos: Tai Yang (meridianos da Bexiga e Intestino Delgado), Shao Yang (meridianos da Vesícula Biliar e Triplo Aquecedor), Yang Ming (meridianos do Estômago e Intestino Grosso), Tai Yin (meridianos do Baço-Pâncreas e Pulmão), Shao Yin (meridianos do Rim e Coração) e Jue Yin (meridianos do Fígado e Pericárdio).

As zonas cutâneas funcionam como o anteparo externo do corpo contra os fatores patogênicos externos. Também podem refletir as alterações patológicas dos órgãos, das vísceras e dos meridianos por meio de alterações de coloração e de brilho, endurecimento ou nódulos sob a pele, sensação de mudança na temperatura e variações na qualidade elétrica.

Para o tratamento dessas zonas cutâneas, podem-se usar fitoterápicos diaforéticos, acupuntura, massagem (tuiná), ventosa e guasha.

Definição de guasha

Guasha é uma terapia usada na MTC em que a pele de determinada parte do corpo é esfregada ou raspada repetidamente por um objeto rombo que lembra uma colher, até que sejam causadas petéquias e equimoses.

Essa terapia pode ser realizada usando diferentes tipos de objetos e ferramentas, geralmente seguindo as linhas dos meridianos.

Indicações de guasha

É indicado no tratamento de síndromes de excesso, sendo muito usado para aliviar os sintomas de dor e rigidez muscular. Também é usado nos quadros agudos que cursam com febre, calafrios, tosse e chiado no peito.

Fisiopatologia

O guasha libera e estimula o fluxo de Qi, Xue (Sangue) e Jin Ye (fluidos corpóreos), diminuindo a sua estagnação. Também ajuda a expelir as toxinas.

Cuidados na aplicação do guasha

O objeto usado para provocar escarificação da pele deve ser esterilizado para evitar a propagação de doenças infecciosas.

A força usada no procedimento depende da espessura e do turgor da pele e pode variar com a idade, o uso de medicação, a exposição à radiação ionizante e doenças cutâneas associadas.

Contraindicações do uso de guasha

Nunca passar sobre verrugas, espinhas, regiões já escarificadas, pintas ou qualquer sinal na pele.

Não deve ser usado em pessoas fragilizadas ou muito fracas, ou que apresentem qualquer distúrbio da coagulação. Também é contraindicado o seu uso antes ou depois de procedimentos cirúrgicos.

Não é recomendado durante a gravidez.

Deve-se fazer apenas 1 hora antes ou depois de uma refeição.

É necessário tomar cuidado com pessoas que apresentam distúrbios de comportamento que cursam com lesão corporal; nestes casos o uso de guasha deve ser evitado.

Cuidado as doenças cutâneas que podem cursar com fenômeno de Koebner, isto é, lesões cutâneas que surgem nos locais em que a pele é traumatizada, por exemplo, vitiligo, líquen plano, verruga viral, fogo selvagem, psoríase, impetigo e outros, pelo risco de desencadear a doença no local da aplicação do guasha.

Não deve ser feito sobre qualquer tipo de lesão cutânea ativa.

Objetos e materiais usados

Pode-se usar qualquer tipo de objeto, desde que seja rombo e sua fricção na pele produza petéquias e equimoses, por exemplo, colher de porcelana, moedas antigas e tampas de frascos.

Os materiais mais usados são chifre de búfalo, madeira, pedra de jade ou pedras em geral.

Efeitos do guasha

O guasha modula o balanço entre o sistema nervoso autonômico simpático e parassimpático em pessoas normais e facilita a atividade do sistema nervoso parassimpático.

No sistema imunológico, tem efeito anti-inflamatório, por meio da regulação positiva da heme oxigenase 1, aumentando a quantidade de glóbulos brancos e neutrófilos e diminuindo marcadores de inflamação hepática.

Em casos de dor crônica, aumenta a resistência à dor, reduz a dor muscular e diminui a fadiga crônica.

No sistema vascular, aumenta a microperfusão.

Evolução clínica do guasha

Coloração das petéquias e equimoses:
- 0h – vermelho
- 24h – violáceo
- 48h – esverdeado/azulado
- 72h – amarelado

Técnica do guasha

- Aplicar creme ou óleo sobre a pele;
- Ter instrumento esterilizado nas mãos;
- Segurar firme o instrumento com as mãos, mas manter os ombros leves e relaxados;
- O instrumento pode ser mantido a um ângulo de 30° ou 40° em relação à pele;
- Deslizar o instrumento sobre a pele seguindo a mesma direção, sempre para baixo ou lateralmente por mais ou menos 15 a 20 cm;
- Iniciar com pouca pressão e ir aumentando devagar; se doer, significa que a pressão está muito forte;
- A duração do procedimento varia de 10 a 30 minutos, até o surgimento das petéquias e equimoses;
- Pode finalizar cobrindo com uma toalha para manter a região aquecida;
- O paciente não pode tomar banho por pelo menos 1 hora.

Uso facial

Deve ser mais leve, deixando apenas um leve eritema. É usado para melhorar as linhas da face e fazer um *lifting* natural.

Bibliografia

Braun M, Schwickert M, Nielsen A, et al. Effectiveness of traditional Chinese "gua sha" therapy in patients with chronic neck pain: a randomized controlled trial. Pain Med. 2011;12(3):362-9.

Chan ST, Yuen JW, Gohel MD, et al. Guasha-induced hepatoprotection in chronic active hepatitis B: a case study. Clin Chim Acta. 2011;412(17-18):1686-8.

Feng Z, Pang Y, Ye F. TCM non-medicinal therapy for regulation and treatment of chronic fatigue syndrome. J Acupunct Tuina Sci. 2008;6(6):376-80.

Kwong KK, Kloetzer L, Wong KK, et al. Bioluminescence imaging of heme oxygenase-1 upregulation in the Gua Sha procedure. J Vis Exp. 2009;(30). pii: 1385.

Lee MS, Choi TY, Kim JI, et al. Using Guasha to treat musculoskeletal pain: a systematic review of controlled clinical trials. Chin Med. 2010;5:5.

Musial F, Michalsen A, Dobos G. Functional chronic pain syndromes and naturopathic treatments: neurobiological foundations. Forsch Komplementmed. 2008;15(2):97-103.

Nielsen A, Kligler B, Koll BS. Addendum: Safety Standards for Gua sha (press-stroking) and Ba guan (cupping). Complement Ther Med. 2014;22(3):446-8.

Wang X, Chatchawan U, Nakmareong S, et al. Effects of GUASHA on Heart Rate Variability in Healthy Male Volunteers under Normal Condition and Weightlifters after Weightlifting Training Sessions. Evid Based Complement Alternat Med. 2015;2015:268471.

Wang X, Eungpinichpong W, Yang J, et al. Effect of scraping therapy on weightlifting ability. J Tradit Chin Med. 2014;34(1):52-6.

Wen TS. Manual Terapêutico de Acupuntura. Barueri, SP: Manole; 2008.

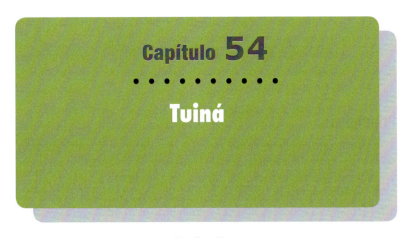

Capítulo 54

Tuiná

Ling Tung Yang

Tuiná é um método terapêutico importante da Medicina Tradicional Chinesa (MTC). Faz parte de categoria de tratamento externo. É eficaz em várias condições clínicas médicas na fase adulta, geriátrica e infantil. É particularmente efetivo para desordens de origem musculoesquelética, mas inclui também patologias dolorosas, imunológicas, reumáticas, psiquiátricas, entre outras.

A origem da massagem tradicional chinesa é bem remota. Ela está descrita no livro clássico da medicina interna chinesa, o Nei Ching. Seu uso e indicação são descritos amplamente na época dos Han (século II a.C.), ampliando-se no tempo e expandindo para a Coreia, o Japão e, posteriormente, para a França.

O primeiro livro de massagem escrito é creditado ao Imperador Amarelo, com indicação para tratar distúrbios causados pelo vento, frio, calor e umidade e paralisias. Com o tempo, foram publicados vários livros importantes contendo frases importantes, que são verdadeiros provérbios, tais como:

- "Corpo contraído, meridianos obstruídos, enfraquecem a energia vital, alivia-se com Tui-na."

- "Movimentam os ossos, tendões e articulações; massageiam a carne e levantam os braços e pernas."
- "Movimentos ágeis fazem a energia circular, levam os agentes patogênicos fora do corpo, deixando o corpo leve, evitando o envelhecimento precoce."

Princípios

A massagem é, em última análise, o ato intuitivo de tocar o corpo, no sentido tanto de aliviar a dor e o incômodo físico e emocional como proteger, despertar, excitar, acariciar, irritar, agredir etc.

Tuiná é um estímulo passivo manual com ação local e sistêmica que recupera as ações fisiológicas, eliminando as etiopatogenias.

Segundo a MTC, o tuiná tem como princípios regular o Yin-Yang, abrir os meridianos, melhorar a comunicação entre os órgãos, fazer fluir Qi e Xue, desbloquear a estagnação de Xue, assim, tem ação anti-inflamatória e analgésica, melhora a mobilidade articular e promove o fortalecimento osteomuscular. Além disso, elimina os fatores patogênicos da MTC, tais como: frio, vento, calor, umidade, cansaço, flacidez, má digestão e fome.

Equilíbrio de Yin-Yang – Homeostase fisiológica

"Excesso de Yin provoca doença de Yang, excesso de Yin gera frio." Quando ocorre desequilíbrio de Yin-Yang, as funções fisiológicas alteram-se, levando ao processo de adoecer. Durante experiências, ficou comprovado que estímulos de massagem forte e rápida podem excitar o sistema nervoso e os músculos, e os de massagem suave e lenta podem relaxar o sistema nervoso e os músculos. Massagem na cabeça pode ser monitorizada com eletroencefalograma, que comprova o aumento de onda alfa pelo relaxamento com a massagem. Massagem nos pontos B20 e B21 aumenta a motilidade gástrica e no ponto E36 diminui a motilidade gástrica (segundo a gastromanometria) ou regulariza a motilidade gástrica.

Tonificação da energia vital, eliminação de energia patogênica

A massagem é um exercício passivo e, como o exercício físico, tem capacidade de fortalecer o corpo. Quando a energia é promovida, a circulação é intensificada nos meridianos, melhorando a troca energética entre os órgãos e aumentando a energia Wei. Em pacientes com doenças reumatológicas, além de melhorar a rigidez articular, a massagem fortalece o corpo, muda a cor acinzentada do rosto para rósea e aumenta o apetite, o peso e a resistência. A massagem superficial mobiliza Wei Qi, e a massagem profunda mobiliza Yin Qi.

Efeitos anti-inflamatório e analgésico

Nas áreas com dores, a massagem diminui a dor (no local ou área periférica). Até mesmo dores crônicas podem desaparecer por completo com o uso de diferentes técnicas de massagem. Nas áreas com contratura muscular, o relaxamento faz o nervo parar de emitir estímulo nocivo. A liberação dos fatores endógenos também diminui a dor.

Desbloqueio de sangue, aumento da circulação sanguínea

Com a técnica de esfregar e rolar, podemos eliminar os edemas, provocar aumento de temperatura e circulação local, remover metabólitos acumulados, eliminar o cansaço e intensificar o funcionamento da função vesical, acelerando a regeneração tecidual. A estagnação de sangue, além de provocar dor, provoca o mau funcionamento tecidual. Com as técnicas de esfregar com força, eliminam-se as travas subcutâneas. Após 10 minutos de massagem no meridiano da Bexiga, há aumento da temperatura global de até 1,6 °C.

Regeneração tecidual, fortalecimento corporal

A massagem chinesa (tuiná) é bem eficaz nos tratamentos de ferimentos, entorses, subluxação e luxação, quando realizada por um especialista. O enfraquecimento muscular provocado pelo traumatismo leva, às vezes, à incapacidade funcional dos membros comprometidos. A massagem aumenta a circulação local, melhora a condição respiratória e aumenta os nutrientes fornecidos aos tecidos lesados (aumento da glicose intramuscular), acelerando a regeneração tecidual, e os tecidos nos seus devidos leitos têm força para realizar suas funções.

Liberação de articulação e trabéculas subcutâneas

A contração muscular é uma proteção do corpo para defender-se contra uma situação de estresse, porém, quando acumulada, prejudica o funcionamento do órgão, formando nós e cordões subcutâneos e musculares, limitando os movimentos musculares e articulares. Usando técnicas apropriadas, há condição de liberar e dissolver esses obstáculos criados pelo organismo em caráter crônico.

Regulagem da transmissão nervosa

Todos os órgãos apresentam uma informação biológica específica (frequência e bioeletricidade). Quando ocorre uma alteração orgânica, esses sinais sofrem alterações, podendo comprometer o equilíbrio geral do indivíduo. Por meio de vários tipos de estímulos, inclusive ação específica da massagem na superfície corpórea, produzem-se estímulos que são transmitidos para os órgãos, equilibrando os sinais anormais. Por exemplo: na isquemia coronariana, pode-se massagear pontos específicos que vão alterar os sinais para o coração, promovendo aumento de fornecimento sanguíneo, diminuindo as contraturas reflexas.

Técnicas de tuiná

Efeito

As técnicas de tonificação e de sedação têm seus efeitos específicos, e complementares, assim como Yin e Yang. Têm como resultante o equilíbrio do organismo e o fortalecimento da energia vital. As considerações sobre tonificação e sedação se alteram conforme o estado do paciente e a intensidade, direção, frequência, local e tipo de estímulo, que variam de acordo com o indivíduo (idade, sexo, condição física, hábitos). Em indivíduos robustos agimos mais nas extremidades e na região dorsal; caso as alterações estejam em camadas mais profundas da musculatura, utilizamos estímulos de maior intensidade. Já em idosos, crianças e pessoas fragilizadas, agimos mais na cabeça, tórax e abdome; caso as alterações estejam em camadas mais superficiais a estimulação deve ser mais fraca

Efeito tecidual

Os receptores nervosos excitatórios e inibitórios estão espalhados em locais diferentes. Os receptores excitatórios geralmente se localizam nas camadas mais superficiais, recebendo estímulos táteis; os receptores inibitórios geralmente se localizam nas camadas mais profundas, recebendo estímulos de pressão. Os receptores excitatórios transmitem informação mais rápida e têm ação estimulante e receptores inibitórios transmitem informação mais lenta e têm ação relaxante. Os dois coexistem perfeitamente num indivíduo normal.

Numa sessão terapêutica de tuiná, usamos técnica de massagem **profunda** para obter efeito *relaxante* nas musculaturas contraídas. Usamos técnica de massagem **superficial** para *tonificar* e recuperar a flacidez muscular.

Massagem profunda não implica em intensidade forte. Por exemplo, na técnica de pressão, não necessariamente usamos a força, mas o estímulo é mais profundo; na técnica de tapotagem, podemos usar força, mas o estímulo é mais superficial. Geralmente na massagem forte, o tempo é mais curto, sendo mais longo na massagem suave.

De maneira geral, estímulo mais longo, suave e superficial tem efeito estimulante, ou seja, tonificação; estímulo mais curto, forte e profundo tem efeito relaxante ou sedação.

Estímulo **forte** e *tempo curto* podem diminuir as funções fisiológicas dos órgãos, e, portanto, tem efeito de sedação; estímulo **suave** e *tempo mais prolongado* pode excitar as funções fisiológicas dos órgãos e, assim, tem efeito de tonificação.

É importante salientar que sedação e tonificação são relativas conforme a sensibilidade do indivíduo, a parte do corpo a ser tratada e a técnica de massagem.

Efeito da frequência e direção

Em certa frequência, é apenas uma variação normal; quando a frequência é alta, é considerada sedação e quando a frequência baixa, tonificação. No sentido horário, realiza-se a sedação e no anti-horário, a tonificação (na massagem no abdome).

A tuiná envolve amplas técnicas de manipulação, e usam-se dedos, mãos, cotovelo, joelho e os pés, aplicados sobre áreas específicas do corpo, principalmente nos tecidos moles, incorporando muitos princípios de acupuntura ou acupontos.

São muitas as técnicas, mas as mais utilizados são:
Tui Fa – método de deslizamento:

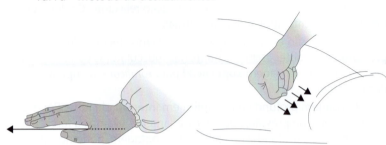

Na Fa – método de pinçamento:

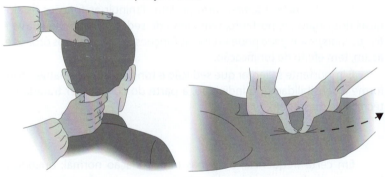

Rou Fa – método de amassamento:

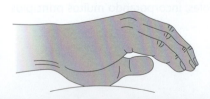
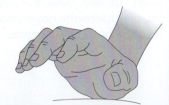

Gun Fa – método de rolamento:

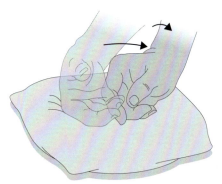

Bo Fa – método de deslocamento com dedos:

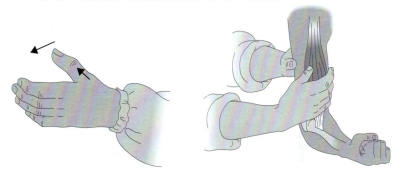

An Fa – método de pressão:

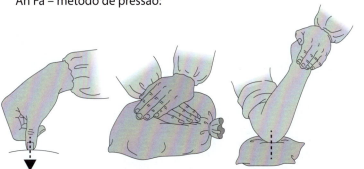

Mo Fa – método de alisamento:

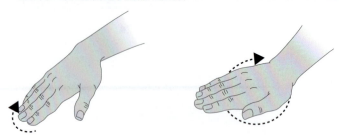

Qian Fa – método de tração:

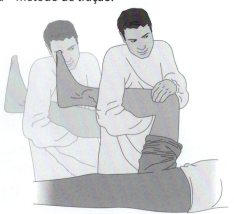

Dou Fa – método de tração e vibração:

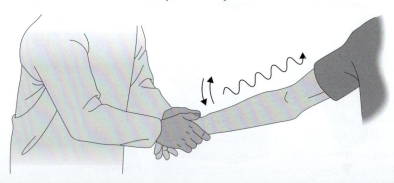

Kou Fa – método de percussão:

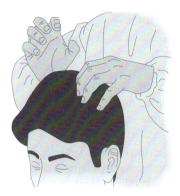

Manuseios: cada situação do paciente exige controle de força, de tempo, de profundidade, de velocidade e associação ou sequências de métodos específicos. A sessão de massagem pode durar de 1 minuto até horas.

Efeitos gerais: a maioria promove a melhora do fluxo de Qi e Xue da área, libera os bloqueios dos meridianos, promove analgesia, melhora a circulação sanguínea local e sistêmica, melhora o cansaço, solta a contratura e proporciona relaxamento muscular.

Tui Fa – deslizamento: utiliza com força os dedos, palma ou outras partes, deslizando em linha ou em curva nas direções interessadas; é utilizado em dorso, membros e no trajeto dos meridianos.

Na Fa – pinçamento: faz oposição do dedão com outros dedos e pinça um ponto ou uma área; é adequado em cervical, trapézio, membros superior e inferior; desfaz a rigidez muscular.

Rou Fa – amassamento: usa dedão, área tenar e com pressão, deslizando sobre a pele e o tecido subcutâneo; atua em pontos dolorosos ou banda fibrosa.

Gun Fa – rolamento: usa o dorso da mão com força e movimento de vai e vem, rolando na região cervical, dorsal e glútea e membros.

Bo Fa – deslocamento: usa a ponta do polegar ou cotovelo na profundidade, lateralmente aos músculos ou tendões, tentando deslocar para o lado; usado em todas as partes do corpo.

An Fa – pressão: usa mão ou parte da mão, cotovelo e pés, pressionando contra uma parte do corpo e aumentado a força progressivamente; usada em cervical, ombros, dorso, lombar e membro inferior.

Mo Fa – alisamento: usa dedo ou palma para esfregar, de leve, superfícies do corpo, com movimento médio para rápido para aquecer ou lento para sensibilizar; promove melhora aparelho digestivo.

Qian Fa – tração: usa as duas mãos ou uma mão para segurar na extremidade do paciente e, usando o próprio peso, tracionar a área que precisa de alongamento.

Dou Fa – tração e vibração: usa as duas mãos ou uma mão para segurar na extremidade do membro do paciente, tracionar e vibrar com movimentos de amplitude variada; promove muito relaxamento; é usada em membros e dorso.

Kou Fa – percussão: usa extremidade dos dedos e percute no couro cabeludo, ou usa punho e tenar e percute o dorso do paciente; promove relaxamento e melhora circulação local.

Indicações

Pode ser indicado por área:
- Cabeça e rosto;
- Pescoço e nuca;
- Dorso;
- Membro superior;
- Membro inferior;
- Tórax e hipocôndrio;
- Abdome superior e inferior.

Pode ser indicado por especialidade:
- Musculoesquelética;
- Ortopédica;
- Digestiva;
- Ginecológica;
- Neurológica;
- Geriátrica;
- Pediátrica;
- Pneumológica;
- Cardiológica e outras.

É comum associar a massagem com acupuntura e alongamento, para tratamento tanto de homeostase Yin-Yang como para fins preventivos, de recuperação pós-esportes, de estética e de relaxamento.

Contraindicações

Doenças de pele (eczema, queimadura, úlcera infecção cutânea).
Paciente agitado, alcoolizado, tumor, febre alta, doenças graves.
Mulher grávida ou em período de menstruação.

Bibliografia

1. tui na xue: livro didático para escola médica, Shangai, Edição em língua chinesa. 1985
2. qin gong zheng gu shou fa tu pu: técnicas manuais em correção ortopédica. Beijing. Edição em língua chinesa. 2012
3. Ji zhue: coluna vertebral. Beijing. Edição em língua chinesa. 2012

Capítulo 55

Medicina herbal chinesa

Tazue Hara Branquinho

Introdução

Tanto a acupuntura como a Medicina Herbal Chinesa (MHC) são técnicas de tratamento de doenças da Medicina Tradicional Chinesa (MTC). No Brasil, a acupuntura já é de amplo conhecimento da sociedade, mas a MHC, também conhecida como Fitoterapia Chinesa, ainda é pouco difundida. O seu reconhecimento oficial teve início em 2014, com a publicação da RDC nº 21, de 24/3/2014, da Agência Nacional de Vigilância Sanitária (Anvisa). No país de sua origem, China, assim como no Japão e Coreia, a MHC é a modalidade terapêutica mais utilizada entre as técnicas da MTC. Esses países são também aqueles que aplicam as mais avançadas tecnologias de assistência à saúde da moderna medicina ocidental em paralelo com os países europeus e da América do Norte. Igualmente, é também nesses países é que tem sido realizado o maior número de pesquisas com as ervas medicinais da MTC nos moldes preconizados pelo meio científico atual. Embora o número dessas pesquisas tenha aumentado significativamente nas últimas décadas, ainda falta muito para abranger os estudos sobre a totalidade dos agentes terapêuticos utilizados na MHC.

A escrita chinesa começou a ser sistematizada ainda na antiguidade, mas muito das informações da tradição chinesa, inclusive as da MHC, eram ainda repassadas oralmente até o período próximo da Era Cristã. Alguns manuscritos relacionados à MHC da época antes de Cristo foram encontrados, como o Clássico Médico Shan Hai Ching, escrito em duas partes, Shan Ching – *The Classic of Mountains* –, de 250 a.C., e Hai Ching – *The Classic of the Seas* –, de 120 a.C., nos quais apresentavam 52 ervas medicinais. Um dos manuscritos mais importantes do início da Era Cristã que sobrevive até os dias de hoje é o Shen Nong Ben Cao Jing – *Divine Husbandman's Classic of Materia Medical* –, na cópia feita por Tao Hung-Ching no século VI d.C., que é considerado o mais antigo Ben Cao, Matéria Médica, no qual estão relacionadas 730 substâncias. Outros dois manuscritos pares de extrema importância e de referência na MHC até os dias de hoje são o Shang Han Lung – *Discussion of Cold Damage* – e Jin Gui Yao Lue – *Essentials from Golden Cabinet* –, escritos por Zhang Zhong Jing no século III d.C.

O desenvolvimento dos conhecimentos das ervas medicinais evoluiu de forma significativa na Era Cristã, tanto na variedade, que hoje ultrapassa 9.000 itens, como na padronização de procedimentos adequados para a integridade terapêutica e a segurança no uso de cada substância, desde o seu cultivo até o produto final para consumo. A primeira Farmacopeia Chinesa foi publicada em 1953. Fazendo parte também da milenar cultura chinesa, a partir das observações, ainda empíricas dos médicos chineses, desenvolveu-se a fisiopatologia de cada doença com base na teoria da MTC.

A integração dos conhecimentos sobre as ervas medicinais com a teoria clássica da MTC começou a ser efetivada na Dinastia Song (960-1279 d.C.) e foi totalmente desenvolvida até meados do século XIV.

Na Moderna Medicina Ocidental, é preconizado somente o uso de drogas devidamente testadas de acordo com os atuais procedimentos científicos para determinada patologia, entretanto a maioria das substâncias da MHC ainda carece dessas análises. Isso pressupõe que, mesmo hoje, no século XXI, para a correta prescrição dessas substâncias, o médico deve ter o devido conhecimento da teoria da MTC correlacionado com o da Matéria Médica chinesa e ainda considerar as possíveis interações medicamentosas, tendo em vista que grande parte das pessoas da atualidade faz uso de algum tipo de remédio.

O constante registro das observações acerca da utilização dessas ervas medicinais permitiu um permanente aperfeiçoamento no conhecimento das suas propriedades e dos seus efeitos terapêuticos. E na busca do remédio perfeito para cada doença, os chineses aprimoraram ao longo dos milênios as técnicas quanto ao cultivo, à colheita e aos métodos de processamentos das ervas e de outras substâncias medicinais. Desenvolveram também conhecimentos sobre as combinações das ervas, os efeitos colaterais e a toxicidade e definiram os limites da dose terapêutica e da dose tóxica para cada uma dessas substâncias.

Substâncias de prescrição da MTC

- Plantas: planta inteira, folhas, flores, frutos, pólen, sementes, ramos, tronco, raiz, casca de tronco, da rama, da raiz e do fruto.
- Fungos.
- Minerais.
- Materiais do reino animal.*

*Obs.: os produtos autorizados a serem comercializados no Brasil não devem conter substâncias animais, de acordo com a RDC nº 21, de 24/03/2014.

Cada uma dessas substâncias deve ser identificada corretamente e proceder de cultivo, colheita e processamentos de acordo com a farmacopeia ou a matéria médica de referência. O processamento tem como objetivo a limpeza e a remoção de odores, a redução da toxicidade e efeitos adversos, a promoção de melhores efeitos terapêuticos e, em alguns casos, a alteração de propriedades da erva.

Propriedades das ervas/substâncias

Quatro naturezas ou essências

Refere-se à temperatura ou, ainda, ao Qi da erva. É uma caracterização bastante subjetiva, pois baseia-se na resposta do organismo à sua administração: quente, morno, frio, neutro.

Quente, morno e levemente morno são de natureza Yang e diferem entre si apenas na intensidade. Dispersam o frio, aquecem o interior, reabastecem o Yang e têm ações estimulantes e fortalecedoras. Tratam as síndromes do frio, diarreia aquosa, dores abdominais causadas pelo frio etc. Exemplos: Herba Ephedra (Ma Huang), Ramulus Cinnamomi (Gui Zhi) e Rhizoma Zinziberis Recens (Sheng Jiang).

Frio, fresco e levemente fresco são de natureza Yin e diferem entre si apenas na intensidade. Purgam e limpam o calor, eliminam substâncias tóxicas, aliviam a inflamação, acalmam os nervos e tonificam o Yin. Tratam doenças de calor, diarreia de natureza quente, processos inflamatórios, irritabilidade, febre etc. Exemplos: Radix Scutellariae (Huang Qin), Gypsium Fibrosum (Shi Gao) e Radix Coptidis (Huang Lian).

Neutro ou suave – apesar de serem classificadas como neutras essas ervas têm leve tendência para o frio ou para o calor. Podem ser usadas para tratar as doenças causadas pelo frio e também aquelas causadas pelo calor. Exemplos: Rhizoma Gastrodiae (Tian Ma) – erva neutra levemente morna; Polyporus Umbellatus (Zhu Ling) – erva neutra levemente fria.

Cinco sabores

Em MTC o sabor determina parcialmente a função terapêutica da erva e cada sabor pode variar de mais a menos intenso, dependendo da substância.

São o acre, o doce, o azedo, o amargo e o salgado. E há ainda o insípido ou suave e o aromático.

O acre, o doce e o neutro são de natureza Yang, e o azedo, o amargo e o salgado são de natureza Yin.

O acre dispersa os fatores patogênicos externos como o vento-frio e o vento-calor; promove o fluxo de Qi e elimina as dores; harmoniza o Jiao médio; ativa o fluxo de Qi e elimina a estagnação de sangue. Exemplos: Herba Ephedra, Rhizoma Zinziberis e Herba Menthae.

O doce tonifica o Qi, o sangue e o Yin; harmoniza e pode também umedecer e aliviar espasmos. Exemplos: Radix Ginseng (Ren Shen) – nutre o Qi; Radix Glycyrrhizae (Gan Cao) – alivia a dor.

O azedo adstringe, previne ou reverte extravasamentos anormais de fluidos ou energia, adstringe o suor, alivia a tosse e trata a diarreia e a espermatorreia. Exemplo: Fructus Schizandrae (Wu Wei Zi).

O amargo purga, seda o fogo, regula o intestino, descende o Qi e seca a umidade-frio e a umidade-calor. Exemplos: Rhizoma Rhei (da Huang) e Semen Armeniacae (Xing Ren).

O salgado purga e é laxativo, amacia massas duras, elimina tumores e nódulos e trata a fleuma estagnada. Exemplos: algas marinhas, Natrii sulfa e Concha Ostrae.

O insípido ou suave drena a umidade e promove diurese. Exemplos: Polyporus Umbellatus (Zhu Ling) e Rhizoma Alismatis (Ze Xie).

O aromático é uma característica mais relacionada à essência e tem a habilidade de penetrar por meio do turvo e reavivar tanto a função digestiva do baço como a cognitiva da mente e os orifícios sensoriais. Exemplos: Rhizoma Atractylodis (Can Zhu) e Cortex Magnolia (Hou Po).

Quatro direções

São as direções: ascendente, flutuante, descendente e de submersão.

Ascendente e flutuante

Essas substâncias movem-se primordialmente para cima e para fora e promovem sudorese, dispersam o frio, expulsam o vento e ascendem o Yang.

As substâncias ascendentes movem o Qi para cima e tratam patologias com manifestações descendentes como diarreias, metrorragias e prolapso de órgãos.

As substâncias flutuantes tratam patologias com manifestações superficiais como a sudorese espontânea e a sudorese noturna. As substâncias flutuantes com ação dispersiva tratam as síndromes superficiais por invasão de agentes patogênicos externos.

Descendente e de submersão

Essas substâncias movem-se primordialmente para baixo e para o interior, redirecionando o Qi rebelde, acalmando os sibilos e a tosse e ancorando a ascendência do Yang. Podem eliminar o calor e atuar como tranquilizantes e promover a purgação e a diurese.

As substâncias descendentes movem o Qi para baixo e tratam patologias como refluxo e vômitos.

As substâncias de submersão previnem a flutuação do Yang vazio para cima e podem tratar patologias como constipação após resfriados em crianças.

As ervas/substâncias e os meridianos

Por meio da observação dos efeitos causados após a ingestão de determinada substância, foram definidos os seus meridianos de entradas preferenciais. Esse conceito foi também expandido posteriormente como uma capacidade das substâncias de guiar ou de levar outras substâncias para os meridianos ou órgãos em foco. A inclusão desse conceito na prescrição permitiu focar o tratamento em determinados meridianos ou órgãos.

Ações terapêuticas das substâncias

As ações terapêuticas ou funções das substâncias estão diretamente relacionadas com o seu sabor, essência, direção e o meridiano de entrada preferencial.

Exemplos: Herba Menthae (Bo He).

Sabor: acre e aromático; essência: fresca; meridianos de preferência: Pulmão e Fígado.

Ações:
- Dispersa o vento calor;
- Facilita o fluxo de Qi do Fígado;
- Facilita a dispersão do vento-calor do Jiao superior;
- Expulsa a sujeira turva;
- Clareia e beneficia a cabeça, os olhos e a garganta.

Exemplos: Cortex Cinnamomi (Rou Gui).

Sabor: acre, doce; essência: quente; meridianos de preferência: Coração, Rim, Fígado e Baço.

Ações:
- Fortalece o Yang do rim e do Baço;
- Aquece e fortalece o Yang do Coração;
- Dispersa o frio;
- Trata as dores abdominais, diarreia e redução de apetite pelo frio;
- Melhora o chiado, ajudando o rim a segurar o Qi;
- Promove o movimento do sangue.

Exemplo: Radix et Rhizoma Rhei.

Sabor: amargo; essência: fria; meridianos de preferência: Coração, Intestino Grosso, Fígado e Estômago.

Ações:
- Purga calor aglutinado nos intestinos;
- Trata constipação intestinal;
- Resfria o sangue;
- Trata a febre;
- Remove a estagnação de sangue;
- É hemostática na sua forma carbonizada.

Combinações das substâncias de prescrição da MTC

Objetivos:
- Aumentar ou promover a eficácia terapêutica;
- Minimizar a toxicidade ou efeitos colaterais;
- Harmonizar a situação clínica complexa; e
- Alterar as ações das substâncias.

Exemplos de combinações de ervas:
- Herba Ephedra (Ma Huang): acre, levemente amarga, morna. Meridianos: Pulmão, Bexiga, Estômago. Ramulus Cinnamomi (Gui Zhi): acre, doce, morna. Meridianos: Coração, Pulmão, Bexiga.
- Essa é uma combinação muito eficiente para aliviar a superfície na síndrome superficial maciça por vento-frio. Trata também as dores por obstrução por vento-frio-umidade.
- Rhizoma Zinziberis Recens (Shen Jiang): acre, levemente morna. Meridianos: Pulmão, Baço-Pâncreas e Estômago.
- Reduz e controla a toxicidade de Rhizoma Pinelliae.
- Rhizoma Zinziberis Recens (Sheng Jiang): acre, levemente morna. Meridianos: Pulmão, Baço-Pâncreas e Estômago. Ações: o seu sabor acre tem poder dispersivo ideal para abrir as fleumas e regular o Qi; beneficia o estômago e alivia as náuseas e vômitos; expulsa o Qi patogênico externo e cessa a tosse.
- Fructus Jujubae (Da Zao): doce, morna. Meridianos: Baço-Pâncreas e Estômago. Ações: tonifica o Qi e o sangue e gera fluidos, harmoniza o Baço e o Estômago e restaura a harmonia entre o Qi nutritivo e o Qi defensivo.
- Efeito da combinação dessas duas ervas: o Qi defensivo é Yang, então precisa de acre para beneficiá-lo; o Qi nutritivo é Yin,

então precisa de doce para tonificá-lo. Com o acre e o doce, o Estômago e o Baço são fortalecidos e, então, o Qi nutritivo e o Qi defensivo fluem sem obstáculos, alcançam a superfície e expulsam o frio exterior. Melhoram também a dor epigástrica, as náuseas e os vômitos.

Dose

Para cada substância, está definida a sua dose mínima e máxima, e a sua prescrição dependerá da constituição do paciente, da fase de evolução da doença e da potência da substância.

Toxicidade

Fatores de risco: uso de quantidade maior que o preconizada; emprego inadequado à doença; emprego inadequado à constituição do paciente; uso de substâncias com preparos e processamentos inadequados.

Recomenda-se fazer exames clínicos laboratoriais de funções hepáticas e renais e de avaliação de processos inflamatórios antes de iniciar o tratamento e durante o seu seguimento.

Deve-se ter cuidado em administrar as ervas medicinais da MTC em pessoas em uso de medicamentos da medicina ocidental, pois os estudos das suas interações ainda são muito incipientes.

Outros aspectos para uma prescrição segura

O médico deve ter a segurança de estar prescrevendo substâncias de identificação correta, de boa qualidade, sem contaminações e de preparo das fórmulas conforme definido na farmacopeia ou matéria médica de referência.

Apresentações dos medicamentos da MHC

Podem ser *in natura* para decocção, pós (substâncias socadas ou moídas até virarem pó), pílulas, extratos secos, granulados, comprimidos, tinturas, cremes, xaropes e emplastros.

Os oito métodos terapêuticos e a classificação das substâncias de prescrição da MTC

A seguir, os oito métodos terapêuticos fundamentais da MHC sob a qual foi elaborada a classificação das substâncias de prescrição:

- Promover sudorese (han);
- Induzir vômito (tu);
- Purgar (xia);
- Harmonizar (he);
- Aquecer (wen);
- Limpar/purificar (qing);
- Tonificar (bu);
- Reduzir/esvaziar (xiao).

Classificação das substâncias da MHC

A relação das substâncias da MHC consta no Apêndice I.

Fórmulas da MHC

Na MHC, não é comum prescrever ervas medicinais de forma isolada, de forma que geralmente fazem parte de uma fórmula elaborada para determinado complexo patológico. Cada constituinte tem uma razão de fazer parte de determinada formulação que é indicada para uma desarmonia específica daquele padrão que o indivíduo manifesta, assim como para aumentar o efeito terapêutico ou para minimizar a toxicidade e os efeitos colaterais da combinação. Assim, cada fórmula é composta por substâncias que atuarão no conjunto das disfunções presentes na fisiopatologia daquela doença segundo a teoria da MTC.

As primeiras formulações registradas foram encontradas em manuscritos do século III da Era Cristã, e muitas delas estão em uso até os dias de hoje, conforme a sua origem.

Classificação de fórmulas

A relação das fórmulas consta no Apêndice II.

Tratamento com a MHC

Para o tratamento por meio da MHC, o médico deve entender e dominar a teoria da MTC, conhecer as fórmulas e as substâncias e saber estabelecer estratégias de tratamento para cada caso.

Princípios de tratamento

É importante entender corretamente o processo de adoecimento em vez de se ater somente às manifestações aparentes do cliente.

Como regra geral, em doenças agudas, deve-se tratar primeiro as manifestações, o *biao*, e em doenças crônicas, a raiz, o *ben*.

Devem-se utilizar estratégias e substâncias de natureza oposta à da doença para o seu tratamento, Zheng Zhi:

- Calor trata-se com o frio;
- Frio trata-se com o calor;
- Estagnação trata-se promovendo a mobilização;
- Vazamento trata-se com estabilização e adstringência.

Deve-se tratar o *biao* e o *ben* simultaneamente, dependendo da doença apresentada. Exemplos: em alguns casos de calor por deficiência, tratar com a purificação do calor e com a nutrição do Yin ao mesmo tempo.

Em algumas situações, trata-se o *ben* para tratar o *biao*. Exemplos: expulsar o agente patogênico tonificando o Zheng Qi quando o indivíduo é debilitado e o agente patogênico também não é tão forte.

Diferentes tratamentos para as mesmas doenças e tratamentos iguais para diferentes doenças: mais uma vez, é importante entender o processo de adoecimento do paciente.

Deve-se instituir o tratamento de acordo com as estações do ano, o clima local e o ambiente onde o paciente mora e com as características do indivíduo.

Algumas patologias e sintomas e a proposta de fórmulas para tratamento

Cabe aqui lembrar que, embora o nome da patologia seja igual ao usado na medicina ocidental, para que possa fazer uma correta prescrição do medicamento, deverá ser considerado o diagnóstico segundo a teoria da MTC.

Acnes, carbúnculos: *Fang Feng Tong Sheng San*; *Huang Lian Jie Du Tang*.

Cefaleia pós-exposição ao vento: *Chuan Xiong Cha Tiao San*.

Climatério com sintomas de:
- Deficiência do Yin dos Rins: *Liu Wei Di Huang Wan*;
- Deficiência do Yin dos Rins com secura da pele e dos genitais, acompanhada de pruridos: *Liu Wei Di Huang Wan + Tao Hong Si Wu Tang*;
- Deficiência do Yin dos Rins com sinais de calor por deficiência: *Zhi Bai Di Huang Wan*;
- Deficiência do Yin dos Rins com sinais de estagnação do Qi do Fígado (agitação, tensão, melancolia, depressão, pulso em corda): *Zhi Bai Di Huang Wan + Xiao Yao San*;
- Deficiência de Yin dos Rins e do Coração levando à dissociação entre os dois órgãos (palpitações, insônia, sonhos em abundância, medos irracionais, ansiedade com agitação, dificuldade em concentrar-se, depressão, choros frequentes, boca e garganta secas, fezes ressecadas): *Tian Wan Bu Xin Dan*;
- Yang dos Rins e do Baço vazios (rosto sem brilho e de aspecto inchado, pode apresentar edema de membros inferiores, temor ao frio, apatia mental, fezes amolecidas ou diarreicas, diurese abundante, língua pálida, saburra fina, pulso profundo, fraco e lento): *Gui Fu Di Huang Wan + Si Wu Tang*.

Constipação intestinal:
- Habitual, pós-parto, devido à deficiência de Yin: *Ma Zi Ren Wan*; *Run Chan Wan*;
- Associada a umidade-calor maciço (febre, irritabilidade, epistaxe, ulcerações na língua e boca): *Xie Xin Tang*;
- Associada a calor interior e exterior: *Fang Feng Tong Shen San*;
- Devido a deficiência do baço: *Bu Zhong Yi Qi Tang*, acrescido de óleo de gergelim e mel.

Globus histericus (sensação subjetiva de presença de um caroço obstruindo a garganta): *Ban Xia Hou Po Tang*.

Insônia por:
- Deficiência de Qi e sangue: *Gui Pi Tang*;
- Deficiência de Yin dos Rins e do Coração levando à dissociação entre os dois órgãos: *Tian Wan Bu Xin Dan*;
- Deficiência de sangue do Fígado que leva à formação de calor: *Suan Zao Ren Tang*;
- Deficiência do Yin levando à hiperatividade do Yang Gan: *Tian Ma Gou Teng Yin*;
- Ascenção do Fogo do Gan: *Long Dan Xie Gan Tang*;
- Desordem do Qi do Estômago: *Ban Xia Xie Xin Tang*.

Síndrome superficial (resfriados e gripes) por:
- Vento-frio em indivíduo de compleição forte, com Zheng Qi normal: *Ma Huang Tang*;
- Vento-frio em indivíduo com deficiência superficial: *Gui Zhi Tang*;
- Vento-frio em indivíduo com retenção de fluidos: *Xiao Qing Long Tang*;
- Vento-calor com sintoma principal de tosse: *Sang Ju Yin*.

Tensão pré-menstrual: *Chai Hu Shu Gan Tang*; *Gan Mai Da Zao Tang*.

Bibliografia

AEMFTC – Administração Estatal de Medicina e Farmácia Tradicionais Chinesas. Farmacologia e Medicina Tradicionais Chinesas. v. I e II. São Paulo: Roca; 2004.

Auteroche B, Navaith P. O Diagnóstico na Medicina Chinesa. São Paulo: Andrei; 1992.

Bensky D, Barolet R, Chinese Herbal Medicine. Formulas & Strategies. Seatle: Eastland Press, Inc.; 1990.

Bensky D, Clavey S, Stoger E. Chinese Herbal Medicine: Materia Medica. Seatle: Eastland Press, Inc.; 2004.

Mitchell C, Ye F, Wiseman N. Shang Han Lun: On cold damage. Brookline: Paradigm Publications; 1999.

Nghi NV, Dzung TV, Nguyen CR. Huangdi Neijing Ling Shu. São Paulo: Center AO; 2007.

Otsuka K. Kampo – A clinical guide to theory and practice. Edinburgh: Churchill Livingstone, Elsevier; 2010.

Wang B. Princípios de Medicina Interna do Imperador Amarelo. São Paulo: Ícone; 2001

Wang LG, Pai HJ. Tratado Contemporâneo de Acupuntura e Moxibustão. São Paulo: CEIMEC; 2005.

Wen TS. Manual Terapêutico de Acupuntura. Barueri, SP: Manole; 2008.

Apêndice I
Classificação das substâncias da MHC

Ervas que aliviam a superfície
Ervas que limpam o calor
Ervas que drenam para baixo
Ervas que drenam a umidade
Ervas que dispersam o vento-umidade
Ervas que transformam a fleuma e cessam a tosse
Ervas aromáticas que transformam a umidade
Ervas que eliminam a estagnação de alimentos
Ervas que regulam o Qi
Ervas que regulam o sangue
Ervas que aquecem o interior e expulsam o frio
Ervas que tonificam
Ervas que estabilizam e adstringem
Substâncias que acalmam o espírito
Substâncias aromáticas que abrem os orifícios
Substâncias que extinguem o vento e cessam os tremores
Ervas que expulsam parasitas
Substâncias para aplicações tópicas

Apêndice II
Classificação das fórmulas da MHC

Fórmulas que aliviam a superfície
Fórmulas que limpam o calor
Fórmulas que drenam para baixo
Fórmulas harmonizadoras
Fórmulas que tratam a secura
Fórmulas que expulsam a umidade
Fórmulas que aquecem o frio interior
Fórmulas que regulam o Qi
Fórmulas que revigoram o sangue
Fórmulas que cessam o sangramento
Fórmulas que tonificam
Fórmulas que estabilizam e adstringem
Fórmulas que acalmam o espírito
Fórmulas que expulsam o vento
Fórmulas que tratam a fleuma

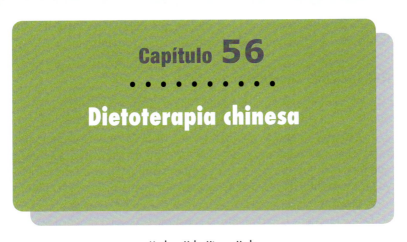

Capítulo 56
Dietoterapia chinesa

Marlene Yoko Hirano Ueda

História

O conceito de alimentação saudável para a prevenção e o tratamento de doenças está presente em todas as culturas do mundo. Na China, está documentado nos primeiros livros escritos da história chinesa: O clássico livro de medicina do Imperador Amarelo "Huang Di Nei Jing" (221 a.C.-220 d.C.) e o clássico "Shen Nong Ben Cao Jing" (25 d.C. e 500 d.C.).

Base das teorias da dieta chinesa

São baseadas nos conceito da Teoria Yin e Yang e na Teoria dos 5 Elementos.

Natureza, sabor e propensão aos meridianos e órgãos

Na visão da Medicina Tradicional Chinesa (MTC), a atividade terapêutica dos alimentos é exercida conjuntamente pela sua natureza, sabor e propensão aos órgãos e meridianos, cujos conceitos estão baseados nas reações que os alimentos causam no organismo.

Natureza dos alimentos

Os alimentos são classificados em quente, morno, neutro, fresco ou frio.

Quente: aumenta o Yang, acelera o Qi, ativa, aquece órgãos e vísceras, elimina frio interno e externo. A reação do alimento de natureza quente é mais intensa que a do de natureza morna. O consumo excessivo promove calor (excesso de Yang). Lesiona Yin e seca fluidos corpóreos.

Morno: fortalece Qi e Yang, aquece o corpo, órgãos e vísceras, aquece e fortalece o Jiao médio. O consumo excessivo provoca excesso de Yang.

Neutro: acumula Qi e fluidos corpóreos, e estabiliza e harmoniza o corpo.

Fresco: suplementa fluidos corpóreos (Jin Ye) e Sangue (Xue), desacelera Qi e clareia calor.

Frio: promove frio, resfria calor interno e acalma o espírito. A reação do alimento de natureza fria é mais intensa que a do de natureza fresca. O consumo excessivo danifica Qi e Yang, enfraquece o Baço (Pi) e resfria o corpo. Pode resultar em acúmulo de umidade (Shi) e, com o passar do tempo, mucosidade (Tan) em várias partes do corpo como o Pulmão. Cronicamente, pode atingir o Rim (Shen), com deficiência de Qi/Yang.

A temperatura física do alimento pode tornar-se se nociva quando consumida gelada, após ser retirada da geladeira. Preferir consumo em temperatura fresca ou ambiente.

Sabor dos alimentos

Os alimentos estão classificados em sabor doce, picante, salgado, azedo ou amargo.

Sabor doce: fortalece, harmoniza, relaxa e umedece. Está relacionado ao Baço (Pi). Fortalece primariamente o Qi do Baço (Pi), elevando a energia. Com seu efeito umedecedor, nutre os fluidos corpóreos (Jin Ye), alivia a tensão interna (combate a compulsão e o comer em excesso por estresse emocional) e estabiliza o Jiao médio.

O consumo excessivo do sabor doce lesa o Qi do Baço (Pi) e pode produzir umidade (Shi) e mucosidade (Tan), com recorrente bronquites, sinusites e fadiga crônica, excesso de peso e fraqueza dos tecidos conectivos. Pode enfraquecer o Rim (Shen), resultando em desordens dos ossos e dentes.

Sabor picante/acre: move Qi, libera a estagnação, dispersa, abre poros, elimina fatores patogênicos da superfície e é sudorífero. Tem relação com o Pulmão (Fei). Fortalece o Pulmão (Fei). Sua ação revigorante sobre o Qi desfaz a estagnação por emoções (aperto no tórax).

Evitar o sabor picante/acre em casos de calor na pele com secura, alergia, prurido ou alergia ao sol. Por meio do ciclo de dominação, danifica o Fígado (Gan), que pode evoluir com ascensão do Yang do Fígado (Gan), com irritabilidade, hiperatividade ou insônia. Pode afetar o Rim (Shen), com desejo sexual excessivo. Causa fraqueza do tônus muscular e secura no intestino grosso. Dispersa o espírito (Shen) e pode causar inquietação interior, hiperatividade e insônia.

Sabor salgado: refresca, umedece, amacia e solta. Com moderação, suplementa o Rim (Shen) e dissolve áreas congestas e endurecidas (nódulos subcutâneos ou mucosidade acumulada).

O uso em excesso desidrata o corpo, danifica fluidos corpóreos (Jin Ye), Sangue (Xue) e sistema vascular (hipertensão), danifica ossos e diminui a habilidade mental, podendo ocorrer pensamentos rígidos.

Sabor azedo: adstringe, preserva fluidos corpóreos (Jin Ye). Relação com Fígado (Gan). Alimentos azedos/frescos refrescam o corpo, reduzem a transpiração excessiva, promovem a produção de fluidos e acalmam temperamentos quentes, resfriando emoções do calor do Fígado (Gan). Suplementa o Yin, principalmente o Yin do Fígado (Gan); é útil o uso do sabor azedo em estresse emocional. Move para dentro, sendo indicado para mentes distraídas, sem foco e estilo de vida inquieto.

É contraindicado em casos de fator patogênico na superfície, pois pode interiorizar o patógeno (ataque de vento-frio na superfície-resfriados, usar sabor picante/acre). O excesso de sabor azedo danifica o tônus muscular e tendões e deve ser evitado em artrites.

Sabor amargo: seca, endurece, aprofunda (limpa, purga, é laxante). Tem relação com o Coração (Xin). Amargo e fresco, refresca, aprofunda. Suporta a função digestiva e excretora do corpo. Suplementa Yin do Coração (Xin) e acalma, especialmente após estresse e tensão mental.

Sabor amargo com morno estimula órgãos digestivos. Sua propriedade secante evita a formação de umidade (Shi). Em doses apropriadas, o amargo (café, vinho) é tônico do Qi do Baço (Pi). O excesso de amargo-fresco provoca forte efeito laxativo e diarreia. O excesso de amargo-morno (café) desidrata a pele e danifica fluidos (Jin Ye) e tecidos (ossos). O café é considerado "um ladrão de cálcio".

O sabor suave é outro sabor designado para alimentos sem muito gosto. Tem ação diurética. Dispersa a umidade (Shi).

Propensão aos órgãos e meridianos

O alimento apresenta efeitos com predomínio em determinados órgãos e meridianos e pouco ou nenhum efeito sobre os outros: Baço-Pâncreas/Estômago; Pulmão/Intestino Grosso; Rim/Bexiga; Fígado/Vesícula Biliar; Coração/Intestino Delgado.

Há ainda a ação do alimento em relação à direção que o efeito do alimento tem no corpo: ascender, descender, superficializar e aprofundar.

Ascender e superficializar refere-se ao efeito para cima e para fora, e inclui ervas e alimentos de natureza quente, morna, picante/acre e doce, de características mais leves e suaves como folhas e flores. Usam-se para ativar o Yang, induzir sudorese e dispersar frio e o vento, para sintomas na parte externa superior do corpo (caso de ataque da superfície de vento-frio). Também em casos de doenças que produzem sintomas com movimento para baixo, serão benéficos os alimentos que ascendem (prolapso retal ou do útero, diarreia, hemorragias funcionais).

Os alimentos que descendem e aprofundam têm efeito para baixo e para dentro, e incluem os de natureza fria, fresca, azeda, amarga e salgada, com características mais pesadas como cascas, frutos e sementes. São úteis para tranquilizar, contrair, aliviar tosse, interromper vômitos e promover diurese e purgação. São benéficos para sintomas internos da parte inferior do corpo (como constipação). Também em casos de doenças que produzem movimento para cima, serão benéficos ervas e alimentos que aprofundam (ascenção do Yang do Fígado/Gan com cefaleia, tontura e olhos vermelhos, vômito, asma, tosse ou suor noturno).

Dietoterapia chinesa em indivíduos saudáveis

São recomendações para manter a saúde, prevenir doenças e obter longevidade.

Equilíbrio Yin e Yang

Constituição Yin: consumir mais alimentos de natureza Yang; evitar excesso de alimentos Yin.

Constituição Yang: consumir alimentos mais Yin; evitar excesso de alimento Yang.

Equilíbrio nas estações do ano

A escolha dos alimentos será para adaptação do organismo às mudanças climáticas e evitar a entrada dos fatores patogênicos externos.

Primavera: temperaturas mais mornas; caracterizada por crescimento, movimento e expansão. O Fígado (Gan) estará mais ativo e o fluxo de Qi deverá ser livre. A dieta deve suprir Qi e manter seu fluxo livre e suportar o Baço (Pi) e Fígado (Gan) com alimentos de natureza morna, como erva-doce. É benéfico o sabor picante/acre do alho e gengibre para caso de umidade acumulada nos meses frios. O sabor azedo estabiliza o Fígado (Gan) e regula a subida do Yang. Devem-se utilizar alimentos verdes, como salsão, espinafre e brotos, e evitar os de natureza quente e gordurosos, que bloqueiam o Qi do Fígado, e o excesso de sabor azedo.

Verão: o calor do verão pode ferir Yin e fluidos corpóreos (Jin Ye). Para clarear o calor, gerar fluidos e dar suporte ao Coração (Xin), recomenda-se a predominância de alimentos Yin, que refrescam e fornecem fluidos e dispersam o calor com sabor amargo e natureza fresca. Use moderadamente os alimentos de natureza fria, como a melancia. Devem-se consumir frutas e vegetais, um pouco mais de alimentos crus em saladas, iogurtes, feijão-verde, tomates, pepinos, melões e peixes marinhos, e evitar os de natureza quente como café e ervas picantes/acres. Sorvetes e bebidas geladas podem bloquear o Estômago (Wei); caso isso ocorra, use chá de erva-doce.

Outono: fase da secura, devendo-se nutrir Yin, dar suporte ao Pulmão (Fei), Intestinos (Chang) e pele. Deve-se consumir o sabor azedo para evitar perda de líquidos. Alimentos Yin como frutas, verduras, grãos e sementes promoverão mais umidade, assim como peras, caqui, leite de soja, nozes e amêndoas.

Inverno: fase suscetível ao frio. Recomendam-se alimentos de natureza morna, que aquecem, e sabor picante/acre e doce para proteger do frio; também carnes, que suplementam o Qi, Yang e Sangue (Xue), como cordeiro, carne de boi e frango com ensopado com legumes.

Fase para fortalecer o Rim (Shen) e o Baço (Pi) com tubérculos e raízes, nozes, gergelim preto, ervas picantes, alho-poró e chá de ervas.

Fase da vida do indivíduo

Criança e jovens possuem Baço (Pi) imaturo. Desenvolver com alimentos de sabor doce. Evite enfraquecer o Baço (Pi) com alimentos de natureza fria/fresca, muitos doces, *fast-food* e alimentos muito crus e de difícil digestão.

Os idosos possuem declínio do Baço (PI) e do Rim (Shen), devendo consumir alimentos de fácil digestão, bem cozidos (ensopados e caldos), com peixes, ovos e verduras e legumes variados. Pequenas refeições em variados horários ao longo do dia são úteis. Evite muito sal, alimentos crus, assados, grelhados e oleosos.

Nas mulheres, há diferentes fases como menstruação, gestação, pós-parto e amamentação. Deve-se evitar enfraquecer Baço (Pi) e Rim (Shen) com o uso de alimentos de natureza fria/fresca. São indicados alimentos para a formação de Qi e Sangue (Xue) nas fases que tendem à deficiência de Qi e Sangue (Xue).

Cuidados especiais do Jiao médio (Baço-Pâncreas e Estômago)

É o sistema-chave da dieta chinesa, responsável pela produção de Qi, Sangue (Xue) e fluidos corpóreos (Jin Ye), assim como a energia Yin e Yang do organismo. O fortalecimento do Jiao médio pode ser feito basicamente pela dieta, com alimentos de natureza morna e neutra e sabor doce, como aveia, milho, arroz, frango, carne, erva-doce, soja, abóboras, cordeiro, tâmaras e uvas. Deve-se evitar o uso de alimentos de natureza fria/fresca (como excesso de laticínios e trigo), gordurosos, alimentos tirados da geladeira, alimentos crus em saladas e o excesso de alimentos de sabor doce.

Sun Si Miao, médico conhecido do passado, cita em textos clássicos que, para tratar uma doença, o primeiro passo deve ser usar a dieta e, caso não tenha sucesso, usar medicações e acrescenta ainda que, para se ter uma vida saudável, deve-se conhecer as propriedades dos alimentos.

Dietoterapia em pacientes

O diagnóstico do desequilíbrio deve ser baseado na MTC.

Tratar e fortalecer o Jiao médio

Em geral, pacientes com doenças crônicas possuem desequilíbrio do sistema digestório detectável na anamnese e/ou no exame físico. É comum o histórico desde a infância antes do surgimento dos desequilíbrios. É frequente o paciente considerar sintomas e sinais anormais como sendo normais, como perda de apetite, distensão abdominal ou flatulência, excesso ou pouco funcionamento intestinal, por ser crônico ou comum e frequente na população. Muitos não foram examinados e questionados e não tiveram solicitados exames laboratoriais e de imagem adequadamente. Muitos consideram a dieta que fazem como saudável e não percebem que um ou mais dos alimentos considerados saudáveis estão danificando o Baço/Estômago (Pi/Wei), sendo em geral alimentos de uso frequente e que agradam o paciente. Muitos também omitem o consumo de doces, excesso de pães e massas, mas, se questionados, falam com sinceridade. Muitas vezes a retirada de um único alimento melhora substancialmente a função digestória. Um exemplo comum na nossa cultura é evitar ou diminuir o consumo de leite desnatado, queijo ou iogurte para por pessoas sensíveis à lactose ou à proteína do leite. O leite é de natureza fresca e sabor doce, podendo provocar distensão abdominal, flatulência ou diarreia se usado frequentemente.

Conhecer a dieta e preferências do paciente

Devem-se reconhecer os alimentos consumidos excessiva ou frequentemente que sobrecarregam o Baço ou outro órgão, evitando-os ou diminuindo-os temporariamente. Muitos indivíduos, depois de recuperado o equilíbrio da digestão, toleram porções espaçadas durante a semana, porém indivíduos que não toleram mais o alimento. Esse alimento deve ser substituído por outros alimentos que forneçam os mesmo nutrientes e/ou devem ser utilizados suplementos, se necessário.

Mudanças podem ser feitas baseadas na dieta do próprio paciente, personalizando e respeitando a preferência e a cultura dele.

Alimentos dos quais o paciente tem muita dependência devem ser manuseado com cautela, diminuindo aos poucos ou no ritmo do paciente.

Compreensão, orientação e tolerância com as mudanças e dificuldades são necessárias, porém não se deve perder o foco.

Sugestão de alimentos, modos de preparo e formas de uso por escrito é necessária.

Pode-se trabalhar com nutricionistas e colegas médicos em parceria.

Os pacientes que retornam semanalmente (acupuntura e/ou fitoterapia) possibilitam uma intervenção mais eficaz nas dietas.

Presença de fatores patogênicos – Tratamento

Calor: clarear calor e refrescar com frutas e vegetais de natureza fria ou fresca, sabor doce, amargo ou salgado e que forneçam fluidos para o corpo como melão, laranja, broto de feijão, pepinos, melão-de-são-caetano, chá-verde, trigo.

Frio: dispersar o frio com ervas picantes/acre, de natureza quente ou morna e sabor doce como pimenta, gengibre, canela, cozidos com álcool ou vinho, chá com ervas de natureza morna, cordeiro e frango.

Umidade: dispersar e secar a umidade com alimentos que amornam, secam e transformam umidade e suplementam o Baço (Pi).

Umidade-calor: feijão-verde, leite de soja, alga marinha.

Umidade: lágrimas-de-nossa-senhora (*Coix semen*), gengibre, chá-verde.

Secura: reabastecer fluidos corpóreos, hidratar e refrescar com vegetais e frutas, grãos e sementes (alimentos Yin) como banana, trigo, laticínios e amêndoa.

Vento:
- **Vento frio externo:** ervas com sabor picante/acre e natureza morna/quente como gengibre, cebolinha e canela;
- **Vento calor externo:** natureza fresca/fria e sabor amargo como berinjela, chá-verde e chá de camomila;
- **Vento interno:** evite alimentos que movem o Qi como álcool e prefira berinjela, salsão e coelho.

Tonificando as deficiências

Deficiência de Qi/Yang: natureza neutra ou morna, sabor doce, picante ou salgado, que beneficiam o Baço (Pi), como aveia, milho, arroz,

arroz moti, frango, carne de boi, cordeiro, cenoura, erva-doce, alho-poró, alho, gengibre, coentro, lentilhas, nozes e gergelim preto.

Deficiência de Sangue (Xue): alimentos de sabor doce ou azedo com natureza morna, neutra ou fresca, que beneficiam o Baço (Pi), como aveia, arroz moti, vegetais, frango, fígado, polvo, ostra, uvas vermelhas, ameixas e gergelim.

Evitar alimentos amargos ou picantes e de natureza morna ou quente, pois secam o Sangue (Xue), assim como chá-preto, chocolate, ervas picantes como gengibre, *curry*, canela etc.

Deficiência de Yin: sabor doce e natureza fresca ou neutra, que beneficia Estômago (Wei), Fígado (Gan) e Rim (Shen), como porco, ostra, vegetais frescos, algas marinhas, trigo, milho, arroz, peras, frutas cítricas, uvas, soja e derivados de leite.

Distúrbios do espírito (Shen)
Alimentos que beneficiam o Coração (Xin)

Acalmar Shen: trigo.

Nutrir Sangue do Coração: Longan.

Agitação: evitar sabor picante/acre.

Utiliza-se a dietoterapia chinesa para equilibrar os órgãos e vísceras, como também tratar seus desequilíbrios ou síndromes.

Exemplo: dieta para Baço/Estômago (Pi/Wei) ou dieta para deficiência do Baço (Pi).

A dietoterapia chinesa pode ser usada em diagnósticos ocidentais após diagnóstico baseado na MTC.

Exemplo: em resfriado comum após tomar friagem, usar dieta para ataque de vento-frio na superfície. Para casos de diarreia crônica (funcional), pode se usar dieta para deficiência de Yang do Baço (Pi), se assim for diagnosticado pela MTC.

Na dietoterapia chinesa, utilizam-se diferentes métodos na cozinha para alterar as características dos alimentos.

Para que o alimento tenha maior efeito Yang e ação de aquecer, pode-se grelhar, fritar, defumar, assar, cozinhar por longas horas, acrescentar bebida com álcool ou vinho e usar ervas de natureza morna ou quente. É útil para os vegetarianos para aumentar o Yang na dieta (mais Yin). Para aumentar o efeito Yin, usar sal ou salmoura. Misture frutas tropicais, brotos e vegetais (mais Yin)

Cozinhar com vinagre torna o alimento mais descendente. Vinho ou gengibre faz ascender e superficializar.

Recomendações

Dietoterapia chinesa e os hábitos alimentares

Horários regulares para refeições:

Refeição da manhã: 7 às 9 horas, fase de boa capacidade digestiva; deve ser fortificante e substancial, com alimentos amornantes, que estimulam o corpo e evitam a formação de umidade (Shi). Use cozidos de cereais como mingau de arroz, milho ou aveia, e durante o verão use trigo, combinados com carnes, nozes e sementes, frutas e vegetais. Para adoçar, use mel. Café e chá-preto devem ser consumidos com moderação. Evite alimentos produtores de frio e umidade (Shi), que suprimem o Yang Qi da manhã e enfraquecem a digestão, como frutas tropicais, crus e excesso de laticínios. Se o Baço (Pi) é forte, pequenas porções de laticínios são toleráveis.

Almoço: substancial, morno, com grãos e vegetais, peixe, aves e porções de carne e saladas. Evite refeições grandes, oleosas e de natureza fria. Elas produzem umidade (Shi), fadiga e lentidão.

Refeição à noite: diminui a capacidade digestiva; as refeições devem ser menores em quantidade, mantendo variedade e qualidade com vegetais e grãos mornos, carne, e moderando nos laticínios e produtos de soja.

Excessos levam a ganho de peso, náusea, inchaço e distúrbio do sono.

Alimentos estimulantes da atividade, mais Yang, devem ser evitados nesse período, como café, chocolate, chá-verde, chá-preto e mate; prefira chás calmantes.

Podem-se fazer pequenos lanches no meio da manhã e no meio da tarde.

Hábitos à mesa:
- Comer devagar e mastigar bem (10 a 15 vezes);
- O ambiente deve ser calmo, sem discussões ou distrações;

- Deve-se comer sentado; evitar comer em pé, caminhando ou dirigindo;
- Bebidas devem ser consumidas em pequena quantidade, com volume maior fora das refeições;
- Após a refeição, faça uma pausa antes de voltar às atividades.

Dietoterapia chinesa e tipo de alimentação

Evitar excessos no consumo de alimentos de natureza fria/fresca ou morna/quente ou único sabor como doce, variando os alimentos, consumindo os produzidos na estação e localmente. Muitos dos alimentos são usados com frequência e excesso por apresentarem diferentes aparências, tendo-se a falsa impressão de estar variando o alimento, por exemplo, o trigo para fabricar alimentos de aparências diferentes como pães, massas, doces, salgados, torradas e biscoitos. O mesmo ocorre com o leite.

Ingestão deficiente: deficiência de Qi e Sangue (Xue), perda de nutrição dos Zang Fu e deficiência de Qi correto.

Muito álcool e muita carne de transformam em calor, acumulam umidade (Shi) e geram mucosidade (Tan).

Excessivo e prolongado jejum: enfraquece Jiao médio, assim como o Yin, Sangue (Xue) e Jing.

Alimentos com formas semelhantes a órgãos humanos/órgãos animais:

- Nutrem órgãos humanos semelhantes;
- Fígado – benéfico para deficiência do Fígado;
- Nozes – possuem formato de cérebro, sendo benéficas para nutrir o cérebro.

Dietoterapia chinesa e as cores dos alimentos: Coração – vermelho; Baço – amarelo; Pulmão – branco; Fígado – verde; Rim – preto (exemplo do gergelim preto; na prática essa relação é a mais conhecida).

Exemplos de classificação dos alimentos segundo a MTC

Frutas: em geral são de natureza fresca ou fria e estimulam a produção de fluidos corpóreos com sabor doce, azedo e amargo. Propensão em geral para o Estômago (Wei). Algumas são mornas em natureza como a cereja e a lichia.

Gojiberry (*Lycii fructus*): sabor doce e natureza neutra. Nutre Sangue (Xue) e o Yin, aumenta a essência (Jing) e melhora a visão. Usado para longevidade. **Vegetais:** em geral são de natureza fresca e neutra. Sabor amargo. Auxiliam nos movimentos intestinais.

Espinafre (*Spinacia oleracea*): natureza fresca, sabor doce, propensão para Fígado (Gan), Estômago (Wei) e Intestino (Da Chang).

Gengibre (*Zingiberis rhizoma recens*): picante e morno, aquece o abdome, trata a dor de estômago, diarreia, vômito e náusea, suprime o apetite, trata resfriado, aquece Pulmão (Fei) e melhora a tosse.

Carnes: nutrem Qi e Sangue (Xue). Sabor doce, natureza morna ou neutra.

Frango (*Gallus gallus*): sabor doce, natureza morna. Aquece o Jiao médio, nutre o Baço (Pi), enriquece e nutre Qi e Sangue (Xue) e tonifica o Rim (Shen) e essência (Jing).

Leite de vaca: sabor doce e natureza neutra/fresca. Propensão para Pulmão (Fei) e Estômago (Wei). Nutre e reforça o Estômago (Wei). Umedece a secura.

Oleaginosas: nutrem Yin e umedecem a secura. Tendência a órgãos como Pulmão (Fei) e Intestino Grosso (Da Chang).

Nozes (*Juglandis semen*): doces e mornas, entram no Pulmão (Fei) e Rim (Shen), e melhoram a tosse e sibilos, fadiga, potência sexual masculina e diurese.

Sementes erva-doce (*Foeniculi fructus*): picantes e mornas, promovem o movimento do Qi e aquecem Rim (Shen), tratam dor baixa abdominal, regulam Qi e harmonizam Estômago (Wei) na indigestão.

Cereais: nutrem Baço (Pi), fornecem Qi e têm natureza fresca, morna ou neutra.

Trigo (*Triticum aestivum*): sabor doce e natureza fresca, propensão para o Coração (Xin), Baço (Pi) e Rim (Shen). Nutre Coração (Xin), reforça Baço (Pi), alivia a sede e induz a diurese.

Leguminosas – Feijão-verde (*Phaseolus radiatus*): sabor doce, natureza fresca, propensão para Coração (Xin) e Estômago (Wei). Clareia calor e alivia calor de verão. Induz diurese.

Diferentes autores podem apresentar algumas características diferentes para um mesmo alimento, por exemplo, diferença na região e solo onde o alimento foi produzido.

Exemplos clínicos

Diarreia crônica por deficiência de Baço (Pi): evitar alimentos de natureza fria/fresca, que pioram a diarreia (laticínios, trigo, frutas e verduras cruas). Preferir alimentos de natureza morna e sabor doce, que diminuem a diarreia. Para tonificar o Baço (Pi), cará, cenoura, frango e arroz.

Constipação crônica por calor: evitar alimentos de natureza quente/morna. Consumir alimentos mais Yin, que clareiam o calor, umidificam e geram fluidos, com natureza mais fria/fresca e sabor doce, amargo: espinafre, peras, gergelim preto, amêndoa e nozes.

Referências

Auteroche B, Navailh P. Diagnóstico na Medicina Chinesa. São Paulo: Andrei; 1987.

Enquin Z, et al. Chinese Medicated Diet. Shangai: Publishing House of Shangai College; 1998.

Ergil C. Medicina Chinesa – guia ilustrado. Porto Alegre; Artmed; 2010.

Guang JY. Curso de farmacoterapia chinesa. Florianopolis: IPE/MTC; 1998.

Ho ZC. Principles of diet therapy in ancient Chinese medicine: "Huang Di Nei Jing". Asia Pac J Clin Nutr. 1993;2(2):91-5.

Kastner J. Chinese Nutrition Therapy: Dietetics in Traditional Chinese medicine (TCM). Stuttgart/New York: Thieme; 2004.

Liu J, Peck G, editors. Chinese Dietary Therapy. Edinburgh: Churchill-Livingstone; 1995.

Hong YH. Matéria Médica Oriental: Um Guia Conciso. São Paulo: Roca; 1998.

Wang Y. Ancient Wisdom Modern Kitchen. Philadelphia: Da Capo press; 2010.

Capítulo 57

Qi Gong e outras práticas corporais da Medicina Tradicional Chinesa

Márcia Maria Ozaki Reguera
Chen Mei Zoo
Chin An Lin

As práticas de exercícios corpóreos e mentais integradas com o controle da respiração, tais como o Qi Gong e o Tai Chi Chuan, são consideradas benéficas para a promoção da saúde.

Estão intimamente ligadas ao conceito filosófico da Medicina Tradicional Chinesa (MTC), que descreve a importância das "três regulagens": foco corporal (postura e movimento), foco respiratório e foco mental (componente de meditação).

De acordo com a MTC, uma das possíveis explicações para o seu efeito é a melhora do fluxo do Qi, sangue e fluidos ao longo do corpo pelos movimentos repetitivos que aliviam a estagnação patológica e regulam a função dos meridianos, órgãos e vísceras.

As práticas corporais estão sendo usadas como adjuvantes no tratamento de doenças sistêmicas, tais como síndrome metabólica, hipertensão arterial sistêmica, doença cardiovascular, falência cardíaca, doença coronariana, doença pulmonar obstrutiva crônica, diabetes, câncer, artrites, desordens do movimento, dor crônica, fadiga, estresse, ansiedade, depressão e distúrbios do sistema imunológico.

São utilizadas também na melhora da qualidade de vida de pacientes com outras doenças crônicas, assim como na reabilitação de pacientes que sofreram acidente vascular cerebral, reabilitação cardíaca, aumento da capacidade aeróbica, diminuição das quedas do idoso, melhora do equilíbrio e aumento da densidade óssea mineral.

O exercício de Qi Gong, incluindo o Tai Chi Chuan, realizado como exercício meditativo, e não como arte marcial, integra posturas físicas e técnicas de respiração e intenção focada. É praticado como um exercício postural meditativo (estático ou dinâmico), caracterizado por movimentos rítmicos fluidos, que incorporam a regulação da respiração, a meditação consciente (intenção) e a automassagem.

É importante notar que a prática interna do Qi Gong é muito mais do que um exercício lento e relaxante como visto por um observador inexperiente.

Qi Gong Qì (氣) Gōng (功)

Qi Gong é a arte e a habilidade de treinar ou cultivar o Qi. Pode ser usado nas artes marciais, nos rituais e práticas religiosas e também para promover a saúde, prevenindo doenças e ajudando na recuperação do corpo.

É uma arte de cura da antiga China, com uma história de milhares de anos, tendo suas raízes na MTC. Foi influenciada pelo confucionismo, taoísmo, budismo e pelas práticas indianas do pranayama.

Os povos antigos, nos tempos de Yao, um lendário imperador chinês (2356-2255 a.C.), já haviam percebido que a dança poderia fortalecer a saúde. Podemos encontrar descrições de práticas respiratórias e movimento do corpo no *Livro das Mutações* (*I Ching*) e no *Tratado de Medicina Interna do Imperador Amarelo* (*Neijin*).

O cultivo da saúde por meio dos exercícios de Qi Gong na MTC faz parte do método integrado de prevenção de doença e fortalecimento do corpo com a promoção do Qi e sangue, suavizando o fluxo do Qi nos meridianos e fazendo o balanço dos órgãos e das vísceras por meio da regulação da mente, da respiração e do corpo.

Também faz referência aos conceitos das teorias do Yin e Yang e dos Cinco Elementos, essencial para explicar os fenômenos biológicos humanos e sua interação com a natureza, além da influência das variações das estações do ano.

Para aproveitar melhor os benefícios do propósito de promoção e manutenção da saúde na prática de Qi Gong, deve-se observar o mecanismo de promoção da saúde e as precauções necessárias para a sua prática.

Os exercícios podem ser classificados em internos, ou seja, aqueles que enfatizam a meditação e ou cultivo do Qi interno, ou externo, com ênfase no fortalecimento corporal. Também podem ser classificados em dinâmicos (com movimentos) ou estáticos (sem movimentos).

As evidências quanto aos benefícios biológicos e psicológicos das práticas de Qi Gong foram demonstradas em vários artigos de pesquisas. Atualmente é considerado um dos melhores exercícios, leve e adequado a todas as faixas etárias.

Existem centenas de formas de Qi Gong que foram desenvolvidas em diferentes regiões da China ao longo de vários períodos históricos. Foram criados por mestres e escolas específicas; alguns foram originariamente desenvolvidos para fins de melhora da saúde e ou para categorias específicas de diagnóstico da MTC, outros, para rituais e práticas espirituais ou para aumentar a habilidade nas artes marciais.

Entre as formas e estilos mais antigos estão: Daoyin, Baduanjin, Zhan Zhuang, Wu Qin Xi, Yijinjing e Dragon Tiger Medical Qi Gong.

A literatura relativa ao Qi Gong interno relata mais de uma dúzia de formas que foram estudadas quanto aos resultados de saúde (por exemplo, Guo-lin, Chun Do Sun Bup, Bu Zheng Qi Gong, Baduanjin, Qi Gong Médico)

Sob o ponto de vista da fisiologia da medicina ocidental, o Qi Gong é considerado uma atividade biopsicossocial complexa que contribui para a integração entre a mente e o corpo, levando ao estado da saúde por meio de mudanças neuroplásticas. Envolve fatores psicológicos tais como interações cognitivas, comportamentais e sociais. Também é influenciado por fatores fisiológicos como a capacidade cardiovascular e a regulação do sistema nervoso autônomico, sistema nervoso central, sistemas neuroendócrinos e hormônios do estresse.

Formas de Qi Gong

Serão descritos a seguir alguns exemplos de Qi Gong mais tradicionais, voltados para o fortalecimento do corpo e a promoção da saúde.

Dǎoyǐn (導引)

É uma das formas de Qi Gong mais antigas. O manuscrito contendo a sua descrição foi encontrado na tumba de Han, em Changsha, na província de Hunan. É um método de induzir e conduzir o Qi, pintado em rolos de seda e exibidos em 44 ilustrações, do início da dinastia Han do Oeste (século III a.C.).

Ba Duan Jin (八段錦) também conhecido como oito brocados de seda

É uma das formas de Qi Gong tradicional que tem uma história de mais de 1.000 anos. É caracterizada pela interação entre posturas físicas simétricas, movimentos, exercício de respiração e meditação de forma harmoniosa.

É um exercício fácil, porque contém apenas oito movimentos simples criados com base na MTC. Seu foco principal é a liberação de energia interna do corpo com a intenção de produzir benefícios para a saúde.

Existem estudos dos efeitos de Ba Duan Jin em diferentes aspectos da saúde, incluindo a saúde mental, parâmetros cardiovasculares, qualidade de vida, qualidade do sono, osteoartrite, aptidão cardiorrespiratória, desempenho físico, equilíbrio e flexibilidade.

Wu Qin Xi (五禽戲): exercícios dos cinco animais

Originou-se da imitação popular de animais nos tempos antigos. Foi compilado por Huatuo, um médico famoso na Dinastia Han Oriental. Durante os períodos Tang e Song, ele se tornou popular e mencionado em muitos poemas. Foi organizado durante a Dinastia Ming-Qing, e no período da República da China foram adicionadas as imagens e combinadas com o texto. No século XXI, ele foi dividido em vários estilos.

Os praticantes do Qi Gong Wu Qin Xi imitam os movimentos específicos e os padrões respiratórios dos cinco animais: o tigre, o urso, o louva-a-deus, o macaco e o veado, podendo ocorrer variações com outros animais. O praticante deve integrar e harmonizar a postura respiratória com o movimento do animal.

Yì Jīn Jīng (易筋经)

É um dos sistemas mais antigos de Qi Gong, tem sua origem pouco precisa, foi influenciado pelo budismo e praticado entre os monges do mosteiro Shaolin do Norte e é muito usado nas práticas marciais.

Fortalece e equilibra tendões e músculos, aumenta a flexibilidade da coluna, melhora o sistema respiratório, revigora os membros e os órgãos internos e apresenta 12 posturas.

Dragon Tiger Medical Qi Gong

Esse exercício, de aproximadamente 1.500 anos, teve como base as antigas tradições do taoísmo e do budismo. O tigre é uma metáfora para um fígado forte e saudável e músculos poderosos, e o dragão é uma metáfora para pulmões saudáveis e fortes. Ele realiza grandes mudanças no corpo necessárias para a cura: segundo a MTC, ele libera o Qi estagnado, aumentando a velocidade, a força e a uniformidade da circulação do Qi, sangue e fluidos corpóreos, e aumentando a capacidade natural de cura do corpo.

O exercício do tigre e do dragão visa reforçar o sistema imunológico, ajuda no controle de doenças crônicas, na prevenção do câncer, na redução dos efeitos colaterais da radiação e da quimioterapia, do estresse e da ansiedade, e melhora o foco e o bem-estar. A prática consiste em sete movimentos que regulam e fortalecem todos os meridianos de acupuntura do corpo.

Guo-lin: Qi Gong caminhando

Foi criado pela mestra Guo-lin para a prevenção e o tratamento de câncer e doenças crônicas, e foi introduzido nas praças de Beijin em 1971. É um exercício leve e mesmo as pessoas debilitadas conseguem realizar. Tem como princípios: aumentar a oxigenação, melhorar a circulação e estabilizar as emoções.

Siu Cant Son (pequeno sino de ouro)

Qi Gong marcial originário do mosteiro budista de Shaolin do Norte, constituído por 17 respirações, visa ao fortalecimento do corpo, dos órgãos internos e da capacidade de absorver golpes e suportar pesos. Também aumenta a potência dos golpes. É a base para técnicas de quebramentos e técnicas lendárias como "palma de ferro" e "camisa de ferro". Necessita de preparo físico e acompanhamento adequado.

Tai Chi Chuan

A arte do Tai Chi Chuan pode ser praticada como o Qi Gong, lembrando que os padrões e as formas tradicionais do movimento do Tai Chi Chuan são muitas vezes complexos e difíceis de dominar em comparação com o exercício do Qi Gong tradicional, devido à sua aplicação marcial.

É uma arte marcial fundamentada na filosofia da não agressão. É passiva e ensina a antecipar sua reação ao ataque. Os movimentos são suaves e harmoniosos, parecendo inofensivos, e o ataque não é explícito e só se manifesta como reação, e não como ação.

O Tai Chi Chuan pode ser realizado como exercício físico, pois todas as partes do corpo são solicitadas a trabalhar em conjunto, em vez de focar o fortalecimento isolado das partes, e a respiração acontece de forma natural, integrada aos movimentos.

Quando realizado como arte marcial, a força é desenvolvida pela suavidade, a velocidade em potencial está escondida nos movimentos lentos, e os movimentos originam-se do centro do corpo e são controlados pela cintura, e não apenas pelos braços e pernas. A velocidade do movimento lento ou rápido é relativa e depende do objetivo a ser alcançado. O Tai Chi Chuan, quando feito para as artes marciais, aparentemente tem apenas movimentos lentos e suaves que cultivam o Qi, e a sua força fica oculta para ser usada no momento certo. Todo movimento tem uma intenção de defesa ou ataque escondido na suavidade.

O Tai Chi Chuan é predominantemente uma arte interna, é meditação em ação ou atividade dentro da meditação usada no cultivo da vida. É necessária vigilância para não exercer a força muscular, manter a respiração abdominal natural, ter intenção de movimentar e circular o Qi e encontrar o "Hsu-Jing", tendo vazio e quietude como seu objetivo final.

Revisões clínicas sobre o uso de Qi Gong

Sistema neuromuscular

A diminuição da atividade física está relacionada ao declínio da função física em todas as populações, e esse declínio é agravado pelo processo natural de envelhecimento.

A função física pode ser medida por uma grande variedade de indicadores de desempenho, que costumam ser usados para avaliar a capacidade e a independência na vida diária, assim como para avaliar o equilíbrio.

A prevenção de quedas no idoso pode ser feita com o fortalecimento muscular, o aumento da flexibilidade e a melhora do equilíbrio, levando ao aumento da confiança, à melhora da qualidade de vida e à diminuição das comorbidades.

Há evidências de que as quedas e a falta de equilíbrio podem ser reduzidas em vários grupos de estudos com a prática de Qi Gong e Tai Chi Chuan.

Densidade óssea

O treinamento de resistência e outros exercícios de suporte de peso são conhecidos por aumentar a formação óssea e são recomendados para as mulheres na pós-menopausa, entretanto a maioria das práticas de Qi Gong e Tai Chi Chuan não envolve resistência, mas apenas um peso mínimo (com joelhos levemente curvados), e apresenta relatos de efeitos positivos como o retardo da perda óssea e a diminuição do número de fraturas.

Em resumo, as pesquisas atuais sugerem um efeito favorável na densidade óssea para os praticantes dessa modalidade esportiva.

Sistema cardiorrespiratório

As medidas da função cardiológica que foram observadas nesses trabalhos incluíram medidas de pressão arterial, frequência cardíaca, taxas de fração de ejeção, dosagem de lipídios no sangue, distância de caminhada de 6 minutos, função ventilatória e índice de massa corporal.

Existem vários trabalhos que demonstram melhoras desses parâmetros, mas um dos achados mais consistentes foi a redução significativa da pressão arterial e a redução da frequência cardíaca, sugerindo que os componentes do Tai Chi Chuan e do Qi Gong podem afetar o equilíbrio entre a atividade do sistema nervoso autonômico simpático e parassimpático.

Metabolismo e sistema endócrino

Existem poucos estudos sobre esse tema, sugerindo a importância do seu efeito no sistema nervoso autonômico, no eixo hipotálamo-hipófise-adrenal e no metabolismo.

Há alguns estudos que examinaram os marcadores sanguíneos antes e após as intervenções de Tai Chi Chuan e ou Qi Gong, indicando fatores que podem ser importantes para ser explorados em estudos futuros, por exemplo, o hormônio estimulador da tireoide, hormônio folículo-estimulante, triiodotironina e níveis de cortisol.

Sistema imunonológico

Existem trabalhos relatando melhora em uma série de marcadores de sangue imunorrelacionados, incluindo o número total de leucócitos, o número de eosinófilos e número e porcentagem de monócitos, bem como os níveis de C3 (complemento), comparado com cuidados habituais.

Melhora dos níveis de anticorpos em resposta às vacinas contra a gripe e o vírus da varicela-zóster e aumento da resposta imunológica do tipo celular.

Marcadores sanguíneos como a proteína C-reativa e a interleucina-6 são importantes marcadores de inflamação que foram significativamente modulados em resposta à prática de Qi Gong.

Encontramos alguns trabalhos que sugerem melhora da função imunológica e redução dos perfis de inflamação, indicadas pela produção de linfócitos, aumento de imunoglobulina G (IgG) e células assassinas naturais (NK), fornecendo potencial para examinar os seus mecanismos de ação.

Sistema gastrointestinal

O efeito da prática regular do Qi Gong pode atuar no sistema nervoso autonômico, levando à diminuição do sistema nervoso simpático, modulando o peristaltismo do trato gastrointestinal, além de promover mudança na pressão intra-abdominal com o aumento da amplitude diafragmática na respiração abdominal profunda.

Existem poucos estudos sobre o assunto, a maioria deles relacionada ao seu efeito no tratamento de câncer.

Influência psicológica

A maioria dos estudos avaliados examinaram os fatores psicológicos, como ansiedade, depressão, estresse, alteração de humor, medo de queda e baixa autoestima, como sendo fatores secundários, e na maioria das vezes esses participantes não foram intencionalmente recrutados. No entanto, surgiu uma série de conclusões substanciais como a diminuição da ansiedade, a melhora da depressão e do humor, e a diminuição do medo de cair, na maioria dos estudos, em comparação com os cuidados habituais ou o sedentarismo.

Há trabalhos que demonstram que os marcadores de sangue relacionados a resposta ao estresse como a norepinefrina, epinefrina e cortisol diminuiram significativamente em resposta ao Qi Gong em comparação com um grupo de controle da lista de espera.

A autoestima é a confiança que uma pessoa sente ao realizar um ou vários procedimentos e a capacidade percebida de superar as barreiras associadas ao desempenho desses procedimentos. Embora esse não seja um resultado de saúde em si, ele é frequentemente associado ao comportamento saudável e aos seus benefícios.

Há exemplos de melhora da autoestima ao sentir-se confiante de que não cairá, saber gerenciar melhor uma doença crônica como a artrite e a fibromialgia, ter habilidade em lidar com o estresse e com os sintomas dolorosos e aceitar novas experiências.

Com algumas exceções, os estudos indicam que o Qi Gong e o Tai Chi Chuan possuem grande potencial para melhorar a qualidade de vida de pacientes saudáveis e cronicamente doentes.

Prevenção e tratamento de câncer

O câncer é uma experiência humana, física, emocional e espiritual, acompanhado de efeitos debilitantes da própria doença e do seu tratamento, levando à piora na qualidade de vida devido à dor, ao comprometimento da mobilidade física, à diminuição da resistência e da vitalidade, à baixa autoestima, à diminuição do engajamento social e à falta da sensação de bem-estar.

A oncologia integrativa defende o uso das melhores intervenções médicas baseadas em evidências e recomenda os exercícios que foram validados na reabilitação do câncer. O Qi Gong, quando comparado ao exercício físico mais tradicional, mostrou ter valor agregado em termos de melhorias na qualidade de vida.

Quase 95% dos estudos relataram efeitos positivos em um ou mais resultados de saúde primários estudados, sem evidência de efeitos adversos graves.

Para o uso do Qi Gong como uma intervenção terapêutica, o legado do ensino e as tradições na prática clínica não são justificativas suficientes para a adoção da inovação. Ele precisa ser submetido ao mesmo exame científico de investigação que qualquer outra modalidade de cuidados de saúde com bases clínicas.

Embora haja depoimentos de indivíduos que atribuem a cura de seus cânceres à prática pessoal de Qi Gong, até o momento não existem evidências de pesquisa que validem essas reivindicações.

Há evidência indireta que sugere potenciais benefícios da prática de Qi Gong em relação à prevenção do câncer, identificando como fator protetor o estilo de vida que influencia na redução das taxas de mortalidade por câncer.

Quanto ao tratamento de câncer, acredita-se que a sua prática regular pode produzir benefícios por meio do fortalecimento do sistema imunológico, mediação da resposta inflamatória, sua possível influência no reparo das telomerases (extremidades cromossômicas, estrutura especializada envolvida na replicação e estabilidade das moléculas de DNA), melhora da função microcirculatória, aumento do limiar da dor, além dos efeitos benéficos do relaxamento.

Bibliografia

Bai Z, Guan Z, Fan Y, et al. The Effects of Qigong for Adults with Chronic Pain: SystematicReview and Meta-Analysis. Am J Chin Med. 2015;43(8):1525-39.

Barrow DE, Bedford A, Ives G, O'Toole L, et al. An evaluation of the effects of Tai Chi Chuan and Chi Kung training in patients with symptomatic heart failure: a randomised controlled pilot study. Postgrad Med J. 2007;83(985):717-21.

Bower JE, Irwin MR. Mind-body therapies and control of inflammatory biology: A descriptive review. Brain Behav Immun. 2016;51:1-11.

Chan AW, Lee A, Lee DT, et al. Evaluation of the sustaining effects of Tai Chi Qigong in the sixth month in promoting psychosocial health in COPD patients: a single-blind, randomized controlled trial. ScientificWorldJournal. 2013;2013:425082.

Chan AW, Yu DS, Choi KC, et al. Tai chi qigong as a means to improve nighttime sleep quality among older adults with cognitive impairment: a pilot randomized controlled trial. Clin Interv Aging. 2016;11:1277-86.

Chan CL, Wang CW, Ho RT, et al. A systematic review of the effectiveness of qigong exercise incardiac rehabilitation. Am J Chin Med. 2012;40(2):255-67.

Chan JS, Ho RT, Chung KF, et al. Qigong exercise alleviates fatigue, anxiety, and depressive symptoms, improves sleep quality, and shortens sleep latency in persons with chronic fatigue syndrome-like illness. Evid Based Complement Alternat Med. 2014;2014:106048.

Chan JS, Ho RT, Wang CW, et al. Effects of qigong exercise on fatigue, anxiety, and depressivesymptoms of patients with chronic fatigue syndrome-like illness: a randomized controlled trial. Evid Based Complement Alternat Med. 2013;2013:485341.

Chen HH, Yeh ML, Lee FY. The effects of Baduanjin qigong in the prevention of bone loss for middle-aged women. Am J Chin Med. 2006;34(5):741-7.

Chen KW, Liu T, Zhang H, et al. An analytical review of the Chinese literature on Qigong therapy for diabetes mellitus. Am J Chin Med. 2009;37(3):439-57.

Chen Z, Meng Z, Milbury K, et al. Qigong improves quality of life in women undergoing radiotherapy for breast cancer: results of a randomized controlled trial. Cancer. 2013;119(9):1690-8.

Enqin Z, editor. Chinese QiGong – A practical English-Chinese Library of Traditional Chinese Medicine. Shanghai: Shanghai University of Traditional Chinese Medicine Press; 1990.

Feng YZ. Short-term curative effects of daoyin-tuna qigong therapy in 103 cases of chronic atrophic gastritis]. Zhong Xi Yi Jie He Za Zhi. 1989;9(12):728-30, 709.

Fong SS, Ng SS, Luk WS, et al. Effects of a 6-month Tai Chi Qigong program on arterial hemodynamics and functional aerobic capacity in survivors of nasopharyngeal cancer. J Cancer Surviv. 2014;8(4):618-26.

Gross AR, Paquin JP, Dupont G, et al.; Cervical Overview Group. Exercises for mechanical neck disorders: A Cochrane review update. Man Ther. 2016;24:25-45.

Guo X, Zhou B, Nishimura T, et al. Clinical effect of qigong practice on essential hypertension: a meta-analysis of randomized controlled trials. J Altern Complement Med. 2008;14(1):27-37.

Henz D, Schöllhorn WI. EEG Brain Activity in Dynamic Health Qigong Training: Same Effects for Mental Practice and Physical Training? Front Psychol. 2017;8:154.

Ho RTH, Wan AHY, Chan JSM, et al. Study protocol on comparative effectiveness of mindfulness meditation and qigong on psychophysiological outcomes for patients with colorectal cancer: a randomized controlled trial. BMC Complement Altern Med. 2017;17(1):390.

Jahnke R, Larkey L, Rogers C, et al. A Comprehensive review of health benefits of qigong and tai chi. Am J Health Promot. 2010;24(6):e1-e25.

Klein PJ, Schneider R, Rhoads CJ. Qigong in cancer care: a systematic review and construct analysis of effective Qigong therapy. Support Care Cancer. 2016;24(7):3209-22.

Klein P. Qigong in Cancer Care: Theory, Evidence-Base, and Practice. Medicines (Basel). 2017;4(1). pii: E2.

Kowk WC. Tai Chi Chuan, estilo Yang tradicional. São Paulo: Barany; 2014.

Ladawan S, Klarod K, Philippe M, et al. Effect of Qigong exercise on cognitive function, blood pressure and cardiorespiratory fitness in healthy middle-aged subjects. Complement Ther Med. 2017;33:39-45.

Larkey LK, Roe DJ, Smith L, et al. Exploratory outcome assessment of Qigong/Tai Chi Easy on breast cancer survivors. Complement Ther Med. 2016;29:196-203.

Lee MS, Pittler MH, Ernst E. External qigong for pain conditions: a systematic review of randomized clinical trials. J Pain. 2007;8(11):827-31.

Lee MS, Pittler MH, Ernst E. Internal qigong for pain conditions: a systematic review. J Pain. 2009;10(11):1121-7.e14.

Lee MS, Pittler MH, Guo R, et al. Qigong for hypertension: a systematic review of randomized clinical trials. J Hypertens. 2007;25(8):1525-32.

Li QZ, Li P, Garcia GE, et al. Genomic profiling of neutrophil transcripts in Asian Qigong practitioners: a pilot study in gene regulation by mind-body interaction. J Altern Complement Med. 2005;11(1):29-39.

Li R, Jin L, Hong P, et al. The effect of baduanjin on promoting the physical fitness and health of adults. Evid Based Complement Alternat Med. 2014;2014:784059.

Liu X, Miller YD, Burton NW, et al. A preliminary study of the effects of Tai Chi and Qigong medical exercise on indicators of metabolic syndrome, glycaemic control, health-related quality of life, and psychological health in adults with elevated blood glucose. Br J Sports Med. 2010;44(10):704-9.

Mao S, Zhang X, Shao B, et al. Baduanjin Exercise Prevents post-Myocardial Infarction Left Ventricular Remodeling (BE-PREMIER trial): Design and Rationale of a Pragmatic Randomized Controlled Trial. Cardiovasc Drugs Ther. 2016;30(3):315-22.

Marks R. Qigong Exercise and Arthritis. Medicines (Basel). 2017;4(4). pii: E71.

Ng BH, Tsang HW. Psychophysiological outcomes of health qigong for chronic conditions: a systematic review. Psychophysiology. 2009;46(2):257-69.

Payne P, Zava D, Fiering S, et al. Meditative Movement as a Treatment for Pulmonary Dysfunction in Flight Attendants Exposed to Second-Hand Cigarette Smoke: Study Protocol for a Randomized Trial. Front Psychiatry. 2016;7:38.

Sawynok J, Lynch ME. Qigong and Fibromyalgia circa 2017. Medicines (Basel). 2017;4(2). pii: E37.

Sun GC, Lovejoy JC, Gillham S, et al. Effects of Qigong on glucose control in type 2 diabetes: a randomized controlled pilot study. Diabetes Care. 2010;33(1):e8.

Tsang HW, Fung KM, Chan AS, et al. Effect of a qigong exercise programme on elderly with depression. Int J Geriatr Psychiatry. 2006;21(9):890-7.

Tsang HW, Tsang WW, Jones AY, et al. Psycho-physical and neurophysiological effects of qigong on depressed elders with chronic illness. Aging Ment Health. 2013;17(3):336-48.

Wang CW, Chan CH, Ho RT, et al. Managing stress and anxiety through qigong exercise in healthy adults: a systematic review and meta-analysis of randomized controlled trials. BMC Complement Altern Med. 2014;14:8.

Wang CW, Ng SM, Ho RT, et al. The effect of qigong exercise on immunity and infections: a systematic review of controlled trials. Am J Chin Med. 2012;40(6):1143-56.

Xiong X, Wang P, Li X, et al. Qigong for Hypertension: A Systematic Review. Medicine (Baltimore). 2015;94(1):e352.

Yang Y, Hao YL, Tian WJ, et al. The effectiveness of Tai Chi for patients with Parkinson's disease: study protocol for a randomized controlled trial. Trials. 2015;16:111.

Yang YW, Wu HZ. [Origin and development of qigong-wuqinxi]. Zhonghua Yi Shi Za Zhi. 2011;41(5):265-7.

Zhang M, Xv G, Luo C, et al. Qigong Yi Jinjing Promotes Pulmonary Function, Physical Activity, Quality of Life and Emotion Regulation Self-Efficacy in Patients with Chronic Obstructive Pulmonary Disease: A Pilot Study. J Altern Complement Med. 2016;22(10):810-7.

Zheng G, Huang M, Li S, et al. Effect of Baduanjin exercise on cognitive function in older adults with mild cognitive impairment: study protocol for a randomised controlled trial. BMJ Open. 2016;6(4):e010602.

Capítulo 58

Acupuntura e medicina baseada em evidências

Chin An Lin

Ao longo da história da civilização chinesa, a Medicina Tradicional Chinesa (MTC) foi lentamente sendo modificada, englobando conhecimento e experiência acumulados por seus praticantes, expandindo e se mesclando principalmente com confucionismo, a filosofia predominante da cultura chinesa, que, desde o século III, tem norteado o modo de viver da sociedade chinesa. Entre seus pilares, encontra-se a piedade filial, que fortemente recomendava aos seus seguidores cuidarem de seus progenitores na velhice, o que praticamente "obrigava" os seus seguidores a buscar, estudar e praticar a medicina. Ao mesmo tempo, o confucionismo idolatrava o conhecimento geral, recomendava a seus seguidores acumular conhecimentos literários, científicos, filosóficos, religiosos e de costumes e cultura da sociedade local. Dessa forma, duas consequências imediatamente foram geradas:

- A MTC entrou no rol de *curriculum core* do intelectual da época;
- A inevitável interação e geração de interfaces entre as diversas áreas de conhecimento dos praticantes do confucionismo.

Como o confucionismo pregava a conduta de obediência civil às autoridades e ensinava que a ordem política estabelecida tinha origem divina (pois se os deuses não permitissem, um determinado governo não se estabeleceria), essa corrente ou escola filosófica, que centrava seus ensinamentos em comportamento do indivíduo em relação à família, à sociedade e à autoridade, foi rapidamente adotada pelos governos de praticamente todas as dinastias como pensamento oficial do Estado, o que permitiu, indiretamente, a difusão da MTC como parte da bagagem cultural necessária de todos os intelectuais. Como os exames de admissão para a administração pública exigiam o conhecimento dos clássicos escritos do confucionismo, a MTC fez parte, ainda que de forma indireta, do currículo exigido para ingressar na burocracia oficial (mandarim)[1].

Essa hibridização com o conhecimento dos clássicos do confucionismo acabou por popularizar a MTC e inevitavelmente povoa o cotidiano da população, acessível às pessoas comuns. Por outro lado, a proximidade com a linha filosófica produziu também uma miscigenação entre o conhecimento médico, adquirido na prática médica à beira do leito, com as teorias de orientação filosófica, na tentativa de teorizar a fisiopatologia e o mecanismo de ação da fitoterapia e acupuntura. Dessa forma, embora de um lado, muitos médicos da Antiguidade tenham começado a anotar sistematicamente a evolução das doenças, com ou sem intervenção terapêutica do médico, compilando experiências individuais e passando-as de geração em geração, num processo de mestre/aprendiz, gerando evidências, do outro lado, a tentativa de teorizar os fenômenos observados baseando-se na filosofia e crença, influenciados pelo confucionismo, taoismo e naturalismo, e mais tarde pelo budismo, acaba por associar a MTC a uma imagem exotérica. Essa imagem só se faria intensificar com a introdução da acupuntura no mundo ocidental, na esteira da "globalização" no final da Dinastia Qing (1644-1912), com as várias potências ocidentais vencendo a China em diversas guerras, obrigando-a a abrir-se para o comércio exterior e, a partir desse período, a ter um intercâmbio cultural. Dessa forma, a MTC entra no mundo ocidental de forma sistemática. Traduções dos clássicos da MTC foram feitas, e a mais notável foi a tradução feita por George Soulié de Morant (1878-1955) do clássico Compêndio de Acupuntura e Moxabustão (*Zhēnjiǔ Dàchéng* 針灸大成), escrito em 1601 por Yang Zizhou[2]. Na tradução, a base filosófica e de crenças religiosas foi destacada, com o emprego de diversos termos como "energia" no lugar de "Qi", o que acaba por conferir ainda mais o conteúdo esotérico à prática de MTC/acupuntura. Como uma das modalidades de terapêutica dentro da MTC, a acupuntura, assim como as outras modalidades de tratamento, começa a ganhar a individualidade e é vista como uma terapêutica que pode ser aplicada mesmo não se observando os princípios distintos de diagnóstico, fisiopatogenia e mecanismos de ação defendidos nos cânones da MTC[3].

Na década de 1960, com a onda da contracultura, a acupuntura é eleita como técnica terapêutica alternativa, o que atrasou o seu reconhecimento como uma prática de saúde baseada em evidência. No entanto, a seguir, em 1972, com a visita de Nixon à China, a acupuntura começou a ser vista pela comunidade médica como objeto de estudo e, a partir daí, a sua adoção como técnica de tratamento não convencional foi aceita pela Organização Mundial da Saúde e, em seguida, ela foi estudada pelo *National Institutes of Health*, em 1997, quando foi publicado um consenso, reconhecendo a acupuntura para o tratamento de algumas condições e moléstias[4]. A partir desse ponto, a acupuntura se torna objeto de estudo em diversos ensaios clínicos e metanálises.

Apesar desse grande avanço de interesse em pesquisa na acupuntura, o suposto efeito terapêutico da técnica é posto em dúvida por diversos pesquisadores, alegando que o seu efeito não passa de placebo[5]. Colquhoun, em seu artigo, critica duramente o efeito da acupuntura, por considerar o uso de acupuntura Sham, em tese, uma espécie de acupuntura placebo; na maioria dos estudos, o efeito da acupuntura real (*verum*) não é diferente do efeito da acupuntura Sham. Dessa forma, o autor criticou duramente a acupuntura como método de terapêutica válido e questionou se ela é uma técnica científica. Embora bastante enfático na colocação, o autor, na verdade, externou a crítica e a preocupação com os tipos de estudo clínicos aplicáveis à acupuntura e os resultados que esses estudos conseguem demonstrar.

Os exemplos que o artigo cita são:
- Lee e Done, sobre a prevenção de náuseas e vômitos no pós-operatório usando a acupuntura, incluindo duas revisões do Cochrane, citando inconsistências epidemiológicas como variações de número necessário para tratar que variou de 5 a 34, com inclusão de ensaios que usaram várias técnicas que não apenas a acupuntura com estímulo por agulhas, além do risco relativo de 0,7 comparado com o controle;

- Muitos estudos e metanálises mostram diferenças insignificantes entre acupuntura real e acupuntura Sham (placebo);
- Os grupos aleatorizados de pacientes alocados para acupuntura e os pacientes alocados para não acupuntura não foram cegados de forma efetiva;
- Os artigos que mostraram efeitos positivos da acupuntura foram publicados por autores que eram praticantes de acupuntura ou simpatizantes de acupuntura.

Há realmente muitos problemas a ser considerados no estudo da eficácia da acupuntura:

1) Transformar experiência de casos ao longo de milênios em alguma técnica de tratamento recomendável à luz da medicina baseada em evidência é realmente difícil;
2) A indicação de pontos obedece a uma lógica baseada em propedêutica e fisiopatologia diversa daquilo que conhecemos como medicina tradicional ou convencional;
3) Os estudos clínicos, ou ensaios clínicos, exigem que se compare uma técnica nova/medicação nova com outro procedimento teoricamente sem efeito terapêutico. Seguindo uma prática de ensaio clínico para testar uma nova medicação, uma nova medicação em teste precisa ser testada contra uma medicação sem princípio ativo (placebo) ou uma medicação consagrada. Devido à implicação ética, ultimamente os ensaios clínicos têm sido realizados contra medicação consagrada. A acupuntura, em ensaios clínicos, precisou ser enquadrada nas regras: além de estabelecer pontos universais para todos os pacientes (no cânone da MTC, mesmo para a mesma doença ou diagnóstico, a indicação é individual, assim, os pontos para a mesma doença podem variar de paciente para paciente);
4) A adoção da acupuntura placebo é virtualmente impossível, uma vez que a MTC considera que qualquer ponto na pele que recebesse a inserção de agulha se tornaria um ponto de acupuntura, ainda que o seu efeito fosse menor[6].

Dessa forma, por muito tempo, os ensaios clínicos com acupuntura tiveram de se submeter a esses ditames e talvez seja essa a razão pela qual os efeitos de acupuntura não são efetivamente diferentes dos da acupuntura Sham.

A pesquisa dos efeitos da acupuntura começou a adquirir novos rumos quando houve a sugestão de usar estudo pragmático, que pressupõe que os estudos sejam conduzidos em cenário real, isto é, como seria na vida real. O principal ponto do estudo pragmático para a acupuntura era que, segundo um determinado protocolo, a escolha de pontos poderia ter um grau de liberdade maior e o resultado da acupuntura poderia ser comparado com outro tipo de intervenção, e não necessariamente com a acupuntura Sham.

Dessa forma, dando mais importância ao resultado da intervenção e preservando as condições clínicas reais, consegue-se até preservar o princípio da individualização de pontos, recriando o mais próximo possível a prática clínica da MTC.

Atualmente, a pesquisa em efeito de acupuntura pode ser feita em estudo pragmático para ensaio clínico e também em revisão sistemática ou metanálise. Os recentes resultados, em revistas de bastante expressão, têm mostrado, de forma evidente, os efeitos positivos da acupuntura:

1. Grissa *et al.*[7] realizaram um ensaio clínico comparando o efeito de acupuntura com o da morfina intravenosa em uma sala de emergência, em tratamento para dor de moderada a grave intensidade. O parâmetro para se considerar bem-sucedida a redução da intensidade de dor foi de 50%. Trezentos pacientes foram incluídos e encontraram-se os seguintes resultados:
- A taxa de sucesso foi de 92% no grupo acupuntura e de 78% no grupo morfina ($p < 0,001$);
- O tempo de resolução foi de 16 ± 8 minutos para o grupo acupuntura e de 28 ± 14 minutos para o grupo morfina ($p < 0,005$);
- Efeito adverso menor foi experimentado por 56,6% dos pacientes do grupo morfina, enquanto no grupo acupuntura apenas 4% dos pacientes experimentaram efeito adverso menor ($p < 0,001$);
2. Manheimer *et al.*[8] realizaram uma metanálise sobre o efeito de acupuntura em dor lombar e mostraram o efeito positivo de acupuntura no controle da dor, não inferior ao de outros métodos de terapêutica.

Como observamos, ainda necessitamos de mais estudos sobre a eficácia de acupuntura. Há ainda questões não respondidas sobre o mecanismo de ação da acupuntura, além de sua aplicação sobre diversas condições clínicas. Também necessitamos de mais estudos experimentais para entender o mecanismo de ação e os mediadores envolvidos.

Uma certeza, porém, é inquestionável: a acupuntura, como método de tratamento, está ganhando reconhecimento da comunidade científica, deixando de ser uma prática obscurantista para ser uma prática reconhecida, e pode ser indicada à luz da medicina baseada em evidência.

Referências bibliográficas

1. Needham J. Science and Civilisation in China. Vol 6 Biology and Biological Technology. Part VI: Medicine. Cambridge: Cambridge University Press; 2004.
2. Morant GS. L'Acupuncture Chinoise. Paris: Maloine; 1939.
3. Lin CA, Hsing WT, Pai HJ. Acupuntura, Prática Baseada em Evidência. Rev Med (São Paulo). 2008;87(3):162-5.
4. Acupuncture. NIH Consens Statement, 1997;15(5):1-34.
5. Anesthesia & Analgesia. Acupuncture is Theatrical Placebo. Disponível em: www.anesthesia-analgesia.org.
6. Hoffet HH. Sham acupuncture may be as efficacious as true acupuncture: a systematic review of clinical trials. J Alern Complement Med. 2009;15(3):213-6.
7. Grissa MH, Baccouche H, Boubaker H, et al. Acupuncture vs intravenous morphine in the management of acute pain in the ED. Am J Emerg Med. 2016;34(11):2112-6.
8. Manheimer E, White A, Berman B, et al. Meta-analysis: acupuncture for low back pain. Ann Inter Med. 2005;142(8):651-63.

Índice remissivo

A

Acupuntura e medicina baseada em evidências, 679
Acupuntura estética, 535
- celulite, 542
- conceito e implicações éticas, 535
- considerações anatômicas sobre a face, 536
- introdução: estética e Medicina Tradicional Chinesa (MTC), 536
- melasma, 541
- rugas e envelhecimento da pele facial, 537
    - conceito/etiologia, 537
    - propedêutica, 538
    - tratamento de rugas da face, 539

Acupuntura na gestação, 403
- alterações dermatológicas, 413
    - alteração de unhas e cabelos, 413
    - alterações glandulares, 414
    - alterações pigmentares, 413
    - alterações vasculares, 413
    - dermatoses específicas da gravidez, 414
- alterações musculoesqueléticas, 408
- alterações neurológicas, 409
- alterações no sistema digestório, 406
    - náusea e hiperêmese gravídica, 406
    - obstipação intestinal, 408
    - refluxo gastroesofágico, 407
- alterações otorrinolaringológicas, 405
- apresentação fetal anômala, 418
- cefaleia, 412
- colestase intra-hepática da gravidez, 416
- hemorroidas, 408
- intercorrências obstétricas, 416
- introdução, 403
- pontos proibidos na gestação, 420
- transtornos do sono na gestante, 410

Acupuntura na medicina interna, 517
- arritmias cardíacas, 521
- estudos relevantes, 518
- hipertensão arterial sistêmica essencial, 517
- possíveis mecanismos de ação, 519

Acupuntura nas doenças oftalmológicas, 547
- conjuntivites, 548
- dor ocular, 549
- erros refracionais, 551
- glaucoma, 548
- hiposfagma, 549
- introdução, 547
- olho seco, 550
- pterígio, 550
- terçol e calázio, 551

Acupuntura no esporte, 565
- fases da reparação tecidual, 569
  - fase de maturação e remodelação, 570
  - reparação e regeneração, 569
  - resposta inflamatória vascular aguda, 569
- mecanismos de ação da eletroacupuntura, 572
- perfil de reabilitação na lesão aguda, 571
- perfil de reabilitação na lesão crônica, 572

Acupuntura no paciente oncológico, 329
- contraindicações e precauções para o agulhamento em pacientes oncológicos, 332
  - neutropenia, 332
  - terapia de anticoagulação ou distúrbios de coagulação, 333
    - linfedema, 333
    - locais de tumores e metástases ósseas, 334
    - prótese, 334
  - trombocitopenia, 332
- introdução, 329
- possíveis mecanismos dos efeitos da acupuntura sobre sintomas relacionados ao câncer, 352
  - artralgia relacionada ao inibidor da aromatase, 353
  - fadiga, 354
  - náusea e vômito, 352
  - neuropatia periférica induzida por quimioterapia, 354
  - ondas de calor, 352
  - xerostomia, 354
- preâmbulo para acupuntura na oncologia, 329
- uso da acupuntura em efeitos colaterais específicos do tratamento usual do câncer, 334
  - artralgia relacionada ao uso de inibidores da aromatase, 340
    - seleção de pontos, 341
  - características dos estudos incluídos, 338
    - conclusões, 340
  - estudos de maior relevância, 335
  - fadiga relacionada ao câncer, 344
  - náusea e vômito, 334
  - neuropatia periférica induzida por quimioterapia, 349
  - ondas de calor, 337
  - xerostomia, 346
    - prevenção, 347
    - tratamento, 348

Acupuntura no processo de envelhecimento, 555
- processo de envelhecimento, 558
  - na visão da MTC, 559
  - sob a visão da biologia moderna, 558
- tratamento do idoso pela MTC e acupuntura, 561
- vantagens e desvantagens do uso da acupuntura no paciente idoso, 555

Asma e tosse crônica, 503
- acupuntura, 514
- diagnóstico pela Medicina Tradicional Chinesa, 506
  - asma e dispneia, 506
  - nos casos de causa de origem emocional, 510
    - síndrome de estagnação, 510, 511
      - de QI de fígado, 510
      - de QI de Xin, 511
    - síndrome de fogo do fígado, 510
  - respiração curta, 507
  - síndromes, 508
    - acúmulo de calor no Fei, 509
    - acúmulo de calor patogênico no meridiano do pulmão, 510
    - deficiência de QI do Fei, 508
    - deficiência de yin do Fei, 508
    - invasão do Fei pelo vento-frio, 508
    - obstrução do Fei por mucosidade, 509
    - síndromes do meridiano do pulmão, 509
  - tosse, 507
  - tratamento conforme orientação da MTC, 507
- diagnóstico, 504
  - diagnóstico da asma, 504
  - sintomas da asma, 504
- introdução, 503
- tratamento, 505
  - controlando os gatilhos da asma, 505
  - medicações controladoras de asma, 506

B

Base das teorias da dieta chinesa, 651

C

Cefaleias, 167
- escolha dos pontos, 168
  - pela localização da dor, 168
  - pelo meridiano, 168
- evidências científicas, 169
  - acupuntura na cefaleia
    - crônica diária, 170
    - tensional, 170
  - acupuntura na migrânea, 169
- pela síndrome, 169

Cervicalgia, 187
- entendendo a coluna cervical, 187
  - auriculoacupuntura, 198
  - cervicalgia
    - aguda, 189
    - crônica, 192
  - classificação conforme a MTC, 196
  - diagnóstico, 194
  - etiopatogenia, 196
  - fibromialgia, 194
  - moxibustão, 198
  - seleção de pontos, 197, 198
  - tensão muscular, 193
  - tratamento convencional da cervicalgia, 195
  - trauma do tipo chicote, 194
- introdução, 187

Climatério, 423
- alterações, 429
  - cognitivas, 429
  - emocionais, 429
- antecedente de histerectomia com conservação ovariana, 426
- atrofia urogenital, 428
- definição, 423
- dores, 429
  - cefaleia menstrual, 430
  - mastalgia, 429
- fatores que afetam a idade da menopausa, 426
- fisiopatologia, 424
- infecção urinária recorrente, 428
- irregularidade menstrual, 427
- Medicina Tradicional Chinesa (MTC), 430
  - déficit de yang do rim, 430
    - déficit de yang do rim e do baço, 431
    - déficit de yang do rim, baço e coração, 431
  - déficit de yin do rim e do fígado, 430
    - déficit de yin do fígado e rim
      - fogo do coração, 430
      - fogo do fígado, 430
- sintomas vasomotores, 427
- sintomatologia, 426
- transtorno de sono, 428

Cuidados especiais para acupuntura na gestação, 421

D

De Seda, 668
- Dragon Tiger Medical Qi Gong, 669
- Guo-Lin: Qi Gong caminhando, 669
- revisões clínicas sobre o uso de Qi Gong, 670
  - densidade óssea, 671
  - influência psicológica, 673
  - metabolismo e sistema endócrino, 672
  - prevenção e tratamento de câncer, 673
  - sistema cardiorrespiratório, 671
  - sistema gastrointestinal, 672
  - sistema imunonológico, 672
  - sistema neuromuscular, 670
- Siu Cant Son (pequeno Sino de Ouro), 669
- Tai Chi Chuan, 670
- Wu Qin Xi: exercícios dos cinco animais, 668
- Yi Jin Jing, 669

Depressão, 465
- depressão conforme a Medicina Tradicional Chinesa, 468
  - acúmulo de umidade-mucosidade, 470
  - confusão mental, 471
  - deficiência do coração e baço-pâncreas, 470
  - deficiência do yin do coração, 471
  - deficiência do yin do fígado, 471
  - estagnação de sangue, 470
  - estagnação do QI do fígado (Gan), 469
- introdução, 465
- mecanismos de ação da acupuntura no tratamento da depressão, 472
- papel da acupuntura no tratamento de pacientes com transtorno depressivo maior, 473

- quadro clínico e diagnóstico, 466
- tratamento, 467
  - bupropiona, 467
  - duloxetina, 467
  - inibidores seletivos da recaptação de serotonina, 467
  - mudança de hábitos de vida, 468
  - psicoterapia, 468
  - terapias elétricas e eletromagnéticas, 468
  - tricíclicos, 467
  - venlafaxina, 467

Dietoterapia chinesa, 651
- base das teorias da dieta chinesa, 651
- conhecer a dieta e preferências do paciente, 657
- cuidados especiais do jiao médio (baço-pâncreas e estômago), 656
- dietoterapia chinesa, 661
  - e tipo de alimentação, 661
  - em indivíduos saudáveis, 654
- dietoterapia em pacientes, 657
  - tratar e fortalecer o jiao médio, 657
- distúrbios do espírito (Shen), 659
  - alimentos que beneficiam o coração (Xin), 659
  - dietoterapia chinesa, utilizam-se diferentes métodos na cozinha para alterar as características dos alimentos, 659
- equilíbrio yin e yang, 655
  - equilíbrio nas estações do ano, 655
- exemplos clínicos, 663
- exemplos de classificação dos alimentos segundo a MTC, 661
- fase da vida do indivíduo, 656
- história, 651
- natureza, sabor e propensão aos meridianos e órgãos, 651
  - natureza dos alimentos, 652
  - propensão aos órgãos e meridianos, 654
  - sabor dos alimentos, 652
- presença de fatores patogênicos – tratamento, 658
- recomendações, 660
  - dietoterapia chinesa e os hábitos alimentares, 660
    - horários regulares para refeições, 660
- tonificando as deficiências, 658

Dismenorreia e síndrome disfórica pré-menstrual, 363
- diagnóstico, 366

- dismenorreia, 369
  - deficiência do yin de gan e shen, 373
  - dismenorreia, 369-371
    - e acupuntura, 371
    - primária, 369
    - secundária, 370
  - estagnação do QI do gan, 372
  - obstrução por umidade-frio, 372
- etiopatogenia, 365
- medicina tradicional chinesa, 367
- sintomatologia, 366

Distúrbios funcionais, 566

Doença de Parkinson, 315
- diagnóstico de acordo com a Medicina Tradicional Chinesa, 318
- introdução, 315
- tratamento por acupuntura, 319
  - outros tratamentos, 320
- tratamento, 317
  - reabilitação, 317
  - terapia sintomática, 317

Doenças dermatológicas, 527
- deficiência de sangue, 531
- dermatite atópica, 528
- estagnação de sangue e qi, 533
- excesso de calor, calor no sangue, deficiência de yin, 532
- introdução, 527
- psoríase, 529
- secura, 532
- umidade, umidade-calor, 533
- urticária, 529
- vento-calor, 531
- vento-frio, 530

Doenças gastrointestinais, 477
- diagnóstico pela Medicina Tradicional Chinesa, 484
  - constipação crônica, 486
  - dispepsia e gastroparesia, 486
  - dor epigástrica, 484
  - etiopatogenia, 488
  - evidências clínicas, 485
  - outras terapias, 491
    - fitoterapia, 491
  - síndrome do intestino irritável, 486
  - tratamento pela acupuntura, 486

- dor abdominal, 487
- princípio de tratamento, 487
- seleção de pontos, 487
- tratamento, 488
  - constipação por deficiência de QI e Xue, 489
  - constipação por frio, 489
  - constipação, 489
  - etiopatogenia, 489
  - princípio de tratamento, 488
  - seleção de pontos, 488
- tratamento, 490
  - explanação, 490
  - princípio de tratamento, 490
  - seleção de pontos, 490
- diagnóstico, 478
- doenças funcionais, 480
  - constipação, 483
  - exame físico, 481
  - exames, 482
  - síndrome do intestino irritável, 483
  - tratamento, 482
- introdução, 477

Doenças reumatológicas, 267
- artrite reumatoide, 268
- espondilite anquilosante, 270
- gota, 271
- introdução, 267
- lúpus eritematoso sistêmico, 270
- síndrome de Sjögren, 269

Dor crônica no pós-operatório tardio, 275
- cirurgias e dor crônica pós-operatória, 281
- dados estatísticos, fatores de risco, 278
- definições e taxonomia, 277
- fisiopatologia, 279
- introdução e importância do tema, 275
- tratamentos, 280

Dor neuropática, 291
- diagnóstico da dor neuropática, 293
- epidemiologia, 291
- introdução, 291
- mecanismos geradores da dor neuropática, 293
- princípios de tratamento, 301
  - dor central, 302
  - pontos de acupuntura, 301
  - ventosa, 302
- tratamento de dor neuropática conforme a medicina tradicional chinesa, 298
  - dor radicular lombar, 299
    - estagnação de sangue, 300
    - frio e umidade, 300
  - neuralgia do trigêmeo, 298
    - deficiência crônica de yin, 299
    - invasão de vento e calor, 299
    - invasão de vento e frio, 298
    - princípios de tratamento, 298
  - nevralgia pós-herpética, 301
  - polineuropatia periférica diabética, 300
    - princípios de tratamento, 300
- tratamento de primeira linha, 295
  - Anticonvulsivantes moduladores, 296
  - antidepressivos tricíclicos, 295
  - inibidores seletivos de recaptação de serotonina e noradrenalina (ISRSNs), 296
  - lidocaína, 297
  - opioides, 297
- tratamento medicamentoso, 295

Dor orofacial, 173
- acupuntura no tratamento de DTM, 179
- uso da acupuntura no tratamento de dor orofacial por disfunção temporomandibular, 174

Dor pélvica crônica, 375
- abordagem terapêutica, 381
  - centros multidisciplinares de dor, 382
  - fisioterapia, 383
  - tratamento da dor pélvica crônica, 381
  - tratamento psicológico, 382
- diagnóstico da causa da dor pélvica crônica, 380
  - exames diagnósticos, 380
  - história e exame físico, 380
- história, 376
  - história de abuso, 378
    - exame físico, 378
  - história obstétrica, 376
    - cirurgia prévia, 378
    - curso temporal da dor, 377
    - intensidade e qualidade da dor, 377
    - localização da dor, 377
  - história psicossocial, 378

- introdução, 375
- tratamento sistêmico, 384
  - síndrome relacionada a distúrbios de Shen, 387
    - deficiência de QI do Shen, 387
    - deficiência de QI Yang do Shen, 387
    - deficiência do yin do Shen, 388
    - falha do Shen na recepção do QI, 387
    - yang hiperativo por deficiência de yin no Shen, 388
  - síndrome relacionada a distúrbios do fígado (Gan), 384
    - estagnação de QI do Gan, 384
    - hiperatividade do fogo do Gan, 385
    - hiperatividade do yang do Gan, 385
  - síndrome relacionada a Xin, 385
    - ascensão do fogo no Xin, 386
    - deficiência de QI do Xin, 386
    - deficiência de yin do Xin, 386
    - estagnação de QI ou Xue no Xin, 385
    - mucosidade e fogo turvando os orifícios do Xin, 386
- tratamento, 383
  - escolha dos pontos, 384
    - dor pélvica crônica, 384

Dor torácica não cardíaca, 201
- causas, 202
- definição e epidemiologia, 201
- estudos científicos, 207
- introdução, 201
- papel da acupuntura, 202
- pontos de acupuntura, 203
  - angina pectoris, 204
  - cardiopatia coronária, 207
  - dor torácica, 203

E

Eletroacupuntura, 579
- mecanismos de ação da eletroacupuntura, 596
- precauções e contraindicações para o uso da eletroacupuntura, 598
  - contraindicações, 598
    - absolutas, 598
    - relativas, 598
  - precauções, 598
- propriedades bioelétricas dos tecidos, 580
- acomodação e adaptação neuronal, 583
- anatomia da forma de onda, 589
- classificação das fibras nervosas, 580
- curva de intensidade-duração, 592
- equipamento de eletroacupuntura, 585
- equipamentos que geram estímulos em fonte de corrente, 586
- equipamentos que geram estímulos em fonte de tensão, 586
- lei de OHM, 584
  - primeira lei de OHM, 584
  - segunda lei de OHM, 585
- parâmetros
  - da estimulação elétrica por corrente pulsada, 587
  - de eletroestimulação, 590
  - frequência, 590
  - intensidade do estímulo, 595
  - largura de pulso, 591
  - tempo de aplicação, 595
- período refratário, 582
- potencial
  - de ação, 581
  - de repouso da membrana, 580
- resistência, impedância e capacitância, 584
- tipos de onda, 588
  - onda bidirecional
    - assimétrica e balanceada, 588
    - assimétrica e desbalanceada, 589
    - simétrica, 588

Estresse e ansiedade, 455
- acupuntura, 459
- diagnóstico pela Medicina Tradicional Chinesa, 459
  - análise, 462, 463
  - mucosidade – calor, 461
  - mucosidade no peito, 461
- diagnóstico, 456
  - fatores de risco, 456
  - sinais e sintomas, 456
  - síndrome do pânico, 456
  - transtorno de ansiedade social, 456
- introdução, 455
- tratamento, 457
  - ansiolíticos, 458
  - antidepressivos, 458

- betabloqueadores, 458
- medicamentos, 458
- psicoterapia, 457
- terapia cognitivo-comportamental, 457

Exame da língua, 111
- inspeção
  - da saburra, 116
  - do corpo da língua, 113
- introdução, 111
- língua normal, 113
- método de inspeção da língua, 112

F

Fatores patogênicos segundo a Medicina Tradicional Chinesa, 83
- calor de verão, 88
  - alimentação, nutrição, dieta, 93
  - causas internas, 90
  - causas não internas nem externas, 92
  - fator epidêmico, 90
  - fogo, 89
- causas externas, 84
- fatores gerados internamente, 94
  - mucosidade ou fleuma, 94
- frio, 86
- histórico, 84
- secura, 88
- umidade, 87
- vento, 86

Fibromialgia, 259
- acupuntura e fibromialgia, 264
- diagnóstico, 261
- tratamento, 263

G

Gua Sha, 619
- contraindicações do uso de Guasha, 621
- cuidados na aplicação do Guasha, 620
- definição de Guasha, 620
- efeitos do Guasha, 621
- evolução clínica do Guasha, 622
- fisiopatologia, 620
- Gua Sha Pinyin, 619
- indicações de Guasha, 620
- objetos e materiais usados, 621
- técnica do Guasha, 622
- uso facial, 622

H

Herpes-zóster e neuralgia pós-herpética, 285
- epidemiologia, 285
- etiologia segundo a Medicina Tradicional Chinesa, 287
  - calor tóxico exuberante, 287
  - estagnação de QI e sangue, 288
  - tratamento pela Medicina Tradicional Chinesa, 288
    - acupuntura, 288
    - auriculoacupuntura, 289
    - moxabustão, 289
  - umidade-calor, 287
- introdução, 285
- quadro clínico, 286
- tratamento, 286

História da Medicina Tradicional Chinesa e acupuntura, 1
- civilização chinesa e os primórdios da Medicina Tradicional Chinesa: aspectos culturais, filosóficos, religiosos e sociopolíticos, 2
- descoberta das substâncias medicinais e a farmacologia chinesa, 4
- origem do tratamento com acupuntura e moxibustão, 4
- primeiras atividades no cuidado médico e na proteção à saúde, 5
- uma visão da medicina chinesa, 7

I

Incontinência urinária de esforço, 513

Infertilidade, 391
- acupuntura antes e após a transferência do embrião (TE), 396
- acupuntura e técnica de reprodução assistida, 395
- discussão, 399
- revisão sistemática e metanálise, 397
- uso da acupuntura no tratamento de infertilidade, 393

Insônia, 435
- classificação e fisiopatologia, 437
  - insônia primária, 438
  - insônia secundária, 439

691

- definição e epidemiologia, 436
- estudos científicos, 446
- introdução, 435
- pontos de acupuntura, 444
  - deficiência do coração e baço, 444
  - estagnação do QI do fígado se transformando em fogo, 445
  - hiperatividade do fogo devida à deficiência de yin, 444
  - incoordenação do coração-rim, 445
- tratamento, 440
- visão pela Medicina Tradicional Chinesa, 442
  - acupuntura no tratamento da insônia, 443
  - deficiência do coração e baço, 442
  - estagnação do QI do fígado se transformando em fogo, 443
  - hiperatividade do fogo devido à deficiência de yin, 442
  - incoordenação do coração-rim, 443

L

Lesões, 565, 566
- agudas, 565
- crônicas, 565
- mecânicas ou estruturais, 566

M

Mecanismos de ação da acupuntura, 133
- introdução, 133
  - analgesia central, 137
  - efeito sobre eixo hipotálamo-hipófise-adrenal, 138
  - efeito sobre o eixo hipotálamo-hipófise-ovário, 138
  - efeitos locais, 134
  - efeitos segmentares da acupuntura, 135
  - modulação de áreas cerebrais específicas, 139
  - modulação do sistema imunológico, 138
  - tempo e frequência de tratamento, 139

Medicina herbal chinesa, 637
- ações terapêuticas das substâncias, 642
- algumas patologias e sintomas e a proposta de fórmulas para tratamento, 646
- apêndice, 649
  - classificação das fórmulas da MHC, 650
  - classificação das substâncias da MHC, 649
  - classificação das substâncias da MHC, 645
  - classificação de fórmulas, 645
  - combinações das substâncias de prescrição da MTC, 643
    - apresentações dos medicamentos da MHC, 644
    - dose, 644
    - outros aspectos para uma prescrição segura, 644
    - toxicidade, 644
- fórmulas da MHC, 645
- introdução, 637
- oito métodos terapêuticos e a classificação das substâncias de prescrição da MTC, 645
- propriedades das ervas/substâncias, 639
  - cinco sabores, 640
  - ervas/substâncias e os meridianos, 642
  - quatro direções, 641
    - ascendente e flutuante, 641
    - descendente e de submersão, 641
  - quatro naturezas ou essências, 639
- substâncias de prescrição da MTC, 639
- tratamento com a MHC, 646
  - princípios de tratamento, 646

Métodos diagnósticos da medicina tradicional chinesa, 97
- 4 procedimentos de diagnóstico, 97
  - ausculta e olfação, 100
  - inspeção ou observação, 97
    - observação da compleição, 98
    - observação da constituição corporal, 98
    - observação da vitalidade, 97
    - observação dos órgãos dos sentidos, 99
  - interrogatório ou anamnese, 101
    - cabeça e corpo, 103
    - excreções, 107
    - ginecologia, 108
    - ingesta e paladar, 106
    - olhos e ouvidos, 105
    - pediatria, 109
    - sensação de frio e/ou calor, 101
    - sono, 107
    - tórax e abdome, 105
    - transpiração ou sudorese, 101
  - palpação, 109
- introdução, 97

Moxabustão, 601
- introdução, 601

- método de tratamento com moxabustão, 606
  - moxa direta, 606
  - moxa indireta, 607
- moxabustão e literatura científica moderna, 601
- princípios básicos da aplicação de moxabustão, 607

P

Paralisia facial, 323
- artigos científicos, 326
- definição, 323
- epidemiologia, 323
- pontos de acupuntura, 324

Patologias dolorosas do cotovelo, 223
- cotovelo: anatomia e fisiologia básicas, 223
- inervação e músculos, 224
- principais causas de dor no cotovelo, 231
  - face anterior, 235
  - face lateral: epicondilite lateral, 231
  - face medial: epicondilite medial, 233
  - face posterior, 234
- propedêutica, 226
  - anamnese, 226
  - exame físico, 227
    - força muscular, 229
    - inspeção, 227
    - palpação, 227
  - exame neurológico, 230
    - testes de instabilidade, 231

Patologias dolorosas do ombro, 219
- que é o ombro?, o, 219
- síndrome do manguito rotador, 219
  - definição, 219
  - diagnóstico pela Medicina Tradicional Chinesa (MTC), 221
  - epidemiologia, 220
  - quadro clínico, 221
  - semiologia, 220
  - tratamento de acupuntura do ombro, 222
  - tratamento geral, 221

Patologias dolorosas do pé e tornozelo, 249
- entorse de tornozelo, 249
- fasceíte plantar, 251

Pontos-gatilho e síndrome dolorosa miofascial, 143
- diagnóstico, 149
- epidemiologia, 148
- fatores contribuintes, 151
- fisiopatologia, 145
- introdução, 143
- prevenção, 155
- prognóstico, 156
- quadro clínico, 149
- tratamento convencional, 152
  - medicamentoso, 155
  - medicina física e reabilitação, 152
  - procedimentos, 153

Pulsologia, 121
- interpretação do pulso, 127
  - conforme os oito princípios, 127
  - pulsos anormais clássicos: existem 28 descrições de pulsos anormais clássicos, brevemente apresentados a seguir, 128
- introdução, 121
- métodos para avaliação do pulso, 122
- parâmetros de avaliação do pulso, 125
  - parâmetros objetivos, 125
    - frequência, 125
    - ritmo, 126
  - parâmetros subjetivos, 126
    - profundidade, 126
    - qualidade, 126
- pulso normal, 127

Q

Qi Gong e outras práticas corporais da Medicina Tradicional Chinesa, 665
- Ba Duan Jin também conhecido como oito brocados
- Dăoyĭn, 668
- formas de Qi Gong, 667
- Qi Gong Qì, 666

R

Rinite, 493
- diagnóstico de rinite alérgica, 494
- diagnóstico segundo a Medicina Tradicional Chinesa, 496
- introdução, 493
- tratamento segundo a Medicina Tradicional Chinesa, 496
- tratamento, 494

693

S

Sequelas de acidente vascular encefálico, 307
- acupuntura escalpeana de Wen, 310
- acupuntura no tratamento do paciente com sequela de AVE, 309
- diagnóstico, 308
- introdução, 307
- quadro clínico e avaliação do paciente, 308
- tratamento da sequela de AVE, 309

Síndrome de *overreaching* e *overtraining*, 567
Síndrome de *overuse*, 566
Síndrome do túnel do carpo, 253
- diagnóstico segundo a Medicina Tradicional Chinesa, 254
- diagnóstico, 254
- introdução, 253
- tratamento segundo a Medicina Tradicional Chinesa, 255
- tratamento, 254

Síndromes dolorosas da região lombar, 211
- evidência científica, 216
- experiência no Centro de Acupuntura do Instituto de Ortopedia e Traumatologia do Hospital das Clínicas da Faculdade de Medicina da Universidade de São Paulo, 212
- introdução, 211
- visão pela Medicina Tradicional Chinesa (MTC) e abordagem pela acupuntura, 212
    - diagnóstico sindrômico, 214
    - teoria dos meridianos, 213

Síndromes dolorosas do joelho, 237
- condições mais comuns tratadas pela acupuntura, 238
    - lesões atraumáticas, 239
        - lesões por sobrecarga mecânica (overuse) são representadas pelas bursites e tendinopatias, 240
        - osteoartrite, 245
        - síndrome femoropatelar (ou patelofemoral), 243
    - lesões traumáticas, 238
    - introdução, 237
- visão pela Medicina Tradicional Chinesa (MTC) e tratamento pela acupuntura, 245

Situações de emergência e cuidados no ambulatório de acupuntura, 159
- acupunturista e o paciente, 163
- efeitos adversos, 159
- introdução, 159

T

Teoria do Qi, Xue (Sangue) e Jin Ye (Fluidos Corpóreos), 51
- apêndice, 58
    - cinco órgãos transformando os cinco tipos de líquidos, 58
    - relação entre QI e fluidos corpóreos, 60
    - relação entre QI e sangue, 59
        - efeito do QI no sangue: os três aspectos, 59
    - relação entre QI, sangue e fluidos corpóreos, 59
    - relação entre sangue e fluidos corpóreos, 61
- classificação do Qi, 52
- funções fisiológicas do Qi, 53
- movimentos do Qi, 55
- produção do Qi, 52
- teoria do Qi, 51
- teoria do Xue (sangue), 55
    - circulação do sangue, 56
    - funções fisiológicas do sangue: nutrir e hidratar o corpo, 56
    - produção de sangue, 55
- teoria dos fluidos corpóreos (Jin Ye), 57
    - produção dos fluidos corpóreos, 57
    - funções fisiológicas dos fluidos corpóreos, 57

Teoria dos meridianos, 21
- 12 meridianos principais, 22
    - da bexiga, 30
    - da vesícula biliar, 34
    - do baço-pâncreas, 27
    - do coração, 28
    - do estômago, 26
    - do fígado, 35
    - do intestino
        - delgado, 29
        - grosso, 25
    - do pericárdio, 32
    - do pulmão, 24
    - do rim, 31
    - do triplo aquecedor, 33

- introdução, 21
- meridianos
    - cutâneos, 44
    - extraordinários, 36
    - Chong Mai, 38
    - Dai Mai, 39
    - vaso
        - concepção, 37
        - governador, 36
    - Yang Qiao Mai, 41
    - Yang Wei Mai, 43
    - Yin Qiao Mai, 40
    - Yin Wei Mai, 42
- meridianos tendinomusculares, 44
- pontos de acupuntura, 44
- pontos especiais, 45

Teoria dos Zang Fu, 63
- introdução, 63
- órgãos Zang, 64
    - abertura do coração é na língua, 65
    - coração abriga o Shen, 65
    - coração governa o sangue e os vasos, 65
    - coração, Xin, 64
    - invólucro do coração, 66
- relações entre os órgãos e vísceras, 76
    - relações das vísceras fu entre si, 81
    - relações entre os órgãos zang e vísceras fu, 80
        - relação interior-exterior
            - entre baço e estômago, 80
            - entre coração e intestino delgado, 80
            - entre fígado e vesícula biliar, 81
            - entre pulmão e intestino grosso, 80
            - entre rins e bexiga, 81
    - relações entre os órgãos zang entre si, 76
        - baço, 78
            - e fígado, 78
            - e pulmão, 78
            - e rim, 78
        - coração, 76, 77
            - e baço, 77
            - e fígado, 77
            - e pulmão, 76
            - e rim, 77
        - fígado, 79
            - e pulmão, 79
            - e rins, 79
    - pulmão e rins, 79
- vísceras de comportamento particular, 75
    - cérebro, 75
    - ossos, 76
    - útero, 76
    - vasos, 75
- vísceras fu, 74
    - bexiga, 75
    - estômago, Wei, 74
    - intestino delgado, Xiao Chang, 74
    - intestino grosso, da Chang, 74
    - triplo aquecedor, San Jiao, 74
    - vesícula biliar, 75
- Xin Bao protege o coração, 66
    - abertura do baço é na boca e a sua manifestação externa é nos lábios, 67
    - abertura do pulmão é no nariz e a sua manifestação externa é na pele, 69
    - abertura dos rins é nas orelhas – os rins governam os orifícios da parte inferior do corpo, 71
    - baço, 66
        - comanda a carne e os membros, 67
        - contém o sangue nos vasos, 67
        - faz "subir o que é puro", 67
        - pi, assegura o processo de transporte e transformação do Jing Qi dos alimentos, 66
    - fígado, 71, 72
        - aplaina e assegura a regulação, 72
        - armazena e conserva o sangue, 73
        - comanda os tendões e se manifesta nas unhas, 73
        - tem abertura nos olhos, 73
    - ming men, 71
    - pulmão, 67
        - controla a descida e a eliminação, 68
        - dirige o QI, 68
        - governa a difusão, 68
    - rins, 69
        - armazenam a essência, Jing, e regem o crescimento e a reprodução, 69
        - asseguram a recepção do QI, 70
        - governam a água, 70
        - produzem a medula, governam os ossos e se manifestam nos cabelos, 70

695

Tuiná, 625
- desbloqueio de sangue, aumento da circulação sanguínea, 627
- efeitos anti-inflamatório e analgésico, 627
- equilíbrio de yin-yang – homeostase fisiológica, 626
- liberação de articulação e trabéculas subcutâneas, 627
- princípios, 626
- regeneração tecidual, fortalecimento corporal, 627
- regulagem da transmissão nervosa, 628
  - contraindicações, 635
  - indicações, 634
  - técnicas de tuiná, 628
    - efeito da frequência e direção, 629
    - efeito tecidual, 628
    - efeito, 628
- tonificação da energia vital, eliminação de energia patogênica, 626

V

Ventosa, 611
- terapia de ventosa, 611
  - cuidados, 613
    - complicações, 614
      - agudas, 614
      - crônicas, 614
    - local de aplicação, 614
  - histórico, 611
  - indicações, 613
  - técnicas de aplicação, 612
  - tipos de ventosa, 612
- Yin yang e os cinco elementos, 11
- teoria do yin e yang, 11
  - aplicação da teoria yin e yang na MTC, 14
  - introdução, 11
  - relacionamento entre yin e yang, 12
- teoria dos cinco elementos, 16
  - introdução, 16

IMPRESSÃO:

PALLOTTI
GRÁFICA

Santa Maria - RS | Fone: (55) 3220.4500
www.graficapallotti.com.br